膝关节外科手术技术

Operative Techniques: Knee Surgery

（第 2 版）

原　著　Mark D. Miller
　　　　James A. Browne
　　　　Brian J. Cole
　　　　Andrew J. Cosgarea
　　　　Brett D. Owens

主　译　林剑浩

副主译　李志昌

秘　书　侯云飞

北京大学医学出版社

XIGUANJIE WAIKE SHOUSHU JISHU (DI 2 BAN)

图书在版编目（CIP）数据

膝关节外科手术技术 : 第2版 / （美）马克·D.米勒
(Mark D. Miller) 等原著；林剑浩主译. – 北京 : 北
京大学医学出版社, 2021.6
　　书名原文: Operative Techniques: Knee Surgery,
2ed
　　ISBN 978-7-5659-2390-6

　　Ⅰ.①膝… Ⅱ.①马… ②林… Ⅲ.①膝关节—外科
手术 Ⅳ.①R687.4

中国版本图书馆CIP数据核字(2021)第055184号

北京市版权局著作权合同登记号：图字：01-2021-1924

Elsevier (Singapore) Pte Ltd.
3 Killiney Road, #08-01 Winsland House I, Singapore 239519
Tel: (65) 6349-0200; Fax: (65) 6733-1817

膝关节外科手术技术（第2版）

主　　译：林剑浩
出版发行：北京大学医学出版社
地　　址：（100191）北京市海淀区学院路38号　北京大学医学部院内
电　　话：发行部 010-82802230；图书邮购 010-82802495
网　　址：http：//www.pumpress.com.cn
E-mail：booksale@bjmu.edu.cn
印　　刷：北京金康利印刷有限公司
经　　销：新华书店
责任编辑：冯智勇　　责任校对：靳新强　　责任印制：李　啸
开　　本：889 mm×1194 mm　1/16　印张：24.25　　字数：790千字
版　　次：2021年6月第1版　2021年6月第1次印刷
书　　号：ISBN 978-7-5659-2390-6
定　　价：260.00元
版权所有，违者必究
（凡属质量问题请与本社发行部联系退换）

译者 （按姓名汉语拼音排序）

柴 伟　中国人民解放军总医院
　　　　（301 医院）
陈 鹏　北京大学深圳医院
戴 祝　南华大学附属第一医院
费 军　陆军特色医学中心（大坪医院）
冯尔宥　厦门大学附属福州第二医院
傅德杰　陆军军医大学第一附属医院
　　　　（西南医院）
郭 林　陆军军医大学第一附属医院
　　　　（西南医院）
何 川　上海交通大学附属瑞金医院
何耀华　上海市第六人民医院
侯云飞　北京大学人民医院
柯 岩　北京大学人民医院
李春宝　中国人民解放军总医院
　　　　（301 医院）
李 峰　北京大学第三医院
李广恒　深圳市人民医院
李 虎　北京大学人民医院
李儒军　北京大学人民医院
李志昌　北京大学人民医院
李子剑　北京大学第三医院
林剑浩　北京大学人民医院
刘乐泉　晋城大医院

马建兵　西安红会医院
钱文伟　北京协和医院
秦彦国　吉林大学第二医院
尚宏喜　深圳市第二人民医院
史冬泉　南京鼓楼医院
孙 立　贵州省人民医院
谭洪波　中国人民解放军联勤保障部队
　　　　第九二〇医院
田家亮　贵州省人民医院
田少奇　青岛大学附属医院
王金良　郑州骨科医院
王少杰　厦门大学附属中山医院
王先泉　山东省立医院
王志为　北京朝阳医院
温 亮　北京朝阳医院
谢 杰　中南大学湘雅医院
许伟华　武汉协和医院
杨 昕　北京大学第一医院
张 媛　陆军军医大学第二附属医院
　　　　（新桥医院）
赵 亮　南方医科大学南方医院
周敬滨　国家体育总局体育医院
朱 晨　安徽省立医院
左建林　吉林大学中日联谊医院

原著者

Ammar Anbari, MD
Orthopedic Partners
North Franklin, Connecticut

James A. Browne, MD
Associate Professor and Division Head of
    Adult Reconstruction
University of Virginia
Charlottesville, Virginia

Andrew J. Bryan, MD
Resident
Mayo Clinic
Rochester, Minnesota

M. Tyrrell Burrus, MD
Resident Physician
Orthopaedic Surgery
University of Virginia Health System
Charlottesville, Virginia

Jourdan M. Cancienne, MD
Department of Orthopaedic Surgery
University of Virginia Health System
Charlottesville, Virginia

S. Evan Carstensen, MD
Resident Physician
Department of Orthopaedic Surgery
University of Virginia
Charlottesville, Virginia

Brian J. Cole, MD, MBA
Professor
Department of Orthopaedic Surgery
Rush University Medical Center
Chicago, Illinois

Andrew J. Cosgarea, MD
Professor
Department of Orthopaedic Surgery
Johns Hopkins University
Baltimore, Maryland

Matthew M. Crowe, MD
Southern California Orthopedic Institute
Van Nuys, California

Diane L. Dahm, MD
Professor of Orthopedics
Mayo Clinic
Rochester, Minnesota

Craig J. Della Valle
Professor
Department of Orthopaedic Surgery
Rush University Medical Center
Chicago, Illinois

Ian J. Dempsey, MD
Chief Resident
Department of Orthopaedic Surgery
University of Virginia
Charlottesville, Virginia

David R. Diduch, MS, MD
Alfred R. Shands Professor of
    Orthopaedic Surgery
Vice Chairman, Department of
    Orthopaedic Surgery
Head Orthopaedic Team
    Physician
University of Virginia
Charlottesville, Virginia

Kevin W. Farmer, MD
Associate Professor
Orthopaedic Surgery
University of Florida
Gainesville, Florida

Rachel M. Frank, MD
Department of Orthopaedic Surgery
Rush University Medical Center
Chicago, Illinois

Matthew E. Gitelis, BS
Orthopaedic Research Fellow
Rush University Medical Center
Chicago, Illinois

Justin W. Griffin, MD
Sports and Shoulder Surgery Fellow
Orthopaedic Surgery
Rush University Medical Center
Chicago, Illinois

F. Winston Gwathmey, MD
Assistant Professor
Orthopaedic Surgery
University of Virginia
Charlottesville, Virginia

Peter A. Knoll, MD
Fellow in Adult Reconstruction
University of Virginia
Charlottesville, Virginia

Benjamin Lehrman, BS
Orthopedic Surgery
Rush University Medical Center
Chicago, Illinois

Timothy S. Leroux, MD
Fellow
Department of Orthopaedic Surgery
Rush University Medical Center
Chicago, Illinois

Eric C. Makhni, MD, MBA
Sports Medicine Fellow
Department of Orthopaedic Surgery
Rush University Medical Center
Chicago, Illinois

Mark A. McCarthy, MD
Orthopaedic Sports Medicine Fellow
Rush University Medical Center
Chicago, Illinois

Maximilian A. Meyer, BS
Research Assistant
Department of Orthopaedic Surgery
Rush University Medical Center
Chicago, Illinois

J. Ryan Macdonell, MD
Fellow in Adult Reconstruction
University of Virginia
Charlottesville, Virginia

Mark D. Miller, MD
S. Ward Casscells Professor
Department of Orthopaedics
University of Virginia
Charlottesville, Virginia

O. Brant Nikolaus, MD
Resident
Mayo Clinic
Rochester, Minnesota

Louis Okafor, MD
Resident
Department of Orthopaedic Surgery
Johns Hopkins University
Baltimore, Maryland

Lucy Oliver-Welsh, MBChb
Department of Trauma and Orthopaedics
Tunbridge Wells Hospital
Tunbridge Wells
Kent, England

Brett D. Owens, MD
Professor of Orthopaedic Surgery
Brown University Alpert Medical School
Providence, Rhode Island

Sarah G. Poland, MD
Sports Research Fellow
Department of Orthopaedic Surgery
Rush University Medical Center
Chicago, Illinois

John Pollack, BS
Georgetown University School of
    Medicine
Washington, D.C.

Jay S. Reidler, MD, MPH
Resident Physician
Department of Orthopaedic Surgery
Johns Hopkins University
Baltimore, Maryland

Dustin L. Richter, MD
Sports Medicine Fellow
Orthopaedic Surgery
University of Virginia
Charlottesville, Virginia

Andrew J. Riff, MD
Sports Medicine Fellow
Department of Orthopedics
Rush University Medical Center
Chicago, Illinois

Bryan M. Saltzman, MD
Resident, Orthopaedic Surgery
Rush University Medical Center
Chicago, Illinois

Miho J. Tanaka, MD
Assistant Professor
Department of Orthopaedic Surgery
Johns Hopkins University
Baltimore, Maryland

Michael J. Taunton, MD
Assistant Professor of Orthopedics
Mayo Clinic
Rochester, Minnesota

Atsushi Urita, MD, PhD
Department of Orthopaedic
    Surgery
Rush University Medical Center
Chicago, Illinois

Brian R. Waterman, MD
Director of Orthopaedic Research
Department of Orthopaedic Surgery and
    Rehabilitation
William Beaumont Army Medical Center
El Paso, Texas

Alexander E. Weber, MD
Assistant Professor
Director
Section of Primary Care Sports Medicine
    and Primary Care Sports Medicine
    Fellowship Program
Rush University Medical Center
Chicago, Illinois

Lucy Oliver-Welsh, MBChB
Department of Orthopaedic Surgery
Rush University Medical Center
Chicago, Illinois

John H. Wilckens, MD
Associate Professor
Orthopaedic Surgery
Johns Hopkins University School of
    Medicine
Baltimore, Maryland

Adam B. Yanke, MD
Assistant Professor
Department of Orthopaedic Surgery
Rush University Medical Center
Chicago, Illinois

译者前言

　　膝关节手术以恢复自然解剖结构为终极目标，激发骨科医生不断开发新技术，能够以更少的侵入性和更高的精度进行手术。这也要求骨科医生对手术中涉及的解剖学和其他因素都有全面的了解。《膝关节外科手术技术》一书不仅提供了临床实践中最常用的膝关节外科手术技术的详细信息，而且还给出了在特殊情况下的建议和解决方案。书中包含1000多张图片，并为读者提供相关手术技术的详细描述以及技术背后的核心知识理念。手术的成功不仅取决于可靠和可重复的技术，还取决于对手术适应证和手术时机的把握。对此，本书的每章内容中也有详尽的叙述，包括一些适应证的提示和争议性内容，供读者思考。

　　总体来讲，本著作的原作者们做了出色的工作。该书为骨科医生提供了从韧带损伤到骨关节炎等各种膝关节问题的最新手术方法，旨在最大可能地为患者提供成功治疗。全书分为膝关节镜和半月板手术、关节软骨手术、韧带手术、髌股关节手术、成人膝关节重建术等5部分，42章，内容翔实，涵盖了几乎所有的膝关节手术术式，提供了来自世界各地的专家观点以及有关膝关节常见和罕见问题的解决方案，是一本适合骨科医生的实用工具书。

　　本书的翻译团队为来自全国各大医院的优秀中青年医生。他们在翻译本书之前，已经积累了较为丰富的手术及临床经验，曾赴全球著名的关节疾病诊疗中心学习研修。他们为本书中文版的出版做出了巨大努力。虽然译校者都尽心尽力，但因水平所限，译释不当之处在所难免，敬请各位读者和同仁指正。

林剑浩

原著前言

  我们自豪且心怀感激地推出《膝关节外科手术技术》第 2 版。本书是数年计划、编写、编辑和出版的结晶。在所有医学再版出版物中，本书可能是修改幅度非常大的著作之一。本书第 1 版完全侧重于膝关节运动医学手术，而此版本包括了全膝关节置换术的内容，因而包含了所有的膝关节手术。

  除了增加的新章节和对原章节的改编外，各位副主编们对本书贡献颇多。这些经过精心挑选的外科医生们带来了令人振奋的更新内容，做得非常出色！我们还要特别感谢 Rachel McMullen，Katy Meert，Laura Schmidt 以及整个 Elsevier "大家庭"，他们编辑出版了这本出色的著作。确实，这是大家所喜爱的工作，并且与许多其他项目一样，我们在编写和编辑本书时学到了很多东西，同时可以肯定的是，您会在阅读本书时学到更多。我们希望这本著作不仅在您的书架上，在您的诊室和手术室中也能有它的位置。

主编
Mark D. Miller, MD

James A. Browne, MD

Brian J. Cole, MD, MBA

Andrew J. Cosgarea, MD

Brett D. Owens, MD

副主编
F. Winston Gwathmey, MD

Miho Jean Tanaka, MD

Michael J. Taunton, MD

Brian R. Waterman, MD

Adam B. Yanke, MD

目　录

第一部分

膝关节镜和半月板手术

第1章
膝关节检查及影像学

膝关节病史和体格检查

病史

- 主诉
- 患者年龄
- 症状的持续和进展时间
- 受伤机制
  - 接触性或非接触性
  - 过度使用
  - 扭转或轴向损伤
  - "轻响"
  - 肿胀或渗出：即刻发生还是延迟发生
- 症状的部位和（或）类型
  - 疼痛
    - 前方、后方、内侧和（或）外侧
    - 局限或广泛
  - 不稳定或是打软腿
  - 交锁
  - 卡死
  - 肿胀
  - 引起症状加重的活动
  - 缓解因素
- 既往膝关节受伤史和（或）手术史
- 既往治疗
  - 物理治疗
    - 持续时间
    - 强度
    - 对治疗的反应
  - 注射
    - 种类
    - 数量
    - 反应
- 参与运动情况
- 职业
  - 工伤
- 法律的考虑（诉讼）
- 继发获益来源

全身体格检查

- 身高、体重、体重指数

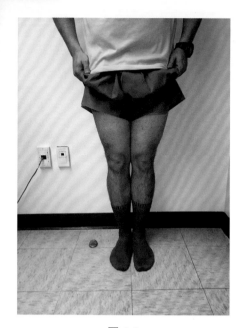

图 1.1

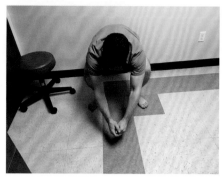

图 1.2

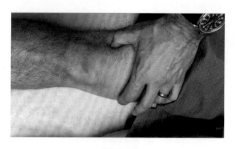

图 1.3

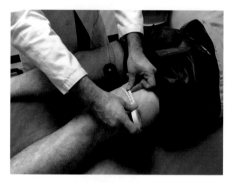

图 1.4

- 视诊
  - 软组织肿胀或是渗出
  - 畸形
- 膝关节伸直位包含足部的站立位下肢力线（图 1.1）
  - 内翻或是外翻对线不良
- 骨盆倾斜和下肢长度
- 足或踝关节
  - 扁平外翻足
  - 高弓内翻足
- 下蹲方式（图 1.2）
  - 要求患者深屈膝下蹲用来评估诱发疼痛的位置
  - 疼痛
    - 半月板
    - 髌股关节
  - 力弱
- 步态
  - 动态内翻趋势：后外侧角损伤后功能不全
  - 屈膝步态：屈曲挛缩
  - 减痛步态
  - 股四头肌回避步态
- 活动度
  - 正常：0° ~ 135°
    - 两侧比较
  - 主动伸直
  - 伸膝装置功能不全
- 渗出
  - 在髌上囊触及液体波动感（图 1.3）

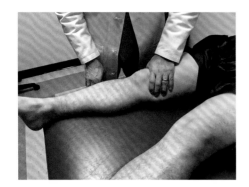

图 1.5

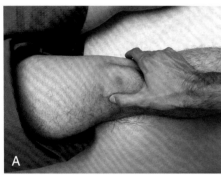

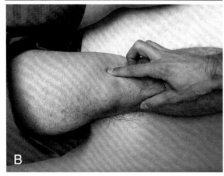

图 1.7

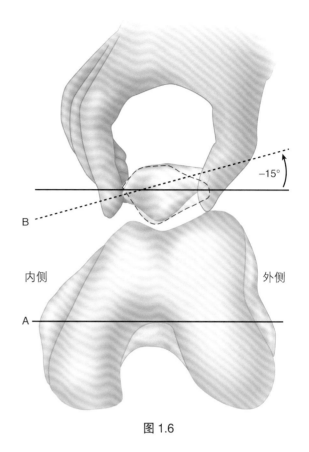

图 1.6

- 渗出量
- 股四头肌萎缩
  - 伸膝位髌骨上极 15 cm 处测量大腿的周长，并与健侧比较（图 1.4）

髌股关节检查

- 髌周滑囊炎
- 活动时捻发音
  - 抗阻髌股研磨试验时疼痛（图 1.5）
- 髌骨轨迹
  - J 征：伸膝终末阶段出现的髌骨过度外侧移位
- 内外侧面、上下极、内外侧支持带和胫骨结节的压痛
- 髌骨倾斜
  - 被动纠正小于 0°：外侧支持带紧张（图 1.6）
  - 被动纠正大于 15°：外侧支持带松弛（良性高活动性关节综合征，既往外侧松解手术史）
- 内侧和外侧髌骨滑移
  - 通过象限量化髌骨移位的程度（正常 = 2 个象限）

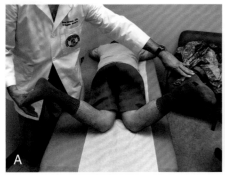

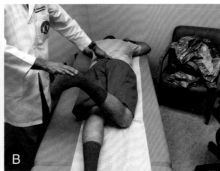

图 1.8

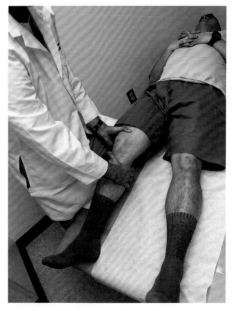

图 1.9

髌股关节检查要点

- 髂胫束和内侧半月板后角是前抽屉试验中限制前向位移的二级稳定结构。
- 轴移试验阳性对诊断前交叉韧带损伤特异性很高；但必须与对侧比较以除外生理性松弛。
- 在后抽屉试验中
  - 正常：10 mm 胫骨台阶
  - Ⅰ级：3 ~ 5 mm 胫骨台阶
  - Ⅱ级：胫骨与内侧股骨髁平齐
  - Ⅲ级：胫骨位于内侧股骨髁后方
- 在后抽屉试验中向前方复位后移的胫骨时，会出现前抽屉试验假阳性的表现！
- 如果外旋时后方移位征增大，要考虑后外侧角损伤。
- 在股四头肌动态测试中胫骨的前移表明后交叉韧带损伤。
- 屈膝 30° 位时外翻应力试验间隙张开表明内侧副韧带损伤；0° 位时张开表明内侧副韧带 / 双交叉韧带损伤。
- 屈膝 30° 位时内翻应力试验张开表明外侧副韧带损伤；0° 位时张开表明外侧副韧带 / 双交叉韧带损伤。
- 外旋拨号试验前须将胫骨复位。
- 在外旋拨号试验中
  - 30° 位外旋增大但 90° 位时复原，表明后外侧角损伤。
  - 90° 位外旋增大但 30° 位时复原，表明后交叉韧带损伤。
  - 30° 位和 90° 位时外旋均增大，表明后外侧角和后交叉韧带损伤。

- 轻柔地向外侧推移髌骨来评估外侧的滑移（图 1.7）
  - 1 个象限说明支持带紧张
  - 3 个及以上象限说明支持带限制功能不全
  - 与对侧肢体对比
- 恐惧征
  - 在伸膝位和不同角度屈膝位主动活动时髌骨的内外侧滑移
- Q 角的测量
  - 髂前上棘 - 髌骨中点的连线与髌骨中点 - 胫骨结节连线的夹角
    - 男性：10° ~ 15°
    - 女性：15° ~ 18°
    - 屈膝 90° 时：应小于 10°
  - 增大的 Q 角会导致异常的髌骨外侧应力
- 旋转
  - 俯卧位髋关节活动（Craig's 试验）：内旋（正常 20° ~ 60°）和外旋（30° ~ 60°）以评估增大的股骨前倾（图 1.8）
  - 俯卧位大腿 - 足角度：正常 0° ~ 20°
  - 增加的股骨前倾和胫骨外部扭转（如：疼痛性对线不良综合征）可能会更易于出现膝前痛和外侧轨迹不良。

韧带检查

前交叉韧带

- Lachman 试验
  - 对于前交叉韧带缺失最为敏感和特异
  - 屈膝 20° ~ 30° 时固定股骨，向前方牵引胫骨的前向位移（图 1.9）
  - 1 级（1 ~ 5 mm），2 级（6 ~ 10 mm），3 级（10 mm 以上）
- 前抽屉试验
  - 屈膝 90° 时胫骨的前向位移（图 1.10）

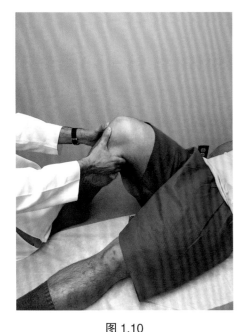

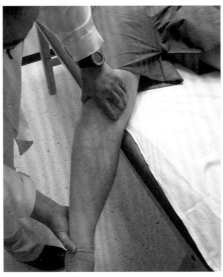

图 1.11

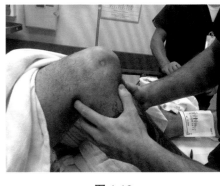

图 1.12

图 1.10

- 轴移试验
  - 急性损伤时实施困难
  - 膝关节完全伸直时给予轴向压力，内旋，外翻：向前方半脱位的胫骨在屈膝 30° 时复位（图 1.11 ）
  - Jakob 分型：1 级（滑移），2 级（沉闷发声），3 级（卡死）

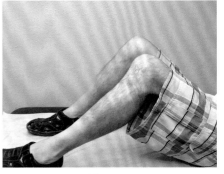

图 1.13

后交叉韧带
- 后抽屉试验
  - 后交叉韧带损伤最敏感的检查
  - 屈膝 90° 施加直接后向压力，参考胫骨前内侧相对于股骨内髁的后移（图 1.12 ）
  - 在施加后向压力之前必须向前复原胫骨至正常位置
  - 1 级（股骨髁前方，1 ~ 5 mm），2 级（与股骨髁平齐，6 ~ 10 mm），3 级（股骨髁后方，10 mm 以上）
  - 内旋状态下，后方松弛程度会减少，除非后外侧角也同时损伤。
- 后方松弛征
  - 与对侧肢体比较
  - 完全伸膝和屈膝 90° 时都需要检查（图 1.13 ）
  - 内旋和外旋时都需要检查
- 股四头肌动态测试
  - 足部固定屈膝 90° 时股四头肌主动收缩
  - 胫骨前移或复位表明后交叉韧带松弛。

后内侧角（内侧副韧带）和后外侧角（外侧副韧带）
- 外翻应力试验
  - 0° 位施加外翻应力（图 1.14A ）
  - 30° 位施加外翻应力评估内侧副韧带损伤（图 1.14B ）

- 内翻应力试验
  - 0° 位施加内翻应力（图 1.15A）
  - 30° 位施加内翻应力评估外侧副韧带损伤（图 1.15B）
- 外旋拨号试验
  - 仰卧位和俯卧位均可进行
  - 屈膝 30° 位（图 1.16A）和 90° 位（图 1.16B）的外旋增大（大于 10° ~ 15°），并与对侧相比较
  - 也可以提示独立存在或合并的膝内侧损伤
- 反轴移试验
  - 屈膝 90° 外旋、外翻并施以轴向压力
  - 缓慢伸膝，胫骨向前方轴移复位。
  - 侧 - 侧比较评估生理性松弛和后外侧角损伤。

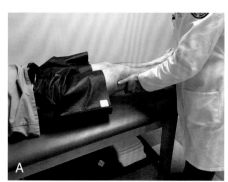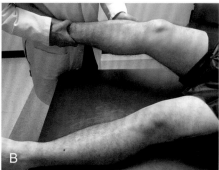

图 1.14

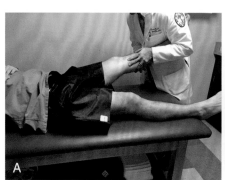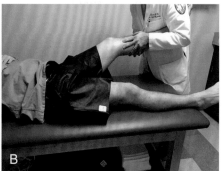

图 1.15

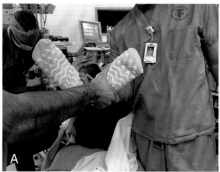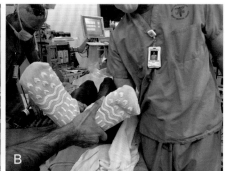

图 1.16

- 仪器松弛度检测
  - KT-1000 或 KT-2000（Medmetric, San Diego, CA, USA）测试前后向松弛度
    - 30° 位压力测试可以客观地测量前向的松弛度和位移（图 1.17）
    - 侧 - 侧差值大于 3 mm 为显著松弛
  - SE2000 TELOS（Telos Medical Devices, Friedberg, Germany）
    - 可以为内 / 外翻松弛度提供量化压力测量

半月板检查

- 关节线部位的压痛
  - 触诊内外侧关节线检查压痛与否（图 1.18）。
  - 触诊肿胀、渗出或是半月板周围囊肿（Baker 囊肿）。
    - 腓肠肌内侧头和半膜肌之间的间隙
- 麦氏试验（McMurray's test）
  - 屈膝位轴向压力、内 / 外翻应力和胫骨内 / 外旋时，在患侧间室关节线位置出现疼痛或是可触及的弹跳
- Thessaly 试验
  - 单侧肢体屈膝 20° 站立时膝关节旋转出现关节线部位疼痛或是交锁感（图 1.18）

附加检查

- 腘绳肌柔韧性 / 腘角
  - 仰卧位，屈髋 90°，膝关节尽量伸直，测量其与垂直面的角度。
  - 与 180° 的差值提供了腘绳肌紧张性的测量数据。
- Ober 试验
  - 患者侧卧位，患侧肢体在上。
  - 髋外展并轻度外旋，屈膝 90° 并允许放下至内收位。
  - 如果患肢不能放下至内收位，表明髂胫束紧张，并可能导致膝外侧疼痛。
- 髋部检查
  - 髋关节活动度：屈曲，伸直，外展和屈膝 90° 位内外旋。
  - 评估撞击情况，尤其是在屈曲内收内旋位。
  - Stinchfield 抗阻屈髋试验：直腿抬高 30° 位抗阻屈曲出现疼痛表明潜在的关节内病变。
  - 托马斯试验（Thomas test）：极度屈曲对侧髋关节用以抵消腰椎前凸来评估患侧肢体是否存在屈髋挛缩。

<table>
<tr><td>半月板检查要点</td></tr>
</table>

- 在任何主诉膝痛或髋痛的儿童或未成年患者中，都应进行全面的髋关节查体。

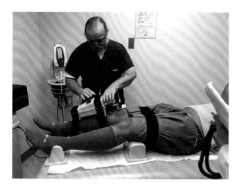

图 1.17

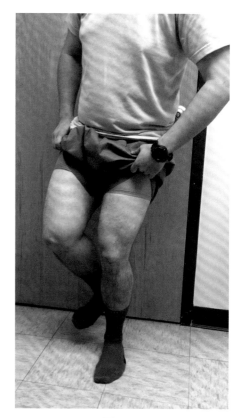

图 1.18

- 肌力测试。
- 腰椎
  - 检查是否存在中线或椎旁压痛、感觉运动失调，直腿抬高是否表现出膝关节疼痛。

影像学

X 线平片——标准投照位

- 双膝负重位前后位像
  - 骨折
  - 关节间隙变窄
  - Fairbank 改变
  - Segond 骨折
    - 胫骨近端外侧撕脱骨折
    - 前交叉韧带损伤
  - Pelligrini-Stieda 损伤
    - 内侧副韧带股骨侧止点钙化
    - 慢性内侧副韧带损伤
- 双膝屈膝 45° 位负重位像（Rosenberg 位像；图 1.19）
  - 评估股骨后髁
  - 游离体
  - 骨软骨剥脱：股骨外髁内侧面
  - 关节间隙变窄
- 屈膝 30° 侧位像（图 1.20）
  - 胫骨棘撕脱
  - 胫骨相对于股骨远端的稳定情况
  - 胫骨矢状面异常后倾
  - 髌骨高度测量
  - 髌骨下极应与 Blumensaat 线的延长线相交叉
  - Insall-Salvati 指数（髌腱长度和髌骨高度的比值）：正常 1.0；高位髌骨大于 1.2；低位髌骨小于 0.8

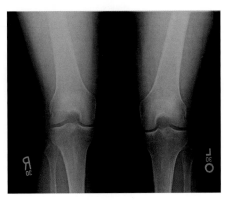

图 1.19

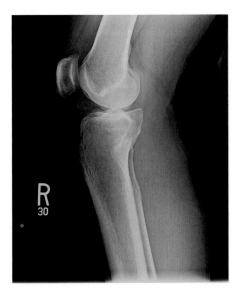

图 1.20

- Caton Deschamps 指数（髌骨关节面长度与髌骨关节面下缘到胫骨平台近端距离的比值）：正常 1.0；高位髌骨大于 1.3；低位髌骨小于 0.6
- Merchant 髌骨轴位像（图 1.21）
  - 关节间隙变窄
  - 髌骨半脱位或轨迹不良
  - 髌骨倾斜
  - 骨软骨损伤
  - 沟角
    - 滑车最低点到内外侧股骨髁最高点切线的交角
    - 大于 150° 说明滑车发育不良，髌骨不稳的危险性增高
  - 适合角
    - 沟角顶点到髌骨最低点的连线与沟角角平分线的交角
    - 大于 +15° 为异常
  - 外侧髌股角
    - 滑车内外侧最高点的连线与髌骨外侧关节面切线的交角
    - 平行或向内侧张开角度说明外侧倾斜增大，髌骨外侧轨迹不良或不稳的潜在危险性增加。

X 线平片——特殊投照位

- 内外旋斜前后位像
  - 可以帮助诊断胫骨平台骨折
- 站立位全长片力线位像评估力线不良（图 1.22）
  - 机械力线：股骨头中心到踝关节中心的连线
    - 确定负重位轴线的位置
    - 内翻：机械轴线通过膝关节内侧间室
    - 外翻：机械轴线通过膝关节外侧间室
  - 内外翻角度通过胫骨和股骨的机械轴线进行确定。

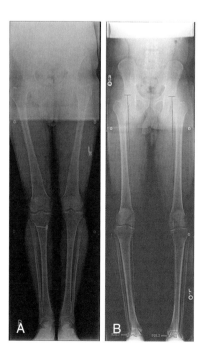

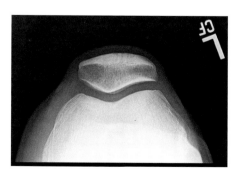

图 1.21

图 1.22

- 应力位像
  - 未发育成熟患者不稳定的骺线损伤
  - 绝对或相对的前后位移程度
  - 内外翻张开程度的侧 - 侧差值

CT

- 评估骨性结构
  - 骨折
  - 骨软骨损伤
  - 轴位旋转对线：选定的髋、膝、踝影像
    - 胫骨结节 - 滑车沟（TT-TG）距离

磁共振成像（MRI）

- 在评估软组织损伤方面非常有用
  - 韧带
    - 图 1.23A 矢状位 MRI 显示正常的前交叉韧带。
  - 半月板
    - 图 1.23B、C 矢状位 MRI 分别显示正常的内外侧半月板的前后角，以及正常的软骨表面。
  - 软骨
    - 图 1.23D 轴位像显示髌骨关节的软骨厚度。

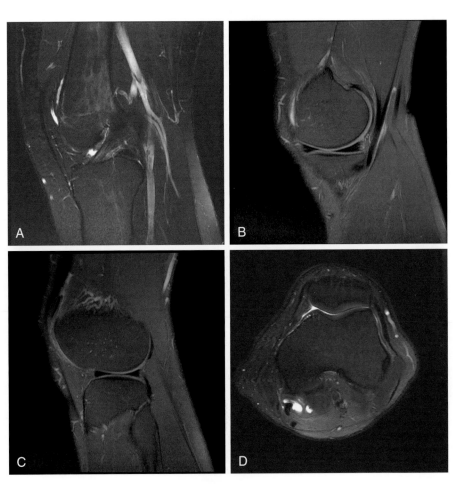

图 1.23

- 肌腱
  - 髌腱或股四头肌腱、股二头肌腱、腘肌腱
- 滑膜炎或关节周围软骨游离体
- 皱襞束带
- 在骨损伤中也很有用
  - 应力相关性损伤
  - 隐性骨折
  - 缺血性坏死或骨软骨损伤
  - 骨髓水肿

循证文献

Hoppenfeld S: Physical examination of the knee. In Physical Examinations of the Spine and Extremities, Norwalk, CT, 1976, Appleton & Lange.

对膝关节体格检查全面的综述，含有一些插图和对一些发现的讨论。

Jung TM, Reinhardt C, Scheffler SU, Weller A: Stress radiography to measure posterior cruciate ligament insufficiency: a comparison of five different techniques, Knee Surg Sports Traumatol Arthrosc 14(11):1116–1121, 2006.

跪位应力像作为一种现成的影像模式，相对于以往作为金标准的 Telos 装置，可以准确地量化后交叉韧带功能不全下的后向松弛度。

Lane CG, Warren R, Pearl AD: The pivot shift, JAAOS 16(12):679–688, 2008.

轴移试验检查合并有旋转和横向位移的前交叉韧带功能性松弛。试验阳性反映出复杂的病理性运动学并在韧带重建后仍然存在，作者探索了持续性不稳的决定因素。

LaPrade RF, Wijdicks CA: The management of injuries to the medial side of the knee, J Orthop Sports Phys Ther 42(3):221–233, 2012.

尽管经常会出现，但独立或是合并存在的膝关节内侧韧带性损伤经常会被忽视。内侧副韧带和后内侧角的损伤可以通过冠状面松弛度和应力位影像以及高级 MRI 上的旋转稳定性进行有效的评估。

Saggin F, Saggin JI, Dejour D: Imaging in patellofemoral instability: an abnormality-based approach, Sports Med Arthrosc Rev. 20:145–151, 2012.

对于髌股关节不稳的准确的影像学检查必须在不同的影像模式下评估髌骨高度、TT-TG 距离、滑车发育不良和髌骨倾斜，以制订个性化的治疗选择。

Singer A, Tresley J, Dalal R, Subhawong T, Clifford P: Of the iceberg: subtle findings on traumatic knee radiographs portend significant injury, Am J Orthop 43(3):E48–E56, 2014.

作者综述了基于基础和高级膝关节影像中的细微发现，而这些更加复杂的关节内和关节外损伤常常印证了骨科治疗的时效性。

（ Brian R. Waterman， Brett D. Owens 著　温　亮　译）

第2章

诊断性膝关节镜检查

适应证

- 半月板损伤或其他的半月板病变
- 韧带损伤
- 软骨软化症或局限性的软骨损伤
- 有症状的关节内游离体
- 髌骨轨迹不良
- 局限性或弥漫性的滑膜炎
- 肿瘤样疾患（如色素绒毛结节样滑膜炎、树枝状脂肪瘤）
- 关节内骨折
- 化脓性关节炎

术前检查 / 影像学（见第 1 章）

- 详尽的病史和体格检查对于评估关节内病变以便找出适合微创手术的疾病至关重要。
- 标准的负重位，4 个方位的膝关节的系列影像学检查（前后位、侧位、Rosenberg 位和 Merchant 位）通过和主观症状和临床检查相印证，同时有助于鉴别诊断。
- 特殊的拍片检查位置或是应力位的摄片在有些情况下是有用的。
- MRI 是更加精细的关节内病变检查手段，尤其对于韧带病变、软骨病变和（或）半月板损伤。

手术解剖

表面解剖

- 膝关节各个方位的手术解剖：前方（图 2.1A），内侧（图 2.1B），外侧（图 2.1C）和后侧。
- 在建立手术入路之前，下列的结构应该在皮肤上被确认或定位（图 2.2）：
  - 髌骨的边界
  - 髌韧带
  - 胫骨结节
  - 内侧和外侧关节线
  - Gerdy 结节
  - 鹅足止点
  - 股骨内外髁
  - 股骨内外上髁
  - 内侧副韧带（MCL）
  - 外侧副韧带（LCL）
  - 内侧髌股韧带

解剖要点

- 与应用一个大腿承托器相比，应用一个脚垫和一个外侧挡板可以为辅助切口提供更多的自由度而且允许更大的膝关节屈曲度。

解剖提示

- 在应用大腿承托器的时候一定注意不要把它弄得过紧，否则会产生止血带样的作用。尤其在手术时间较长时更要注意这个问题。
- 将关节镜大腿固定器、止血带或是敷料单过度向远端放置会阻碍后侧辅助入路的使用。

设备

- 5 ~ 10 磅（1 磅 ≈ 0.45 kg）的沙袋、静脉输液袋、硅胶垫或卷都可以用于足部的支撑
- 带衬垫的外侧支撑柱
- 垫料——蛋箱海绵、硅胶垫、棉垫
- 止血带
- 卷状臀垫

争议

- 选择性地应用止血带能够让关节镜下的视野更清楚，但止血带的使用不是必需的，而且止血带的使用有时会成为静脉止血带，增加肢体的肿胀和出血，和（或）增加术后的大腿疼痛。

- 腘肌腱
- 腓骨头和颈
- 股二头肌腱
- 髂胫束
- 腓总神经
- 隐神经髌下支
- 腘动脉

体位

- 患者被置于标准手术床上，仰卧位。
- 所有的骨性凸起部位都用衬垫保护，在固定肢体之前，要注意对侧腓总神经和跟骨脂肪垫的保护。
- 一个包裹的衬垫被置于同侧臀部的下方以中和髋关节的外旋。
- 止血带需要被置于手术侧肢体尽可能靠近近端的位置，同时做好衬垫（图 2.3A）。这个在关节镜视野被出血影响时更为有用。
- 在髌骨上极近端至少一个手掌宽的位置或者大腿的中段需要放置一个立柱，这样可以在对膝关节施加外翻应力的时候提供支撑（图 2.3A）。
- 一个足部的支撑垫被固定于手术床上，以使膝关节可以被置于 70°~90° 的屈曲位置（图 2.3B），但在手术床设置完成后（图 2.3D），膝关节应可以被无障碍地悬垂于手术床外，进行关节镜操作（图 2.3C）。
- 可以依据患者的情况选择全身麻醉或椎管内麻醉。
- 可以选择的其他操作：
  - 非手术侧的肢体下方放置衬垫，同时应用凹型肢体承托垫置于外展，屈髋、屈膝位（图 2.4A）。
  - 在手术侧肢体的大腿中段应用一个外侧支柱（图 2.4B）或者环形的关节镜腿部支撑器（无特殊形态要求），在手术床设置完成后（图 2.4C），小腿应可以被无障碍地悬垂于手术床外，进行关节镜操作。

关节镜入路 / 显露

标准入路

- 建立标准的膝关节前内侧入路和前外侧入路（图 2.5A）。
- 前外侧入路（观察入路）
  - 关节镜被置于外侧软点，大概位于髌骨下极远端 10 mm 紧贴髌腱外缘的位置。
- 前内侧入路（工作入路）
  - 关节镜探钩或工作器械可利用前内侧入路，该入路位于内侧软点，距内侧关节线上约 10 mm，位于髌腱内侧边缘 5~10 mm 的区域。

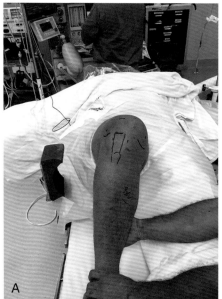
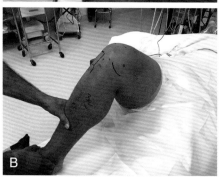
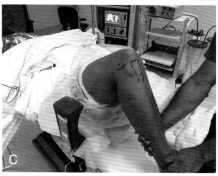

图 2.1　术中照片显示膝关节镜检查时的表面软组织和骨性解剖标志，(右膝和左膝)(A) 前视图，(B) 内侧视图，(C) 外侧视图

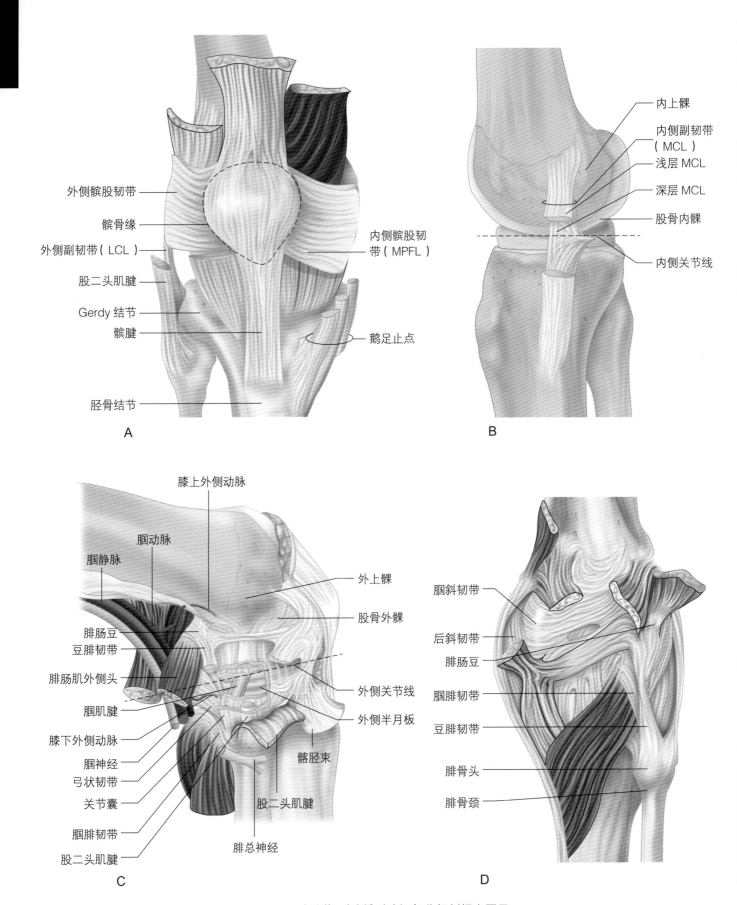

外侧髌股韧带

髌骨缘

外侧副韧带（LCL）

股二头肌腱

Gerdy 结节

髌腱

胫骨结节

内侧髌股韧带（MPFL）

鹅足止点

A

内上髁

内侧副韧带（MCL）

浅层 MCL

深层 MCL

股骨内髁

内侧关节线

B

膝上外侧动脉

腘动脉

腘静脉

腓肠豆

豆腓韧带

腓肠肌外侧头

腘肌腱

膝下外侧动脉

腘神经

弓状韧带

关节囊

腘腓韧带

股二头肌腱

外上髁

股骨外髁

外侧关节线

外侧半月板

髂胫束

股二头肌腱

腓总神经

C

腘斜韧带

后斜韧带

腓肠豆

腘腓韧带

豆腓韧带

腓骨头

腓骨颈

D

图 2.2　膝关节（右侧和左侧）部分解剖标志图示

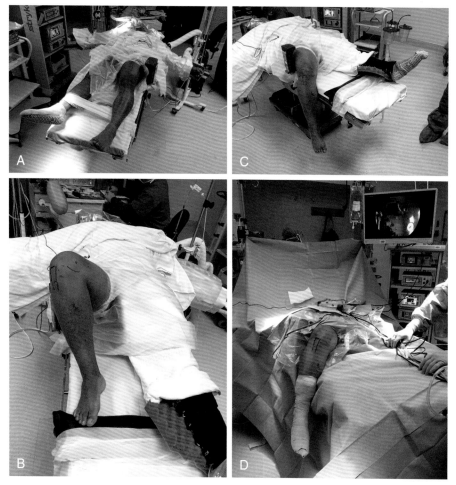

图 2.3　术前患者体位摆放。(A) 外侧柱，止血带；(B) 足部支撑垫的位置；(C) 屈膝将小腿悬垂于床侧；(D) 消毒准备后的肢体位置

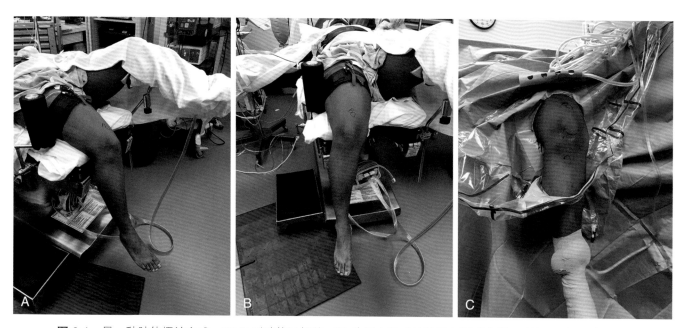

图 2.4　另一种肢体摆放方式。(A) 凹型肢体承托垫；(B) 外侧支柱或关节镜大腿固定器 (形状不是特异的)

- 创建入路时应考虑髌骨高度（例如高位髌骨）情况。
- 在入路位置局部注射麻醉剂和肾上腺素可减少出血并改善关节镜视野。
- 在建立入路时将器械对准髁间窝可防止医源性损伤。
- 前下内侧入路可先采用 18 号脊柱穿刺针以确保最佳定位。

- 避免将入路建立得太过接近或高度相同，以避免相互干扰或入路融合。
- 半月板的前角可横于入路建立位置或受到错误的锐性损伤。
- 在建立后内侧入路时隐神经或静脉可能受到锐性损伤。
- 腓总神经的位置紧贴于股二头肌后侧。

- 欲建立理想的入路轨迹与位置，可使用 18 号脊柱穿刺针在建立入路前进行评估（图 2.5B 和 C）。

辅助入路

- 上内侧或上外侧入路（排水入路）
  - 在膝关节完全伸直时，将入路建立在髌骨上极的相应边界上方 2～3 指宽度处，深至股四头肌腱，与髌上囊的中线呈 30° 角。
  - 该入路最常用作排水入路以改善视野，但也用于观察髌骨轨迹、解决髌骨病变以及用于去除游离体。
- 后内侧入路（图 2.6）
  - 关节镜向内侧观察时，穿过髁间窝并在后交叉韧带（PCL）下方进入膝关节的后部。
  - 使用 18 号脊柱穿刺针对入路进行定位，穿刺点位于后内侧关节线上方约 3 横指宽，内侧副韧带（MCL）起点后一指宽处。
  - 用刀片切开皮肤，之后使用直的止血钳、钝头棒（Wissinger rod）和（或）软组织扩张器以钝性打开关节囊。

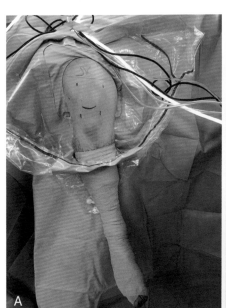
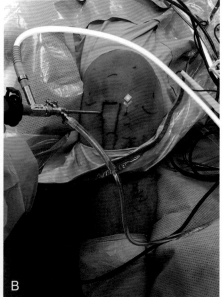
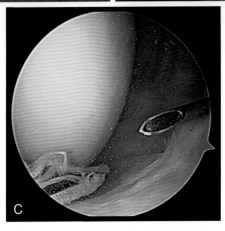

图 2.5　(A) 膝关节镜的标准和辅助入路；(B) 通过前外侧入路观察，用脊柱穿刺针通过三角定位建立前内侧工作入路；(C) 确保合适的入路和轨迹

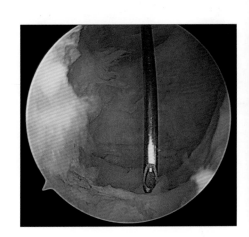

图 2.6　辅助后内侧入路

- 适用于膝关节后侧观察或游离体移除，局部滑膜切除术，PCL 重建，以及内侧半月板的后角或根部修复。

手术操作

第 1 步：麻醉下检查

- 允许医生进行膝关节重新评估，而不用抵抗肌肉的紧张或对抗。
  - 被动活动度检查，髌骨轨迹和稳定性检查，以及交叉韧带（如 Lachman 试验、前后抽屉试验、轴向移位试验）和副韧带（内翻 / 外翻应力、胫骨外旋、Slocum 试验）检查，在患者放松或镇静下更为可靠。
  - 与对侧肢体的横向比较可作为参考。

第 2 步：髌上囊

- 膝关节 70°～90° 屈曲下，使用钝头通过前外侧入路将关节镜鞘置入髁间窝。然后伸展膝关节并将关节镜置入髌上囊（图 2.7）。关节镜鞘内换入 30° 关节镜，同时保持膝关节完全伸直。
- 从上到下，从内侧到外侧，系统地检查髌上囊。
  - 检查是否存在滑膜炎、滑膜皱襞、游离体、结晶沉积和髌上粘连。

第 3 步：髌股关节间室

- 关节镜下移，镜头向上旋转，以便观察髌骨关节面，包括中央脊和内外侧面。

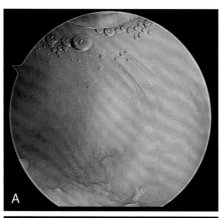

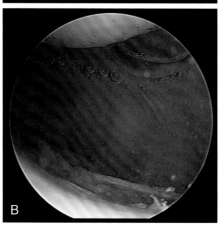

图 2.7　检查髌上囊 (A) 和近端内侧间沟 (B)

器械

- 18 号脊柱穿刺针
- 11 号刀片用于皮肤切开
- 直止血钳
- 钝头棒（Wissinger rod）和软组织扩张器
- 5～7 mm 螺纹关节镜套管
- 后外侧入路
- 错误的入路放置会增加腓总神经损伤的风险
- 在 "4" 字试验下触摸膝关节解剖标志
- 使用 18 号脊柱穿刺针进行局部定位，针头应置于外侧副韧带后侧但在股二头肌腱前方
- 适用于后外侧游离体取出，局部滑膜切除术，修复外侧半月板后角或根部撕裂

辅助入路要点

- 麻醉下的体格检查可以帮助确定最终的手术计划。

第 1 步要点

- 最常用的是 30° 关节镜，但在通过改良 Gillquist 入路下观察后内侧与后外侧时，70° 关节镜可能是最佳选择。
- 麻醉下的体格检查可能会显示出来之前未辨别的疾病并改变手术最终决策。

器械 / 内植物

- 钝头套管
- 30° 关节镜
- 关节镜探钩
- 关节镜刨削刀
- 关节镜抓取器
- 关节镜篮钳
- 可选的排水套管

第 2 步提示

- 小心插入关节镜头以防止医源性关节面损伤。

第 2 步要点

- 改良的 Outerbridge/Insall 关节软骨分型体系
  - Ⅰ—软化、肿胀或浅表软骨压痕
  - Ⅱ—部分厚度（<50%）的龟裂或缺损直径 <1.5 cm
  - Ⅲ—纤维化或全层的软骨缺损，直径 > 1.5 cm
  - Ⅳ—暴露软骨下骨的软骨损伤
- 国际软骨修复学会评分体系
  - 0—正常
  - 1—基本正常，稍带有压痕，表面龟裂或裂缝
  - 2—异常，部分厚度损伤 >50% 的软骨深度
  - 3—严重异常，软骨缺损 >50% 软骨深度（A），深至钙化层（B）、软骨下骨（C）或剥脱（D）
  - 4—严重异常，软骨下骨受累

- 前外侧入路观察髌股关节的软骨损伤，髌骨轨迹，以及髌骨内侧 / 外侧偏移（图 2.8A～C），理想情况下不需要进行止血带充气并最小化关节内的液体充盈。
- 或者，可以使用 70° 关节镜从上外侧入路进行髌骨轨迹的观察（图 2.8D）。
- 旋转镜头并进行轻柔的膝关节屈曲可以检查软骨滑车。
- 检查内侧和外侧髌周关节囊附着点，看是否存在病理性滑膜皱襞或不稳定的二分髌骨。

第 4 步：外侧间沟

- 膝关节完全伸展，关节镜从髌上囊越过滑车外侧脊，进入外侧间沟。
- 稍微回撤关节镜以清楚观察外侧滑膜皱襞，之后镜头向远处观察关节囊反折处、外侧半月板外缘、腘肌腱，以及股骨外侧髁的边缘。
- 膝后部的挤压或冲击可有助于从腘肌裂孔驱赶出游离体或引出半月板周围囊肿内容物。

第 5 步：内侧间沟

- 关节镜从髌上囊越过滑车内侧脊，旋转向下观察内侧间沟（图 2.9）。
  - 挤压后内侧膝关节及腘窝，检查内侧间沟是否存在游离体、滑膜炎或内侧髌骨滑膜皱襞。

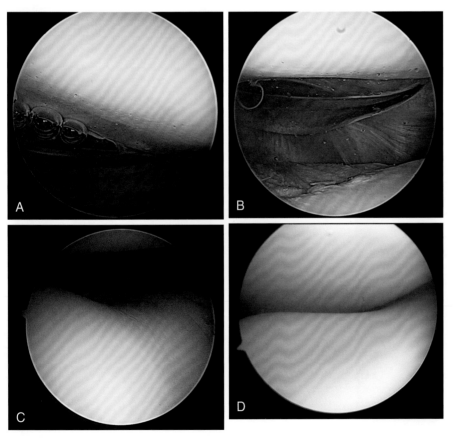

图 2.8　髌骨关节检查。(A) 外侧面；(B) 内侧面和中央脊；(C) 髌骨和滑车的 "全局视角"；(D) 髌骨关节的上内侧观察视角

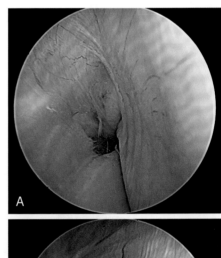
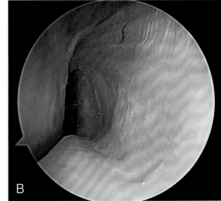

图 2.9　观察 (A) 外侧间沟处腘肌及关节囊半月板连接；(B) 内侧间沟和后内侧角处关节囊半月板连接及内侧股骨髁的软骨边缘

- 将关节镜从内侧间沟向下方送入股骨内髁前方，在屈膝之前进行操作以暴露内侧间室。

第 6 步：内侧间室

- 外翻应力和外旋帮助打开内侧间室。
  - 对于一个紧张的内侧间室，用脊柱穿刺针在关节线或近股骨附着点松解（拉花技术）内侧副韧带，实现部分延长和更大的工作窗（图 2.10A）。
- 检查整个半月板，从前角、体部、后角至根部附着处（图 2.10B）。
  - 触诊，抬高和探查半月板的上下表面。
  - 确定任何半月板撕裂的位置、大小、类型和稳定性。
- 检查股骨和胫骨关节面。
  - 使用关节镜探钩测试关节面是否有软化，瓣状损伤，或软骨下塌陷。

第 7 步：髁间窝

- 关节镜和探钩从内侧间室进入髁间窝。
  - 可能需要切除一小部分脂肪垫或黏膜韧带以提供更好的视野，尽管这只应被限制应用于避免出血、视野不清和术后粘连。
- 对髁间窝进行检查和探测（图 2.11），具体如下：
  - 黏膜韧带
  - 前交叉韧带（ACL）的前内侧和后外侧束
  - 后交叉韧带（PCL）
  - 内侧和外侧胫骨棘
  - 板间韧带（膝横韧带）
- 后内侧间室
  - 改良 Gillquist 操作技术：从前外侧入路插入关节镜鞘和钝性内芯，通过轻柔用力推进，轻度外翻应力和直接向下沿着髁间窝和 PCL 下方的内侧壁插入后内侧间室。这将在交换 30° 或最好是 70° 关节镜后允许实现后侧间室可视化。

第 5 步要点

- 将关节镜插入髌上囊并抬起套管，将其放在超过外侧滑车脊的位置，以避免刮伤关节面。

第 6 步要点

- 内侧皱襞起自髌上囊到髌骨下方的脂肪垫。
- 40% 的膝关节存在内侧皱襞，但很少有病理改变或存在症状。
- 症状性皱襞可能导致内侧股骨髁上相应的软骨改变。

第 7 步要点

- 可以首先使用 18 号脊柱穿刺针评估前内侧入路的轨迹和通路，特别是对于 ACL 或半月板手术。
- 早期内侧间室磨损通常在股骨髁后面，最好通过膝关节深度屈曲和施加外翻应力来观察。
- 通过改良的 Gillquist 操作技术，70° 关节镜可能非常有助于检查后内侧或后外侧间室。
- 仔细检查外侧半月板后角的过度运动，以寻找与股骨外侧髁软骨损伤相关的可能的腘肌半月板纤维束撕裂。

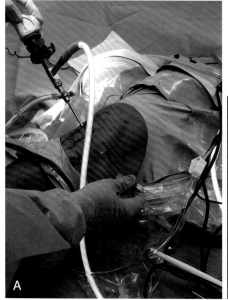
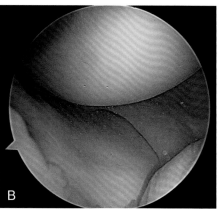

图 2.10　(A) 内侧副韧带经皮拉花技术以允许 (B) 关节镜下完整的内侧间室观察

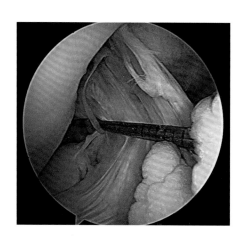

图 2.11　在髁间窝观察和探查前交叉韧带和后交叉韧带

第 7 步提示

- 使关节镜强行进入内侧间室会损伤关节面。
- 在进行改良的 Gillquist 操作时，注意不要穿透后内侧关节囊，因为这可能导致液体外渗或神经血管损伤。

第 8 步提示

- 检查腘肌裂孔是否有游离体。
- 切换视野和操作入路有助于评估半月板病变。

- 检查后内侧间室是否有 PCL 损伤、游离体、内侧半月板根损伤，所谓的 Ramp 损伤即半月板关节囊结合部损伤（图 2.12），常并发于 ACL 损伤。
- 也可以建立辅助后内侧入路以解决所发现的病理改变，尤其是滑膜炎、PCL 损伤或大的游离体。
- 后外侧间室
  - 同样，70° 关节镜可通过前内侧入路在 ACL 下沿髁间窝外侧面进入后外侧间室。
    - 检查游离体、滑膜炎、外侧半月板根部撕裂、关节囊半月板结合部损伤和腘肌半月板纤维束撕裂，后者通常难以观察，并且可能与股骨外侧髁远端后部软骨病变相关。

第 8 步：外侧间室

- 在手术床旁膝关节屈曲时施加内翻应力或者置于"4"字试验位置，来改善外侧间室的视野（图 2.13A）。
  - 在大腿远端内侧施加向下的压力或调整膝关节屈曲角度以实现最佳视野。
- 将关节镜和探钩从髁间窝滑入外侧间室以避免在重置膝关节体位时损伤关节软骨。
- 探查整个半月板，从后角根部止点到其前角附着处（图 2.13B）
  - 探查外侧半月板的上下表面，评估半月板撕裂和关节囊损伤情况，以及盘状半月板。
- 关节镜下采用"通过征"来评估膝关节外侧副韧带 / 后外侧角损伤状态下的

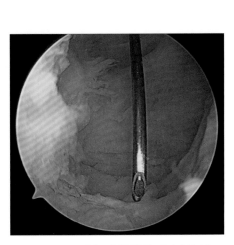

图 2.12　经髁间窝视野的后内侧间室

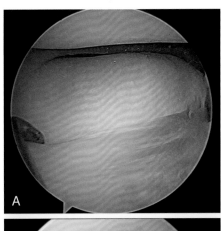
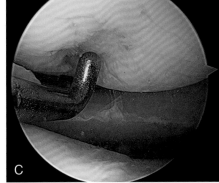
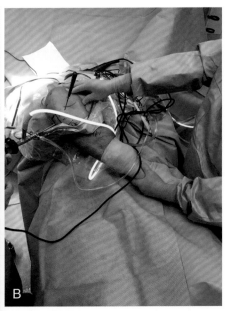

图 2.13　(A) 外侧间室在 (B)"4"字试验位置的关节镜视野，(C) 外侧间室"通过征"阳性提示外侧髁软骨缺损相关的后外侧角松弛

胭肌裂孔，或者在有限的内翻应力下评估膝关节外侧间室的过度扩大。这也可以证实麻醉下体格检查的表现。

- 检查胫骨和股骨的关节面软骨损伤的大小和位置，以及膝关节屈曲时中央负重区域的咬合情况。
  - 在较低的屈曲角度可见正常的外侧髁切迹，但这个解剖结构可能由于伴随的 ACL 损伤或过伸损伤而加深。

术后处理和预期疗效

- 在手术后 1～2 天内开始进行家庭锻炼计划和常规物理治疗，除非同时进行了半月板或韧带的修补或重建。
- 0～3 周
  - 正规物理治疗，2～3 次/周
  - 冷疗
  - 周围加压（例如弹性绷带、抗血栓袜）
  - 专注于与对侧膝关节对称的完全伸直或过伸
  - 股四头肌和直腿抬高练习（有或没有支具）
  - 髌骨活动和滑动练习
  - 俯卧位膝关节屈曲，足跟滑动，小腿和腘绳肌拉伸
  - 一旦患膝完全伸直并且行走无跛行，就弃拐。
  - 开始股四头肌和腘绳肌强化练习
- 3～6 周
  - 物理治疗，2～3 次/周
  - 优先关注闭链练习
  - 耐力训练
  - 开始直线慢跑和往返跑步
- 6～12 周
  - 家庭康复治疗，3～5 次/周
  - 高级强化练习
  - 开始功能性训练（如加速、制动、变向）和专项运动训练
- 完全恢复运动或体育运动
  - 没有积液
  - 全幅的活动度
  - 无股四头肌萎缩
  - 正常肌肉力量（即大于对侧肢体的 90%）
  - 全速跑，无步态干扰
  - 成功完成体育专项训练

循证文献

Bennett WF, Sisto D: Arthroscopic lateral portals revisited: a cadaveric study of the safe zones, Am J Orthop 24:546–551, 1995.

在这项尸体研究中，作者确定了 5 个解剖区域，用于外侧膝关节通道置入，并讨论了这些区域内存在风险的解剖结构。E 区被认为是不安全的，因为它涉及腓总神经和股二头肌的长头。这个问题的一个解决方案是膝关节屈曲 90° 时创建外侧通道，以便更容易地在外侧副韧带和股二头肌之间插入套管。

Harwin SF: Arthroscopic débridement for osteoarthritis of the knee: predictors of patient satisfaction, Arthroscopy 15(2):142–146, 1999.

对关节镜治疗 204 膝关节骨关节炎进行回顾性分析，以确定患者对其手术结果满意度的

第 8 步注意事项

- 使关节镜或器械直接强行进入外侧间室可能会导致关节软骨损伤。
- 外侧半月板上方脂肪垫的过度清创可能会损害半月板前角关节囊连接处，导致液体外渗和视野不良。

术后处理要点

- 与患者和物理治疗师沟通有关术后恢复的目标和时间表。
- 强调早期的入路部位按摩/脱敏，冰敷，髌骨滑动练习和股四头肌练习。

术后处理提示

- 在膝关节完全伸直之前的早期无辅助行走可能导致屈曲挛缩、膝关节屈曲步态和膝前痛。

可能预测因素。 根据统计分析，可以得出结论，年纪较轻，力线不良较轻的患者效果较好，先前做过手术的患者效果较差。 关节镜下清创术被认为是一种成功的姑息性手术，暂时治疗骨关节炎膝关节。（IV级证据）

Kim TK, Savino RM, McFarland EG, Cosgarea AJ: Neurovascular complications of knee arthroscopy, Am J Sports Med 30:619–629, 2002.

本文概述了与膝关节镜相关的可能的神经血管损伤。膝关节镜检查后神经血管损伤可能造成非常严重的后果，但可以通过彻底了解解剖结构和仔细规划来预防。如果确实发生神经血管损伤，重要的是要尽早识别，以立即开始治疗和（或）转诊。

Kirkley A, Rampersaud R, Griffin S, Amendola A, Litchfield R, Fowler P: Tourniquet versus no tourniquet use in routine knee arthroscopy: a prospective, double-blind, randomized clinical trial, Arthroscopy 16:121–126, 2000.

本研究的目的是根据主观和客观功能结果测量来确定止血带在常规膝关节镜检查中的作用。 作者得出结论，使用300 mmHg的气动止血带并不会显著影响患者的整体生活质量或常规膝关节镜检查后的功能结果。（I级证据）

Moseley JB, O'Malley K, Petersen NJ, Menke TJ, Brody BA, Kuykendall DH, Hollingsworth JC, Ashton CM, Wray NP: A controlled trial of arthroscopic surgery, N Engl J Med 347:81–88, 2002.

本研究进行了一项随机、安慰剂对照试验，以评估关节镜治疗在24个月内多个时间段内膝关节骨关节炎的疗效，并使用5个自我报告的分数。在涉及膝关节骨性关节炎患者的对照试验中，关节镜下灌洗或关节镜下清创后的结果并不优于安慰剂治疗后的结果。（I级证据）

Stetson WB, Templin K: Two-versus three-portal technique for routine knee arthroscopy, Am J Sports Med 30:108–111, 2002.

16名患者被随机分为两个入路通道组和三个入路通道组，用于常规膝关节镜检查。作者发现仅有两个入路通道的患者恢复时间更快。作者假设这一结果的原因是双通道技术避免了对股内侧肌的损伤。（I级证据）

Ward BD, Lubowitz JH: Basic knee arthroscopy part 1: patient positioning, Arthrosc Tech 2(4):e497– e499, 2013 Nov 22.

作者阐述了患者体位和止血带的特定优点。

Ward BD, Lubowitz JH: Basic knee arthroscopy part 2: surface anatomy and portal placement, Arthrosc Tech 2(4):e501-e502, 2013 Nov 22.

膝关节解剖和表面标志的知识指导准确的通道设置。

Ward BD, Lubowitz JH: Basic knee arthroscopy part 3: diagnostic arthroscopy, Arthrosc Tech 2(4):e503–e505, 2013 Nov 22.

为常规膝关节镜检查建立了一个8点的逐步操作程序，以便在确定常见的关节内病变的同时对膝关节进行系统和全面的评估。

（Brian R. Waterman，Brett D. Owens 著　左建林 译）

第 3 章

关节镜滑膜切除术及膝关节后室检查

适应证

- 关节镜滑膜切除术可用于任何有症状或者顽固的关节滑膜疾病
  - 滑膜皱襞（图 3.1）
  - 炎性关节病（风湿性关节炎、银屑病关节炎、反应性关节炎）
  - 色素沉着绒毛结节性滑膜炎（PVNS）
  - 绒毛状脂肪瘤样滑膜增生
  - 滑膜血管瘤
  - 滑膜软骨瘤病 / 骨软骨瘤病（图 3.2）
  - 创伤性滑膜炎
  - 血友病滑膜炎或关节病
  - 结晶性关节病 / 结晶沉积性关节病（如痛风、假性痛风；图 3.3）
  - 感染（细菌或真菌感染性关节炎；图 3.4）

术前检查 / 影像学

- 全面的病史采集和体格检查对于炎性滑膜病患者的临床评估十分重要。
  - 对患肢同侧肢体和其他小关节（手、腕、足）行多关节评估，检查积液、软组织肿胀、皮温、皮疹和皮下结节情况。
  - 观察膝关节活动度、负重位力线、肌肉萎缩情况。
  - 对比观察关节线压痛、可重复的关节机械运动问题、可触及的软组织隆起或游离体。
- 关节腔穿刺可用于评估出血性关节疾病（如 PVNS）、结晶性关节病和感染的病原体，需要观察关节液的颜色，细胞总数及分化细胞计数，结晶体的革兰氏染色，穿刺液培养和药敏（细菌、真菌、抗酸杆菌）情况。

适应证要点

- 关节镜手术只在保守治疗和药物治疗无效后才考虑使用。
- 有症状的滑膜皱襞常由股骨内侧髁和髌股关节的局部损伤引起，导致机械性疼痛症状和软骨磨损。
- 风湿性关节炎通常具有隐蔽性，多关节受累，经常表现为系统性特征和手脚晨僵症状。
- PVNS 通常只影响单侧膝关节，多见于 40～50 岁。

争议

- 对于明显关节间隙狭窄及力线不正的患者，滑膜切除术的预后存在争议。

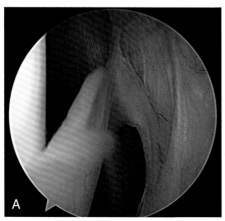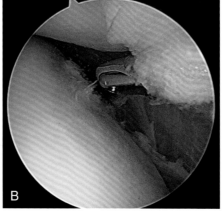

图 3.1 髌内侧滑膜皱襞。切除前（A），切除后（B）

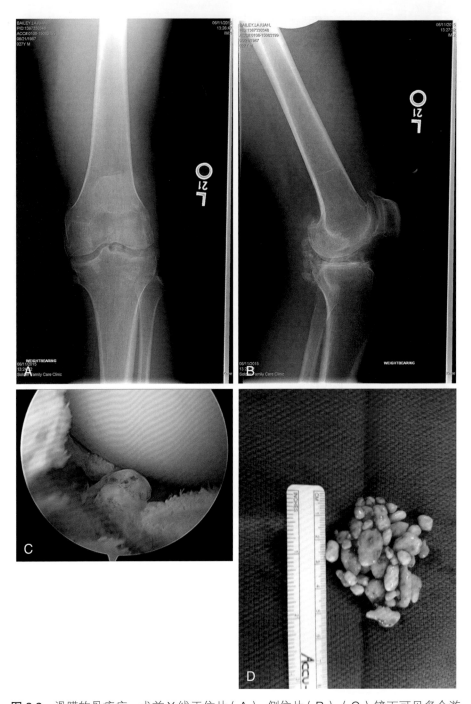

图 3.2　滑膜软骨瘤病。术前 X 线正位片（A）、侧位片（B）、（C）镜下可见多个游离体导致关节三体磨损（D）

影像学要点

- 使用脚架和立柱可以对入路的选择提供更多的自由，以便对膝关节内的所有间室进行观察和操作。
- 在对侧肢体使用阻挡装置。
- C 臂透视对三维定位有症状游离体和评估切除范围是有益的。
- 射频消融是控制关节内出血和改善疾病预后（滑膜软骨瘤病）的有效手段。

- 外周血分析：不同细胞类型的全血细胞计数、红细胞沉降率（ESR）、C 反应蛋白（CPR）、风湿性因子、HLAB27。
- 标准的负重位平片（前后位、侧位、Rosenberg 位和 Merchant 位）是鉴别诊断所必需的（见第 1 章）。
- 双下肢全长站立片可以评估双下肢的力线及冠状面畸形情况。
- MRI 有助于评估关节及关节周围软组织的受累情况。
  - 从轴位（图 3.5A）和矢状位（图 3.5B）MRI 来看，有症状的内侧滑膜皱襞病变可能表现为局部积液，伴或不伴股骨髁软骨下骨的骨髓水肿。

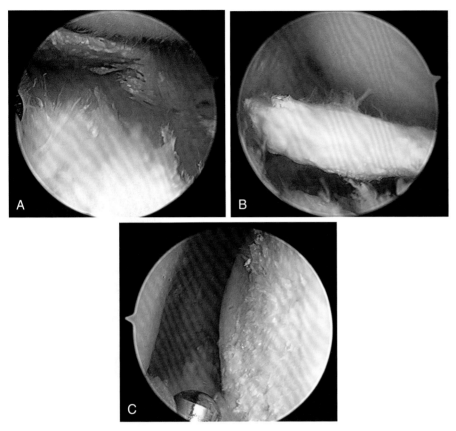

图 3.3　炎性结晶性关节病，伴有半月板沉积物 (A)、游离的赘生物 (B) 和症状性软骨软化 (C)

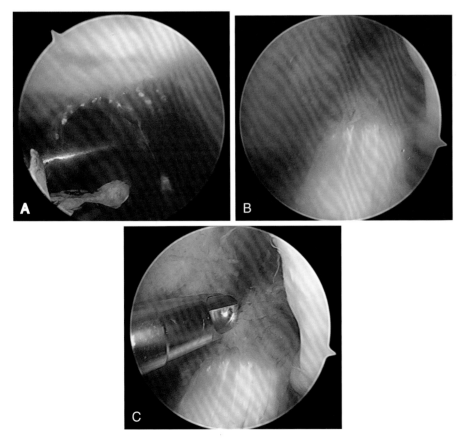

图 3.4　化脓性关节炎伴化脓性滑液 (A) 和生物膜包裹前交叉韧带软组织同种异体移植物 (B)，(C) 清创术前

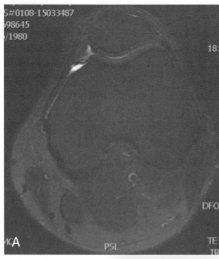
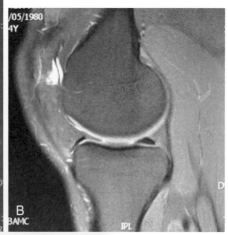
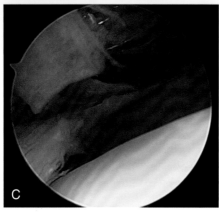

图 3.5　轴位 (A) 和矢状位 (B) T2 加权 MRI，显示内侧滑膜皱襞局部积液和相应的关节镜视图 (C)

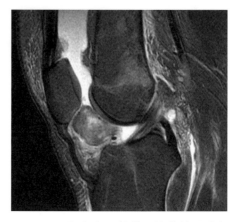

图 3.6　局部色素沉着绒毛结节性滑膜炎 T2 加权 MRI

影像学提示
- 患者不良体位和手术侧腿架的放置不当会限制对膝关节各间室的观察，尤其是后方和上方入路时。
- 错误的关节镜入路或者粗暴使用刨刀和射频可能导致血管神经损伤，尤其是膝关节镜后侧入路操作时。
- 术前存在骨性关节炎症状的患者，术后症状缓解的效果可能不理想。

器械
- 沙袋、静脉输液袋、凝胶垫和卷可以用作搁脚板和衬垫
- 外侧挡腿架
- 垫料——蛋箱海绵、凝胶垫
- 止血带

争议
- 对于需要行完全滑膜切除的滑膜炎患者而言，关节镜腿架的使用由于会限制关节的活动，可能影响到上内侧和上外侧入路的进入。

- PVNS 在含铁血黄素沉积以后，在 T1 和 T2 加权像表现为低信号结节状影（图 3.6）。

手术解剖
- 外科医生需要清楚地辨认膝关节周围骨及软组织结构，以便在滑膜扩大切除时可以安全有效地采用多种入路进行观察和操作（见第 2 章）。

体位
- 患者在手术台上处于仰卧位（见第 2 章）。
- 术侧臀部下面放置衬垫。
- 止血带下方放置衬垫，止血带的位置尽可能靠近近心端，尤其是进行广泛的滑膜切除术时。
- 搁脚板的放置需要允许膝关节 90° 屈曲。
- 使用外侧挡腿架可以充分暴露膝关节内侧间室，防止髋关节的外展。

入路 / 显露
- 彻底的滑膜切除术需要标准的前内侧和前外侧关节镜入路，用于显露视野和操作，为了完成手术，同样需要其他附加入路或者特殊入路（见第 2 章）。
- 图 3.7 展示了膝关节完全滑膜切除术的标准关节镜入路：上内侧、后内侧、前内侧、前外侧、后外侧、上外侧和经髌腱入路。

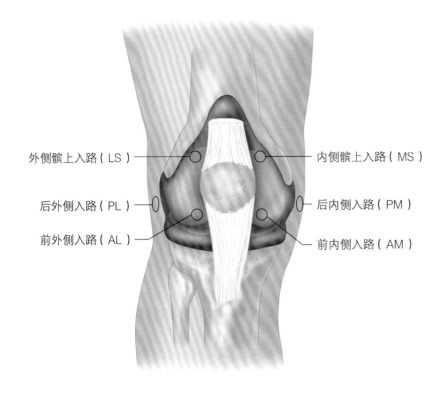

外侧髌上入路（LS）

内侧髌上入路（MS）

后外侧入路（PL）

后内侧入路（PM）

前外侧入路（AL）

前内侧入路（AM）

图 3.7　标准和辅助关节镜入路，用于完全膝关节滑膜切除术

标准入路

- 前外侧入路
- 前内侧入路

辅助入路

- 上内侧或上外侧入路
  - 膝关节完全伸直，入路位于髌骨上极上方大约 25 mm，股四头肌腱下方，进入髌上囊
  - 用于切除髌上囊、内侧和外侧间沟的滑膜。
- 后外侧入路
  - 改良 Gillquist 视野是通过前内侧入口直接建立的，将关节镜放在前交叉韧带下，髁间窝外侧壁，同时从侧面观察后侧间室（图 3.8A）。
  - 在中立位或者 "4" 字位触及膝关节骨性标志及韧带边界。
  - 在外侧副韧带后方，股二头肌腱前方，用 18 号腰穿针定位入路及通道，避免伤到腓神经（图 3.8B）。入口应距后外侧关节线 3～4 cm。
    - 如果这个入路没有定位好，有损伤腓神经的风险。
  - 一旦在后外侧间室看见腰穿刺针并处于合适位置，用 11 号刀片在穿刺针位置沿穿刺针方向切开皮肤。切口可以用直血管钳、Wissinger 棒和空心套管进行扩张，以便扩大通道和容纳套管。
  - 刨刀或其他器械能够通过后外侧入路通道，对膝关节后外侧间室进行操作。
  - 可以完成后外侧间室的滑膜切除。
- 后内侧入路
  - 为了建立后内侧入路，使用 70° 镜头通过前外侧入路进入膝关节后侧间室，采用后外侧入路类似的方法建立之。

入路要点

- 使用 18 号腰穿针定位有利于精确定位和进入膝关节全部间室。
- 使用 30° 关节镜头和 70° 关节镜头可以进行全间室观察。
- 采用标准入路还是辅助入路取决于仔细的影像学判读。

入路提示

- 对软组织和骨骼解剖知识的掌握，有利于入路定位和避免对周围结构的损伤。
- 止血带使用不当或压力不合适会导致关节内出血和视野模糊。

器械

- 皮肤切口用 11 号刀片。
- 直血管钳。
- 18 号腰穿针。
- 30° 和 70° 关节镜镜头。
- Wissinger 棒或转换棒。
- 空心套管 / 软组织扩张器。
- 5 mm 至 8.25 mm 螺丝套管（取决于设备型号或组织大小）。

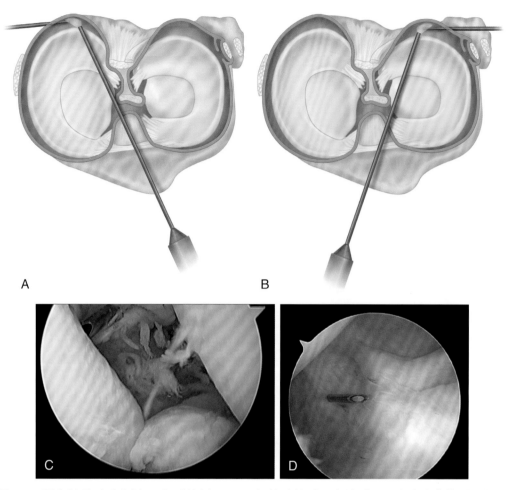

A   B

C   D

图 3.8 腰穿针通过后内侧 (A) 和后外侧 (B) 入口与镜头构成三角关系。正常膝关节的后内侧间室 (D) 和具有滑膜软骨瘤病和游离体的视图 (C)

入路要点

- 术前周密计划是切除滑膜病变成功的关键。
- 70° 关节镜镜头有助于从上方入路观察内外侧沟。
- 流出套管可以用来协助观察。

入路提示

- 髌下脂肪垫或滑膜下软组织的切除可能导致额外的出血。
- 过度刨削或使用射频会降低韧带弹性。

器械

- 30° 关节镜镜头
- 70° 关节镜镜头
- 关节镜 3.5 刨刀或者 4.0 刨刀
- 关节镜电凝器和射频消融器
- 关节镜咬钳或篮钳
- 流出套管

- 关节镜放置在后交叉韧带下，沿着髁间窝内侧壁，从前外侧入路到后间室向内侧观察。
- 用 18 号腰穿针定位。
- 用 11 号刀片切开皮肤并用直血管钳扩大通道
- 可以完成后内侧间室的滑膜切除。

手术操作

第 1 步：麻醉下检查

- 麻醉后，关节镜术前需要检查关节积液情况、被动活动度、韧带情况、可触及的游离体或软组织肿块。

第 2 步：检查髌上囊和内外侧间沟

- 首先进行关节镜检查来确定病理范围（见第 2 章）。
- 膝关节伸直位，使用 30° 关节镜镜头通过标准前外侧入路进入髌上囊，刨刀通过前内侧入路切除髌上囊、内侧间沟、髌后间隙和内下间沟的滑膜。
- 刨刀换到上外侧入路，切除髌上囊和外侧间沟的滑膜。
- 同样，刨刀也可经过上内侧入路，完成髌上囊和内侧间沟滑膜的切除。
- 关节镜镜头换至上外侧或前内侧入路，刨刀通过前外侧入路清理髌后及下侧沟残存的滑膜。

第 3 步：髁间窝

- 关节镜镜头放置在前外侧间室，刨刀放在前内侧间室。
  - 清理髁间窝黏膜韧带和滑膜，直至可观察前交叉韧带和后交叉韧带。
  - 该区域彻底切除滑膜时可能需要使用髌前入路。

第 4 步：后内侧间室

- 直接或者在镜下，将关节镜镜头尖端沿着股骨内侧髁髁间面非关节软骨区域直接插到后交叉韧带下方。
- 屈膝 70°～90° 并适当外展，使用钝性导针轻轻沿着髁间面到达后内侧间室。
- 导针更换为关节镜镜头重新插入，可以观察股骨内髁后方及内侧半月板后角。
- 向内观察，使用 18 号穿刺针对后内侧入路进行定位。
  - 后内侧入路应该在腓肠肌内侧头前方，内侧副韧带后方之间的软组织区域。
- 后内侧入路定位确定后，用 11 号刀片切开皮肤并用直血管钳扩大通道并穿透关节囊，随后放入合适的套管。
- 这时插入刨刀，切除后内侧间室滑膜。图 3.8 展示了后内侧间室的图像（70° 关节镜镜头放置在后交叉韧带下方，金属套管针为后内侧入路的工作通道）。

第 5 步：后外侧间室

- 采用标准的前内侧入路进入。
  - 将关节镜镜头顶端沿着股骨外侧髁的髁间壁放置在前交叉韧带下方。
  - 从镜鞘中取出镜头，放入钝头套管针。
- 屈膝 90° 并轻度内翻，套管针轻轻沿着外侧髁间壁进入，直到阻力减少并进入后外侧间室。
- 套管针进入后外侧间室时方向应与胫骨平台后斜面保持平行。图 3.9 展示了后外侧间室的视野（70° 关节镜镜头放置在前交叉韧带下方，金属套筒为后外侧入路工作通道）。
- 关节镜镜头重新插入，可以观察到股骨外侧髁后部及外侧半月板的后角。
- 向外观察，使用 18 号腰穿针定位后外侧入路。
  - 后外侧入路应该在腓肠肌外侧头的前面，外侧副韧带的后面，髂胫束与股二头肌之间的软组织区域。
- 一旦完成后外侧入路定位，用 11 号手术刀切开皮肤并用直血管钳或者 Wissinger 棒完成通道组织扩张。
- 通过皮下或者工作套管插入刨刀，切除后外侧间室滑膜。
- 滑膜切除后，使用电凝止血。
- 膝关节后方镜检时，为了全面观察，可以采用经间隔入路（图 3.9）。
  - 在后交叉韧带（前方）、髁间窝（上方）和关节后囊（后方），后隔膜为三角形、双层反折滑膜。
  - 当通过后内侧入路观察时，套管针从后外侧入路进入，并且通过后隔膜中心部分进行操作。
  - 刨刀通过初始通道进入并且在直视下扩大，刨刀刀片朝向前方，以便连通后内侧间室和后外侧间室。
  - 经间隔入路可以允许对肿瘤样滑膜病变进行较彻底的滑膜切除（比如

第 2 步要点
- 关节镜篮钳或者咬钳可以用来松解粘连，提高刨刀清理效率。

第 2 步提示
- 应该小心谨慎，防止对前交叉韧带和后交叉韧带造成损伤。
- 髌前滑膜切除时应避免损伤半月板横韧带、内侧半月板和外侧半月板前角。
- 过度向前清理可能会损伤髌腱。

第 4 步要点
- 为了观察后内侧间室，在髁间插入套管针时，示指伸直固定于关节镜鞘上，可以防止突向后方。
- 后内侧入路定位准确后再做皮肤切口，用直血管钳穿透关节囊。
- 70° 关节镜镜头可以提高后内侧间室的视野。
- 在后内侧间室放置工作套筒可以帮助刨刀和篮钳的进出。

第 4 步提示
- 观察髁间窝时，对于经验不足的医生可以采用膝关节改良 Gillquist 体位，并在直视下操作以避免损伤软骨。
- 因为隐神经和隐静脉的分支在后内侧入路附近，如果使用手术刀来建立和扩大后内侧入路可能造成隐神经和隐静脉的分支损伤。
- 不良的入路定位往往是过于靠近前方和远端，会影响进入后内侧间室。

第 5 步要点
- 操作完成后进行止血有助于预防继发瘢痕组织的形成。
- 放置引流管可预防积血形成。

第 5 步提示
- 套管针进入后外侧间室时，如果进入过深，存在穿透后关节囊并损伤腘窝神经、血管的风险。
- 入路定位在股二头肌肌腱后方存在损伤腓总神经的风险。
- 刨刀或射频朝向后方操作时可能会损伤腘窝血管，屈膝 90° 时从后交叉韧带胫骨止点到腘窝血管的平均距离是 9.9 mm（范围 3～16 mm）。

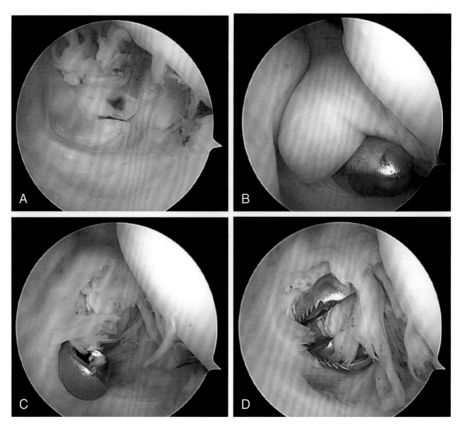

图 3.9   从后内侧入口暴露后室 (A)，先进入后内侧间室，然后使用来自后外侧入口的钝套管针进行经间隔穿刺 (B)，(C) 引入刨削刀，用长钳扩宽以便于后内侧间室及后外侧间室的打通 (D)(Courtesy Andrew Cosgarea, MD)

PVNS、滑膜软骨瘤病）、半月板后角修复和（或）后交叉韧带损伤的处理。

术后处理及预后

- 除非伴有半月板、韧带的修复和重建，否则在术后 1~2 天应该在家开始功能锻炼。
- 3 周之内
  - 每周进行 2~3 次的标准物理治疗。
  - 冷疗。
  - 加压包扎（弹性绷带、抗血栓弹力袜）。
  - 参考对侧肢体活动范围进行伸直或过伸运动。
  - 股四头肌力量和直腿抬高锻炼（用或者不用重物）。
  - 髌骨滑动锻炼。
  - 俯卧屈膝、提踵和小腿肌腱拉伸运动。
  - 如果患者能够完全伸膝并且行走无跛行，需弃拐。
  - 开始股四头肌和小腿肌力量训练。
- 3~6 周
  - 每周 2~3 次物理治疗。
  - 优先进行闭链运动。
  - 耐力练习
  - 开始进行直线慢跑和往返运动。

术后处理要点

- 对于广泛滑膜清理的患者，术后持续被动活动有助于提高术后无痛关节活动度并加速康复。
- 滑膜切除患者术后住院治疗有助于控制疼痛、早期活动和进行连续的血管神经检查监控。
- 让患者和康复理疗师对术后康复目标及康复时限进行沟通。

术后提示

- 在膝关节未完全伸直之前，无拐杖行走可能会导致膝关节屈曲挛缩并出现屈膝步态。

- 6～12 周
  - 每周进行 3～5 次家庭康复
  - 进一步强化训练
  - 开始功能性训练（如加速、制动、变向）和专业运动训练。
- 完全恢复运动和体育活动
  - 无积液
  - 自由活动
  - 股四头肌无萎缩
  - 正常肌力（超过对侧肌力的 90%）
  - 全速跑且无步态障碍
  - 成功完成特定项目的训练。

循证文献

Amin KB, Cosgarea AJ, Kaeding CC: The value of intercondylar notch visualization of the posteromedial and posterolateral compartments during knee arthroscopy, Arthroscopy 15:813–817, 1999.

在 150 个连续膝关节镜检查中，通过经髁间入路观察后内侧或后外侧间室观察到 20.6% 的病例具有诊断或治疗差异。此外，11.3% 的病例根据所获信息改变了手术计划。

Carl HD, Klug S, Seitz J, Swoboda B, Kinne RW: Site-specific intraoperative efficacy of arthroscopic knee joint synovectomy in rheumatoid arthritis, Arthroscopy 21:1209–1218, 2005.

11 例难治性类风湿关节炎膝关节滑膜炎患者接受关节镜滑膜切除术，平均随访 28 个月。基于组织学和免疫组织化学评估，关节镜滑膜切除术有效地减少了急性和慢性炎性浸润并且在随访期间改善了膝关节功能。（Ⅲ 级证据）

Demirag B, Ozturk C, Karakayali M: Symptomatic infrapatellar plica, Knee Surg Sports Traumatol Arthrosc14:156–160, 2006.

在对症状性髌下皱襞进行关节镜切除术后，对 14 名患者进行了回顾性平均随访 36 个月。2 名患者被评为优秀，10 名患者被评为良好，2 名患者被评为差。（Ⅳ 级证据）

Flanagan JP, Trakru S, Meyer M, Mullaji AB, Krappel F: Arthroscopic excision of symptomatic medial plica: a study of 118 knees with 1–4 year follow-up, Acta Orthop Scand 65:408–411, 1994.

回顾性分析 93 例接受关节镜下切除疼痛性内侧皱襞的患者，平均随访时间为 2 年。在 118 个膝关节中，109 个疼痛很少，平均疼痛评分提高了 41 分（百分制）。（Ⅳ 级证据）

Gibbons CE, Gosal HS, Bartlett J: Long-term results of arthroscopic synovectomy for seropositive rheumatoid arthritis: 6–16 year review, Int Orthop 26:98–100, 2002.

关节镜下滑膜切除术治疗血清阳性类风湿关节炎：对 18 例患者中的 22 个膝关节进行前瞻性评估，平均随访 8 年。2 膝经历全膝关节置换术，2 膝需要再次接受关节镜滑膜切除术，1 膝继续经历间歇性复发性滑膜炎。73% 的病例保持膝关节活动度，但所有膝关节均显示关节退变的放射学证据。（Ⅲ 级证据）

Gillquist J, Hagberg G, Oretorp N: Arthroscopic examination of the posteromedial compartment of the knee joint, Int Orthop 3(1):13–18, 1979.

在 127 名接受连续关节镜检查和关节切开术治疗关节内病变的患者中，30° 和 70° 关节镜可以直接观察膝关节的后部结构，并提供高度的诊断准确性。（Ⅳ 级证据）

Ilahi OA, Al-Habbal GA, Bocell JR, Tullos HS, Huo MH: Arthroscopic debridement of acute periprosthetic septic arthritis of the knee, Arthroscopy 21:303–306, 2005.

伴有急性假体周围感染的 5 膝进行关节镜下清创术和滑膜切除术，并进行至少 3 年的随访。没有膝关节需要翻修（尽管有人确实需要更换胫骨聚乙烯插入物），并且没有患者需要长期口服抑制性抗生素。早期侵袭性关节镜下清创术和滑膜切除术是假体周围感染病例的有效治疗方法。（Ⅳ 级证据）

Klug S, Wittmann G, Weseloh G: Arthroscopic synovectomy of the knee joint in early cases of rheumatoid arthritis: follow-up results of a multicenter study, Arthroscopy 16:262–267, 2000.

在针对早期类风湿关节炎的关节镜滑膜切除术后的这项多中心研究中，回顾性地研究了81 名患者中的 93 膝。平均随访 33 个月，患者在改良 Lysholm 评分和 Insall 评分中表现出术前值的改善。接受额外放射性滑膜切除术的患者的评分明显优于仅接受滑膜切除术的患者。（Ⅳ级证据）

Kramer DE, Bahk MS, Cascio BM, Cosgarea AJ: Posterior knee arthroscopy: anatomy, technique, application, J Bone Joint Surg Am 88(Suppl 4):110–121, 2006.
作者对膝关节的相关解剖结构进行了全面的回顾，并提出了通过经间隔或经髁间窝进入膝关节后室的技术。这些技术可以应用于治疗各种病症，包括 PVNS 和半月板病变。（Ⅳ级证据）

Lubowitz JH, Rossi MJ, Blaker BS, Guttmann D: Arthroscopic visualization of the posterior compartments of the knee, Arthroscopy 20:675–680, 2004.
在连续进行 100 次膝关节关节镜下后内侧和后外侧评估后，作者建议使用钝性套管进入后内侧间室从而减少软骨损伤。后内侧间室在 82% 的时间内首次尝试即可进入，并且有效识别可疑的游离体或其他病理表现。然而，6% 的内侧髁出现中度至重度的医源性软骨损伤。相反，93% 的后外侧间室在第一次尝试时即可见，只有 4% 的外侧髁有轻微的划伤。（Ⅳ级证据）

Matava MJ, Sethi NS, Totty WB: Proximity of the posterior cruciate ligament insertion to the popliteal artery as a function of the knee flexion angle: implications for posterior cruciate ligament reconstruction, Arthroscopy 16:796–804, 2000.
通过尸检解剖 14 个新鲜冷冻膝盖，从 PCL 止点到腘动脉的平均距离在横断面上为 7.6 mm，在矢状面为 7.2 mm。随着膝关节屈曲度增加到 100°，最大距离分别增加到 9.9 mm 和 9.3 mm，但不能消除手术治疗 PCL 时动脉损伤的风险。

Ogilvie-Harris DJ, McLean J, Zarnett ME: Pigmented villonodular synovitis of the knee: the results of total arthroscopic synovectomy, partial arthroscopic synovectomy, and arthroscopic local excision, J Bone Joint Surg Am 74:119–123, 1992.
关节镜治疗后，25 例 PVNS 患者平均随访 4.5 年。5 例局部病变患者采用局部切除术治疗，其中 20 例弥漫性疾病，11 例完全关节镜滑膜切除术，9 例部分关节镜滑膜切除术。虽然全部和部分滑膜切除组的患者均有所改善，但部分滑膜切除术患者的复发率更高（p=0.01）。（Ⅲ级证据）

Ogilvie-Harris DJ, Saleh K: Generalized synovial chondromatosis of the knee: a comparison of removal of the loose bodies alone with arthroscopic synovectomy, Arthroscopy 10:166–170, 1994.
通过关节镜手术治疗 13 例弥漫滑膜软骨瘤病患者：5 例患者单独游离体移除，8 例患者进行游离体移除和关节镜滑膜切除术。游离体移除组中的 3 名患者复发，需要关节镜滑膜切除术。两组都有显著的主观和客观改善；然而，滑膜切除组复发率较低（p=0.02）。（Ⅲ级证据）

Triantafyllou SJ, Hanks GA, Handal JA, Greer 3rd RB: Open and arthroscopic synovectomy in hemophilic arthropathy of the knee, Clin Orthop 283:196–204, 1992.
对于血友病，进行 8 例开放性滑膜切除术和 5 例关节镜滑膜切除术，随访分别为 7.9 年和 2.2 年。这两种技术都降低了复发性关节积血的发生率，血友病性关节病的放射学进展可能会减慢，但在任何一种手术后都不会停止。与开放手术后的关节活动度恶化相比，关节镜滑膜切除术改善了术后关节活动度。（Ⅲ级证据）

Wiedel JD: Arthroscopic synovectomy of the knee in hemophilia: 10-to 15-year follow-up, Clin Orthop 328: 46–53, 1996.
对 8 名 (9 膝) 接受关节镜下滑膜切除术的血友病患者随访至少 10 年。虽然关节镜下滑膜切除术有效地维持关节活动度并降低复发性关节积血的发生率，但在随访期间继续发生关节退行性改变。（Ⅳ级证据）

（ Brian R. Waterman，Brett D. Owens 著　费　军 译）

第 4 章

关节镜下粘连松解术

适应证

关节镜下粘连松解术可用于：

　　关节纤维化／活动度受限

　　关节内粘连

　　脂肪垫纤维化

　　全膝关节置换术后僵硬

术前检查 / 影像学

- 应采集完整的病史，包括以下内容：具体的主诉或症状；起病、持续时间和进展；外伤或手术史；疼痛的位置；活动受限的程度（例如：伸直 *vs.* 屈曲）；使症状减轻和加重的活动；之前有无关节腔内注射；以及之前进行物理治疗的频率和持续时间。
- 需要提供前次的手术记录来指导后续的治疗。
- 双膝体格检查（见第 1 章）应评估是否有关节积液或肌肉萎缩、活动度、局部压痛、髌骨位置和活动度、韧带稳定性以及可重复的机械性体征或半月板阳性发现。
- 使用局麻药和（或）皮质类固醇的诊断性或治疗性穿刺，注意症状缓解程度，活动度改善程度，并评估手术指征。
- 标准负重 X 线片（见第 1 章）可评估残余关节间隙、早期关节炎的标志性表现、术后改变、游离体或异位骨化。
- 磁共振成像检查可以明确关节内增生的情况［如关节内粘连、关节囊增厚、脂肪垫或韧带纤维化（图 4.2）、撞击等］或其他原因导致的活动受限［如半月板撕裂，游离体嵌顿，非解剖性的或张力过大的韧带重建（前交叉韧带、内侧髌股韧带）］。

- 术后的制动或早期限制髌骨滑动训练的范围可能导致粘连复发和活动度丢失。
- 在没有充分松解粘连的情况下，激进的手法治疗可导致伸膝装置的断裂或关节周围骨折。

治疗选择

- 持续性的物理治疗结合抗炎药物、关节内激素注射、短疗程的口服类固醇药物、膝关节被动伸直训练板（图 4.1）、膝关节活动支具，结合或者单独采用超声热疗，可帮助患者无需手术即可缓解症状。
- 麻醉下手法松解配合即时、积极的物理治疗可改善关节活动度。

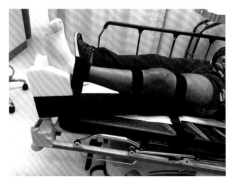

图 4.1

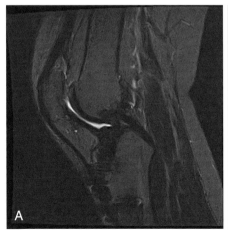
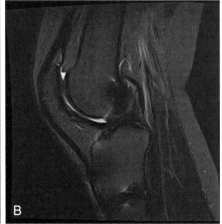

图 4.2

显露要点

- 不使用关节镜大腿支架可能会有更好的内镜视角、方便建立操作通道和膝关节的手法松解。
- 神经阻滞或局部麻醉（带或不带留置导管）能够方便进行早期、无痛的CPM锻炼，提高患者物理治疗的依从性。

显露提示

- 患者体位不良或手术铺单不当可能妨碍进入后间隔、髌上囊和膝关节各间沟。

设备

- 沙包、静脉输液袋、凝胶垫，可用于垫脚和屈膝的布类卷
- 侧方体位架
- 垫料——蛋箱海绵、凝胶垫
- 止血带

入路要点

- 纤维化膝关节可能无法进行穿刺针定位。可能需要内镜和刨削刀在在髌腱后方三角操作来建立一个工作区
- 使用30°、70°关节镜镜头以获得完整视野。

入路提示

- 掌握软组织和骨骼的解剖有利于准确建立通道，并防止对周围结构的破坏。

器械

- 11号切皮刀
- 直止血钳
- 18号腰穿针
- 30°、70°关节镜镜头
- 穿刺针
- 射频刀头
- 可选：关节镜冲洗泵
- 灌注套管
- 可选：C臂透视

手术解剖

准确的解剖标志定位能够建立正确的通道以便进行全面的关节镜下检查（见第2章），从而处理关节纤维化或膝关节僵硬。

体位

- 关节镜的位置在第2章中有详细描述。
- 患者仰卧位，辅以脚踏板和侧立柱。
- 使用充气良好的近端止血带用于止血和改善视野。

入路 / 显露

采用标准的前内侧和前外侧入路辅以上内侧、上外侧、后内侧以及偶尔需要采用的后外侧入路来进行彻底的粘连松解（见第2章）。

标准入路

- 前外侧入路
- 前内侧入路

辅助入路

- 上内侧或上外侧入路
  - 当膝关节处于完全伸直位，入口定位在髌骨上极上方约25 mm处，在股四头肌腱下方，插入髌上囊。
  - 用于进入髌上囊和内外侧间沟。
- 后内侧入路
  - 关节镜置于后交叉韧带（PCL）下，沿髁间窝的内侧壁，从前外侧入路进入后内侧间室，关节镜看向内侧，在膝关节后内侧皮肤表面观察到透光现象。
  - 使用18号腰穿针定位入路。
  - 采用11号刀片切开皮肤，直止血钳扩张通道。
  - 可以进入后内侧间室。
- 后外侧入路
  - 关节镜放置于ACL下方，沿髁间窝的外侧壁，从前内侧入路进入后间室，关节镜看向外侧，在膝关节后外侧皮肤表面观察到透光现象。
  - 膝关节摆"4"字，触压后外侧入路的皮肤入点。
  - 使用18号腰穿针定位入路，穿刺针位于外侧副韧带后方，股二头肌腱前方。
    - 如入路位置错误，有损伤腓总神经的风险。
  - 可以进入后外侧间室。

手术操作

第1步

- 麻醉下检查
  - 评估膝关节被动活动度、屈曲和伸直是否有机械性的交锁、髌骨活动度和轨迹、软组织响声（图4.3、图4.4）。
  - 评估韧带的稳定性以及是否过度紧张从而阻止了关节的正常活动度。

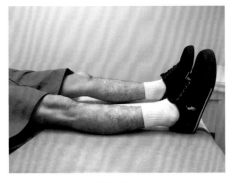

图 4.3

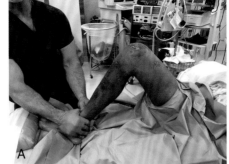
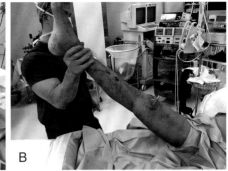

图 4.4

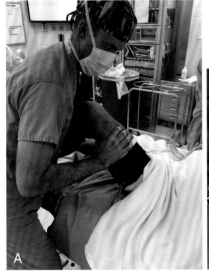
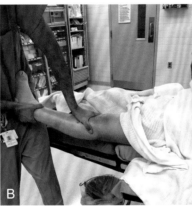
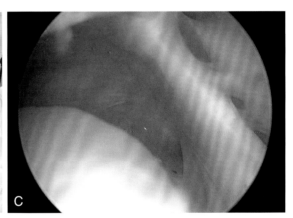

图 4.5

- 麻醉下操作
  - 在充分镇静和肌肉放松后，可以进行温和的手法操作，以改善屈曲或伸直受限，同时还可以触诊粘连的位置并减小软组织的张力。手法松解也可以在第 2 步或第 3 步完成关节镜下松解后进行。
  - 对于屈曲受限，可以在股骨远端和胫骨近端施加较短的力臂，采用缓慢、持续的压力来进行松解，必要时可以利用医生的体重压到前腿上从而获取更大的力量。术中可触及、听到髌周及间沟粘连松解的声音（图 4.5A）。
  - 对于伸直受限，可在脚跟后方放置一个凸起物，并在膝关节前方施加轻微的向下压力，从而使绷紧的后部软组织产生应力松弛，并手动松解粘连（图 4.5B）。

第 2 步

- 使用 18 号针和 60 ml 注射器，缓慢地将生理盐水（通常为 120 ~ 180 ml）通过上外侧入路注入膝关节，以充盈关节囊（图 4.6）。
  - 这个入路可以在早期或者在进入髌上囊后改为流入或流出通道。
- 首先进行彻底的诊断性关节镜检查，以确定是否存在关节内粘连及其范围，以及是否存在其他引起活动度受限的障碍（见第 2 章）。
- 关节镜通过标准的前外侧入路插入髌上囊，通过前内侧入路插入关节镜刨削刀。
- 首先松解髌上囊内的粘连（图 4.7A、B），重建出髌骨上缘近端 3 ~ 4 cm 的

第 1 步要点

- 记录术前和术后关节活动度的临床影像应纳入医疗记录，可作为维持预期关节活动度的有效激励工具。
- 关节镜下松解可以在手法松解之前进行，从而达到完全的生理活动度。

第 1 步提示

- 过长的力臂以及快速或暴力的手法可能导致股骨或胫骨骨折或伸膝装置断裂。
- 麻醉和肌内松弛不充分可能会残留肌肉紧张和疼痛，从而导致手法松解效果不佳。

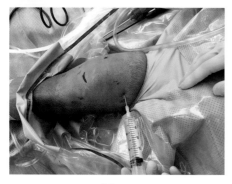

图 4.6

潜在间隙（图 4.7C）。

- 根据病变位置建立辅助关节镜入路。
- 致密的粘连可能需要使用电刀或关节镜篮钳来松解，然后才能使用关节镜刨削刀。
- 先松解内侧间沟（图 4.8），随后松解外侧间沟（图 4.9），注意要保持关节囊完整性。
- 间沟内的致密瘢痕可能需要先使用篮钳或射频刀进行切割，以便为后续刨削刀的使用创建游离缘。
- 关节镜和刨削刀可以在前外侧和前内侧入口之间切换，以便切除髌骨外侧间沟和外侧边缘的粘连。

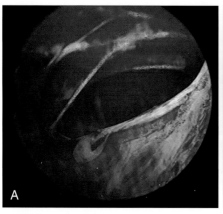
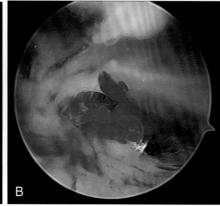
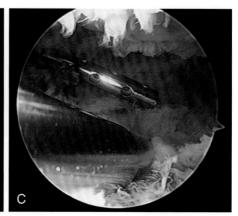

图 4.7

第 2 步要点

- 在松解致密的粘连和血运丰富的滑膜时使用射频刀或者电刀可更好地止血从而获得更好的视野。
- 髌周和前侧间隙的松解对屈曲功能的完全恢复至关重要。
- 使用 70° 关节镜镜头和上方入路，能够辅助定位内外侧间沟的粘连。
- 膝关节灌注和止血带能够帮助维持清晰视野。
- 在膝关节伸直不全或严重屈曲挛缩的情况下，套管针和关节镜可能需要首先放置在髁间窝内。

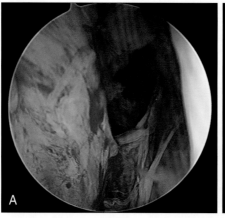
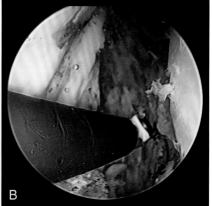

图 4.8

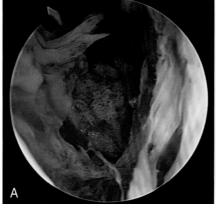
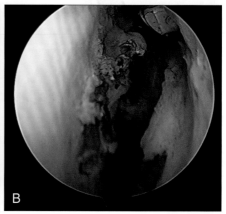

图 4.9

- 在麻醉和术中髌股关节活动良好的情况下，根据检查有选择地松解或延长外侧和内侧支持带。
  - 关节镜和刨削刀可以在前侧入口之间互换，从而方便进入外侧间沟和外侧支持带。也可以通过上外侧或上内侧入路，使用 70° 视野的镜头（图 4.10）。
  - 髌骨内侧或外侧边缘 1~1.5 cm 的位置可以做 "Z" 形延长。
  - 有限的支持带松解也可以改善视野，减少髌股关节的应力，同时可以缓解前膝疼痛。
- 一旦所有粘连被切除，使用电刀或射频刀止血以防止瘢痕复发。

第 3 步

- 脂肪垫或韧带的纤维化和髁间窝的粘连可通过标准的前内侧和前外侧入路处理，必要时两个入路可互换。
- 从内侧到外侧，使用射频刀在半月板前缘的胫骨前隐窝进行前间隔松解，在胫骨前缘关节线的远端形成约 1 cm 的间隙（图 4.11）。
  - 如果患者在前交叉韧带重建后由于内植物位置不佳，导致关节纤维化（图 4.12），通常需要切除前交叉韧带，必要时需要延迟重建。

术后处理及预后

- 术后应立即开始家庭锻炼计划和标准的物理治疗，并且随着不需佩戴支具负重而增加锻炼。
  - 在手术后立即开始标准的物理治疗和持续被动运动（CPM）锻炼，第 1

第 2 步提示

- 软组织肿胀、积液或致密的瘢痕粘连可能会难以找到定位标志，导致入路位置不佳。
- 关节外灌注或关节囊的破裂可导致灌注液的渗出和视野不佳。
- 暴力的穿刺和器械插入可能导致股骨滑车软骨损伤从而使得患者不能完全伸直。
- 过度的外侧支持带松解会损害髌骨血运并导致医源性内侧不稳定。

第 3 步要点

- 关节镜篮钳可以辅助松解粘连，使刨削刀更有效。

第 3 步提示

- 过度切除增生肥厚的滑膜韧带可能损伤 ACL，但 PCL 少见。
- 前间隙松解可能偶发半月板前角和膝横韧带的意外损伤。
- 过度清理脂肪垫或胫骨前方可能损伤髌腱，并导致继发的髌前粘连和髌骨低位。

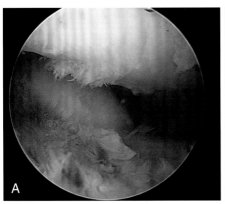
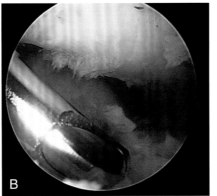

图 4.10

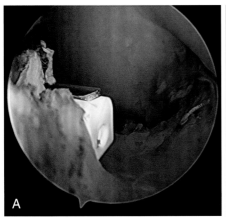
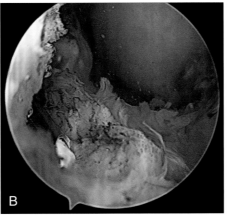
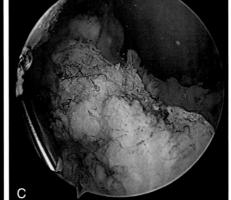

图 4.11

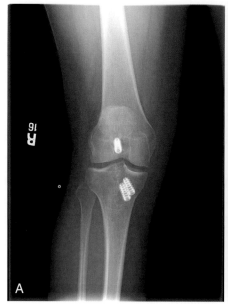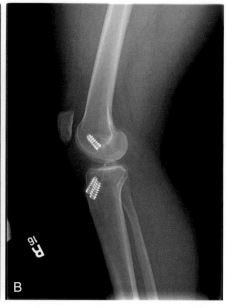

图 4.12

周每天进行治疗，以保持达到的活动度。

- 术后 0 ~ 3 周
  - 每周 2 ~ 3 次标准的物理治疗
  - 冷疗
  - 局部加压（如弹力绷带、抗血栓栓塞长袜）
  - 和健侧膝关节一样的完全伸直或过伸
  - 股四头肌收缩训练和直腿抬高（戴或不戴支具）
  - 髌骨活动和滑动训练
  - 俯卧屈膝，脚跟滑动，腓肠肌和腘绳肌的拉伸
  - 一旦患者做到完全伸直并没有跛行，停止使用拐杖
  - 股四头肌和腘绳肌的力量训练。
- 术后 3 ~ 6 周
  - 物理治疗，每周 2 ~ 3 次
  - 优先进行闭链功能锻炼
  - 耐力练习
  - 可以开始直线慢跑和往返跑步训练。
- 术后 6 ~ 12 周
  - 每周 3 ~ 5 次家庭康复训练
  - 加强力量训练
  - 开始功能性训练（如加速、制动、变向）和专业运动训练
- 完全回归运动状态
  - 无积液
  - 完全的关节活动度
  - 没有股四头肌萎缩
  - 正常肌力（即 >90% 对侧肢体肌力）
  - 全速跑，无步态异常
  - 成功完成特定运动项目的训练

循证文献

Chen MR, Dragoo JL: Arthroscopic releases for arthrofibrosis of the knee, JAAOS 19:709–716, 2011.

作者回顾了膝关节纤维化患者的病因、临床评估和现代关节镜手术操作。

Fisher SE, Shelbourne KD: Arthroscopic treatment of symptomatic extension block complicating anterior cruciate ligament reconstruction, Am J Sports Med 21:558–564, 1993.

评估 ACL 重建术后 35 例不能完全伸直的患者，关节镜下切除前方瘢痕组织后平均随访 28 个月。然后将该组与人口统计学匹配的随机选择的无膝关节纤维化病患者组进行比较，对照组患者也进行 ACL 重建。在纤维化治疗组中观察到功能、症状和活动度显著改善，并且在最后一次的随访中，与对照组没有差异。(Ⅲ级证据)

Hasan SS, Saleem A, Bach Jr BR, Bush-Joseph CA, Bojchuk J: Results of arthroscopic treatment of symptomatic loss of extension following anterior cruciate ligament reconstruction, Am J Knee Surg 13:201–209, 2000.

12 名 (13 膝) 关节镜下清理术治疗关节镜 ACL 手术后屈曲挛缩患者与对照组 (进行了 ACL 重建，但未屈曲挛缩) 做对比。在最终评估中，各组之间在多功能评定量表方面没有显著差异，活动角度从 10° 伸直受限提高到 3°。(Ⅲ级证据)

Jackson DW, Schaefer RK: Cyclops syndrome: loss of extension following intra-articular anterior cruciate ligament reconstruction, Arthroscopy 6:171–178, 1990.

13 例患者在 ACL 重建后屈曲挛缩关节镜下切除前方瘢痕组织。所有患者的膝关节活动度都有所改善，没有患者 ACL 移植物完整性或膝关节稳定性丧失。(Ⅳ级证据。)

Jerosch J, Aldawoudy AM: Arthroscopic treatment of patients with moderate arthrofibrosis after total knee replacement, Knee Surg Sports Traumatol Arthrosc 15:71–77, 2007.

作者报告了 32 例全膝关节置换术后粘连接受关节镜下松解患者的结果。他们得出结论，关节镜下处理膝关节置换术后粘连是一种安全有效的治疗方法，大多数情况下疼痛和功能性膝关节评分显著改善。(Ⅳ级证据)

Kim DH, Gill TJ, Millett PJ: Arthroscopic treatment of the Arthrofibrotic Knee, Arthroscopy 20:187–194, 2004.

作者提出了一个九步关节镜检查法，用于关节镜处理关节纤维化或顽固性活动度丧失的患者。

Klein W, Shah N, Gassen A: Arthroscopic management of postoperative arthrofibrosis of the knee joint: indication, technique, and results, Arthroscopy 10:591–597, 1994.

46 名关节纤维化的患者接受了关节镜松解治疗，术后改善了活动度、疼痛和活动水平。作者得出结论，即使出现症状很长时间，关节镜下松解粘连对术后膝关节僵硬患者也有好处。(Ⅳ级证据)

Lobenhoffer HP, Bosch U, Gerich TG: Role of posterior capsulotomy for the treatment of extension deficits of the knee, Knee Surg Sports Traumatol Arthrosc 4:237–241, 1996.

关节镜下松解和后关节囊切开治疗膝关节慢性屈曲挛缩患者 21 例，平均随访 18 个月。膝关节伸直功能改善至平均 2°，并且没有患者具有大于 5° 的伸直缺陷。此外，膝关节功能得到改善，没有神经血管损伤。(Ⅳ级证据)

Millett PJ, Steadman JR: The role of capsular distension in the arthroscopic management of arthrofibrosis of the knee: a technical consideration, Arthroscopy 17, 2001. E31.

作者确定了通过上外侧入路扩张关节囊的治疗作用，以便于关节镜的插入和改善显露。

Richmond JC, al Assal M: Arthroscopic management of arthrofibrosis of the knee, including infrapatellar contraction syndrome, Arthroscopy 7:144–147, 1991.

作者报道了 12 例髌下挛缩综合征患者，通过关节镜下瘢痕松解治疗，发现关节活动度有令人满意的改善，与通过相同方法治疗常规关节纤维化所见的改善相当。(Ⅲ级证据)

Shelbourne KD, Patel DV, Martini DJ: Classification and management of arthrofibrosis of the knee after anterior cruciate ligament reconstruction, Am J Sports Med 24:857–862, 1996.

72 例膝关节功能不全的患者采用关节镜下前方瘢痕切除治疗，部分病例进行了髁间窝成形，内侧和外侧关节囊切除，至少随访 2 年。膝关节伸直和屈曲以及自我评估、功能活动和 Noyes 膝关节评分均有显著改善。(Ⅳ级证据)

（Brian R. Waterman，Brett D. Owens 著 谢 杰 译）

第 5 章

关节镜下半月板切除术和半月板囊肿减压术

- 尽管仔细检查 MRI 可能表明某些半月板撕裂的愈合潜能很差，但应备有用于半月板修复的手术器械和植入物。
- 半月板修复和半月板切除术的风险、益处、并发症、结果和康复途径应在术前讨论，以便让患者作出知情决定。关节镜下治疗退行性半月板撕裂应推迟到所有非手术治疗方法已经被确认无效之后。
- 半月板缝合和半月板部分切除术并非相互排斥，这些治疗可以结合应用以更好地保存半月板功能。

适应证提示

- 半月板间质内变性或黏液样变性，而在 MRI 上无 III 级信号应视作个体差异，不应该单独考虑用于关节镜治疗。
- 半月板切除过多或不加区分地切除无症状性半月板撕裂可加剧软骨磨损，并导致关节疼痛恶化，特别是在外侧间室。
- 对于复杂的半月板撕裂，特别是鸟嘴样撕裂或放射状撕裂的评估不足，可能导致切除不足和疼痛或机械症状持续。

适应证争议

- 中度至重度骨性关节炎和退行性半月板撕裂伴无痛症状或仅有极少量机械性症状的患者在半月板切除术后通常仅获得非常少的症状缓解。

适应证

- 关节镜下半月板部分切除术适用于半月板撕裂移位或不稳定的患者，这些撕裂不适于修复（例如：白 - 白区域的撕裂；放射状或复杂撕裂），存在与撕裂部位一致的关节线压痛，并可反复出现卡感或交锁等机械症状。
- 半月板撕裂形态可描述为放射状撕裂（图 5.1A）、水平撕裂（图 5.1B）、垂直撕裂（或纵向撕裂；图 5.1C）、鸟嘴样撕裂（图 5.1D）、桶柄样撕裂（图 5.1E）和退变性或复杂撕裂（即多个撕裂平面和受损组织；图 5.1F）。
- 半月板囊肿通常与水平或复杂半月板撕裂有关，当患者出现症状时，可通过关节镜或开放手术囊肿切除完成减压。
- 半月板囊肿最常见于外侧半月板撕裂。

术前检查 / 影像学

- 标准的病史和体格检查有助于确定可能具有半月板病变的患者的手术适应证。
- 应注意主诉、疼痛的性质或位置、引起疼痛加重的活动以及卡压、交锁、打软腿等任何机械症状。
- 体格检查（见第 1 章）
  - 站立位力线

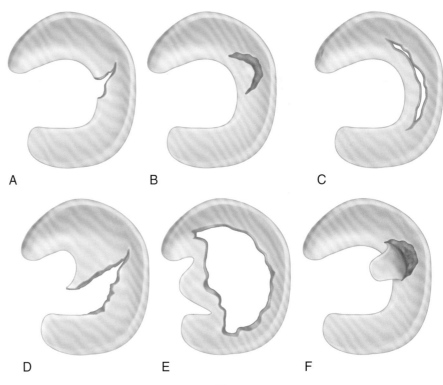

A   B   C

D   E   F

图 5.1

- 渗出或软组织水肿的存在和程度
- 步态评估
- 蹲下或跳跃运动时可重复的疼痛
- 主动和被动的运动范围
  - 伸直受限可提示移位的桶柄样半月板撕裂，特别是伴有前交叉韧带（ACL）断裂。
  - 捻发音
- 关节线压痛
  - 邻近的囊性肿块或软组织肿胀可提示囊肿。
  - 应评估 Baker 囊肿的存在。
- 引起疼痛的半月板检查
  - McMurray 试验
  - Thessaly 试验
- 韧带评估以评估交叉韧带和（或）侧副韧带损伤
- 平片可评价关节间隙变窄、骨软骨损伤、关节骨折、软骨钙质沉着症或其他相关发现（见第 1 章）。
- 站立位下肢全长片评估力线异常。
- MRI 检查可评估半月板撕裂类型、组织质量、邻近软骨病变和（或）相关的膝关节病理，以及邻近囊肿的存在及其复杂性。
- 放射状撕裂（图 5.2）
- 水平撕裂
  - MRI 在矢状面（图 5.3A）和冠状面（图 5.3B）显示后角内侧半月板的水平撕裂。
- 垂直纵向撕裂（图 5.4）

治疗选择

- 半月板撕裂部分的切除与半月板修复取决于患者的生理年龄、组织质量、撕裂类型、撕裂位置以及合并的结构损伤。
- 半月板旁囊肿通常与退变性、复杂或水平半月板撕裂有关，这些撕裂是不可修复的，除非将其剥离至稳定的边缘。
- 半月板囊肿可以通过关节镜或开放技术减压，这取决于其大小、位置、邻近神经血管结构和是否存在多个小叶。

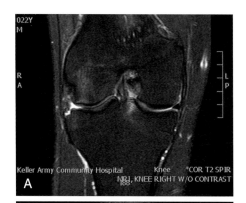
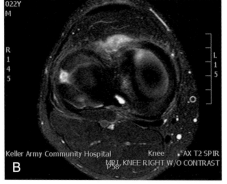

图 5.2

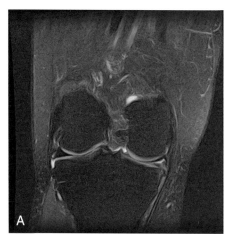
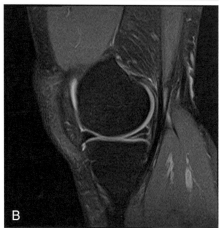

图 5.3

- 鸟嘴样撕裂
- 移位的桶柄样撕裂
  - 在桶柄样撕裂的 MRI 上,矢状面显示半月板后角缺损(图 5.5A)和在髁间窝内移位半月板构成的"双后交叉韧带征"(图 5.5B)。冠状位显示在髁间窝内移位的桶柄样撕裂(图 5.5C)。
- 移位瓣状撕裂
- 下表面或上表面不完全的撕裂(图 5.6 和 5.7)
- 复杂的或退化性的撕裂
- 半月板周围囊肿(图 5.8)
- 腘窝囊肿

手术解剖

- 相关解剖标志可保证精确的入路选择、清晰的术野,准确评估和治疗半月板撕裂(见第 2 章)。

体位

- 关节镜的定位已在第 2 章中详细描述。
- 患者于手术台上采用仰卧位。在同侧臀部下方放置垫块,以防止髋关节的外旋。
- 脚垫和外侧柱被放置在允许关节全范围运动,同时在内翻和外翻状态下允许轻松地进入外侧或内侧间室的位置(即"4 字"征)。

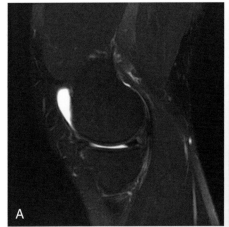

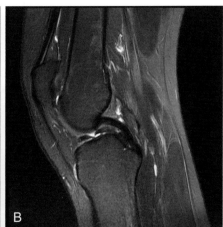

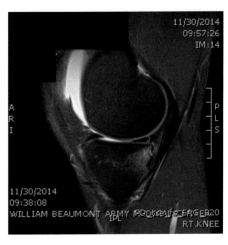

图 5.4

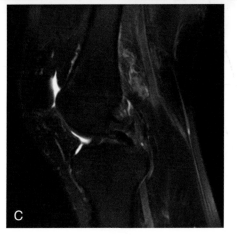

图 5.5

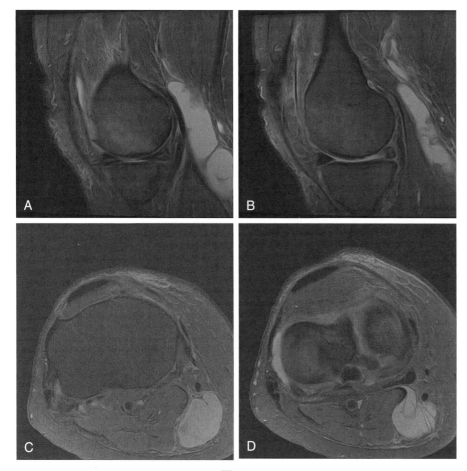

图 5.6

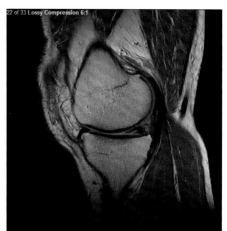

图 5.7

入路 / 显露

标准入路

- 前外侧入路
- 前内侧入路

辅助入路

- 后内侧入路
- 后外侧入路
- 辅助前内侧或前外侧入路
  - 可以更好地显露半月板病变部位

手术操作

第1步：麻醉下检查

- 软组织水肿、半月板或腘窝囊肿、积液、被动活动范围、韧带检查和 McMurray 试验应在关节镜检查前在保持肌张力的情况下进行客观评估。

第2步：诊断性关节镜检查

- 首先进行诊断性关节镜检查以确定膝关节内病变的程度（见第2章）。
  - 应评估髌上囊和内侧及外侧沟是否存在游离体或症状类似为症状性半月板撕裂的病理性皱襞。
  - 应检查髌股关节局灶性软骨病灶、不稳定或轨迹异常。

争议

- 有些医生更喜欢使用关节镜腿托，并将床脚弯曲到桌面位置，同时使用侧柱。
- 大多数膝关节镜手术是不需要止血带的，但其有助于改善术中视野。

入路要点

- 在采用皮肤切口入路之前，可以使用18号腰穿针进行入口处模拟进入。
- 70° 关节镜可用于帮助显示半月板的后根。

入路提示

- 由于分别来自股骨髁或胫骨前部和髁间隆起的干扰，高或低的皮肤切口位置可能限制进入半月板后角。
- 腘肌裂孔和外侧半月板的相对移位不应被误判为半月板撕裂。

第1步要点

- 移位的桶柄样撕裂可能阻止关节镜器械进入。

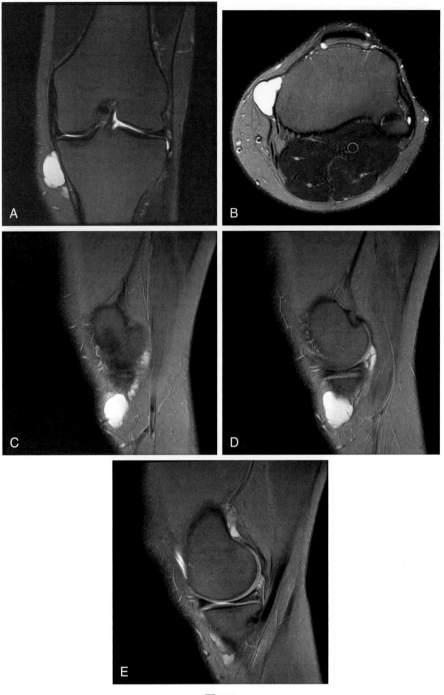

图 5.8

- 应检查髁间窝和前方关节线水平是否有移位的桶柄样撕裂、ACL 损伤以及 cylops 病变。
- 应检查内侧和外侧间室半月板或软骨病变。
  - 应用关节镜镜头在半月板处进行仔细检查，以评估半月板偏移和撕裂深度、轨迹和位移（图 5.9A-E）。
  - 应尽量复位桶柄样撕裂或其他撕裂类型（例如，红 - 红区或红 - 白区中的撕裂）的移位，以评估潜在的可修复性。
- 通过髁间窝的改良 Gillquist 检查法可以检查半月板根部或后方半月板关节囊交界处的撕裂，以及所谓的伴有交叉韧带损伤的"Ramp 损伤"。
- 半月板修复的绝对禁忌证

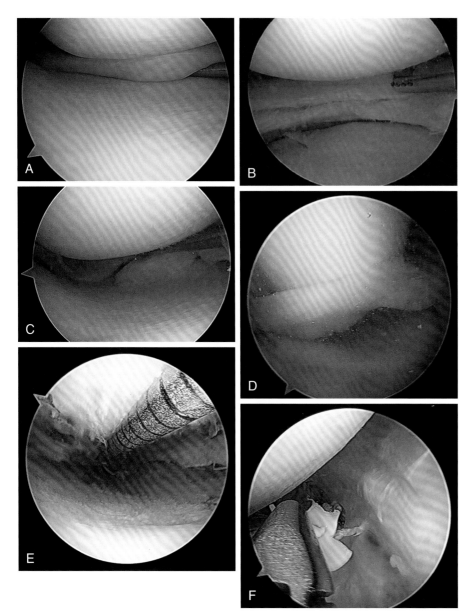

图 5.9　(A) 垂直或纵向撕裂；(B) 水平撕裂；(C) 鸟嘴样撕裂；(D) 桶柄样撕裂；(E) 复杂撕裂；(F) 移除先前半月板修复失败后引起症状的半月板固定装置

- 退行性关节炎的存在
- 白 - 白区撕裂
- 复杂性、退变性或鸟嘴样撕裂
- 组织质量差
- 半月板修复的相对禁忌证
  - 生理年龄偏大（即 >40 ~ 50 岁）
  - 不愿意接受物理治疗
  - 慢性半月板撕裂
  - 短小撕裂（即 < 10 mm ）

第 3 步：分步的半月板清创

- 关节镜下篮钳用于切除更大的、可移动或不可修复的撕裂半月板部分直到获得稳定的基底（图 5.10 ）。
  - 应注意保留尽可能多的正常半月板，以保持环向应力和半月板功能。

第 2 步要点

- 半月板撕裂区域
  - 红 - 红区：半月板血管丰富的外周 1/3，具有极佳的愈合能力。
  - 红 - 白区：半月板中部 1/3，具有良好的愈合潜力
  - 白 - 白区：无血管 1/3，组织愈合不良
- 半月板松弛或移位增加，表明半月板根部或腘肌半月板束可能撕裂。
- 需要用到 70° 关节镜来观察半月板后根，尤其可以应用改良的 Gillquist 检查法。
- 外翻应力下由外向内的"馅饼皮"（ pie crusting ）技术可部分延长紧缩的内侧副韧带，用以改善对后角的显露，并使操作更为容易。

第 2 步提示

- 在过紧的内侧或外侧间室中进行粗暴的关节镜操作可能导致医源性软骨损伤。
- 半月板撕裂的暴露或操作不充分可能导致病变未能充分治疗和持续疼痛。

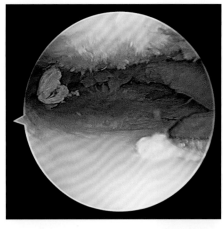

图 5.10

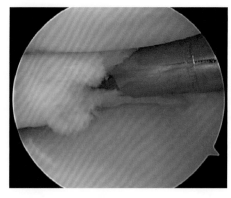

图 5.11

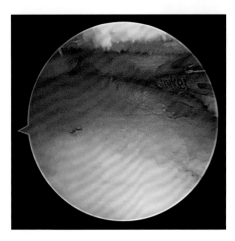

图 5.12

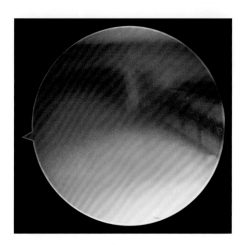

图 5.13

第 3 步要点
- 向上弯曲的关节镜篮钳或弯曲的刨刀常常有助于后角内侧半月板撕裂的切除，特别是在狭窄的间室。
- 在关节镜入口交替的操作和检查可以帮助显露半月板的撕裂延伸到中部和（或）前角的情况。
- 与完整的半月板相比，大于半月板径向宽度的 60% ~ 75% 的部分切除对压力传递具有显著的不利影响。
- 某些患者可能会选择半月板部分切除术而不选择修复，理由包括修复后漫长的康复时间、临时的负重和支撑具限制，以及较高的半月板修复失败风险（达 25%），然而，这些患者必须被告知半月板部分切除的潜在影响，包括发生疼痛复发和进展为骨性关节炎风险的增加。

- 较大的、不可修复的撕裂（例如慢性不可复位的桶柄样撕裂）通常可以通过关节镜下用剪刀或射频对撕裂的后部和前部进行锐性切除，然后用抓钳取出来切除。
- 对于水平半月板撕裂可以选择性地切除质量较差的撕裂上部或下部的小叶，同时保留较大部分具有周边关节囊附着的半月板（图 5.11）。
- 去除松弛的半月板碎片，同时挤压膝关节后部以显露残留碎片。
- 一旦取得较为稳定的半月板周缘，剩余的半月板边缘就用平滑边缘的刨刀或射频来成形。
- 复杂的退变性撕裂通常伴有磨损且质软，容易通过关节镜器械清除（图 5.12）。

第 4 步：半月板囊肿伴有水平和复杂的撕裂
- 撕裂清创术后，周围或腘窝的囊肿应减压。
- 半月板撕裂和囊肿之间的连接位置通常可以通过关节镜探头、套管针或 Wissinger 杆（图 5.13）来识别，并进行扩大。
  - 可以对囊肿或腘窝施加外部压力，以挤出其稠厚而呈淡黄色的内容物（图 5.13）。
  - 如果囊肿孔入口不能被探查到，则可以从外部通过囊肿插入 18 号腰穿针，以帮助囊肿腔减压或钻孔。
  - 另外，可以建立后内侧或后外侧入口，用于检查膝关节后方。

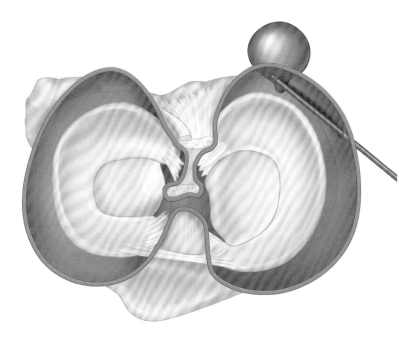

图 5.14

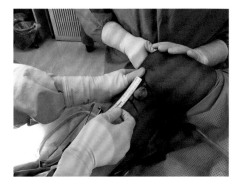

图 5.15

- 可将关节镜刨刀引入囊腔内以进一步协助减压。
- 如果囊肿较大且有纤维间隔的小囊，可考虑关节镜囊肿切除术或开放性切除术。
  - 关节镜通过标准后内侧入路引入囊肿孔内，从而进一步囊肿减压和囊壁切除（图 5.14 ）。
  - 另外一种可行的方法，在囊肿的中心做一个纵向解剖分离，沿其壁将周围的软组织解剖分离，直到囊肿的通道被探查到并捆扎（图 5.15 ）。

术后处理和预期疗效

- 在手术后第 1 ~ 2 天内开始家庭锻炼计划，除非同时进行半月板或韧带的修复或重建。
- 0 ~ 3 周
  - 正式物理治疗每周 2 ~ 3 次
  - 冷疗
  - 抗血栓弹力袜
  - 关注完全伸直或过伸
  - 股四头肌和直腿抬高（使用或不使用支撑）
  - 髌骨活动和滑动练习
  - 膝关节屈伸、足跟滑动、小腿和腘绳肌腱拉伸
  - 当患者达到完全伸直并行走没有跛行时，可停用拐杖
  - 开始股四头肌和腘绳肌腱强化练习。
- 3 ~ 6 周
  - 每周物理治疗 2 ~ 3 次
  - 优先关注闭链运动
  - 耐力练习
  - 可以开始慢跑、直线慢跑和折返跑步训练。
- 6 ~ 12 周
  - 以家庭为基础的康复方案每周 3 ~ 5 次

第 3 步提示
- 不稳定的组织瓣或复杂半月板撕裂的不适当切除可成为持续疼痛或进一步撕裂发展的根源。
- 外侧半月板切除术可能会使高强度运动员的胫股退变快速发展。
- 完整宽度的切除及前根或后根的破坏可导致功能上类似于半月板次全切除术的环向应力的显著丧失。

第 4 步要点
- 通过治疗伴发的半月板病变，半月板周围或腘窝囊肿可能自发消退。
- 直接或间接关节镜下囊肿减压可通过扩大和（或）关闭单向阀门机制来实现。

第 4 步提示
- 与半月板囊肿相伴的半月板撕裂处理不当可能导致囊肿复发。

- 高级强化练习
- 开始功能性训练（如加速、制动、变向）和专项运动训练。
- 完全恢复运动或体育活动
  - 无积液
  - 全运动范围运动
  - 无股四头肌萎缩
  - 达到正常的肌肉力量（即对侧肢体的 90%）
  - 全速跑无步态异常
  - 成功完成体育专项训练

循证文献

Ahn JH, Yoo JC, Lee SH, Lee YS: Arthroscopic cystectomy for popliteal cysts through the posteromedial cystic portal, Arthroscopy 23(5):559e1–559e4, 2007.

作者描述了通过标准后内侧通道观察并通过附加的经囊切除腘窝囊肿减压手术操作。（V 级证据）

Andersson-Molina H, Karlsson H, Rockborn P: Arthroscopic partial and total meniscectomy: a long-term follow-up study with matched controls, Arthroscopy 18:183–189, 2002.

将关节镜下半月板切除术后 14 年膝关节稳定的 36 名男性患者分为两组：部分 (18) 和全半月板切除组 (18)。并有匹配的对照组用于对照。作者发现，虽然影像学上骨关节炎的发生率与移除的半月板组织的量有关，但这些退变的程度较低，并且不影响活动或膝关节功能。（III 级证据）

Bedi A, Kelly NH, Baad M, Fox AJ, Brophy RH, Warren RF, Maher SA: Dynamic contact mechanics of the medial meniscus as a function of radial tear, repair, and partial meniscectomy, J Bone Joint Surg Am 92(6):1398–1408, 2010.

这项尸体生物力学研究评估了人体膝关节内侧半月板放射状撕裂的负荷模式，并对水平褥式缝合修复和部分半月板切除术后进行了比较。放射状撕裂涉及高达半月板宽度的 60% 时，峰值接触压力的大小和位置基本保持不变。然而，随着数字达到 90%，后中心移位和峰值压力显著增加，类似于部分半月板切除术所见。

Calvisi V, Lupparelli S, Giuliani P: Arthroscopic all-inside suture of symptomatic Baker's cyst. A technical option for surgical treatment in adults, Knee Surg Sports Traumatol Arthrosc 15:1452–1460, 2007.

通过一个高的前外侧入口观察，这一系列的 22 名患者接受了腘窝囊肿减压术，并通过带有 2 号 PDS 缝线的后内侧入口直接进行直接闭合。几乎所有 (96%) 患者都有临床改善，64% 的囊肿消退，27% 囊肿体积减小。（IV 级证据）

Chatain F, Adeleine P, Chambat P, Neyret P: A comparative study of medial versus lateral arthroscopic partial meniscectomy on stable knees: 10-year minimum follow-up, Arthroscopy 19:842–849, 2003.

回顾性分析术后 362 例内侧和 109 例外侧半月板切除术，随访至少 10 年。内侧或外侧半月板切除术后的主观和客观临床结果没有差异，但是外侧半月板切除术后放射学结果更差，特别是对侧膝关节 X 线平片正常的患者。更好的预后指标包括年龄小于 35 岁的单纯的内侧半月板撕裂、垂直撕裂、无软骨损伤以及半月板切除术后可获得完整的半月板边缘。（III 级证据）

Englund M, Lohmander LS: Risk factors for symptomatic knee osteoarthritis fifteen to twenty-two years after meniscectomy, Arthritis Rheum 50:2811–2819, 2004.

317 例半月板切除术后无交叉韧带损伤的患者在术后 15～22 年进行评估，并与 68 例未接受手术的患者进行比较。接受半月板切除术的患者相对存在 2.6 倍的症状性骨关节炎风险。全半月板切除术或 BMI 大于 30 kg/m^2 的患者发生放射学骨关节炎的可能性大于半月板部分切除术或 BMI 低于 25 kg/m^2 的患者。退行性半月板撕裂、术中软骨改变和外侧半月板切除术更常见地与放射学骨关节炎有关，而不是纵向撕裂、关节软骨完整或内侧半月板切除术。有症状的胫骨股骨或髌股关节放射学骨关节炎与肥胖、女性和退行性半月板撕裂有关。（III 级证据）

Englund M, Roos EM, Lohmander LS: Impact of type of meniscal tear on radiographic and symptomatic knee osteoarthritis: a sixteen-year follow-up of meniscectomy with matched controls, Arthritis Rheum 48:2178–2187, 2003.

在半月板切除术后 16 年对 155 名患者进行评估，并与年龄匹配、性别匹配和 BMI 匹配的 68 名患者作为对照组进行比较。在最后一次的随访中，50％的患者有放射学或症状性骨关节炎。与较差预后相关的因素包括退行性半月板撕裂（相对风险 7.0 vs 创伤性撕裂 2.7）和大部切除。（Ⅲ级证据）

Englund M, Roos EM, Roos HP, Lohmander LS: Patient-relevant outcomes fourteen years after meniscectomy: influence of type of meniscal tear and size of resection, Rheumatology 40:631–639, 2001.

一组 205 名只接受过半月板切除术的患者在术后 14 年进行评估，并与不匹配、年龄匹配和性别匹配的对照组进行比较。作者发现退行性半月板损伤患者的临床表现比创伤性患者差得多，而半月板次全切除术的患者比部分半月板切除术患者更差。（Ⅲ级证据）

Ericsson YB, Roos EM, Dahlberg L: Muscle strength, functional performance, and self-reported outcomes four years after arthroscopic partial meniscectomy in middle-aged patients, Arthritis Rheum 55:946–952, 2006.

评估了 45 名关节镜下部分半月板切除术后 4 年的患者。发现与非手术腿相比，手术腿的膝关节伸肌力量更低，单腿抬高能力更差，而膝关节屈肌力量没有差异。与非手术腿相比，手术侧股四头肌强度更强的患者报告疼痛较轻，功能更好，生活质量提高。这一发现强调了中年患者半月板切除术后恢复肌肉功能的重要性。（Ⅳ级证据）

Glasgow MM, Allen PW, Blakeway C: Arthroscopic treatment of cysts of the lateral meniscus, J Bone Joint Surg Br 75:299–302, 1993.

通过关节镜部分切除和减压半月板旁囊肿来治疗症状性外侧半月板囊肿的患者（69 人，72 膝）。平均随访 34 个月，89％的膝关节有良好或优异的结果。（Ⅳ级证据）

Herrlin S, Hallander M, Wange P, Weidenhielm L, Werner S: Arthroscopic or conservative treatment of degenerative medial meniscal tears: a prospective randomized trial, Knee Surg Sports Traumatol Arthrosc 15:393–401, 2007.

在一项前瞻性随机试验中，对 90 例非创伤性内侧半月板撕裂患者（年龄 56 岁）进行关节镜下部分内侧半月板切除术与监督下的运动治疗相比较，并进行 6 个月随访。两种干预后，两组患者的膝关节疼痛和功能均有明显改善，且满意度较高（$p < 0.0001$）。然而，在减少膝关节疼痛、改善膝关节功能或改善生活质量方面，两组之间没有显著差异。（Ⅰ级证据）

Lee SJ, Aadalen KJ, Malaviya P, Lorenz EP, Hayden JK, Farr J, Kang RW, Cole BJ: Tibiofemoral contact mechanics after serial medial meniscectomies in the human cadaveric knee, Am J Sports Med 34:1334–1344, 2006.

对 12 个尸体膝关节给予 1800N 轴向载荷，在 3 个屈曲角度下评估 5 种内侧半月板切除术条件（完整、50％径向宽度、75％径向宽度、节段性切除和全半月板切除术）。与完整状态相比，所有后内侧半月板切除术条件导致接触面积明显减少，平均和峰值接触应力增加（$p < 0.05$），节段性切除与全半月板切除术无显著差异。这强调了维持半月板功能性环向应力的重要性。

McNicholas MJ, Rowley DI, McGurty D, Adalberth T, Abdon P, Lindstrand A, Lohmander LS: Total meniscectomy in adolescence: a thirty-year follow-up, J Bone Joint Surg Br 82:217–221, 2000.

在术后 30 年对 63 例接受全半月板切除术的青少年进行评估，并将结果与 13 年前的结果进行比较。在最近的随访中，渐进性关节间隙缩小从 19％增加到 36％，这些退变与活动减少相关。内侧切除效果最好，其次是外侧切除，内侧和外侧半月板均切除效果最差。（Ⅳ级证据）

Meredith DS, Losina E, Mahomed NN, Wright J, Katz JN: Factors predicting functional and radiographic outcomes after arthroscopic partial meniscectomy: a review of the literature, Arthroscopy 21:211–223, 2005.

作者对 25 项研究进行了综述，以寻找关节镜下部分半月板切除术后效果的预测因素。在多项研究中，更大的半月板切除和女性与放射学骨关节炎最相关。手术时关节软骨退变程度大、半月板切除大、ACL 损伤以及对侧膝关节先前手术是功能预后更差的强预测因素。

Mills CA, Henderson IJ: Cysts of the medial meniscus: arthroscopic diagnosis and management, J Bone Joint Surg Br 75:293–298, 1993.

通过关节镜或开放下半月板切除术治疗 20 例内侧半月板囊肿患者。其中 3 例未发现半月板撕裂。作者得出结论，治疗应兼顾半月板和囊肿，这可能需要开放手术。（Ⅳ级证据）

Ode GE, Van Thiel GS, McArthur SA, Dishkin-Paset J, Leurgans SE, Shewman EF, Wang VM, Cole BJ: Effects of serial sectioning and repair of radial tears in the lateral meniscus, Am J Sports Med 40:1863–1870, 2012.

与完整的半月板相比，尸体模型中的外侧半月板放射状切除导致有害的生物力学负荷模式。然而，接触压力的增加和接触面积的减少仍然低于全半月板切除术后之所见。修复也未能完全恢复正常半月板的接触区域，但确实有很大好转。

Pena E, Calvo B, Martinez MA, Palanca D, Doblare M: Why lateral meniscectomy is more dangerous than medial meniscectomy: a finite element study, J Orthop Res 24:1001–1010, 2006.

对人体胫股关节进行三维有限元建模,以检查外侧与内侧半月板切除术对膝关节生物力学的影响。在轴向压力载荷下,关节软骨中的峰值接触应力和最大剪切应力在外侧半月板切除术后增加超过 200%(与内侧切除相比)。这为外侧半月板切除术后更多关节软骨退变的临床观察提供了生物力学依据。

Reagan WD, McConkey JP, Loomer RL, Davidson RG: Cysts of the lateral meniscus: arthroscopy versus arthroscopy plus open cystectomy, Arthroscopy 5:274–281, 1989.

通过关节镜下部分半月板切除术 + 开放性囊肿切除术 (20 膝) 或无囊肿切除术的部分半月板切除术 (12 膝) 治疗 32 例膝外侧半月板囊肿。接受开放性囊肿切除的患者中有 80% 的优良或优异结果,而仅进行半月板切除术的患者优良率为 50%。(Ⅲ级证据)

Roos EM, Ostenberg A, Roos H, Ekdahl C, Lohmander LS: Long-term outcome of meniscectomy: symptoms, function, and performance tests in patients with or without radiographic osteoarthritis compared to matched controls, Osteoarthr Cartil 9:316–324, 2001.

对一组 159 名患者开放性半月板切除术后 19 年进行评估,并与 68 名年龄匹配和性别匹配的对照组进行了比较。作者发现,半月板切除术与长期症状和功能限制有关,尤其是女性。患有严重放射学骨关节炎的患者经历更多症状和功能限制。年龄不影响自我报告的结果,但与肌肉表现较差相关。(Ⅲ级证据)

Rupp S, Seil R, Jochum P, Kohn D: Popliteal cysts in adults: prevalence, associated intraarticular lesions, and results after arthroscopic treatment, Am J Sports Med 30:112–115, 2002.

这项前瞻性研究比较了两组患者 (100 名患者计划接受膝关节镜检查,100 名无膝关节主诉患者)。比较的项目有腘窝囊肿及伴发的关节内病变的发生率。膝关节手术组中有 20% 患有腘窝囊肿,而对照组为 0%。腘窝囊肿患者的内侧半月板撕裂和软骨病变数量明显增多,而外侧半月板撕裂在两组患者中均匀分布。在最近的随访中,关节镜下的软骨病变有预测预后的意义,且所有患有持续性囊肿的患者都有 Ⅲ 级或 Ⅳ 级软骨病变。作者得出结论,腘窝囊肿是一种继发表现,治疗应针对潜在的关节内病变;然而,他们指出,在弥漫性软骨病变或退行性变的情况下,这可能是困难的。(Ⅲ级证据)

Shelbourne KD, Carr DR: Meniscal repair compared with meniscectomy for bucket-handle medial meniscal tears in ACL-reconstructed knees, Am J Sports Med 31:718–723, 2003.

在这项研究中,56 例内侧半月板桶柄样撕裂修复患者和 99 例内侧半月板部分切除 (退行性无法修复的桶柄样撕裂) 患者进行比较,所有患者均同时进行了 ACL 重建,随访 6~8 年。半月板修复组的结果并不比半月板切除组的结果好。修复创伤性半月板撕裂的患者与修复退行性撕裂的患者相比具有更好的疗效。(Ⅲ级证据)

Shelbourne KD, Dersam MD: Comparison of partial meniscectomy versus meniscus repair for bucket-handle lateral meniscus tears in anterior cruciate ligament reconstructed knees, Arthroscopy 20:581–585, 2004.

回顾性分析 67 例接受外侧半月板修复并同时行 ACL 重建的患者,与 24 例接受 ACL 重建 + 部分外侧半月板切除术患者相比较,随访时间分别为 7 年和 11.1 年。部分半月板切除组患者的疼痛程度高于修复组,但总体主观评分或 IKDC 评分没有其他差异。(Ⅲ级证据)

Shelbourne KD, Dickens JF: Digital radiographic evaluation of medial joint space narrowing after partial meniscectomy of bucket-handle medial meniscus tears in anterior cruciate ligament-intact knees, Am J Sports Med 34:1648–1655, 2006.

评估 49 名部分内侧半月板切除术后 11.8 年的患者。作者发现,在最后一次随访中,稳定膝关节下的部分内侧半月板切除术仅导致轻度关节间隙变窄 (1.2 mm),关节间隙缩小与主观评分无关。(Ⅳ级证据)

Stone KR, Stoller D, De Carli A, Day R, Richnak J: The frequency of Baker's cysts associated with meniscal tears, Am J Sports Med 24:670–671, 1996.

本研究回顾了 1760 例膝关节 MRI 扫描结果,以评估与 Baker 囊肿相伴发的最常见发现。Baker 囊肿的患病率为 13.5% (238); 其中 94% 在膝关节内侧,47% 合并完全半月板撕裂,37% 合并退行性撕裂,大多数撕裂发生在内侧半月板的后角。作者指出,囊肿不需要半月板撕裂即可形成。

Takahashi M, Nagano A: Arthroscopic treatment of popliteal cyst and visualization of its cavity through the posterior portal of the knee, Arthroscopy 21(5):638e1–638e4, 2005.

作者建议通过改良的 Gillquist 视角进行关节镜观察,并从后内侧入口进行检查,以破坏腘窝囊肿的狭缝状开口,这将通过破坏病理性球阀效应促进囊肿的消退。

（ Brian R. Waterman，Brett D. Owens 著　陈 果　许伟华译）

第 6 章

盘状半月板的关节镜处理

适应证

- 盘状半月板如果不伴有关节线疼痛或机械症状则应当观察并持续保守治疗。
- 当盘状半月板出现症状或继发撕裂，则需要在关节镜下进行部分切除、打磨，或者对于部分病例进行修补。

术前检查 / 影像学

- 对于可能存在半月板病变的成人和儿童患者，仔细的病史采集和体格检查都是非常重要的。
  - 应当尝试诱发出主要症状，注意症状的部位和性质，导致加重的活动或膝关节位置，是否存在不稳定或特殊的机械症状，比如卡感、交锁或打软腿。
  - 年幼儿童（例如，5 ~ 10 岁）可能主诉为隐匿发生的能够听到或触摸到的膝关节响声或震动感而未发生创伤。
  - 考虑到双侧受累病例高发（在亚洲患者中高达 20%），应当注意到对侧膝关节的症状或先前关节镜手术史。

体格检查（见第 1 章）

- 是否存在关节肿胀及其程度
- 股四头肌萎缩
- 站立时的力线
- 步态：痛性步态或不能负重
- 关节活动度——年轻患者如果不能完全伸直则可能提示存在翻转的桶柄样半月板撕裂或不稳定外侧盘状半月板
- 关节线压痛
- 半月板诱发试验
  - 旋转挤压试验：疼痛或响亮的弹响或咔哒声
- 检查韧带以除外其他来源的不稳定

影像学

- 标准平片以评价伴随外侧盘状半月板出现的外侧关节间隙相对的增宽（图 6.1），外侧股骨髁变方形，主要发生在外侧间室的剥脱性骨软骨炎，外侧胫骨平台呈杯状，和（或）外侧胫骨髁间嵴变钝（见第 1 章）。
- 负重全长片以评估外翻角度和外侧关节间隙的增宽
- 磁共振（MRI）检查是确定诊断和对盘状半月板进行分型的检查选择。
  - 盘状半月板的 Watanabe 分型（图 6.2）
    - Ⅰ型—完全盘状（最常见）
    - Ⅱ型—不完全盘状

适应证要点

- 无症状的盘状半月板未发生继发撕裂时应当保守治疗。

适应证提示

- 盘状半月板过度碟形化或周缘切除会导致半月板功能不良的症状，带来不好的临床预后。

争议

- 对于外侧盘状半月板未发生撕裂而关节外侧症状模糊的患者的治疗
- 在关节镜下行其他症状性病变检查时发现完好的盘状半月板的治疗

治疗选择

- 症状性盘状半月板通常需要碟形化或部分中央切除以重建正常的外形并与相关节的股骨髁匹配。
- 无周缘关节囊附着的不稳定盘状半月板可能需要半月板碟形化及修补。

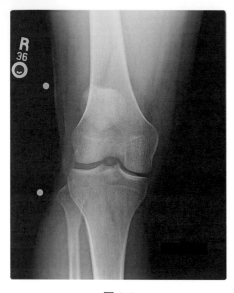

图 6.1

- Ⅲ 型—Wrisberg 变异：与胫骨后方无连接，通过 Wrisberg 韧带与内侧
  股骨髁相连
- 外侧盘状半月板
  - 在矢状面序列上连续 3 个或以上 5 mm 厚度切面上半月板前角和后角
    相连（图 6.3）
  - 在冠状面序列上半月板最小宽度与最大宽度之比 >20%。

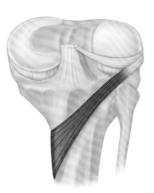
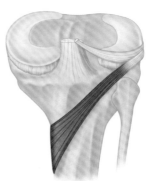
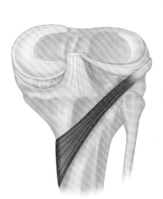

图 6.2

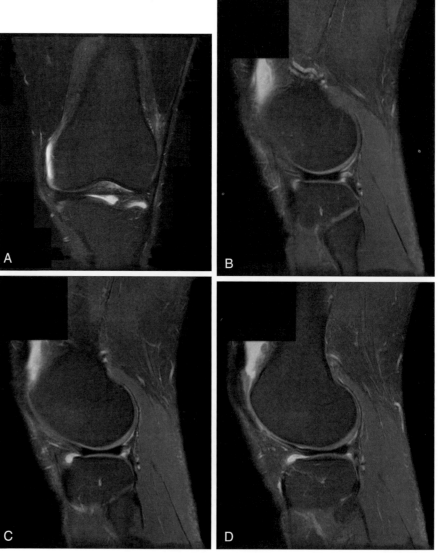

图 6.3

- 内侧盘状半月板：极其不常见
- 伴发半月板撕裂
  - 通常不足以明确撕裂类型、能否修复或稳定性

手术解剖

- 相关的解剖标志可帮助准确的定位手术通道并全面的观察、评价和治疗半月板撕裂（见第 2 章）。

体位

- 关节镜的体位在第 2 章中有详细描述。
- 患者仰卧位躺在手术床上。
- 于同侧臀部放置一块垫块以防止髋关节的强迫外旋。
- 放置脚垫和侧方挡板以获得完整范围的活动度和在内外翻应力（例如，"4"字体位）时更理想的内外侧间室的显露。

入路 / 显露

标准入路

- 前外侧通道
- 前内侧通道

辅助入路

- 后内侧通道
- 后外侧通道

手术操作

第 1 步：麻醉下检查

- 行关节镜手术前应当进行被动活动度、旋转挤压试验和韧带的检查。

第 2 步：诊断性关节镜

- 诊断性关节镜首先用来确定膝关节内病变的程度。
  - 应当检查髌上囊和内外侧沟。
  - 应当检查髌股关节间室。
  - 仔细探查髁间窝区域检查交叉韧带是否有损伤或撕裂半月板脱位，包括通过改良的 Gillquist 视角查看。
  - 探查内外侧间室是否存在半月板病变以及散在的软骨损伤。
    - 直视下确认盘状半月板的分型。
    - 使用关节镜探钩仔细检查盘状半月板，触诊组织质量、偏移、周缘稳定性和关节囊半月板连续性，以及半月板股骨间连接，例如 Humphrey（前方）韧带和 Wrisberg（后方）韧带。
    - 评估是否存在继发的撕裂，包括不能修复的水平裂或部分表面撕裂（图 6.4）。

第 3 步：治疗外侧盘状半月板

- 症状性盘状半月板撕裂可以在保留半月板足够正常周缘时行中央清理碟形化，这取决于撕裂的类型。

- 脚垫和挡板可以使用沙袋、输液袋、凝胶垫或敷料卷。
- 外侧挡板
- 衬垫——蛋箱海绵、凝胶垫
- 11 号刀片切皮
- 30° 和 70° 关节镜
- 直钳
- 18 号腰穿针
- 半月板探钩
- 关节镜抓钳
- 关节镜篮钳：直的和成角的（45°、90°）、上弯的、宽的或窄的、反向的
- 射频设备
- 部位特异的套管
- 恒宁拉钩（Henning retractor）
- 全关节内半月板修补工具

通道要点

- Ⅲ型盘状半月板（Wrisberg 变异）可能在膝关节完全伸直的过程中脱位到髁间窝，从而限制膝关节的完全伸直。
- 半月板周缘稳定性的 Klingele 分型
  - 前角（47.2%）
  - 中间 1/3/ 中央体部（11.1%）
  - 后角（38.9%）

入路提示

- 关于软组织和骨性结构解剖的知识可以帮助准确地定位通道和切口，避免损伤周围结构。

第 2 步要点

- 改良的通道或建立辅助通道可以更容易地直接进入并有效地治疗盘状半月板。

第 3 步要点

- 不断反复动态测试股骨外侧髁与半月板之间在屈曲和伸直过程中的相互关系可以帮助指导盘状半月板碟形化的程度。
- 逐步切除有助于帮助更好地显露以指导随后的盘状半月板成形。

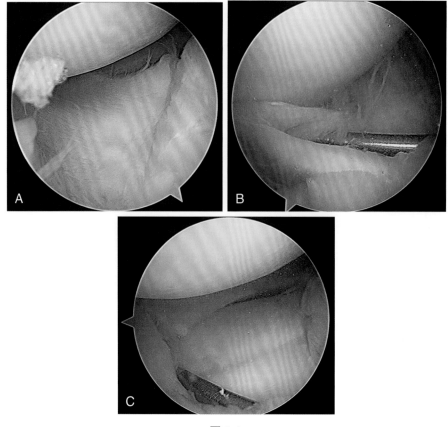

图 6.4

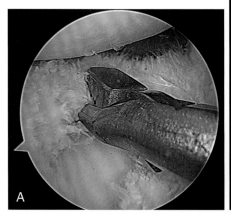

图 6.5

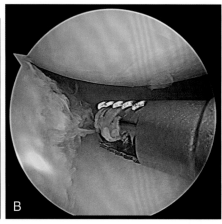

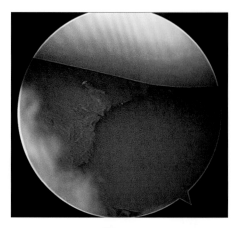

图 6.6

第 3 步提示

- 无法获得半月板周缘稳定性，尤其是Ⅲ型不稳定盘状半月板或叠加的垂直撕裂，这可能会造成持续的关节线症状并发生继发性撕裂。
- 因为显露不清，初始清理过度，或忽略了伴发的损伤可能会过多切除半月板组织或不慎伤及半月板根部。

- 脱位的Ⅲ型盘状半月板变异通常需要碟形化联合半月板修补。
- 外侧盘状半月板的碟形化
  - 一旦关节镜探查完成，则应当使用带刻度的探钩来确定要切除的半月板中部的宽度。
  - 关节镜篮钳用来切除撕裂或薄的半月板中央部分，保留最少 1 cm 的正常半月板周缘，并随后自后向前沿周缘切除（图 6.5A）。
  - 使用关节镜刨刀进一步将保留的半月板修整光滑（图 6.5B）。
  - 在碟形化或部分半月板切除后，再次评估残留半月板的稳定性或探查之前未发现的复杂撕裂（图 6.6）。
- 不要干扰无症状的盘状半月板。

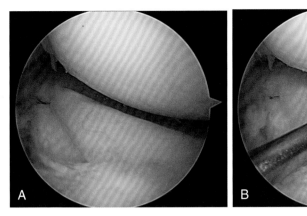

图 6.7

术后处理和预期疗效

- 在手术后 1～2 天内应该开始进行家庭锻炼计划。必要时扶拐进行能够耐受的负重练习。
- 0～3 周
  - 每周 2～3 次理疗
  - 冷疗
  - 关注完全伸直情况
  - 股四头肌训练和直腿抬高
  - 活动髌骨
  - 俯卧膝关节屈曲，足跟滑动，小腿和大腿肌肉牵拉
  - 患者能够完全伸直且不存在步态异常时便可以停用拐杖。
- 3～6 周
  - 每周进行 2～3 次理疗
  - 关注闭链锻炼和低负重力量训练康复
  - 耐力锻炼
  - 可以开始慢跑
- 6～12 周
  - 每周 3～5 次家庭训练
  - 进阶力量训练
  - 开始功能性训练：加速、制动、变向
- 完全恢复运动
  - 正常肌力
  - 能够全速奔跑而无跛行
  - 完全的活动度锻炼
  - 无关节肿胀
  - 无股四头肌萎缩

术后处理要点

- 考虑到其容易撕裂的本质，应当告知患者半月板再次撕裂或发生对侧损伤的可能性。

术后提示

- 术后康复应当根据个体化的半月板撕裂修补或关节囊半月板稳定术而有针对的进行调整。

循证文献

Aglietti P, Bertini FA, Buzzi R, Beraldi R: Arthroscopic meniscectomy for discoid lateral meniscus in children and adolescents: 10-year follow-up, Am J Knee Surg 12:83–87, 1999.

17 例患者进行了关节镜部分或完全外侧半月板切除术以治疗外侧盘状半月板并进行了平均 10 年的随访。17 例患者中的 16 例获得了优良的临床结果。8 例患者出现了外侧

间室的小骨赘，并且 11 例膝关节出现了不到 50% 的外侧关节间隙狭窄。（Ⅳ级证据）

Atay OA, Doral MN, Leblebicioglu G, Tetik O, Aydingoz Ù: Management of discoid lateral meniscus tears: observations in 34 knees, Arthroscopy 19:346–352, 2003.

33 位患者的 34 侧症状性外侧盘状半月板撕裂进行了关节镜下部分半月板切除并进行了平均 5.6 年的随访。85% 的患者获得了优良的临床结果，但很大比例的患者出现了 X 线片上的股骨髁变扁。（Ⅳ级证据）

Habata T, Uematsu K, Kasanami R, Hattori K, Takakura Y, Tohma Y, Fujisawa Y: Long-term clinical and radiographic follow-up of total resection for discoid lateral meniscus, Arthroscopy 22:1339–1343, 2006.

外侧盘状半月板完全切除术后，32 例患者的 37 个膝关节进行了 14.5 年的随访。临床结果满意，40 岁以下患者中术后关节炎病变轻微。可是，19 岁以上伴随力线外翻的患者需要仔细随访，因为他们有很高的风险出现进行性外翻畸形和中到重度的外侧间室关节间隙狭窄。（Ⅳ级证据）

Klingele KE, Kocher MS, Hresko MT, Gerbino P, Micheli LJ: Discoid lateral meniscus: prevalence of peripheral rim instability, J Pediatr Orthop 24(1):79–82, 2004.

Okazaki K, Miura H, Matsuda S, Hashizume M, Iwamoto Y: Arthroscopic resection of the discoid lateral meniscus: long-term follow-up for 16 years, Arthroscopy 22:967–971, 2006.

关节镜下半月板切除治疗外侧盘状半月板撕裂术后，29 例膝关节进行了 16 年随访。对于 25 岁以下的患者，超过 10 年以上的临床结果都很成功，但在高龄患者，预后则较差，由于其外侧间室出现了进展性关节退变。（Ⅳ级证据）

Raber DA, Friederich NF, Hefti F: Discoid lateral meniscus in children: long-term follow-up after total meniscectomy, J Bone Joint Surg Am 80:1579–1586, 1998.

14 位儿童的 17 例膝关节在完全半月板切除术治疗外侧盘状半月板后进行了平均 20 年的随访。17 例膝关节中的 13 例临床结果满意，11 例患者中的 10 例在 X 线检查中表现出了骨关节炎改变，包括外侧股骨髁变扁平、骨刺、硬化和骨赘形成。（Ⅳ级证据）

Washington 3rd ER, Root L, Liener UC: Discoid lateral meniscus in children: long-term follow-up after excision, J Bone Joint Surg Am 77:1357–1361, 1995.

15 例患者的 18 例半月板切除术治疗外侧盘状半月板进行了平均 17 年的随访。13 例膝关节的临床效果优良，在最后一次随访拍摄 X 线片的 9 例膝关节 (8 例患者) 未显示退行性改变。（Ⅳ级证据）

（Brian R. Waterman，Brett D. Owens 著　李志昌 译）

第7章

由内向外和由外向内半月板修复术

适应证

- 半月板红 - 红区或红 - 白区垂直撕裂。
- 可修复的半月板桶柄样撕裂。
- 半月板周缘红 - 红区或红 - 白区横形和斜形撕裂。
- 半月板放射状撕裂，且撕裂边缘触及甚至超过红 - 白交界区。

术前检查 / 影像学

- 病史和体格检查要全面，以发现半月板所有可能存在的病变。
  - 症状通常在患者进行转身或扭动身体时出现，表现为突发的疼痛、肿胀和机械性症状（卡顿、交锁等表现）。
  - 要注意受伤的时间和症状的急慢性。
  - 要搞清楚受伤的部位（内侧 / 外侧 / 后侧），以及与出现的关节症状是否相符。

体格检查（见第 1 章）

- 检查是否有积液以及积液的量，并且检查是否存在半月板周缘囊肿
- 检查站立位下肢对线情况
- 检查步态
- 检查关节活动度——需到最大限度的伸直，若膝关节处于屈曲体位表示可能会存在半月板桶柄样撕裂并移位
- 韧带功能检查，评估是否合并交叉韧带和（或）侧副韧带损伤
- 关节线周围是否有压痛
- 半月板激发试验
  - McMurray 试验
  - Thessaly 试验

影像学

- 必须要在标准负重位下进行一系列的放射平片拍摄，评估骨软骨损伤情况、是否存在关节周围骨折或撕脱骨折，以及是否有关节间隙狭窄以及其他早期关节炎征象（见第 1 章）。
- 要有包含从髋到踝关节的负重位下肢全长放射影像
- 要有 MRI 检查，评估半月板撕裂的类型和部位，决定半月板可修复的概率以及是否伴随相关病变，尤其是前交叉韧带（ACL）断裂和软骨损伤

手术解剖

- 标记清楚膝关节周围浅表的骨性和软组织解剖标志，使入路建立位置适当（见第 2 章）。

适应证提示

- 相关韧带出现一定程度的病变甚至失去功能，以及下肢力线矫正术 / 减压术均会造成半月板所受应力异常，影响修复手术的成功。

争议

- 年轻患者的半月板白 - 白区垂直撕裂。
- 老年患者的半月板撕裂（比如年龄在 40 岁以上的患者）。
- 陈旧性撕裂或者是半月板畸形变。

治疗选择

- 对于活跃的年轻患者出现的半月板外周撕裂，要尽可能给予修复，避免出现半月板不完整导致退行性病变。
- 由内向外、由外向内以及全内半月板缝合修复技术（见第 8 章）要根据半月板撕裂的类型、部位和移位的程度来选择使用。
- 合并的韧带失稳应该与半月板修复同期进行治疗。

解剖要点

- 使用一个侧方挡板，使在修复过程中更容易对半月板进行固定。
- 外侧挡板或大腿夹的位置要达到最佳，这样显露才最充分，更便于对受累间室进行操作。

体位提示

- 在进行由外向内半月板缝合修复技术时，工具位置和患者体位不当会使后内侧和后外侧辅助入路切口很难建立。
- 助手手术经验欠缺或者半月板修复器械设备提前准备不足，会使半月板撕裂修复手术不能进行。

设备与器械

- 沙袋、静脉液体袋、胶垫以及用来做枕垫的卷垫
- 侧方挡板
- 衬垫：蛋箱海绵、凝胶垫

- 11 号和 10 号手术刀片，进行皮肤切口
- 直止血钳
- 18 号腰穿针
- 30° 和 70° 关节镜镜头
- Metzenbaum 组织剪
- 自锁式拉钩
- 半月板探针
- 关节镜套和交换棒
- 钝套管针
- 关节镜刨刀（不同角度的）

要点

- 使用 18 号腰穿针建立入路以及三角标记修复区域，会使入路位置更加准确，并高效完成。
- 必要时，使用 70° 关节镜头来显露半月板后根。
- 在受累间室内使用手动数字触控关节镜显露后关节线，可以为随后的半月板修复提供足够的操作空间。

提示

- 后外侧和后内侧入路中，对深部组织解剖逐渐加深的过程中会损伤关节囊，造成关节镜检查用盐水的外漏，影响手术视野。
- 若后侧入路的位置太过靠近端或前方，会导致手术显露困难，也会造成医源性神经血管损伤。
- 对浅表组织谨慎的剥离显露能降低神经失用症的发生率，以及隐神经髌下支和（或）大隐静脉分支损伤的发生率。

第 1 步要点

- 使用刨刀、骨锉和腰穿针进行半月板软组织床准备，目的是要去除纤维瘢痕组织，直到出现点状出血后再复位撕裂的半月板。
- 如果在修复半月板时，要同期进行 ACL 重建，那么在进行 ACL 重建之前先将缝线打结之后再完成 ACL 重建。
- 半月板松弛度增加但未发现明显撕裂时，可能提示半月板出现根部撕裂。

第 2 步要点

- 对撕裂半月板进行仔细检查时，要检查撕裂部分的血供、撕裂的长度，剩余半月板的损伤程度以及邻近关节面的完整性，这样才能决定半月板修复成功的概率。

体位

- 关节镜操作的体位详见第 2 章。
- 患者仰卧位于手术台上。
- 将一枕垫于同侧臀部下方，防止髋关节外旋。
- 放置脚踏板和侧方挡板使关节能够充分活动，并且也便于在内、外翻（如"4 字"体位）应力下分别对内侧和外侧间室进行操作。

入路 / 显露

标准入路

- 前外侧入路
- 前内侧入路

辅助入路

- 前内侧或前外侧辅助入路会更便于半月板撕裂修复手术进行。
- 后内侧或后外侧入路可被用于改善术野显露，并且可辅助修复内、外侧半月板后角撕裂。

后外侧辅助入路

- 膝关节屈曲状态下，在外侧副韧带后方胫骨关节线周围做一 3 ~ 4 cm 长纵形切口，切口的 1/3 在胫骨关节线以上，2/3 在胫骨关节线以下。
- 手术入路建立在髂胫束和股二头肌之间，后将腓肠肌外侧头从后关节囊上剥离下来（图 7-1 ）。
- 腓肠肌前方放置一把拉钩，保护后方的组织结构，尤其是要保护血管神经组织。
- 此入路显露过程中，会遇到走行于股二头肌腱的腓总神经，而半月板的修复就在此处进行。

后内侧辅助入路

- 切口位置位于内侧副韧带（MCL）后方的胫骨关节线周围，切口的 1/3 位于胫骨关节线以上，2/3 位于胫骨关节线以下
- 锐性分离缝匠肌筋膜，手术入路建立于半膜肌和 MCL 之间，并且同时也要将腓肠肌内侧头从后关节囊上剥离（图 7-2 ）。
- 在腓肠肌前方放置拉钩，以此在采用由内向外半月板修复过程中保护后方结构组织。

手术操作一：半月板缝合修复的准备

第 1 步：麻醉下进行体格检查

- 检查是否出现半月板囊肿或其他囊肿，检查关节被动活动度、关节韧带功能，McMurray 试验，检查髌骨的稳定性。

第 2 步：诊断性关节镜检查

- 首先要进行关节镜下检查，确定膝关节的病变程度。
  - 检查髌上囊和股骨内外侧沟。
  - 评估髌骨关节间室情况 。
  - 仔细检查髁间窝处，检查是否出现交叉韧带损伤，或者是否存在撕裂掉

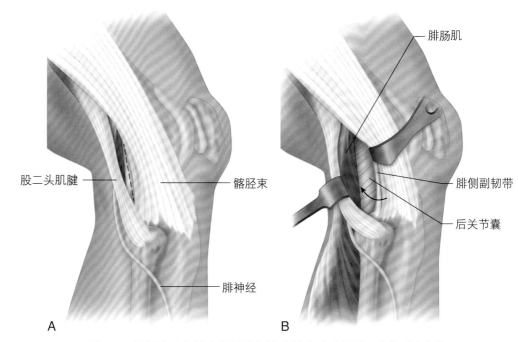

图 7.1　进行由内向外半月板修复缝合技术时后外侧入路的手术部位

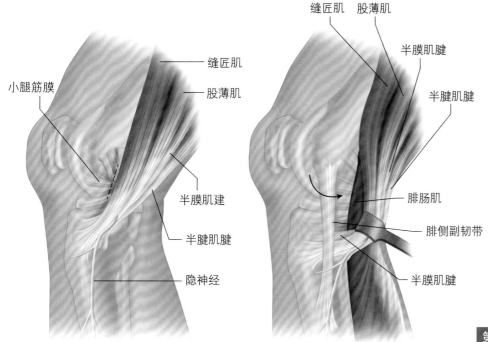

图 7.2　进行由内向外半月板修复缝合技术时后内侧入路的手术部位

的半月板碎片，检查时也要在改良 Gillquist 位下进行。

- 检查内外侧间室，查看是否出现半月板病变以及明显的软骨损伤。
  - 使用关节镜探针对半月板进行仔细的探查，检查半月板的可活动程度，是否出现病理性松弛或失稳，检查半月板是否出现撕裂、撕裂类型以及可修复的程度（图 7-3）。

第 3 步：半月板桶柄样撕裂移位的复位

- 确定是桶柄样撕裂并移位之后，使用钝套管针或关节镜探针轻柔地进行操作，将发生移位的半月板给予复位（图 7-4）。

第 2 步提示

- 在进行半月板修复缝合之前，半月板边缘未能准备整齐以及没有建立起血供入路，则会导致缝合后的半月板不能愈合造成失败。
- 若未发现或未处理膝关节的初级和次级稳定装置的损伤，那么半月板修复的愈合能力就会受到影响。

第 3 步要点

- 另外建立标准的手术入路或者建立辅助入路能够更加直接高效的治疗半月板更大范围的撕裂。

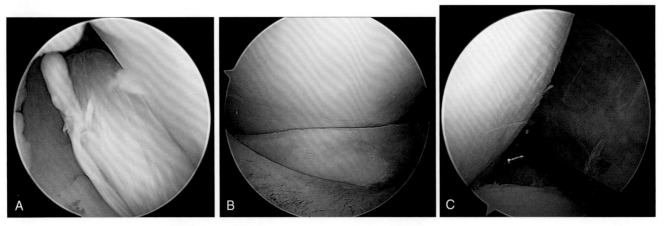

图 7.3 关节镜检查发现 (A) 内侧半月板桶柄样撕裂并移位，撕裂部位位于髁间窝和前角 (B) 以及半月板外周缘完整 (C)

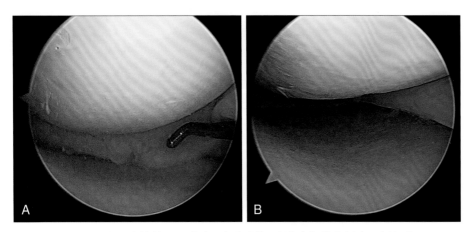

图 7.4 (A) 使用钝性的工具将发生桶柄样撕裂并移位的内侧半月板复位 (B)

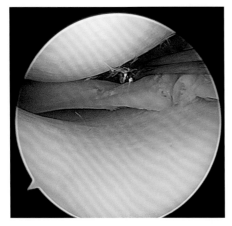

图 7-5 对半月板外周缘进行修复准备，清除损伤的纤维组织直到出现点状出血，以利于修复后的愈合

- 将膝关节伸直，同时施加外翻应力（内侧半月板）和内翻应力（外侧半月板）来分别显露各自间室后将移位的半月板复位。
- 移位的撕裂要给予复位，并评估可修复能力和是否出现畸形或钙化。
- 全面评估半月板撕裂的大小、部位和类型，以及邻近组织的损伤程度和半月板后角的完整性。
  - 不能修复的半月板撕裂，要以标准的方式给予清创，同时注意保护剩余的半月板，使半月板尽量完整。

第 4 步：半月板和外周缘修复准备

- 换用其他体位和手术入路，获得半月板修复的最佳操作空间。
- 若撕裂可进行缝合修复，那么半月板撕裂的修复准备就要对整个半月板软组织床进行处理。
- 使用关节镜刨刀或关节镜用骨锉对撕裂的边缘进行磨削，直到出现点状出血以助于修复后的愈合（图 7-5）。
  - 在对撕裂的半月板进行机械性磨削时，若刨刀的吸力和（或）磨削功能有限，都会使清创不彻底。
- 使用 18 号腰穿针沿径向钻入，能激发血管生长，利于纤维长入。
- 对于无存活能力的或严重碎裂的边缘，可使用半月板钳将其部分切除，使缝合时的对合达到最佳。

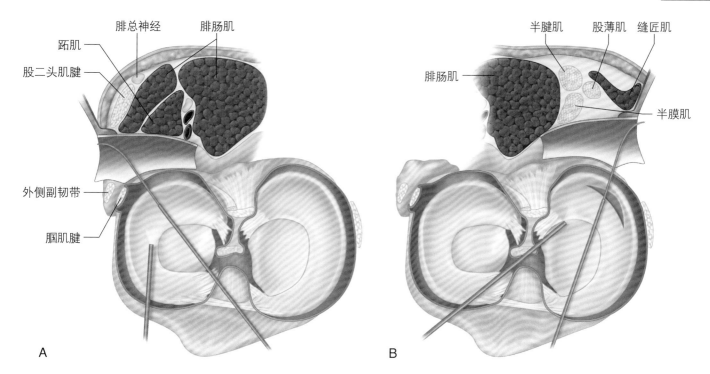

图 7.6　由内向外技术分别修复内、外侧半月板时，在 Henning 拉钩的辅助下所进行的后外侧 (A) 和后内侧 (B) 辅助切口

手术操作二：半月板修复——由内向外技术

第 1 步：后内或后外侧辅助切口

- 一旦确定要修复半月板，那么就要行后内侧或后外侧辅助切口。
- 在膝关节内侧进行切口时，要识别出隐神经髌下支并给予保护。
- 切口深部放置一把拉钩，覆盖在筋膜之上，边缘分别位于腓肠肌内、外侧头前方，以保护后方的血管神经组织（图 7-6 ）。

第 2 步：复位半月板

- 使用钝性套管针轻柔地将半月板复位。
- 半月板复位后，导入区域性缝合套管，后将 2-0 缝针导入套管进行半月板缝合修复（图 7-7 ）。
  - 当半月板缝合针在关节内通过时，助手要处于一种"捕手"的蹲坐姿势。
  - 器械护士或第二助手将缝合针导入区域性缝合套管内。
  - 术者要对单根或双根区域性缝合套管进行预弯或提前塑形，以便于缝针能够安全穿过前、中和后 1/3 半月板。
  - 半月板缝合线由 2-0 或 0 号非可吸收缝线与高强度缝线组合而成并具有一定长度（ >10 cm ），并带有软缝合针。
- 拉钩放置在关节线处，并到达腘窝深部的关节囊，后将膝关节置于 10°～20° 屈曲，同时向膝关节施加外翻应力，便于进行内侧半月板修复。
- 修复外侧半月板时，放置拉钩，将膝关节屈曲约 45°，呈 "4 字" 体位，便于半月板修复。

第 3 步：手术技术

- 以从后向前的方式进行缝合
  - 虽然半月板后角很难进行垂直缝合，但比水平缝合多 3～5 mm 的垂直褥

器械设备

- 30° 和 70° 关节镜头
- 区域性缝合套管
- 带长针的 2-0 半月板修复缝合线
- 缝针推进器
- 牵开器
- 半月板探针
- 小止血钳
- 组织钳
- Metzenbaum 组织剪
- Mayo 手术剪
- 手术头灯
- 手术踢桶

第 1 步要点

- 要高效完成由内向外半月板缝合修复术，包括术者在内，手术共需要 3 个人协作完成。
- 在半月板的上、下方交替进行垂直褥式缝合，并使缝合的两端平衡，避免产生非对称性张力或缝合端相互移位。

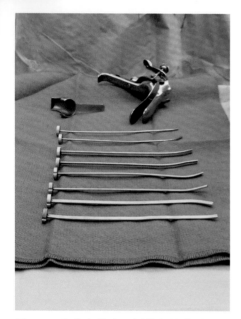

图 7.7   由内向外半月板修复缝合过程中所使用的区域性缝合套管和拉钩

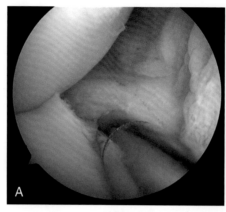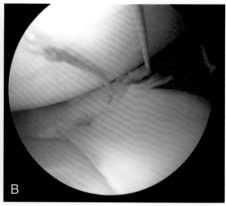

图 7.8   (A) 使用关节镜刨刀对半月板撕裂的边缘进行磨削准备；(B) 在半月板的上、下面交替采用垂直和水平褥式缝合方式穿引缝线

式缝合仍然是最佳的缝合方式。

- 在半月板的上、下面交替进行垂直和水平褥式缝合，以此来修复垂直撕裂并使半月板在前角到后角方向上实现稳定（图 7-8）。
- 缝合套管导入到位后，第二助手将两对半月板针中的第一根向内导入穿过半月板并穿出套管尖端 2～3 mm。
  - 第二助手使用缝针推进器，控制性地每次进针深度为 5 mm，直到触碰到有张力的软组织或是坚硬组织后停止。
- 若发现缝合针穿入关节囊，第一助手就要在确认后撤回缝合针，使用持针器将针从切口内取出。
  - 若向前推进了 3～4 次的 5 mm 距离后仍未发现缝合针，那么助手就要调整拉钩位置，确定针尖所在的位置，通常针尖位于较深部位的中央。
  - 如果仍然未发现针尖，那么就要拉回缝合针，并调整缝合套管的位置和重新导入缝针，改善进针和出针方向和部位。
- 剪掉缝合针后，缝线尾端使用止血钳夹住以作标记。
- 重新放置缝合套管后，以相同的方式导入第二对缝针，缝合时注意两进针点之间的距离要足够。止血钳将两缝线尾端一同钳夹住。
- 此缝合技术在半月板的上、下面以一定的间隔从后向前交替重复进行。
- 每根均使用小止血钳标记，钳夹点距关节囊的距离逐渐缩短，使止血钳依次排列避免缝线缠绕，并且在缝线入路建立完成后，也便于半月板缝合线打结。
- 所有缝线穿绕完毕后，第一助手要在术者使用探针检查修复情况的同时对缝线施加拉力，以便于术者评估是否需要再进行补缝（图 7-9）。
- 之后在膝关节接近完全伸直时，关节镜下，按照由后向前的顺序依次将缝线打结，避免缝线张力过大或者张力不足。
- 现在市场上有多种成品 PRP 系统供患者使用，但它们的加工过程、相关生长因子浓度和临床结果可能存在很大差异。
- 术中需要取自体外周血 20～60 ml。
- 将外周血注入到一单独的离心管内进行离心和血浆分离。
- 离心完成后，富血小板血浆就会与红细胞和（或）白细胞分离。
- 将凝血剂，如凝血酶或氯化钙与 PRP 混合，以诱导增厚的凝血凝块在半月板修复部位沉积。
- 在半月板修复手术结束后，在半月板修复部位导入一根 18 号腰穿针。

第 3 步争议

- 矫形辅助材料［如纤维蛋白原凝块、富血小板血浆（PRP）］可能会促进缝合半月板的愈合（图 7-10）。

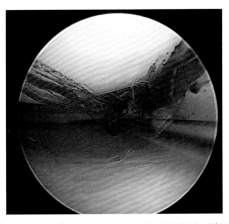

图 7.9　采用由内向外技术修复内侧半月板桶柄样撕裂后，富血小板血浆注射到缝合修复部位

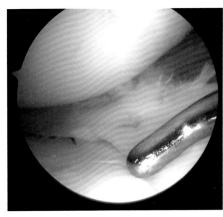

图 7.10　采用稳定的外周固定方式完成由内向外内侧半月板缝合修复

- 关闭盐水流入，在修复界面缓慢注入 PRP 样品。

手术操作三：由外向内半月板修复术

- 由外向内半月板缝合修复技术对半月板前侧尤其是位于中部前方的撕裂很有帮助。
- 按照前文所述将撕裂半月板复位并给予仔细清创准备。
- 关节镜头要放置于对侧入路内，使撕裂部位得到最佳显露。
  - 对于半月板前方的撕裂，70° 关节镜头能够改善显露。
- 在对半月板前方撕裂计划进行由外向内缝合修复时，皮肤切口可在穿引缝线之前或之后进行。
  - 撕裂的位置可以用针头或指压定位，在撕裂中心部位上方做一长 1 ~ 2 cm 的垂直或斜行皮肤切口。
  - 皮下组织与关节囊之间的组织使用一小止血钳来仔细地进行分离。

双针技术

- 第一个 18 号腰穿针经皮（或者经过一很小的皮肤切口）刺入关节囊和半月板内，将垂直撕裂的两端给予桥接（图 7-11A）。
- 第二个 18 号腰穿针，首先穿入环形 2-0 PDS 缝线，同样的方式从外向内刺入关节囊和半月板内，进行垂直或水平褥式缝合固定均可。
- 将环形 PDS 缝线继续推进膝关节，绕过第二个腰穿针头（图 7-11B）。
- 抓线器由入路内导入，穿过第二个腰穿针上的环形线圈，后将缝合针撤出关节。
- 将一根 2-0 可吸收或非可吸收缝线导入第一个腰穿针内并穿出针头，后使用抓线器钳夹住缝线（图 7-11C）。
- 取出第一个腰穿针并将抓线器撤出膝关节，使缝线穿过环形的 PDS 缝线（图 7-11D）。
- 然后将 PDS 缝线拉出到膝关节外，将第一个腰穿针内的缝线拉出，这样就形成了一个褥式缝合结构，之后在关节镜直视下进行囊外打结。
- 可以选择增加缝合数量，以进一步稳定撕裂的半月板。
  - 这些缝线或许可以经皮导入，之后使用关节镜用探针或环状抓线器将其从邻近的切口直接拉出到皮下。

器械设备

- 30° 和 70° 关节镜头
- 11 号和 15 号手术刀片
- 18 号腰穿针（2 个）
- 0 号聚对二氧环己酮（PDS）缝线
- 缝针推进器
- 关节镜用抓线器
- 关节镜用骨锉
- 关节镜用探针
- 小止血钳
- Metzenbaum 组织剪
- 1 号 PDS 缝线
- 2-0 或 0 号非可吸收缝线
- 成品由外向内半月板缝合修复工具包
- 关节镜线结推进器

要点

- 对于单纯半月板前方撕裂，首先可能要经皮导入缝合针，之后在缝线之间建立很小的入路，这样可避免较大的切口。或者，缝线可直接通过邻近的入路拉出，后进行缝线打结和囊外固定。
- 成品由外向内半月板缝合修复工具包里已经配备有缝合套管及环形缝线收引器，可便于缝线穿引，也不需再使用缝线穿引器（图 7-12）。

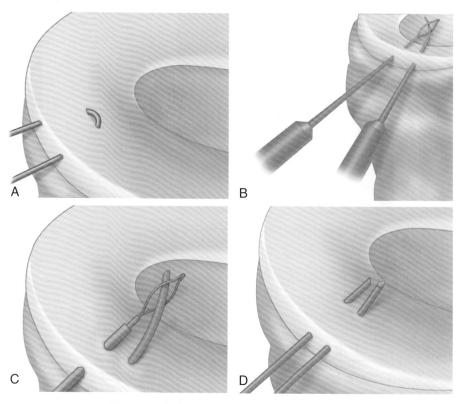

图 7.11　由外向内缝合修补术中的双针技术

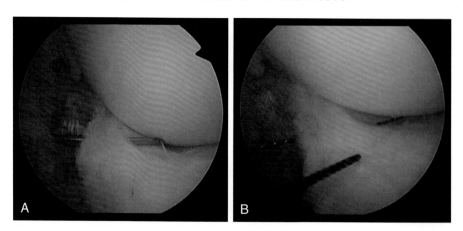

图 7.12　成品由外向内缝合修复用工具包中具有环形缝线收引器，可引导缝线穿过内、外侧半月板前角

过线技术

- 第一个 18 号腰穿针经皮刺入（或通过小的皮肤切口刺入），穿过关节囊和半月板，桥接撕裂部位的两垂直边缘（图 7-13A）。
- 一根 1 号 PDS 缝线穿入腰穿针导入关节，要从关节内撤回时使用关节镜用抓线器夹持缝线，随着腰穿针的去除，由入路内拉出。
- 第二个 18 号腰穿针刺入关节囊，穿过半月板距离第 1 个垂直或水平褥式缝合 3 ~ 5 mm。
- 第二根 PDS 缝线穿入第二个腰穿针，并由同一个关节镜入路拉出（图 7-13B）。
- 在两根缝线穿绕完毕后，利用与 PDS 缝线打结的方式将 2-0 非可吸收缝线穿进撕裂的半月板，有时也可能要再打一个线结。
- 交替牢固地牵拉位于关节外的那一支 PDS 缝线，以便于非可吸收缝线的

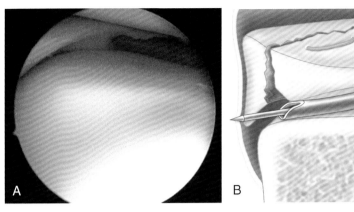

图 7.13　由外向内半月板缝合修复术中的缝线穿引技术

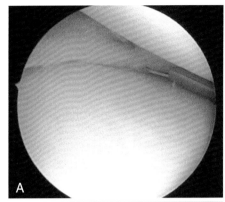

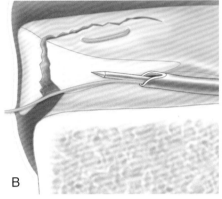

图 7.14　由外向内缝合修复技术和由内向外修复缝合技术完成后，在关节囊外进行缝线固定，确保半月板缝合修复的疗效

顺利穿入（图 7-13D）。

- 将穿引好的缝线在关节囊上方打结，完成半月板缝合修复。
- 可能需要再增加缝合数量以进一步增强缝合修复的稳定性。

术后处理和预期疗效

- 术后 1 个月内
  - 冷疗每日 3～5 次，每次均在功能锻炼之后进行 30 分钟。
  - 铰链式膝关节支具首先设定于完全伸直状态来进行活动，在 1 周后可以不限制关节活动度（0°～90°）
  - 每星期进行一次正规的理疗（PT），同时也要进行家庭理疗。
  - 髌骨活动锻炼。
  - 俯卧位，伸展牵拉患肢以恢复下肢的完全伸直，包括进行踝泵锻炼。
  - 进行直腿抬高锻炼，佩戴支具不负重条件下进行全关节活动。
  - 俯卧位被动屈膝锻炼，毛巾卷辅助进行足跟滑动锻炼，避免主动锻炼腘绳肌。
  - 双拐辅助下进行部分负重（＜50% 负重）活动，同时活动时要将支具设定为完全伸直状态。
- 术后 1～2 个月
  - 每周进行 2～3 次正规理疗，同时继续进行家庭理疗，每周 5 次
  - 在支具辅助下到术后 6 周时，逐渐增加为完全负重活动
  - 在恢复了正常步态后，解除支具的锁定设置，佩戴支具功能锻炼直到术后 6 周时
  - 逐步增加被动、主动活动，直到主动屈曲度完全恢复，一般术后 6 周时，其屈曲活动度要超过 90°
- 术后 2～3 个月
  - 每周进行 2～3 次运动疗法，家庭理疗每周 5 次
  - 开始进行轻微下蹲、蹬腿锻炼、腿屈伸和轻微负重屈曲小腿锻炼，并且要多次反复锻炼
  - 负重抬高足跟和踏台阶锻炼
  - 可开始进行锻炼耐力的闭链运动锻炼（原地脚踏车锻炼、椭圆机锻炼等），一周 3～4 次
  - 进一步进行跑步机上的步态锻炼，并逐渐增加行走速度，恢复目标为达到 15 分钟行走 2 英里路程

要点

- 强调半月板修复术后康复过程中的时间点及各时间段的关节锻炼范围。

提示

- 过早恢复膝关节高度屈曲、旋转活动和体育运动能力会导致半月板修复部位受到的应力负荷加大，可能造成修复失败。

争议

- "桑树结"技术已经很少再使用了，因为其依靠凸起的线结来实现关节内固定，会使磨损加剧造成医源性软骨损伤。
- 若使用多根环形缝线，双针技术会很难施行。
- 缝线穿引技术可利用常规手术器具进行，而且也可以使用任何一种缝线进行最后的固定。

争议

- 负重状态的决定可能因术者、组织性能和缝合修复范围的不同而不同，在佩戴支具伸直状态下的完全负重到无负重这一范围内波动。
- 有的术者会根据情况，让患者在康复早期就进行高度的膝关节屈曲锻炼，但是在术后的前 4~6 周内，屈曲度通常要限制在 90° 以内。

- 水下功能锻炼
- 进行单腿生物力学踝关节平台系统（BAPS）锻炼和网格锻炼，以此恢复本体感觉
- 术后 3~4 个月
  - 家庭锻炼项目每星期进行 4~5 次
  - 开始进行慢跑；或许也可以在平地上进行缓慢的奔跑，同时避免突然加速、弹跳和扭转活动。
  - 进一步在可耐受性负重条件下进行肌力训练，如：蹬腿、踏台阶、轻微下蹲和小腿屈曲（<90°）、小腿屈伸
  - 可进行包括游泳在内的水下功能锻炼。
  - 进行功能性锻炼：绕"8"字锻炼、小幅度画圈锻炼、大"Z"字形锻炼
- 术后 4~6 个月
  - 家庭理疗每星期 3~5 次
  - 不再限制负重和关节活动度，进行可耐受性下肢肌力训练：蹬腿锻炼、深蹲、小腿屈曲、小腿屈伸和弓步前行锻炼
  - 开始进行灵活性锻炼（即突然加速冲刺、跨越训练），后根据患者术前的要求制订增强训练项目
  - 在田径场上或田径赛道上进行全速奔跑训练
  - 之后可逐渐恢复体育运动
- 恢复体育活动的标准
  - 无关节积液
  - 股四头肌无萎缩
  - 股四头肌和腘绳肌肌力至少是对侧下肢的 90%
  - 单腿跳跃试验以及垂直弹跳的幅度至少是对侧下肢的 90%
  - 慢跑、全速跑、穿梭跑、"8"字跑时均无步态异常
  - 可进行深蹲，并且深蹲之后可自主站起

循证文献

Bryant D, Dill J, Litchfield R, Amendola A, Giffin R, Fowler P, Kirkley A: Effectiveness of bioabsorbable arrows compared with inside-out suturing for vertical, reparable meniscal lesions: a randomized clinical trial, Am J Sports Med 35:889–896, 2007.
此研究为随机对照试验，纳入 100 例患者，对比研究采用由内向外垂直褥式缝合与采用半月板箭治疗半月板撕裂的疗效差异，排除同期 ACL 重建的影响，术后 28 个月随访发现两组之间差异无统计学意义。但作者提出需要进一步研究，比较术后 2 年时的两组疗效差异，以及分析确定半月板箭导致关节面损伤的原因。（证据等级 I 级）

Feng H, Hong L, Geng XS, Zhang H, Wang XS, Jiang XY: Second-look arthroscopic evaluation of bucket-handle meniscus tear repairs with anterior cruciate ligament reconstruction: 67 consecutive cases, Arthroscopy 24(12):1358–1366, 2008.
本研究对 67 例采用由内向外联合全内半月板缝合修复术并前交叉韧带重建术治疗的患者进行随访研究，随访时间平均 26 个月，末次随访时对其中 64 例患者进行了关节镜二次探查，结果发现 82.1% 的修复出现完全愈合且症状也完全消失，有 5 例 (7.5%) 出现不完全愈合且关节线周围仍然存在压痛点；有 7 例 (10.4%) 出现修复失败。

Hantes ME, Zachos VC, Varitimidis SE, Dailiana ZH, Karachalios T, Malizos KN: Arthroscopic meniscal repair: a comparative study between three different surgical techniques, Knee Surg Sports Traumatol Arthrosc 14:1232–1237, 2006.
研究纳入了 17 例采用由外向内半月板缝合修复患者，20 例采用由内向外缝合修复患者，以及 20 例采用全内缝合技术和 Mitek RapidLoc 软组织锚钉修复的患者，对比各组患者在术后 1 年随访时的疗效，本研究中 51% 的患者均同期进行了 ACL 重建。结果发现由外向内组的所有患者的缝合修复均实现愈合；由内向外组的愈合率为 95%；全内缝合

组的愈合率为 35%（$p<0.05$）。由外向内组的手术时间为 39 分钟，由内向外组为 18 分钟，而全内组为 14 分钟（$p<0.05$）。关于术后并发症发生率，各组之间差异无统计学意义。（证据等级 II 级）

Horibe S, Shino K, Maeda A, Nakamura N, Matsumoto N, Ochi T: Results of isolated meniscal repair evaluated by second-look arthroscopy, Arthroscopy 12:150–155, 1996.

本研究在术后第 5 个月随访时，对 36 例采用由内向外缝合修复术治疗的患者进行了关节镜下二次探查，结果发现修复优良率为 84%，16% 的患者修复的疗效很差。内侧半月板修复的疗效优于外侧半月板（优良率分别为 82% 和 44%，$p<0.01$），而半月板组织正常的患者的疗效优于那些半月板组织发生退变的患者（优良率分别为 79% 和 36%，$p<0.05$），患者的年龄和受伤时长对愈合没有影响。（证据等级 IV 级）

Logan M, Watts M, Owens J, Myers P: Meniscal repair in the elite athlete: results of 45 repairs with minimum 5-year follow-up, Am J Sports Med 37(6):1131–1134, 2009.

本研究纳入的 42 例高强度运动员，进行了采用由内向外缝合修复治疗术 45 例（其中有 83% 同期进行了 ACL 重建），81% 的患者在术后平均 10.4 个月时重新返回伤前的赛场上继续原来的体育活动。所有的患者中，有 11 例 (24%) 出现了初次修复失败并再次进行了半月板清创治疗，这之中有 11% 失败原因是非创伤性失败。内侧半月板修复的失败率 (36.4%) 比外侧半月板修复的失败率 (5.6%) 更高。

Rodeo SA: Arthroscopic meniscal repair with use of the outside-in technique, Instr Course Lect 49:195–206, 2000.

此研究回顾性分析了由外向内半月板缝合修复术。认为此技术的优点是便于对半月板中部和前侧进行操作，并且避免进行较大的后方切口和能防止神经血管损伤。

Rubman MH, Noyes FR, Barber-Westin SD: Arthroscopic repair of meniscal tears that extend into the avascular zone: a review of 198 single and complex tears, Am J Sports Med 26:87–95, 1998.

本研究一共纳入了 198 例撕裂部位主要在中央血供区域的半月板撕裂，且均采用由外向内缝合修复技术治疗，随访时间平均 18 个月。末次随访时，80% 的患者膝关节症状消失。20% 的患者因症状复发而需再次行关节镜翻修术。在进行了关节镜二次探查的 91 例患者中，完全愈合的有 25%，部分愈合的有 38%，而失败的有 36%。（证据等级 IV 级）

Spindler KP, McCarty EC, Warren TA, Devin C, Connor JT: Prospective comparison of arthroscopic medial meniscus repair technique: inside-out suture versus entirely arthroscopic arrows, Am J Sports Med 31:929–934, 2003.

本研究将采用由内向外缝合修复治疗的 77 例患者与采用半月板箭治疗的 98 例患者进行了前瞻性的对比研究。两组的平均随访时间分别为 68 个月和 27 个月。没有出现需要进行再次手术的半月板修复失败即为临床成功。结果表明两组之间的成功率无任何差异，并且对于半月板箭修复组而言，随访时间需要再进一步延长 3.5 年。（证据等级 II 级）

Steenbrugge F, Verdonk R, Verstraete K: Long-term assessment of arthroscopic meniscus repair: a 13 year follow-up study, Knee 9:181–187, 2002.

本研究纳入了 13 例采用由内向外缝合修复技术治疗的患者，随访时间为 13 年。其中有 7 例患者同期合并 ACL 损伤，只有 1 例在半月板修复术后 6 年时进行了修复。所有患者的 HSS 膝关节功能评分均超过了 75，MRI 评估结果显示有 46% 的患者出现了黏液变性或瘢痕组织。那些存在 ACL 损伤的患者出现了早期关节软骨退变和关节炎。（证据等级 IV 级）

Stone RG, Frewin PR, Gonzales S: Long-term assessment of arthroscopic meniscus repair: a two-to six-year follow-up study, Arthroscopy 6:73–78, 1990.

本研究纳入了 31 例行关节镜下半月板缝合修复治疗的患者。末次随访时的疗效优良率为 88%，且大多数患者随访期间放射影像上均未出现非常明显的病变。能预测半月板修复失败的变量有受伤时长（>2 周），患者年龄、性别，半月板撕裂的边缘宽度达到 6 mm，以及 ACL 缺失。（证据等级 IV 级）

Van Trommel MF, Simonian PT, Potter HG, Wickiewicz TL: Different regional healing rates with the outside-in technique for meniscal repair, Am J Sports Med 26:446–452, 1998.

本研究对 51 例采用由外向内缝合修复治疗的患者，在术后平均 15 个月时进行了关节镜二次探查、关节造影检查和（或）MRI 检查评估。结果发现 55% 的患者出现完全愈合，32% 的患者出现部分愈合，24% 的患者未出现愈合。愈合失败发生在内侧半月板后角的缝合修复；而位于内侧和外侧半月板其他部位的撕裂均正常愈合。（证据等级 IV 级）

（Brian R. Waterman，Brett D. Owens 著　李　虎、宋晓兰 译）

第8章

全内半月板修复术和半月板根部修复术

适应证要点

- 合并有韧带损伤，但是修复不确切的或者治疗失败。
- 半月板根部非解剖修复会导致关节不正常应力及关节软骨加速磨损。

适应证争议

- 年轻患者白 - 白区纵裂
- 中老年患者（＞40 岁）半月板破裂
- 合并下肢固定性畸形的慢性半月板破裂
- 高失败率风险的患者，如果可以，可选择性采用骨科生物治疗

治疗策略

- 对于活跃的患者或者年轻患者，半月板周缘损伤应尽可能缝合，可以延缓由于半月板缺陷导致的关节退行性改变。
- 根据半月板损伤的类型、部位、移位程度，选择由外向内、由内向外、全内缝合。
- 同时处理由于韧带损伤导致的不稳定。

术中显露要点

- 床尾安放脚蹬或者将患者脚置于术者大腿上，可使半月板修复手术更加轻松。
- 推荐在大腿外侧放置挡板或者使用大腿托，以便更好地显露损伤部位。

术中显露提示

- 体位摆放不正确将使手术非常困难，有时为了修复半月板破裂，可能需要附加切口。
- 如果捆绑止血带，不要把止血带捆太紧，否则会阻碍静脉回流，影响手术视野。

解剖争议

- 半月板修复时使用止血带，可能影响手术中对准备缝合部位的血运的判断，也影响对一些辅助措施比如关节囊磨削、半月板附着部位微骨折的观察。

适应证

- 红 - 红区或红 - 白区垂直纵裂。
- 可复位的桶柄裂。
- 红 - 红区或红 - 白区周缘水平裂或斜裂。
- 横裂达到或者超过红 - 白交界处。

术前检查 / 影像学

- 与半月板疾患相关的全面的病史询问和体格检查。
  - 患者描述在某次屈曲或者扭转损伤后出现疼痛、肿胀以及机械症状（比如交锁等）。
  - 记录受伤时间和症状出现的时间。
  - 明确膝关节线上疼痛的部位（前 / 外 / 后）。

体格检查（见第 1 章）

- 肿胀及其程度，局部可能有囊肿。
- 站立位力线。
- 步态。
- 关节活动度：过伸或过屈受限，屈曲位交锁提示桶柄样撕裂。
- 对韧带的检查，判断是否合并交叉韧带或者侧副韧带损伤。
- 沿关节线压痛。
- 半月板激发试验：
  - McMurray 试验
  - Thessaly 试验

影像学

- 拍负重站立位平片，评估是否有骨软骨损伤、关节周围撕脱骨折、关节间隙狭窄或者其他早期骨关节炎的表现（见第 1 章）。
- 髋到踝，双下肢全长片，评估力线。
- MRI 检查，评估半月板破裂的类型及部位，评估修复的可能性及合并的损伤，特别注意有无前交叉韧带损伤或者软骨损伤。

手术解剖

- 标记膝关节周围骨骼轮廓及软组织结构，利于做手术入路（见第 2 章）。

体位

- 关节镜手术部位第 2 章有详细介绍。
- 患者平卧于手术床。
- 同侧臀部垫海绵垫，防止髋关节外旋；

- 使用外侧挡板，膝关节能自由屈伸，并在内翻或外翻应力下轻松显露膝关节外侧或内侧间隙（比如 "4" 字征）。

入路 / 显露

- 关节镜下全内半月板缝合通常只需要两个标准的前内和前外入路，但是有可能要结合后内及后外入路进行由内向外缝合，或者前方小切口进行由外向内缝合（见第 2 章）。

标准手术入路

- 前外入路
- 前内入路

辅助入路

- 辅助前内及前外入路可能获得更好的到达半月板破裂处的途径。
- 辅助后内及后外入路分别用于缝合内侧半月板及外侧半月板后角，可增加显露和方便操作。

手术操作

第 1 步：麻醉后体格检查

- 检查有无半月板周围囊肿或液性肿物、被动活动、韧带情况、McMurray 试验、髌骨稳定性等。

第 2 步：关节镜下全面探查

- 首先进行关节镜下探查，明确膝关节内病变的程度。
  - 探查髌上囊及内外侧沟。
  - 探查髌股关节。
  - 仔细探查髁间区域，是否有交叉韧带损伤或者半月板撕裂并移位，包括通过改良 Gillquist 视角观察。
  - 探查膝关节内外侧间室，探查有无半月板病变及单独的关节软骨损伤。
    - 使用探钩仔细探查半月板的活动性、是否有病理性松弛或不稳、半月板修复的可能性（图 7.3）。

第 3 步：复位移位的半月板

- 一旦发现半月板撕裂并移位，可以用钝性套管针或者探钩复位，动作要轻

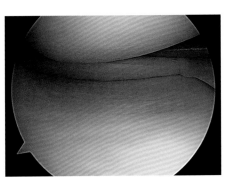

图 8.1

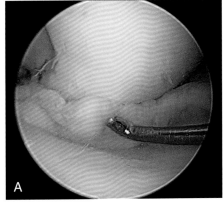

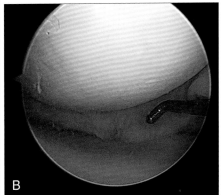

图 8.2

第 2 步提示

- 尽量少切除髌下脂肪垫，因为过多切除髌下脂肪垫可能导致出血及水外渗，导致视野不清楚以及术后过度瘢痕形成。然而，阻挡视野的髌下脂肪垫过度增生需要清理。

第 3 步要点

- 变换手术入路或者建立附加入路方便显露及操作。
- 置入一根缝线牵拉有利于在缝合的时候维持移位的半月板组织复位，在有移位的半月板纵裂中尤其实用。

第 3 步提示

- 不充分考虑到半月板破裂的程度和大小，半月板修复的失败率会增高。

第 4 步器械 / 设备

- 关节镜刨削器
- 关节镜篮钳和打孔器
- 关节镜磨锉
- 公司提供的半月板缝合针
- 关节镜推结器
- 关节镜剪或者剪线器（标准型或者公司提供）
- 钝性套管针
- 工作鞘管
- 关节镜抓钳

柔，避免加重撕裂或者刺破脆弱的组织。

- 膝关节由屈曲位逐渐伸直，同时施加内翻（外侧半月板）或外翻（内侧半月板）应力，以便张开关节间隙，便于撕裂的半月板复位。
- 移位的半月板组织复位后判断修复的可能性、有无变形、有无钙化。
- 仔细评估半月板破裂的大小、部位、损伤类型、临近结构的损伤程度以及半月板根部有无撕裂。
    - 不适合修复的半月板组织予以清理，保护残留的、完整的半月板组织。

第 4 步：半月板及破裂缘准备

- 调整观察入路和操作入路，以便获得最佳的视野和操作空间。
- 如果破裂部分处理后能够与周围完整的半月板组织紧密接触，才可以尝试修复。
- 破裂口用刨削器或者磨锉处理，以刺激出血，促进愈合（图 8.3）。
    - 使用刨削器的时候吸引力要小，和（或）使用磨削模式，避免清理掉过多的半月板组织。
- 用 18 号腰穿针横向刺半月板组织，有利于刺激血管长入和纤维组织形成。
- 陈旧失活或者有条束产生的破裂口可以用篮钳咬除少部分组织，以使破裂口最大程度对合。

第 5 步：用第 4 代半月板缝合针行全内缝合

- 仔细检查和评估半月板破裂，确认适合修复。
- 根据破裂的类型和程度，术者确定半月板缝合针安放的部位，每 3～5mm 安放 1 枚，上表面和下表面交替。
    - 根据破裂的部位、入路的位置以及操作的便利程度选择弯型、直型或者倒钩型固定材料。
    - 如果现有的手术入路手术操作不便利，可以用 18 号腰穿针定位后做附加的手术入路。
- 用带刻度的探钩测量预计缝合进针点到周围关节囊的距离，用于确定限深装置的长度，既确保针尖端横钉能到达关节囊外面，又避免刺入过深。
- 在 Wissinger 棒的引导下先插入保护鞘管，再插入半月板缝合针，也可以直接从前外或前内入路插入。
- 半月板缝合针对着半月板破裂缘轻轻刺入，施加压力并复位半月板破裂（图 8.4）。

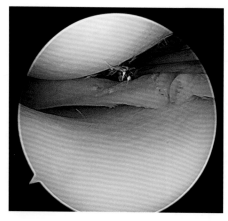

图 8.3

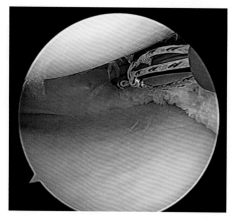

图 8.4

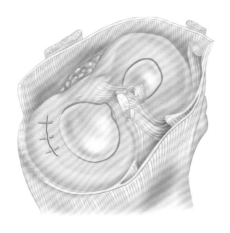

图 8.5

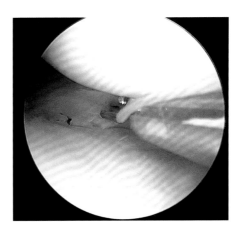

图 8.6

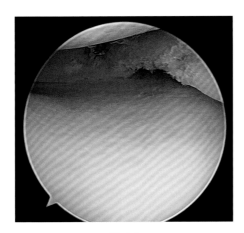

图 8.6

- 管状半月板缝合针垂直破裂口刺入，穿过破裂口，直到有穿破关节囊时的落空感后停止（图 8.5）。
  - 如果使用的是可调节半月板缝合针（比如 Smith & Nephew 的 FAST-FIX 360, Andover, MA; Arthrex SpeedCinch, Naples, FL），如果第 1 针缝合不理想，可以退出来，直到缝合到理想的位置，再推动扳机，释放针尖的锚，横挂在关节囊上。
  - 如果是非可调节半月板缝合针，（比如 Smith&Nephew 的 FAST-FIX, Andover, MA），缝合针刺破关节囊后不能回退重新定位，通过旋转等操作，使尖端横钉释放并挂在关节囊上。
- 缝完第 1 针后，缓慢回退针管至关节囊外，在第 2 次进针前，要确认缝合的稳定性，前方锚是否刺入足够深。
- 根据术者的选择（由半月板破裂的类型决定）行褥式缝合或者斜形缝合，再次刺入缝合针并释放锚，确保两点均稳定固定，能对抗张力。
- 拔出缝合针，这时会有一根单线从切口带出来，在关节镜持续监视下，轻轻牵拉线尾，用推结器、关节镜探钩或者公司提供的推结 / 剪线器，推动自锁结逐渐拉紧，复位并固定半月板破裂口（图 8.6）。
- 在剪线之前最后用探钩检查线结的松紧度以及缝合的稳定性（图 8.7）。
- 每间隔 3 ~ 5 mm 缝合 1 针，上表面和下表面交替，使半月板缝合平衡且稳定。

第 4 步要点

- 选择合适长度的缝合针，避免刺入过深导致皮下硬物、软组织激惹、血管神经损伤。
- 使用工作鞘管有利于置入半月板缝合针。
- 由对侧入路插入缝合针，可以避开腘肌腱裂孔和腘窝，降低血管神经损伤的风险。
- 缝针必须与半月板破裂口垂直，通常需要通过对侧入路缝合。
- 缝合半月板后角通常在同侧入路操作，使用弯的缝合针避开腘窝。
- 如果是垂直缝合，要先从上方进针，再从下方进针。
- 坚硬的或者带有锐利边缘的内置物会磨损或者刮擦软骨，类似关节游离体。
- 注意不要把缝合针退出到膝关节囊或者切口外，以免在缝合的时候卡入软组织。
- 拉紧打结的时候不要太紧，避免切割甚至切出半月板。
- 缝合半月板后角的时候避免在屈曲位拉紧缝线，因为如果这样，膝关节伸直后缝线线可能会变松。
- 缝到腘肌腱或者外侧（或内侧）副韧带，可能导致缝合不牢或者继发症状。

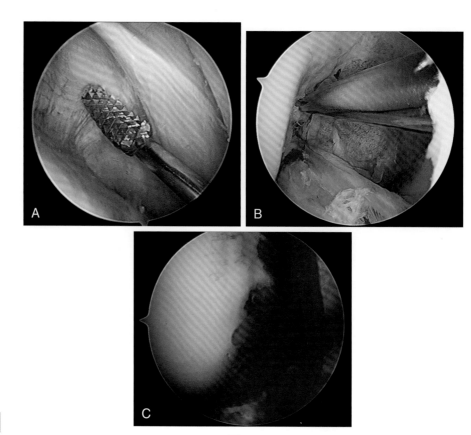

图 8.8

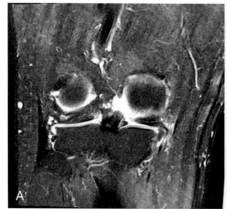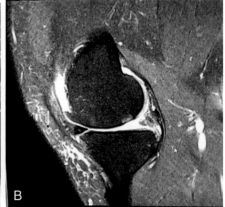

图 8.9

- 关节囊打磨（图 8.8A）或者髁间窝微骨折（图 8.8B）以增加局部出血，促进半月板愈合（图 8.8C）。

第 6 步：半月板根部撕裂的全内缝合

- 如果半月板松弛，但是没有发现分离性半月板破裂，应仔细检查有无半月板根部撕裂或者最后方的横裂（图 8.9）。
- 半月板根部撕裂时，通常会固定在非解剖位。一旦确定有半月板根部撕裂（图 8.10），应用刨削器、小篮钳、半月板剪清理局部的瘢痕组织，并且纵行分离，使半月板获得充分的活动度。
- 半月板根部止点处骨床用刨削器、打磨头、刮匙等处理至出血，用抓钳抓住半月板根部尝试复位，判断半月板根部的活动度。
- 股骨髁间窝成形后，充分显露半月板根部，置入前交叉韧带定位器，关节

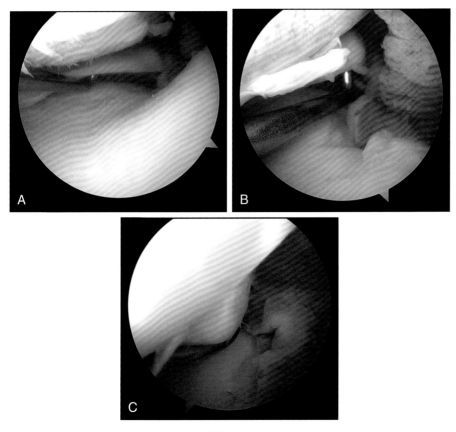

图 8.10

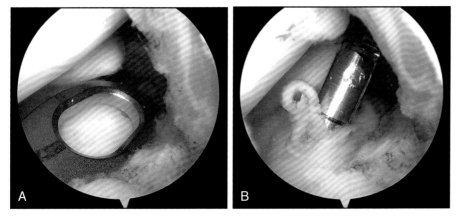

图 8.11

腔内定位于半月板根部止点足印区的中心（图 8.11A），胫骨近端前内侧做小切口，以胫骨近端前内侧为进针点，打入 3.2 mm 导针（图 8.11B）。

- 用 0 号或者 2-0 高张力非可吸收线采用褥式或者改良 Mason-Allen 的方法缝合撕裂的半月板根部。
  - 用过线装置（如：Arthrex knee scorpion, Naples, FL）在撕裂的半月板根部穿两根线。
  - 或者从后内或后外入路置入 7 mm 工作鞘管，用缝合钩（Suture lasso）或者弯穿刺针刺入半月板根部，用镍钛合金线或者其他线作导引，引入最终缝合的线。
- 退出导针，从胫骨近端内侧引入一个牵引线圈，将半月板根部的缝合线穿过线圈。

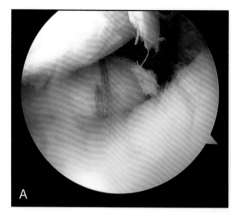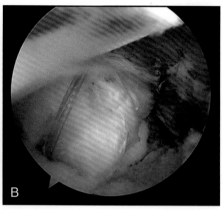

图 8.12

- 将牵引线从胫骨骨道拉出，将半月板根部缝线通过胫骨骨道拉至胫骨近端内侧。
- 拉紧缝线，使半月板根部复位至足印区，缝线用金属纽扣或者横钉固定于胫骨近端内侧（图 8.12A、B）。

术后处理和预期疗效

- 0～1 个月
  - 每天冷敷 3～5 次，锻炼后冷敷 30 分钟
  - 1 周内下床行走时须将支具伸直位锁定，1 周后可松开锁定
  - 每周正规理疗一次，配合每天的家庭理疗
  - 髌骨推移
  - 俯卧位牵拉，获得最大伸直，包括腓肠肌牵拉
  - 直腿抬高，不负重全范围活动，不强制佩戴支具
  - 俯卧位膝关节被动屈曲，借助毛巾行抗阻足跟滑移，避免主动腘绳肌锻炼
  - 下床行走时佩戴支具并锁直，扶拐杖部分负重（＜50%）
- 1～2 个月
  - 每周正规理疗 2～3 次，配合家庭理疗 5 次
  - 6 周内支具保护下部分负重过渡到完全负重
  - 任何时候支具都不锁，6 周时，如果不扶拐行走不痛，则可去除支具
  - 逐渐被动或主动抗阻力屈曲，从尽可能主动屈曲到尽可能活动，6 周时允许屈曲超过 90°
- 2～3 个月
  - 每周正规理疗 2～3 次，配合家庭理疗 5 次。
  - 开始小角度下蹲、足墙壁滑移、抗阻蹬腿、膝关节抗阻伸直、小阻力高频率膝屈曲。
  - 提足跟并负重蹬台阶
  - 开始耐力闭链运动（固定自行车），每周 3～4 次。
  - 跑步机上步态练习，每英里 15 分钟，完成 2 英里
  - 泳池锻炼
  - 本体感觉训练：单腿平衡板或者滚筒
- 3～4 个月
  - 家庭理疗每周 5 次

- 开始慢跑，避免急速变向、跳、扭转
- 能忍受的情况下进行负重肌力锻炼：抗阻蹬腿、小范围下蹲、抗阻屈膝（<90°）、抗阻伸膝。
- 泳池锻炼与泳道游泳
- 功能锻炼，包括仰卧位，屈髋屈膝，足画"8"字、画圈、画"Z"字。
- 4~6 个月
  - 家庭理疗每周 3~5 次
  - 加强下肢肌力锻炼，完全负重，最大范围活动：抗阻蹬腿、小范围下蹲、抗阻屈膝（<90°）、抗阻伸膝、弓步锻炼
  - 根据患者术前期望，开始敏捷训练（急速变向等）及弹跳训练
  - 在赛道或场地上全速跑
  - 可以开始逐渐回归体育锻炼
- 完全恢复体育运动或活动的标准
  - 没有肿胀
  - 没有股四头肌萎缩
  - 股四头肌和腘绳肌肌力达到对侧的 90%
  - 单腿跳远和跳高至少达到对侧的 90%
  - 高抬腿、全速跑、折返跑、"8"字跑无受限
  - 能完全下蹲和站立

术后康复的争议

- 不同的手术医生根据半月板组织的质量、修复的情况进行康复指导，从戴支具完全负重到避免负重。
- 尽管有的医生允许手术后早期深蹲。作者还是主张术后 4~6 周内避免屈曲超过 90°

循证文献

Barber FA, Herbert MA, Bava ED, Drew OR: Biomechanical testing of suture-based meniscal repair devices containing ultrahigh-molecular-weight polyethylene suture: update 2011, Arthroscopy 28:827–834, 2012.

作者比较了几种全内缝合内植物的生物力学强度，并与金标准高质线由内向外垂直褥式缝合比较。经过循环应力作用后，Omnispan、Cinch、Sequent 和 FAST-FIX 360 与高质线由内向外缝合之间各项指标均无明显差异。

Bhatia S, LaPrade CM, Ellman MB, LaPrade RF: Meniscal root tears: significance, diagnosis, and treatment, Am J Sports Med 42:3016–3030, 2014.

作者对半月板根部撕裂后的功能及生物力学的文章做了综述，半月板根部撕裂的定义是半月板胫骨止点直接撕脱或者靠近止点处的纵裂，会出现半月板向周围膨出以及与半月板全切类似的应力状态，修复半月板根部可以恢复正常的膝关节应力状态，降低胫股关节骨关节炎的风险。

Haas AL, Schepsis AA, Hornstein J, Edgar CM: Meniscal repair using the FAST-FIX all-inside meniscal repair device, Arthroscopy 21:167–175, 2005.

前瞻性研究，作者收集了 37 位患者 42 膝行半月板缝合的患者，平均随访 24.3 个月（22~27 个月）；58% 合并前交叉韧带损伤。所有的患者半月板破裂均位于红 - 红区或红 - 白区，周缘部分均为 2 mm，破裂口平均长度 2.9 mm，平均用了 2.8 枚（1~5 枚）Fast-Fix 行垂直褥式或垂直斜行缝合。有 5 例临床失败，3 例在单纯半月板缝合组（80% 成功率），2 例在合并前交叉韧带组 (91% 成功率)，IKDC 评分和 Lysholm 评分较术前显著提高 (p<0.05)。作者认为，Fast-Fix 治疗半月板破裂成功率高，并发症发生率低，结果与由内向外缝合相似。(IV 级证据)

Hantes ME, Zachos VC, Varitimidis SE, Dailiana ZH, Karachalios T, Malizos KN: Arthroscopic meniscal repair: a comparative study between three different surgical techniques, Knee Surg Sports Traumatol Arthrosc 14:1232–1237, 2006.

前瞻性研究，由外向内缝合组 17 例，由内向外缝合组 20 例，Mitek RapidLoc 软组织锚钉全内缝合组 20 例，术后随访 1 年，51% 合并前交叉韧带损伤。由外向内组全部愈合，由内向外组 95% 愈合，全内缝合组 35% 愈合 (p<0.05)，由外向内组手术时间 39 分钟，由内向外组 18 分钟，全内缝合组 14 分钟 (p<0.05)，三组并发症发生率无差异。(II 级证据)

Feucht MJ, Grande E, Brunhuber J, Burgkart R, Imhoff AB, Braun S: Biomechanical evaluation of different suture techniques for arthroscopic transtibial pull-out repair of posterior medial meniscus root tears, Am J Sports Med 41:2784–2790, 2013.

在猪内侧半月板根部撕裂修复模型中，改良 Mason–Allen 法生物力学循环试验效果最好，比水平褥式、改良线圈捆扎等方法好。但是，两个单纯结操作简便，术后僵硬与其他方法类似，也是一种可行的方法。

Geeslin AG, Civitarese D, Turnbull TL, et al: Influence of lateral meniscal posterior root avulsions and the meniscofemoral ligaments on tibiofemoral contact mechanics. Knee Surg Sports Traumatol Arthrosc. 24(5):1469-1477, 2016.

在外侧半月板后根撕裂尸体标本中，板股韧带和前交叉韧带完整组较板股韧带和前交叉韧带缺失组膝关节应力改变更小。半月板根部和前交叉韧带同时重建，有利于膝关节应力恢复至正常状态。

Kotsovolos ES, Hantes ME, Mastrokalos DS, Lorbach O, Paessler HH: Results of all-inside meniscal repair with the FAST-FIX meniscal repair system, Arthroscopy 22:3–9, 2006.

58 例患者 61 膝关节半月板破裂，均用 Fast-Fix 缝合，62% 同时行前交叉韧带重建。所有的半月板损伤均位于红 - 红区或红 - 白区，平均随访 18 个月 (14 ~ 28 个月)，6 例失败，成功率 90.2%。Lysholm 评分从术前的 43.6 上升至术后的 87.5(p<0.05)。年龄、破裂长度、是否合并前交叉韧带重建、受伤时间、破裂部位均对结果无影响。作者认为 Fast-Fix 缝合半月板损伤成功率高，安全有效。(IV 级证据)

Masoudi A, Beamer BS, Harlow ER, Manoukian OS, Walley KC, Hertz B, Haeussler C, Olson JJ, Zurakowski D, Nazarian A, Ramappa AJ, DeAngelis JP: Biomechanical evaluation of an all-inside suture-based device for repairing longitudinal meniscal tears, Arthroscopy 31:428–434, 2015.

尸体研究比较由内向外、全内缝线缝合、全内缝合器缝合的生物力学效果。经过循环应力后，由内向外组半月板裂口张开大于其余两组，三组缝合的强度无明显差异，但是由内向外、全内缝线缝合的最大抗拔出力较全内缝合器缝合要高。

Nepple JJ, Dunn WR, Wright RW: Meniscal repair outcomes at greater than five years: a systematic literature review and meta-analysis, J Bone Joint Surg Am 94:2222–2227, 2012.

根据现有的文献，全内缝合失败率 (24.3%)，与由外向内 (23.9%)、由内向外组 (22.3%) 相似。

Quinby JS, Golish SR, Hart JA, Diduch DR: All-inside meniscal repair using a new flexible, tensionable device, Am J Sports Med 34:1281–1286, 2006.

回顾性分析了 46 例患者 54 膝关节半月板破裂的资料，均行 Rapid-Loc device 缝合。至少随访 2 年 (平均 34.8 个月)，采用 IKDC 评分、膝关节疾病主观 VAS 评分、关节线压痛、McMurray's 压痛、KT-1000 对患者进行评估，有症状的患者 MRI 检查和再次关节镜探查。半月板缝合的临床成功率是 90.7%，5 例患者需要再次手术行半月板切除。失败的高危因素包括：桶柄样撕裂、多处撕裂、撕裂长度大于 2 cm，病史 3 个月以上。作者认为 Rapid-Loc device 缝合半月板，在同期行前交叉韧带重建的患者中，中期随访临床愈合率可以接受，但是必须重视这些导致失败的高危因素。

Rosso C, Muller S, Buckland DM, Schwenk T, Zimmermann S, de Wild M, Valderrabano V: All-inside meniscal repair devices compared with their matched inside-out vertical mattress suture repair: introducing 10,000 and 100,000 loading cycles, Am J Sports Med 42:2226–2233, 2014.

猪半月板破裂修复模型中，两种全内缝合和两种由内向外缝合进行循环应力生物力学测试比较，结果显示由内向外缝合较全内缝合无明显优势。

Spindler KP, McCarty EC, Warren TA, Devin C, Connor JT: Prospective comparison of arthroscopic medial meniscus repair technique: inside-out suture versus entirely arthroscopic arrows, Am J Sports Med 31:929–934, 2003.

47 例患者行由内向外缝合，随访 68 个月，98 例患者行半月板箭缝合，随访 27 个月，所有患者同时行前交叉韧带重建。所有患者中没有因愈合失败行二次手术者。两组失败率无显著性差异，但是两组随访时间相差 3.5 年。(Ⅱ 级证据)

Zantop T, Eggers AK, Musahl V, Weimann A, Petersen W: Cyclic testing of flexible all-inside meniscus suture anchors: biomechanical analysis, Am J Sports Med 33:388–394, 2005.

50 例新鲜冰冻牛半月板破裂修复模型，分别用不同的方法修复：2-0 爱惜邦线水平和垂直缝合 (由内向外)，Fast-Fix 水平和垂直缝合，RapidLoc device 缝合。经 5N 和 20N 1000 次循环应力试验，所有标本均无缝线松脱，各组中半月板破裂移位无明显差异，Fast-Fix 水平和垂直缝合较其余两组有更高的缝合强度和抗拔出力 (p<0.05)。结论：Fast-Fix 水平和垂直缝合生物力学结果与传统的垂直褥式相似，Fast-Fix 水平和垂直缝合生物力学结果与传统的水平褥式相似。

（ Brian R. Waterman，Brett D. Owens 著　戴　祝译）

第 9 章

关节镜辅助半月板同种异体移植术

适应证

- 既往半月板全切或部分切除后的半月板缺损
- 压痛和活动相关的关节间隙症状
- 有限的关节间隙狭窄或严重的关节炎改变
- 关节软骨完好，Outerbridge 三级以下的软骨（Outerbridge Ⅰ 或 Ⅱ 级），除非同时接受软骨恢复手术
- 患者的生理年龄年轻

术前检查 / 影像学

体格检查

- 关节积液
- 站立位肢体全长 X 线片评价冠状面畸形或对线不良
- 步态检查评价
- 负重下蹲
- 关节活动度
- 肌肉力量检查
- 髌股关节检查
  - 摩擦音
  - 髌磨试验，压痛点
  - 髌骨轨迹和稳定性
- 关节间隙压痛
- 半月板刺激试验
  - McMurray 试验
  - Thessaly 试验
- ACL 损伤
  - Lachman 试验
  - 前抽屉试验
  - Pivot 轴移试验
- PCL 损伤
  - 后抽屉试验
  - Quad active 试验
  - 脚趾反弓试验
- 后外角或后内角损伤
  - 30° 和 90° 拨号试验
  - 0° 和 30° 内、外翻应力试验

平片检查

- 屈曲 45° 负重下后前位片，主要评价胫股关节后侧间隙狭窄、骨赘形成或

适应证提示

- 有下列情况的患者是半月板移植的禁忌证或不太适合半月板移植：尚未修复的前交叉韧带或其他韧带功能不全；尚未解决的局灶性 Outerbridge Ⅳ 级软骨损伤；严重的或弥漫性的关节炎改变（例如股骨髁扁平，显著的骨赘形成）；未矫正的或明显的内外翻对线不良累及到了间室，或静态下胫股关节半脱位；活动度受限（伸直丢失 >5° 或屈曲 <125°）；炎症性关节炎或其他滑膜增生性疾病。
- 患者 <50 岁或肥胖（BMI>35 kg/m²）是术后失败的高危因素。

争议

- 年轻、无症状的半月板缺损的患者
- 骨骼尚未成熟的患者，特别是有不稳定的盘状半月板变异的患者
- 希望重返比赛的高级别、高风险运动员
- 老年患者
- 弥漫的或者大片的 Outbridge Ⅲ 或 Ⅳ 级软骨受累

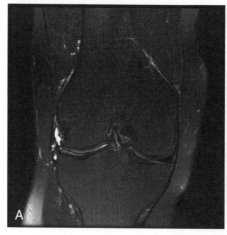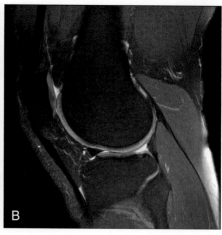

图 9.1

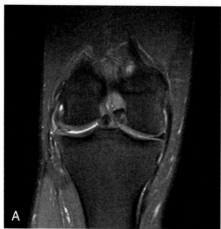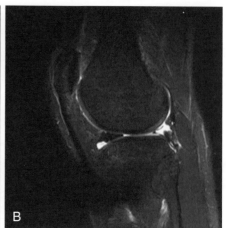

图 9.2

股骨髁平坦改变

- 前后位和侧位片，评价胫骨半脱位、后髁骨赘形成
  - 摄片时应放置放大率标尺，用于移植物尺寸测量和术前计划。
  - 半月板宽度的测量是从同侧髁间棘的边缘到平台的边缘。
  - 半月板长度的测量是在侧位片上自平行于胫骨前缘的线到胫骨平台后缘的垂线的距离，再乘以 0.7（外侧）或 0.8（内侧），以矫正放大率。
- 髌骨轴位片评价髌股关节对线和关节间隙的狭窄
- 双侧全长片对比评价力线对线和对称性、对侧肢体有无先天性内翻

磁共振检查

- 半月板的完整性以及边缘的残留（图 9.1 和图 9.2）
  - 术前的影像学测量要基于个体化测量完成
- 软骨病损和明显的软骨下骨水肿或损害（比如骨坏死）
- 交叉韧带或侧副韧带损伤
- 必须仔细评阅其他胫股和髌股关节间室，以排除其他潜在的疼痛来源

麻醉下体格检查

- 半月板周围囊肿、被动活动度、韧带检查、McMurray 检查和髌骨稳定性检查。

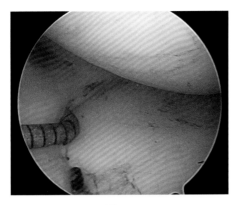

图 9.3

关节镜诊断

- 如果前次关节镜手术时间久远或影像学严重改变，再次关节镜检查在临床分期和对特定的手术准备上是有帮助的
- 关节镜检查可以明确既往半月板次全切或全切后半月板的缺损程度，对需要处理的继发的软骨损伤进行评价，特别是既往手术是其他医生做的情况下（图 9.3）。

手术解剖

- 需要明确膝关节周围的骨性和软组织标志，便于通道位置的确定（见第 2 章）。
- 当保留前角关节囊附着点和需要到达半月板止点时，需要有限的内侧或外侧髌旁关节切开显露或前方通道切口的延伸。
- 在进行移植物缝合固定时的后外侧辅助入路需要了解腓总神经的位置和走行，其位于股二头肌腱后方。
- 行后内侧辅助入路时需要了解隐神经的髌下支，其走行于内侧副韧带后方，在显露和缝合固定时需要保护。

体位

- 关节镜的体位细节描述详见第 2 章。
- 患者置于手术台上取平卧位。
- 同侧臀部下垫枕避免髋关节外旋。
- 使用脚架或大腿侧挡来保证在内、外翻应力下（例如"4"字体位）对内、外侧间室的观察。

入路 / 显露

- 使用标准的前内和前外关节镜通道（见第 2 章），再结合后内或后外切口进行从内到外的修补（见第 2 章）。
- 内侧或外侧的髌旁切口是自标准的通道进行延伸，用于半月板移植物的通过，以及从外到内的修补和前角的固定。有限的关节切开可以早点进行，以利于骨道的准备。

标准入路

- 前外侧通道

要点

- 使用脚架或者将患者的脚放在术者的大腿上可以在手术操作中允许更大的自由度。
- 腿架或者腿挡的使用有助于最大的关节间隙牵开和视野。
- 移植物的准备可以在患者摆体位之前就在消毒台上完成，这样可以手术效率最大化。

提示

- 要合理使用止血带，不要过紧，避免单纯阻断静脉影响切开和视野。

器械设备

- 沙袋、输液水囊、凝胶垫或柱都可以作为脚架来使用
- 腿挡
- 垫料：蛋箱海绵、凝胶垫
- 理想的选择：关节镜专用腿架
- 直钳
- 18 号腰穿针
- 半月板探针
- 关节镜篮剪和半月板剪
- 钝头
- 关节镜锉
- 半月板缝合器械
- 关节镜下推结器
- 关节镜剪刀或切线器
- 高速磨钻
- 3/8 英寸骨刀
- 电钻
- 胫骨 ACL 导向器
- 空心磨钻（各尺寸）
- 逆向磨钻及导针
- Metzenbaum 剪
- 1cm 锯片的摆锯
- 无菌皮质纽扣
- Hewson 引线器
- #0、#2 和 2-0 高张力不可吸收线

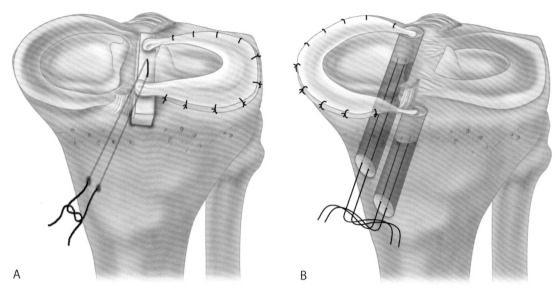

图 9.4

- 前内侧通道

辅助入路
- 辅助前内或前外侧通道可以优化对半月板撕裂处的显露。
- 后内或后外通道可以用来看到内侧或外侧半月板后角并进行修复。

胫骨前内侧入路
- 经皮或小切口（2 ~ 3 cm）起于胫骨结节水平沿胫骨前内侧延伸。
- 将胫骨内侧的软组织剥离，用于固定半月板的骨块。

后外侧辅助入路
- 将膝关节屈曲 90°，切口起于外侧副韧带后缘与胫骨关节线交点，长度 3 ~ 4 cm，关节线上方 1/3，下方 2/3。
- 显露髂胫束和股二头肌腱之间的间隙，将腓肠肌外侧头与后关节囊剥离。
- 在腓肠肌前方放入腘窝拉钩，保护后方结构，特别是血管神经结构。
- 腓总神经走行于股二头肌腱后方，其位于半月板修补的位置。

后内侧辅助入路
- 膝关节屈曲 90°，切口位于内侧副韧带后缘与胫骨关节线交点，上方 1/3，下方 2/3。
- 锐性分离缝匠肌筋膜，分离半膜肌腱和内侧副韧带之间的间隙，自后关节囊剥离腓肠肌内侧头。
- 在腓肠肌前方放入腘窝拉钩，半月板由内向外修补时保护后方结构。

手术操作

第 1 步：外侧和内侧异体半月板移植：相关病变的治疗
- 外侧（图 9.4A）和内侧（图 9.4B）半月板异体移植的概况。
- 诊断性关节镜检查后，同时完成对伴随的病理因素的治疗或矫正性截骨。

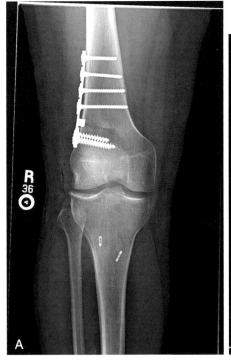
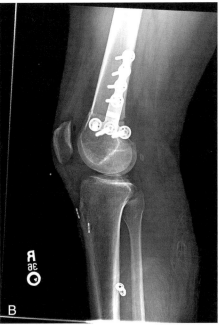

图 9.5

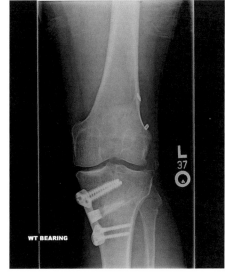

图 9.5

- ACL 或 PCL 缺陷
  - 可以进行标准的关节镜下单束或双束重建。
  - 采用标准技术准备股骨和胫骨的骨道，将牵引线留在对侧通路外。
  - 为了视野更好，并避免造成移植半月板损伤，需要在半月板移植完成后，再将交叉韧带移植物穿过并可靠固定。
- 机械性对线不良
  - 为了保护软骨并减少继发的半月板移植并发症，可以将对线不良矫正到中立位或轻微过度矫正的位置（例如：对侧胫骨棘的下坡）。
  - 可以在半月板移植之前或分期进行适当的关节周围截骨。
    - 为了矫正外翻对线不良，可以采用股骨远端外侧的开放楔形截骨或内侧的闭合楔形截骨（图 9.5）。
    - 为了矫正内翻对线不良，可以采用在胫骨高位内侧开放楔形截骨（图 9.6）或外侧闭合楔形截骨。
- 局灶性软骨缺损
  - 软骨成形、骨软骨自体移植、新鲜异体骨软骨移植、自体软骨细胞移植或其他手段可以在半月板移植之前用于软骨恢复。
  - 微骨折或骨髓刺激技术需要在半月板移植固定后进行，这样可以减少关节内出血，避免影响关节镜的视野。

第 2 步：自身半月板的准备

- 半月板的体积、尺寸和质量需要在镜下详细评估，以指导进一步的切除。
- 使用刨刀或篮钳对半月板进行清理，特别是前角部位，保留半月板周缘 1 ~ 2 mm（图 9.7）。
- 可以用关节镜锉刀或 18 号腰穿针对半月板边缘进行出血化以利于移植物愈合。

第 1 步要点

- 保留宿主 1 mm 的血管区半月板非常重要，有利于半月板周缘的牢固固定，避免半月板穿破。
- 保留前后根止点，便于胫骨骨道或骨槽的准确定位。

第 1 步提示

- 如果行关节切开，避免破坏前方关节囊和半月板结合部，其对半月板功能很重要。
- 如果不能制备残留半月板的出血创面，可能对半月板长入和再塑形不利。

第 2 步争议

- 通用的股骨牵开器可能对显露受累间室有帮助。
- 其他有助于显露受累间室和移植物通过的方法包括：在近端止点对内侧副韧带浅层和深层进行戳孔拉花松解；在 ACL 和 PCL 下进行髁间窝成形；或仅固定软组织而不使用骨块。
- 如果选择仅固定软组织，那么前后角止点必须仔细打磨至软骨下骨，以利于后续的愈合，并且需要使用高张力的不可吸收线穿过骨组织或用带线锚钉固定，获得牢固的根。

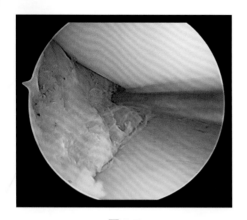

图 9.7

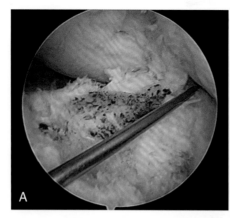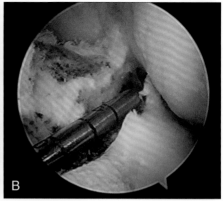

图 9.8   (Courtesy Adam B. Yanke, MD and Brian J. Cole, MD.)

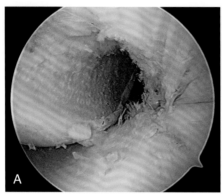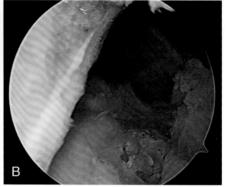

图 9.9

第 3 步：胫骨骨槽 / 通道的准备

- 外侧半月板移植
  - 髌旁外侧切口，与半月板前后角附着点在一条线上，有利于骨槽的准确定位。
  - 膝关节屈曲 60°～90°，在 ACL 后方进行有限的髁间窝成形，来扩大工作空间，有利于确认自体解剖和异体半月板的通过。
  - 用电刀自半月板前角和后角画一条直线，可以徒手制作骨槽（图 9.8），也可以使用已有的空心系统。
    - 用 4 mm 的磨头将外侧髁间棘磨平，并沿着之前画的线磨出一条小的骨槽，但要保留后侧皮质。
    - 用 3/8 英寸的骨刀或空心锉将骨槽扩大成 8 mm 宽、10 mm 深的梯形或圆锁眼形的骨槽。
    - 骨槽的边缘用锉刀或关节镜的刨刀磨平，去掉残留的碎屑。
    - 需要保留胫骨骨槽后方的皮质骨来作为对移植半月板骨桥的支撑。
  - 做出经胫骨骨槽的骨性通道，来用于移植物的通过和固定。
    - 用 ACL 胫骨导向器在胫骨骨槽的基底逆向打入导针，但要保留至少 10 mm 的空间。
    - 从每个骨道都穿过引线，用于之后的移植半月板穿过和固定。
  - 内侧半月板移植
    - 行相反位置的髁间窝成形（图 9.9A）后，辨认自身内侧半月板前后根的附着处，将残留组织压实，便于骨槽的定位（图 9.9B）。

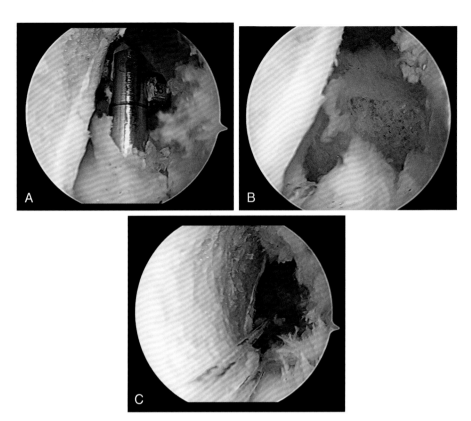

图 9.10

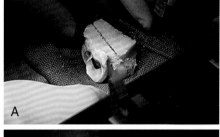

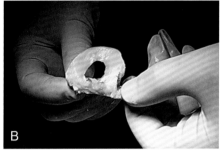

图 9.11　(Courtesy Adam B. Yanke, MD and Brian J. Cole, MD.)

- 用 ACL 的胫骨侧钻头，逆向 8 mm 锉自胫骨前内侧"钻"到内侧半月板后根附着处（图 9.10A）。
- 用逆向锉磨锉 15 mm 深（图 9.10B），再将其返回关节内，导过牵引线（图 9.10C）。
- 在延长前内侧通道之后，从外到内打入第二根导针到前根附着处的中心，8 mm 到 10 mm 空心钻钻到 15 mm 深。
- 可以徒手打入导针，也可以用 ACL 导向器，钻出骨窝的前方，把牵引线引入关节内。
- 将前方和后方的牵引线引出前内侧通道，准备移植半月板的通过。

第 4 步：异体半月板的准备

- 外侧半月板异体移植
  - 暴露半月板周缘组织，为修复提供一个新鲜的界面。
  - 确认半月板前后根的止点，用摆锯将前后根附着处的骨桥进行修整（图 9.11A）。
    - 骨桥的宽度、深度和长度在尺寸上要至少小 1 mm，这样便于通过胫骨的骨槽。
  - 在骨桥上钻两个小孔（2 mm），间隔至少 10 mm，用 2 号不可吸收线穿过这两个小孔（图 9.11B）。
  - 另外再用一根 0 号不可吸收线缝在移植半月板的后角和体部的交界处，这样在移植半月板通过时维持良好的支撑和定位。
  - 用记号笔对移植半月板的前后角的上表面进行标记，便于定位。

第 3 步要点

- 必须精确定位根附着点，重建骨窝的位置和宿主的解剖。
- PCL 股骨止点后方有限的髁间窝成形可以有助于到达内侧半月板的后根止点。
- 外侧半月板移植通常采用骨桥和骨槽的技术，最大限度地接近宿主前后半月板根的位置。
  - 生物力学和临床数据提示骨性固定要比单纯软组织固定的半月板在负重和突出率上都表现得更好。

第 3 步提示

- 如果不能解剖位置恢复半月板根的止点将会显著增加接触压力，导致失败。
- 外侧半月板移植的骨块和骨道可能会交叉，这样的话会导致固定的问题和骨道的崩塌。
- ACL 完好的膝关节进行内侧半月板移植时要慎重使用骨桥和骨槽技术，因为骨槽可能会损害 ACL 的胫骨止点。

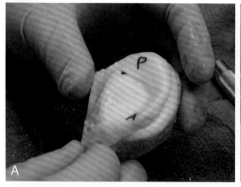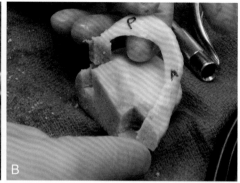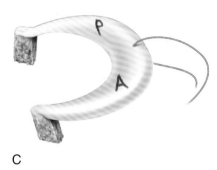

图 9.12

第 4 步要点

- 对多余的关节囊组织进行清理并准确地确认和保留半月板根的止点是获得成功效果的关键。
- 定制的骨桥技术，例如使用特定导钻和截骨模具来准备受区和供体的楔块和锁眼技术。
- 最终突破胫骨关节面时要用手完成，避免损伤到移植半月板。
- 稍短一点的独立骨块可以更容易地通过并坐在后根的位置，但代价是骨接触面积小了。

第 4 步提示

- 移植外侧半月板在单独进行前后根钻孔的时候可能会导致隧道相贯通，而影响固定效果。
- 长一点的小直径的骨块容易破碎，而短的骨块或者单纯固定软组织可能导致早期骨愈合的时候接触面积变小。
- 如果胫骨骨槽或骨隧道并没有做在半月板止点的解剖位置，这样就很难重建移植半月板的正常张力。

- 内侧半月板异体移植
  - 暴露半月板的周缘组织，为修复提供一个新鲜的界面。
  - 确认半月板前后角附着处的位置，对半月板根部的中心进行标记。
  - 用 3.2 mm 带领针以一定角度顺行进入的方式穿过标记的中点。
  - 用 7 mm 的空心钻顺着带领针逆向钻入，游离半月板根部骨块。
  - 将骨块修为 8 ~ 10 mm 深，并对边缘进行修整，能够穿过 8 mm 的测量套筒。
  - 将 2 号不可吸收线穿过前后根，经过骨块的中心来控制附着点（图 9.12）。
  - 再用一根 0 号不可吸收线穿过移植半月板的后角和体部的交界处，用于定位和维持支撑。
  - 用记号笔对移植半月板的前后角的上表面进行标记，便于定位。

第 5 步：移植物的导入

- 外侧半月板植入
  - 用标准的后外侧手术入路进行移植物导入的准备和接下来的由内到外的半月板固定。
  - 把经过骨桥的前和后侧的缝线穿过骨槽上对应的牵引线的袢或者用 Hewson 引线器引线。
  - 把缝线拉过胫骨前内侧皮质，用一把止血钳把两根缝线夹住。
  - 使用外到内或者内到外的技术，用缝线套圈或者可回折导针过线器以一定间隔对半月板进行褥式缝合。或者用 2-0 不可吸收针带线对半月板和关节囊直接进行内到外的缝合。
  - 移植半月板通过有限的髌旁外侧关节囊切口或者延长外侧通道导入到关节内。
  - 对骨桥和后外侧的牵引线施以一定拉力，确保移植半月板后置并稳定在骨槽中（图 9.13），偶尔需要通过钝头套管对移植半月板施以手法。
  - 随着骨桥和半月板的自动对位，将经骨的缝线在胫骨前内侧皮质上打结。

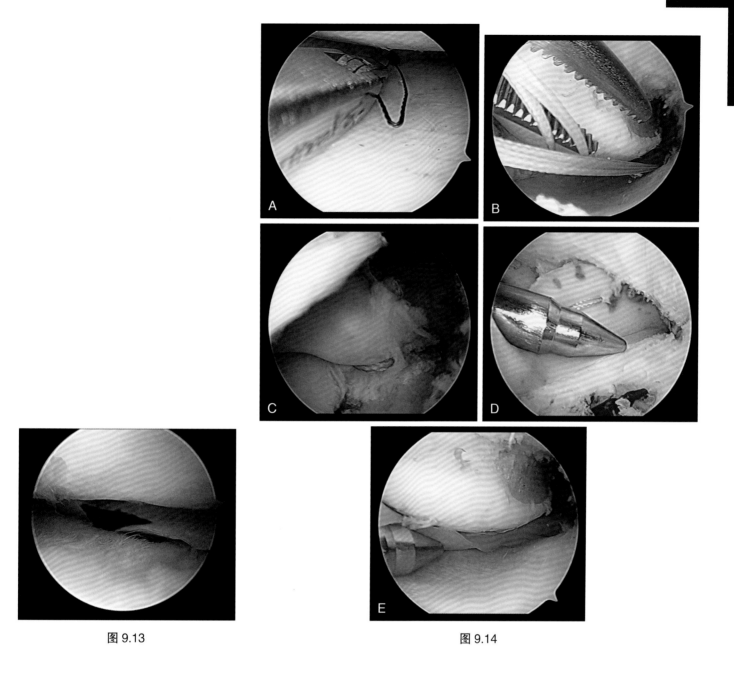

图 9.13   图 9.14

- 内侧半月板植入
  - 用标准的后内侧手术入路进行移植物导入的准备和接下来的由内到外的半月板固定。
  - 将经过前后骨块的缝线穿过对应牵引线的袢或者用 Hewson 引线器经过胫骨骨槽来引线。
  - 将缝线拉过胫骨前内侧皮质,用一把止血钳把两根线夹住。
  - 使用外到内或者内到外技术,用缝线套圈或者可回折导针过线器以一定间隔对半月板进行褥式缝合。或者用 2-0 不可吸收针带线对半月板和关节囊直接进行内到外的缝合。
  - 经过有限的内侧髌旁关节囊切开或者延长内侧通道,将移植半月板的后侧骨块导入关节内,用止血钳将脂肪垫和关节囊分开,避免软组织嵌入(图 9.14B)。

第 5 步要点

- 由内到外缝合时要在上下表面同时进行，以获得平衡的固定，利于后续的愈合。
- 垂直褥式缝合可以抓住半月板内的纵向纤维，更利于固定。
- 缝针应该以 5 mm 深度穿过关节囊，避免过深。
- 先使用单点全内固定技术临时固定后角，随后安放前角并评价半月板移植物的整体形合度。

第 5 步提示

- 视野受限或者在进行内到外固定时盲穿缝合针，有可能造成医源性血管神经损伤。
- 后角张力过大可以导致前角复位不良或在关节囊半月板结合处形成间隙。
- 在缝合打结时夹入软组织或血管神经组织可能影响固定效果或者造成手术部位持续性疼痛。
- 缝合位置不好或固定点不够可能造成继发性的移植半月板撕裂、残留不稳定、生物学整合不良和移植物早期失败。

争议

- 由于使用方便和显露困难，有些作者建议在半月板移植时采用全内技术，特别是固定后角的时候。现代的全内固定器与传统的内到外技术相比，可以获得相当的固定效果和临床效果。

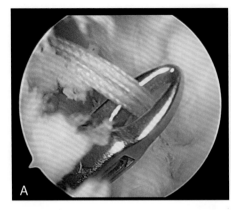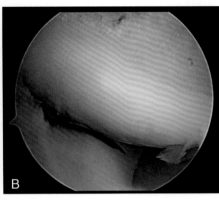

图 9.15

- 将后侧骨块和后内侧牵引线轻轻拉紧，用止血钳或者钝头将后侧骨块导入骨槽（图 9.14C），后角即可完全坐实（图 9.14D）。
- 一旦半月板后根骨块完全坐入骨槽，即可用金属扣将经骨的牵引线在胫骨前侧皮质上打紧。可以通过牵拉后内侧的缝线来评估骨块是否坐实（图 9.14E）。
- 拉紧前根骨块的牵引线（图 9.15A），用套管或手指将前根骨块压入骨槽（图 9.15B）。
- 用第二个金属扣将前根骨块缝线固定在胫骨前皮质上，也可以通过胫骨骨桥和后角的缝线将其固定在一起。

第 6 步：固定半月板

- 接下来采用由内到外的缝合技术从后到前对半月板进行固定，固定前要确认半月板的正确位置（见第 7 章）。
  - 用带有 2-0 高张力编织不可吸收线的缝合针通过前内或前外入路，用套管对半月板的上表面和下表面进行垂直褥式缝合（图 9.16 A～D），每针间距 5 mm（图 9.16E、F）。
  - 用 Henning 腘窝拉钩通过后内侧或后外侧切口在缝针前进穿过关节囊的时候抵住关节囊，接收缝针。
  - 在所有缝针都穿过之后，将缝线成对地分好，排好顺序，便于后面在膝关节接近伸直的状态下依次打结。
- 前角的固定可以采用外到内的技术（见第 7 章），使用 0 号可吸收线或者 2-0 不可吸收线，或者通过前方切开的关节囊进行直接缝合。
- 成对的半月板缝合线以从后到前的顺序依次打结，并在关节镜的直接监视下保证获得适当的张力。

术后处理和预期疗效

- 术后 0～1 个月
  - 康复训练后每天冰敷 3～5 次，每次 30 分钟
  - 在术后 1 周内下地行走时佩戴铰链式支具，锁于完全伸直位，1 周后可放开（0°～90°）。
  - 标准的物理治疗每周 1 次，其间坚持每天居家康复
  - 髌骨活动度训练。
  - 俯卧位拉伸练习，膝关节获得完全伸直。

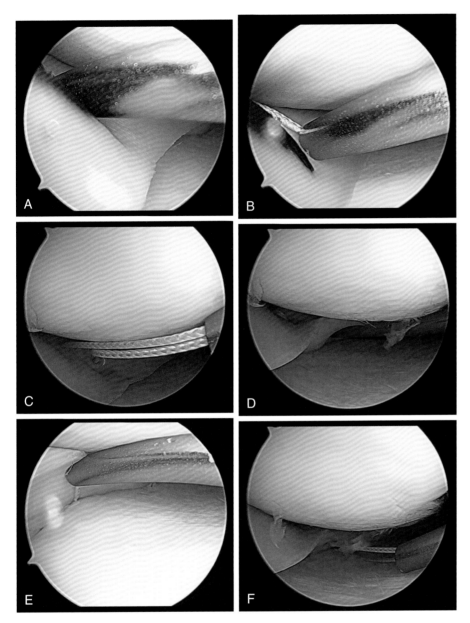

图 9.16

- 直腿抬高,无重力下全角度股四头肌训练,辅以适当的支具。
- 俯卧位被动膝关节屈曲练习,毛巾辅助下屈膝练习,避免主动股薄肌训练。
- 支具锁定于完全伸直位下,挂拐进行部分负重(<50% 体重)练习。
- 术后 1~2 个月
  - 标准的物理治疗每周 2~3 次,持续居家训练每周 5 次。
  - 术后 6 周时在支具保护下进步到完全负重。
  - 全时支具解锁,6 周时无需止痛药和拐杖下如果可以行走,即可去除支具。
  - 循序渐进地由被动、辅助下主动和完全主动屈曲直到全程活动,6 周后允许屈曲 90° 以上。
- 术后 2~3 个月
  - 物理治疗每周 2~3 次,居家练习每周 5 次。

术后要点

- 手术后的 4 周内要强调早期被动活动,获得完全的伸直,减少关节粘连的风险。
- 屈曲限制到 90°,避免对后角修复造成压力。
- 有限度地使用拐杖要至少 6 周,直到患者能够行走时没有屈膝步态。

术后提示

- 早期全角度范围的活动和扭转运动会导致移植半月板的继发撕裂和早期失败。

- 开始小幅度下蹲，轻微负重下蹲腿、举腿、股薄肌弯曲，次数可以多
- 负重下提踵，跨步
- 可以开始闭链耐力练习（健身车、椭圆仪），每周 3 ~ 4 次
- 走步机上步态训练，以 15 分钟 1 英里的速度，达到 2 英里的目标
- 水池疗法
- 本体感觉训练：单腿 BAPS 训练
- 术后 3 ~ 4 个月
  - 居家练习每周 4 ~ 5 次
  - 能忍受下的负重力量训练：蹬腿、跨步、小蹲和屈腿（＜90°）及伸腿
  - 水池疗法，可以进行游泳
  - 功能训练，包括"8"字跑、弧形跑、大"Z"字跑
- 术后 4 ~ 6 个月
  - 居家练习每周 3 ~ 5 次
  - 在 4 ~ 5 个月的时候可以开始缓慢的直线慢跑，在平地上慢跑，避免急停、跳跃和扭转运动。
  - 进一步腿部力量训练，在可承受范围内不限制负重，包括蹬腿、下蹲、屈腿、伸腿
- 术后 6 ~ 9 个月
  - 可以在跑道或球场上进行跑步
  - 可以进行灵敏度训练（例如急停、变向跑）和基于患者术前要求的强化训练项目。
  - 可以开始逐渐返回运动项目。
- 不鼓励参加高冲击的运动。
- 可以恢复完全运动的标准
  - 没有肿胀
  - 没有股四头肌萎缩
  - 股四头肌和股薄肌的肌力是对侧的 90%
  - 单足跳跃或纵向跳跃至少是对侧的 90%
  - 无跛行下完成慢跑、全速跑、往返跑和"8"字跑
  - 可以下蹲并可以蹲起

争议

- 尽管有明显的移植半月板相关的并发症和继发的关节炎，仍有作者允许年轻的运动员在半月板移植后重返赛场。

循证文献

Abat F, Gelber PE, Erquicia JI, Pelfort X, Gonzalez-Lucena G, Monllau JC: Suture-only fixation technique leads to a higher degree of extrusion than bony fixation in meniscal allograft transplantation, Am J Sports Med 40(7):1591-1596, 2012.

作者前瞻性地比较了单纯缝合和骨块固定的 88 个半月板异体移植的患者，最少 3 年随访，采用 MRI 评价。证实单纯缝合的患者发生影像学上半月板移位和继发性移植物撕裂的发生率更高，但功能结果与影像学上是否出现半月板的移位并不相关。（Ⅱ级证据）

Ahn JH, Kim CH, Lee SH: Repair of the posterior third of the meniscus during meniscus allograft transplantation: conventional inside-out repair versus FasT-Fix all-inside repair, Arthroscopy 32(2): 295-305, 2016.

一项回顾性比较研究半月板异体移植时采用内到外和全内修补半月板后角的结果，平均的 Lysholm 评分、Tegner 活动等级、半月板穿出的程度和二次关节镜检查时半月板的愈合程度无显著差异。内到外技术的平均手术时间明显更长于全内缝合 (169.9min *vs* 123.3 min)，提示半月板异体移植时采用全内缝合也是可行的方法。（Ⅲ级证据）

Chalmers PN, Karas V, Sherman SL, Cole BJ: Return to high-level sport after meniscal allograft transplantation, Arthroscopy 29(3): 539-544, 2013.

在一项对 13 例年轻患者的有限研究中，患者平均年龄 19.8 岁，在平均 3.3 年的随访中，

10 例 (77%) 重返运动，3 例 (23%) 需要进一步手术，包括翻修手术、部分半月板切除、二次半月板修补。(Ⅳ 级证据)

Cole BJ, Dennis MG, Lee SJ, Nho SJ, Kalsi RS, Hayden JK, Verma NN: Prospective evaluation of allograft meniscus transplantation: a minimum 2-year follow-up, Am J Sports Med 34: 919-927, 2006.

这项研究报告了单一中心单一术者进行异体半月板移植的早期结果，结论是单纯半月板移植或者和其他重建技术结合使用，在术后至少 2 年的随访时膝关节的疼痛和功能都有可靠的改善，但是半月板移植能否避免关节的退变还需要长期的研究。(Ⅲ 级证据)

Graf Jr KW, Sekiya JK, Wojtys EM: Long-term results after combined medial meniscal allograft transplantation and anterior cruciate ligament reconstruction: minimum 8.5-year study, Arthroscopy 20:129-140, 2004.

一项针对 9 个内侧半月板移植联合 ACL 重建的患者的长期结果的回顾性研究发现，与其他研究结果一样，内侧半月板移植后可以显著改善内侧半月板缺损患者的膝关节功能，韧带重建手术可能对这类患者提高了疗效。(Ⅳ 级证据)

Heckmann TP, Barber-Westin SD, Noyes FR: Meniscal repair and transplantation: indications, techniques, rehabilitation, and clinical outcome, J Orthop Sports Phys Ther 36:795-814, 2006.

这篇文章提供了目前关于半月板修复和移植手术的指征、手术操作、康复计划和临床结果的知识。

Kang RW, Lattermann C, Cole BJ: Allograft meniscus transplantation: background, indication, techniques,and outcomes, J Knee Surg 19:220-230, 2006.

这篇文章详细综述了异体半月板移植的历史，包括背景、指征、技术和结果。

Kurtz CA, Bonner KF, Sekiya JK: Meniscus transplantation using the femoral distractor, Arthroscopy 22:568, 2006.

这篇文章描述了在异体半月板移植时股骨牵开器的使用，股骨牵开器可以改善显露和空间，明显将半月板移植时更具挑战性的部分简单化，有助于骨道的准确定位，便于移植物的通过和准确缝合。(Ⅴ 级证据)

McCormick F, Harris JD, Abrams GD, Hussey KE, Wilson H, Frank R, Gupta AK, Bach Jr BR, Cole BJ:Survival and reoperation rates after meniscal allograft transplantation: analysis of failures for 172 consecutive transplants at a minimum 2-year follow-up, Am J Sports Med 42(4):892-897, 2014.

作者提供了一篇单一中心超过 8 年的 172 例接受异体半月板移植的回顾性研究，平均 59 个月的随访，32% 的患者需要再次手术，最常见的是在术后平均 21 个月 (2~107 个月) 的时候行半月板清理术，8 例患者 (4.7%) 需要翻修手术或全膝关节置换手术。(Ⅳ 级证据)

Rodeo SA, Seneviratne A, Suzuki K, Felker K, Wickiewicz TL, Warren RF: Histological analysis of human meniscal allografts: a preliminary report, J Bone Joint Surg Am 82:1071-1082, 2000.

这篇文章提供了对移植半月板和邻近滑膜组织活检的生物学分析，在平均 16 个月时，作者发现人异体半月板移植会有分化自滑膜的细胞重新注入，这些细胞表现出对基质的主动重新塑形。虽然组织学上有对抗移植物的免疫反应证据，但这一反应并没有影响临床结果。在移植时半月板表面出现的组织相容性抗原提示潜在的对抗移植物的免疫反应。(Ⅳ 级证据)

Sekiya JK, Ellingson CI: Meniscal allograft transplantation, J Am Acad Orthop Surg 14:164-174, 2006.

这篇文章提供了关于半月板异体移植的详细的综述，包括了基础科学、临床结果、手术操作和围绕手术的几个问题的讨论，例如患者的选择、退变的严重程度、肢体的稳定性和对线、移植物大小测量和处理方法、移植物的安放和固定。

Sekiya JK, Giffin JR, Irrgang JJ, Fu FH, Harner CD: Clinical outcomes after combined meniscal allograft transplants and anterior cruciate ligament reconstruction, Am J Sports Med 31: 896-906, 2003.

这是一篇非对照回顾性研究，回顾了 ACL 重建结合半月板移植的客观和主观临床结果。结论是半月板移植结合 ACL 重建对于选择合适的患者是有益的手术，这些患者是慢性 ACL 功能不足或 ACL 手术失败者，半月板功能的恢复可能对关节软骨提供保护，并改善关节的稳定性。(Ⅳ 级证据)

Sekiya JK, West RV, Groff YJ, Irrgang JJ, Fu FH, Harner CD: Clinical outcomes following isolated lateral meniscal allograft transplantation, Arthroscopy 22:771-780, 2006.

一项 32 例患者的回顾性研究观察单纯外侧半月板异体移植的临床效果，结果提示对于选择合适的症状性外侧半月板缺损的患者进行半月板移植是有益的技术，数据提示在明显关节间隙变窄之前越早进行半月板移植的结果越好。另外，骨性固定相比较缝合固定在膝关节活动度上有明显的优势。（Ⅳ级证据）

Waterman BR, Rensing N, Cameron KL, et al: Survivorship of meniscal allograft transplantation in an athletic patient population, Am J Sports Med 44(5):1237-1242, 2016.
在一项针对 227 例军队患者接受半月板异体移植的研究中，22% 的患者在短期的随访中由于持续性的关节限制而不能返回军事工作中。尽管合并既往手术史 (51%) 和进行联合手术 (40%) 的比例非常之高，但需要二次半月板清理和翻修的比例仅为 4.4% 和 0.4%。吸烟是造成不良结果的高危因素，但手术量多的医生已经可以把术后失败率降得很低了。（Ⅳ级证据）

Yoldas EA, Sekiya JK, Irrgang JJ, Fu FH, Harner CD: Arthroscopically assisted meniscal allograft transplantation with and without combined anterior cruciate ligament reconstruction, Knee Surg Sports Traumatol Arthrosc 11:173-182, 2003.
这一研究对 31 例主诉疼痛和或不稳定的患者进行半月板移植，联合或不联合 ACL 重建，临床和患者报告的结果显示半月板异体移植联合或不联合 ACL 重建对于主诉关节间隙疼痛和或不稳定的患者能够缓解症状并恢复相对高水平的功能，特别是日常生活活动。（Ⅳ级证据）

Zaffagnini S, Grassi A, Marcheggiani Muccioli GM, Benzi A, Roberti di Sarsina T, Signorelli C, Raggi F, Marcacci M: Is sport activity possible after arthroscopic meniscal allograft transplantation? Midterm results in active patients, Am J Sports Med 44(3):625-632, 2016.
针对 89 例患者平均随访 4.2 年，74% 的患者能够重返体育运动，49% 的患者能够重返受伤之前的运动水平，仅 12% 的患者需要二次手术，年老以及无法重返体育运动与相对差的临床结果相关。（Ⅳ级证据）

（Brian R. Waterman，Brett D. Owens 著　李子剑 译）

关节软骨手术

第 10 章

软骨成形术和微骨折术

适应证

- 关节镜下清理与灌洗适用于有机械力学症状的膝关节炎患者的治疗。
  - 软骨成形是一种缓和的手术，通常被用来减轻机械力学来源的疼痛以及功能障碍，也可以用于局部炎症介质的灌洗。但是对于严重关节病，其效果不佳。
- 微骨折术
  - 对于有症状、活跃且相对年轻、愿意遵守术后康复要求的患者，微骨折可以作为一种最初的治疗方式，来处理 2 ~ 4 cm^2 以下的局灶性非关节炎膝关节以及 Outerbridge Ⅲ ~ Ⅳ 的损伤。
  - 股骨髁上的独立损伤对于微骨折尤其适合。
  - 对于高龄以及要求不高的患者，微骨折术甚至对于大于 3 ~ 4 cm^2 的病变也可能是有效的。

生物软骨

- 生物软骨是一种更有效的微骨折技术，与传统微骨折手术的适应人群相同。
- 对传统微骨折手术的增强是利用基质和支架，去稳定由骨髓刺激产生的间充质凝块，以及促进间充质干细胞向更多透明状关节软骨分化。不同于二期软骨的修复手术（如自体软骨细胞移植），加强的微骨折技术（如生物软骨）使用了一期以及微创的入路，与传统的微骨折手术相似。

术前检查 / 影像学

症状

- 局灶性软骨缺损的患者通常有位于病损部位的症状。
- 影像学检查发现患者有全层的软骨缺损，但是在体格检查时却没有在相应病损部位的疼痛，这时候应该仔细考虑其他的治疗措施，比如一些偶然发现的软骨病损则不需要进行微骨折手术。
- 负重活动时症状的加重很可能是由股骨髁的病变所引起的。
- 屈膝坐位或是上楼梯时引起的膝关节疼痛，往往预示着髌股关节的病变。
- 患者可能会抱怨有活动相关的关节肿胀。

体格检查

- 最大压痛范围、关节活动度、积液、机械症状的存在（响声、交锁等）应该记录下来。
- 积液的存在对于局灶性软骨病变的发现是有帮助的，但并不是诊断性的。

适应证要点

- 对于每一个怀疑软骨损伤的患者，讨论其术后负重及活动度的限制十分重要。

适应证提示

- 关于软骨成形术，患者有症状的时间越长（＞6 个月），其从软骨成形术获益的可能性就越小。
- 对于没有机械症状的进展期退行性关节炎，软骨手术效果不佳。因此针对这些患者，单独的软骨成形术是相对禁忌的。
- 对于那些对负重和活动度要求较高的患者来说，微骨折手术是禁忌的。
- 静息疼痛、韧带不稳定以及过去 5 年曾行关节镜下清理，是单独进行软骨成形术的相对禁忌证。

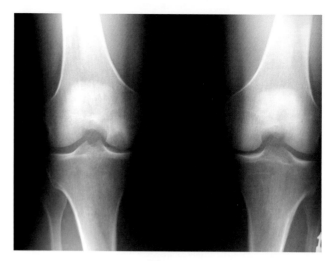

图 10.1

治疗选择

非手术治疗选择

- 减重
- 口服抗炎药物
- 营养品
- 可的松注射
- 黏弹性补充剂
- 活动改善
- 矫形支架
- 辅助工具（手杖、助行器）

体位要点

- 如果使用侧柱，它应该放置在大腿中部的侧面。如果把它放在大腿近端可能会妨碍术者去外翻大腿。相反的，太过远端则会干扰术者操纵关节镜以及膝关节周围器械的能力。
- 如果放置腿托，那么止血带就应在腿托内，并且患者的身体应向手术床远端移动，腿托应在大腿的近 1/3 处，这种体位允许术者将膝关节极度屈曲至 110°。对侧腿则放置在带有软垫的腿托中，再屈曲向手术台，以便减少股神经张力以及腰椎前凸的过度扭转。

X 线片

- 应完善站立前后位、侧位、Merchant 位（髌骨轴位）及负重 45° 屈曲后前位影像（图 10.1）。其中最后一种影像，对于在 AP 位相不明显的关节间隙细微狭窄的诊断很有帮助。
- X 线片也应该评估关节的负重部位，例如游离体、骨赘形成以及局灶性软骨病损（图 10.2）。
- 对于力线不良，需完善长暗盒式站立位平片以进一步评估。

MRI

- 对于具有可疑局灶性病损的非关节炎膝关节，MRI 对于检查病损大小、深度以及是否应该行微骨折手术是非常有帮助的（图 10.3）。
- 对于可疑病变，则建议使用具有或不具有脂肪抑制的中等加权的快速自旋回波 MRI，以及三维脂肪抑制剃度回旋回波 MRI，来提供最完整的信息以指导治疗。

手术操作

体位

- 患者仰卧在手术台上，使用侧柱，或者使用腿托，膝关节弯曲到 90°。
- 止血带需要准备，但一般不使用。通过避免损伤脂肪垫、安全地降低收缩压，以及在灌洗液中使用肾上腺素的方法来控制出血。

入路／显露

- 使用 11 号刀片建立标准的关节镜前内侧或者前外侧入路，关节囊的切口可以用直钳撑开。
- 如果需要进行微骨折手术且辅助入路不能合适地接近病变处，可在直视下使用 18 号腰穿针在最佳定位点建立辅助切口。

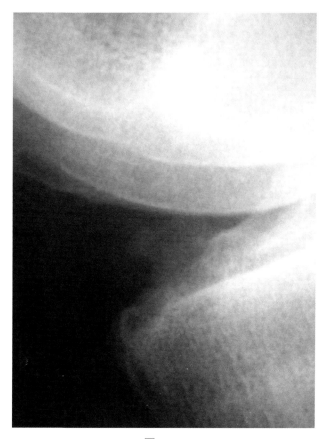

图 10.2

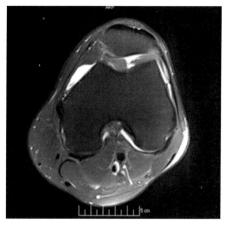

图 10.3

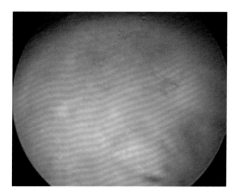

图 10.4

手术操作

第 1 步：麻醉下检查

- 在手术之前应该进行麻醉下的检查。关节活动度、韧带的稳定性以及是否有积液的存在都应该记录下来。

第 2 步：诊断性关节镜检查

- 在建立了辅助入路后，关节镜通过前外侧入路进入（图 10.4）。应该彻底检查髌股关节间室、内外侧沟、髁间凹槽和内外侧间室。如果有可疑的游离体存在，那么内外侧沟的检查就十分重要（图 10.5）。关节镜应推进至后内侧以及外侧间室，以便在那里寻找游离体。
  - 所有可见到病变都可以用探针来探测以及测量大小（图 10.6）。

第 3 步：关节镜下软骨成形术

- 关节镜刨削器（一般 4.5 mm）用于清理不稳定的软骨皮瓣以及撕裂的半月板（图 10.7）。如果需要，也可以使用关节镜篮钳。应在正常与非正常的软骨间达到一个平滑过渡的垂直壁。
- 游离体被清除后，如果有必要的话，可以创造后内侧或外侧的辅助切口（图 10.8）。
- 如果骨赘有可能干扰膝关节的运动，应小心地取下。围绕胫骨前交叉韧带胫骨止点的骨赘可以阻碍全膝关节伸直，应当去除（图 10.9）。同样，髁间切迹的塑形可以帮助患者获得更大程度的伸展。髌上囊和髌腱与胫骨前

第 2 步要点

- 避免对无症状的间室进行过度的清理。
- 医生必须了解患者对于症状缓解的期望值是否实际。
- 忠告患者，如果疼痛主要来源于半月板的病理变化，那么其预后要好于半月板退行性变来源的疼痛。

第 3 步要点

- 并非所有的局灶性软骨病变都需要治疗，因为有些是自然过程中附带发生的；必须注意将临床症状和关节镜（和 MRI）结果联系起来。

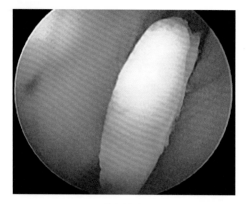

图 10.5

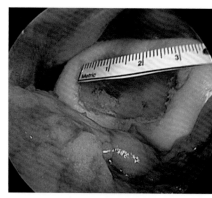

图 10.6

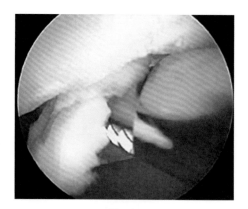

图 10.7

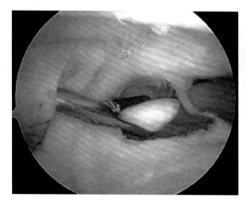

图 10.8

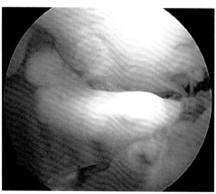

图 10.9

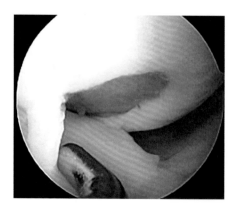

图 10.10

间隙的松解也能够改善髌股关节运动和力学。

- 关节镜应切换至前内侧孔去进行相反方向的清理。

第 4 步：微骨折——病变区准备

- 如果小的局限性的软骨缺损周围包裹着正常的软骨，且这个缺损是患者临床症状的主要因素，那么微骨折是适合的。
- 首先应用 4.5 mm 的关节镜刨削器去除病变周围的磨损以及不稳定的软骨边缘（图 10.10）。
- 刮匙用于在缺损周围形成垂直的壁。必须小心，不要让刮匙破坏正常软骨。在一个方向上使用无齿刨削器（骨刀），有利于在缺损的过渡处与周围正常软骨处建立起垂直壁。
- 接下来，使用刮匙清理钙化的软骨层（图 10.11）。钙化软骨的去除已被证明可以改善纤维软骨填充的数量和质量。

第 5 步：微骨折手术

- 应用不同角度的手术锥在缺损处轻轻敲打，来创造多个小孔，应该选择与骨成垂直角度的锥。另外，改变膝关节屈曲的角度也有一定的作用。
- 另一种方法，可以在缺损处使用低功率高转矩钻头。这是作者喜欢的方式，这可以减少热效应和软骨下骨的损伤以及术后愈合的不良反应。

第 4 步要点
- 必须注意避免相邻孔的连通，以保护软骨下骨的完整性。
- 切换入路，是平衡各方面优缺点的重要方式。

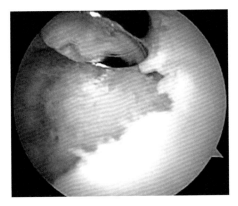

图 10.11

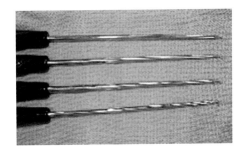

图 10.12

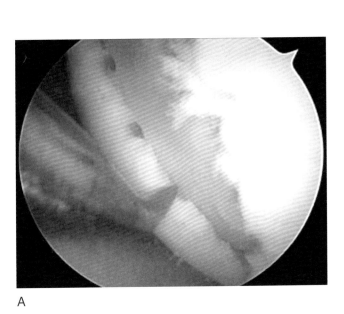

A

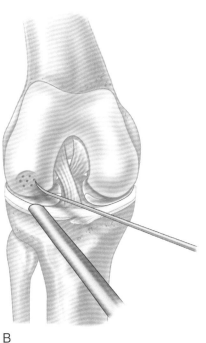

B

图 10.13

- 首先在病灶的周边打孔（图 10.13A 和 B），然后逐渐推进至中心。孔的间隔和深度都应为 3 ~ 4 mm（图 10.14），以穿透软骨下骨。
- 使用刨削器去除膝关节中所有的松散碎屑。
- 关闭关节泵使骨髓和脂肪滴从孔中流出（图 10.15）。

第 6 步：缝合

- 以标准的方式来关闭切口，并以无菌敷料覆盖。在微骨折的病例中，不需要使用引流去防止病灶处血凝块的排出。
- 根据病变的位置，手术后患者视情况佩戴铰链式膝关节支具。
- 在开始手术前于切口处注射局麻药，并在手术结束时于关节中注射长效局麻药。

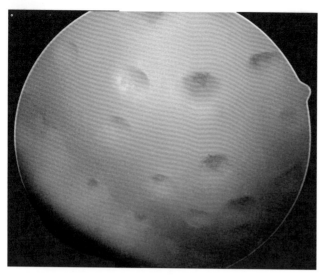

图 10.14

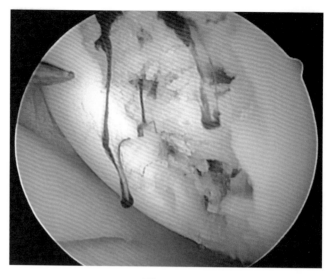

图 10.15

术后处理和康复

- 关节镜清理与灌洗
  - 术后允许患者进行一定程度的负重。只要患者可耐受，就鼓励使用固定自行车练习关节活动度。力量练习包括股四头肌训练以及脚后跟向后滑动。
  - 有些患者可能需要物理治疗来帮助他们恢复关节活动度与力量。
  - 关节镜清理术后，50%～70% 的患者的疼痛和机械症状有所缓解，其疗效可以持续几个月到几年。
- 内外侧间室的微骨折 / 生物软骨技术（股骨髁、胫骨平台）
  - 对于在胫骨 - 股骨间室（即股骨髁、胫骨平台）内进行的微骨折手术，患者在 6～8 周内限制下地负重（20%～30%）。
  - 一旦股四头肌的功能恢复良好，不再使用支架：通常在术后 6～8 周。
  - 连续被动运动（CPM）机可在术后 8 周内使用，每天 6～8 小时，无屈伸限制。康复运动包括股四头肌以及腘绳肌的静态锻炼及被动伸张。
  - 在第 8 周时，患者可以开始负重，并循序渐进地主动加强锻炼。
- 髌股间室的微骨折 / 生物软骨技术（髌股表面、股骨滑车）
  - 在支具锁定在屈曲 0°～40° 情况下，允许患者完全负重。
  - CPM 机立即开始使用，每天 6～8 小时。开始时角度设置在 0°～40°，理疗中进行被动的伸展。
  - 术后 6～8 周不再使用支具。
  - 在第 8 周，患者进展为全范围的运动，并开始闭链运动。
  - 在不引起肿胀、疼痛的情况下，允许患者最迟在 12 周内恢复完全活动。

微骨折技术的新应用：生物软骨

- 生物软骨代表一种增强的骨髓刺激技术，其适应证与传统的微骨折手术相似。
- 生物软骨本身是同种异体软骨细胞外基质，含有 Ⅱ 型胶原和蛋白聚糖。获取软骨后，要在无菌包装和储存（5 年保质期）之前，将其脱水和微粒化（100～300 μm）。

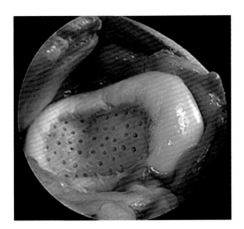

图 10.16

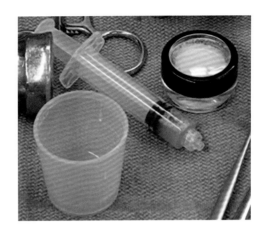

图 10.17

- 生物软骨技术是近年来提出的几种以微骨折原理为基础的微创关节镜技术之一，它利用基质和支架来稳定骨髓刺激产生的间充质凝块，试图改善传统微骨折技术软骨填充物的质量，其最终目的是促进间充质干细胞分化为更透明状的关节软骨。

- 生物软骨技术利用了传统的微骨折技术，并经过几处改进，并且把手术时从患者身上提取的富血小板血浆（PRP）与预包装的生物软骨产品一起纳入缺损床。

- 为了进行生物软骨技术，如前所述的传统微骨折技术那样准备缺损区（见手术操作第 1~4）。如上所述，在清除缺损以及创造垂直壁后，使用机械锥、钻或者 PowerPick（Arthrex, Inc., Naples, FL, USA）来进行微骨折。如果进行关节镜检查，在微骨折后关闭泵，以允许脂肪滴从软骨下骨深处排出。

- 将预包装的生物软骨（1 ml）放入指定的混合和递送注射器中，并在注射器中加入 1ml 的 PRP 以形成均匀的混合物。将硬膜外穿刺针插入关节，并将吸引管连接在穿刺针处，以帮助保持缺损床尽可能干燥（图 10.16）。然后将含有生物软骨 -PRP 混合物的注射器附接到硬膜外穿刺针，将产品注射到针中，并且用针把产品送入微骨折的缺损处（图 10.17、图 10.18 和图 10.19）。

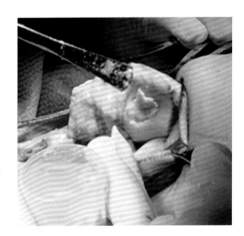

图 10.18

- 纤维蛋白胶用于密封缺损，但是限制胶的量对于防止移植物黏附到周围环境以及随着运动从缺损中脱离是很重要的。最后，将纤维蛋白胶滴在缺损上，有效地将其密封，并干燥至少 10 分钟。活动膝关节，以确保内植物的稳定性。

- 然后以标准方式关闭切口。

- 在术后第 1 周，必须采用额外的预防措施去保护以及稳定膝关节，从而维持纤维蛋白的稳定以及促进软骨的生长。第 1 周后，其术后康复过程同传统微骨折技术。

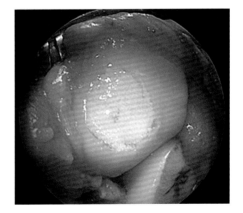

图 10.19

循证文献

Abrams GD, Mall NA, Fortier LA, Roller BL, Cole BJ: Biocartilage: background and operating technique, Oper Techn Sport Med 21: 116–124, 2013.
作者提供了生物软骨技术的手术方法。

Blevins FT, Steadman JR, Rodrigo JJ, Silliman J: Treatment of articular cartilage defects in athletes: an analysis of functional outcome and lesion appearance, Orthopedics 21: 761–767, 1998.

对 140 名运动员的微骨折治疗结果进行回顾，平均随访时间为 4 年。54 例患者接受第二次关节镜检查，显示关节炎程度在 35% 的患者中没有变化。

Chung JY, Lee DH, Kim TH, Kwack KS, Yoon KH, Min BH: Cartilage extra-cellular matrix biomembrane for the enhancement of microfractured defects, Knee Surg Sports Traumatol Arthrosc 14: 1249–1259, 2014.

对于膝关节软骨缺损患者，进行微骨折手术加软骨细胞外基质生物膜（n=24）与不加生物膜（n=12）的疗效比较。2 年随访结果表明，微骨折手术与生物膜应用（75% 程度的修复）要优于单纯微骨折手术（50% 程度的修复）。

Fond J, Rodin D, Ahmad S, Nirschl RP: Arthroscopic debridement for the treatment of osteoarthritis of the knee: 2-and 5-year results, Arthroscopy 18: 829-834, 2002.

作者对 36 例（平均年龄 64.8 岁）关节镜下清理的患者进行了在术后第 2 年及第 5 年的评估。在第 2 年的随访中，88% 的患者对手术满意。在第 5 年的随访中，这个数字下降到了 69%。术前屈曲挛缩小于 10°、HSS 评分超过 22 的患者疗效最佳。

Frank RM, Mithoefer K, Bhatia S, Cole BJ: Enhanced marrow stimulation techniques. Chapter 15: Enhanced Marrow Stimulation Techniques. In: Biologic Knee Reconstruction: a Surgeon's Guide, ed1, Thorofair, NJ, 2015, SLACK Incorporated, pp 107-113.

作者综述了几种修复软骨损伤的新方法，包括生物软骨技术。并非所有这些操作的临床结果数据均得到呈现。

Gill TJ, MacGillivary JD: The technique of microfracture for the treatment of articular cartilage defects in the knee, Oper Tech Orthop 11:105–107, 2001.

作者回顾了 19 例患者的微骨折结果，平均随访 3 年。74% 的患者报告极小或没有疼痛，63% 的患者被评为好或优秀。术后 MRI 显示仅 2% 的患者有 67% ~ 100% 的缺损填补。

Jackson RW, Dieterichs C: The results of arthroscopic lavage and debridement of osteoarthritic knees based on the severity of degeneration: a 4-to 6-year symptomatic follow-up, Arthroscopy 19:13-20, 2003.

回顾性研究 121 例关节镜灌洗术 4 ~ 6 年的随访结果。总体而言，87% 的进展期关节炎患者在随访中显示出改善。

McGinley BJ, Cushner FD, Scott WN: Debridement arthroscopy: 10-year follow-up, Clin Orthop 367:190–194, 1999.

在关节镜下清理后至少 10 年的患者进行主观电话采访。77 例患者（91 膝）被采访。总的来说，67% 的人继续使用他们自己的膝关节。患者满意度平均为 8.6（分级 1 ~ 10）。

Miller BS, Steadman JR, Briggs KK, Rodrigo JJ, Rodkey WG: Patient satisfaction and outcome after microfracture of the degenerative knee, J Knee Surg 17: 13-17, 2004.

81 例患者（平均年龄 49 岁）采用微骨折技术治疗膝关节退行性病变。平均随访 2.6 年。所有主观参数（疼痛、肿胀、日常生活活动等）均得到改善。Lysholm 评分从 54 提高到 83，Tegner 评分从 3 提高到 4.5。

Steadman JR, Briggs KK, Rodrigo JJ, Kocher MS, Gill TJ, Rodkey WG: Outcomes of microfracture for traumatic chondral defects of the knee: average 11-year follow-up, Arthroscopy 19: 477-484, 2003.

随访 71 例膝关节微骨折手术，平均随访 11 年。Lysholm 评分（术前 59 分至术后 89 分）和 Tegner 评分（术前 3 分至术后 6 分）均有显著改善。80% 的患者认为"有改善"。

Timoney JM, Kneisl JS, Barrack RL, Alexander AH: Arthroscopy update #6. Arthroscopy in the osteoarthritic knee: long-term follow-up, Orthop Rev. 19: 371–373, 376-379, 1990.

对 111 例退行性关节炎行关节镜下清理术的患者进行回顾性分析。随访时的平均年龄是 58 岁。平均随访 50 个月。手术为 63% 的患者提供了可量化的缓解，并且 74% 的患者认为手术是有益的。

（ Rachel M. Frank, Benjamin Lehrman, Adam B. Yanke,

Brian J. Cole 著　钱文伟 译）

第 11 章

自体骨软骨移植术

适应证

- 位于股骨髁、股骨滑车或髌骨的有症状的、较小的（<2 cm²）局限性全层单极软骨损伤
  - 症状包括肿胀、交锁和疼痛。
  - 最佳病灶应小于 2 cm²，但也可用于最大 4 cm² 的病变。
- 50 岁以下的患者。
- 运动需求高。

术前检查 / 影像学

- 病史：应全面回顾既往受伤史、手术记录和关节镜照片及视频。
- 标准 X 线片：负重前后位片、非负重侧位片、Merchant 位片、45° 屈曲后前位片可更好地评估关节间隙狭窄情况，下肢站立长腿位片以评估力线情况。
- 磁共振成像（MRI）：评估软骨病变的大小和范围，并评估其他异常（如：韧带或半月板损伤）（图 11.1）。
- 术前需明确合并症，可在自体骨软骨移植术前处理或者术中同时处理该合并症。

体位

- 患者可以处于仰卧位，或者可以将肢体放置在标准大腿固定器中。我们倾向于放下床尾端，屈膝并将肢体用大腿固定器固定，这样外科医生在处理

争议

- 炎症性关节炎
- 病态性肥胖
- 可能影响自体移植物骨整合的疾病

治疗选择

非手术治疗
- 非甾体类抗炎药
- 可的松注射
- 黏弹性补充
- 减负支具
- 辅助设备（手杖、助行器）
- 活动方式调整
- 减重

手术治疗
- 力线不良的患者可用截骨术。
- 病灶小于 2 cm² 者
  - 对于活动需求低的患者或症状不明显患者：关节清理，微骨折。
  - 对于活动要求高的患者或症状明显的患者：关节清理，微骨折，自体骨软骨移植。
  - 如果上述治疗失败：骨软骨同种异体移植，自体软骨细胞移植。

检查要点

- 植入切口可穿过髌腱。在这种情况下，必须注意顺髌腱纤维方向将其分开，以尽量减少植入过程中的创伤。

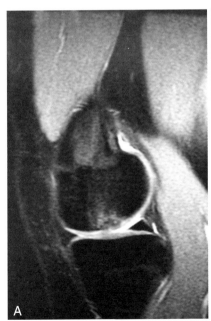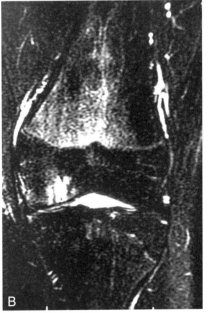

图 11.1 术前 MRI 检查可见股骨内侧髁软骨损伤且软骨下骨有显著水肿。(A) 矢状位，(B) 冠状位

股骨后髁时更灵活些。

- 备止血带但通常不使用。如果做小切口来获取或植入骨软骨柱，则使用止血带，但在缝合伤口前放气以便于止血。

入路 / 显露

- 手术通常先在关节镜下进行，但医生也可以决定继续关节镜下手术或通过小切口继续手术。通过微创小切口（mini-open）可以更准确、更可靠地垂直于关节表面获取和植入骨软骨柱。
- 首先建立标准的关节镜下前内侧和前外侧入路。使用腰穿针使入路和病变处垂直，一旦定位好病变位置，建立一个辅助小切口。在髌骨的近端外侧切开以获取自体骨软骨柱。
- 如果选择开放手术，则需要两个 3 cm 的切口来获取和植入骨软骨柱。腰穿针仍可用于选择合适的器械放置方向并确定最佳和最小的切口。
- 最好使用开放手术获取，并在关节镜下进行移植。
- 取骨软骨柱的切口在髌骨的外上缘，切开关节囊（图 11.2）。放置两个拉钩以暴露外侧沟近端外上方滑车。
  - 滑车外侧部作为供体部位的优点：
    - 接触应力相对较小
    - 凸起的软骨表面和移植部位相似
    - 有限切开让显露更加简单
  - 其他部位来源的移植物：
    - 内上方滑车和髁间窝外上方（获取的移植物应小于 6 mm）
    - 对侧膝关节

手术操作

第 1 步：关节镜诊断性检查

- 在建立标准关节镜入路后，对膝关节的所有间室进行系统评估，取出所有的游离体。
- 显露病损部位，如有必要，可以切除一小部分脂肪垫以改善视野。
- 用探钩探查病灶及其周围组织是否存在弥漫性关节炎改变。用专用的尺寸测量装置或探钩确定病灶大小（图 11.3）。

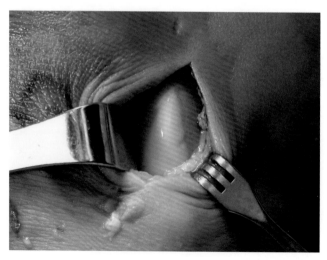

图 11.2 用于获取移植物的开放切口，位于髌骨外上缘

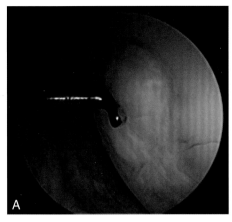
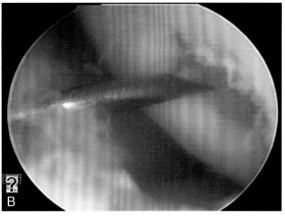

图 11.3　测量病损区的面积 (A) 和深度 (B)

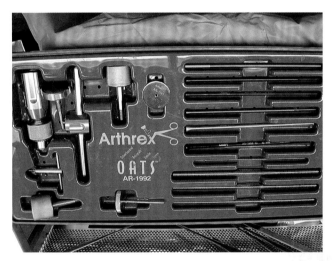

图 11.4　Arthrex 骨软骨自体移植器械套件

- 许多公司提供自体软骨移植的手术器械。我们喜欢使用 Arthrex 公司（Naples, FL）的 Osteochondral Autograft Implantation System（OATS）仪器。
- 使用 OATS 托盘中配备的不同颜色标识的尺寸测量器来测量病损大小（图 11.4）。有 6 种不同尺寸可供选择（5 ~ 10 mm）（图 11.5）。

第 2 步：获取供区的骨软骨柱

- 选取合适大小的管型取出器，与外侧滑车垂直，用锤子将其打入到软骨下骨中，深度 10 ~ 15 mm（图 11.6A）。
- 对管型取出器在轴向上加压并顺时针旋转 90°（图 11.6B），然后逆时针旋转。然后拔出管型取出器。应检查确认骨软骨柱在取出器内是否完整。

第 3 步：准备植入部位

- 将病灶取出器与病灶成 90° 放置。将其旋转直到可以看到刻度标记。
- 用锤子将取出器打入病灶，比之前供区取出器的深度浅 2 mm（图 11.7）。使用相同的旋转方法，移除病灶骨软骨柱。
- 力线杆用于测量受区槽的深度。
- 检查受区槽，确保无任何骨碎屑（图 11.8）。

第 1 步要点

- 在第一次取柱用锤子敲击时，避免取柱器旋转或撬动非常重要。
- 达到所需的深度时，如果在取出供体柱时遇到困难，可以在柱的近端、远端或左右轻轻地撬动提取器以使供体柱从松质骨床中断开。
- 如果柱仍然没有被卡在取柱器中，可以沿着股骨髁侧方使用一个小而薄的骨刀，以横断骨软骨柱和供区的连接，从而取出骨软骨柱。

第 2 步要点

- 在准备受区移植槽期间，必须保持膝关节屈曲。
- 在敲入移植物时时观察激光线确保在敲打过程中保持垂直。

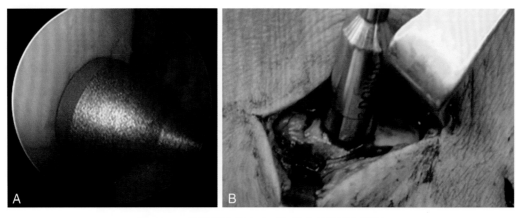

图 11.5　将供区取柱大小 (A) 和病灶区 (B) 匹配

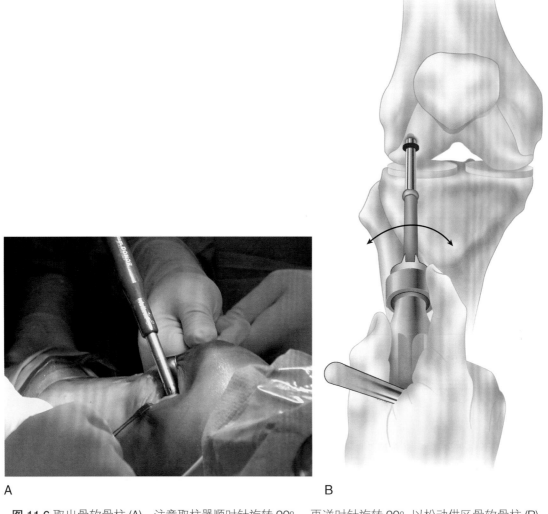

图 11.6 取出骨软骨柱 (A)。注意取柱器顺时针旋转 90°、再逆时针旋转 90°以松动供区骨软骨柱 (B)

第 4 步：放置骨软骨柱

- 将供区取柱器放置在受区移植槽内，轻轻推出移植物。取柱器带领针推进到与标记线齐平。骨软骨移植物此时仍有 1 mm 高出受区移植槽。
- 用直径比移植物大 1 mm 的夯实器轻轻继续向前推进移植物（图 11.9），直

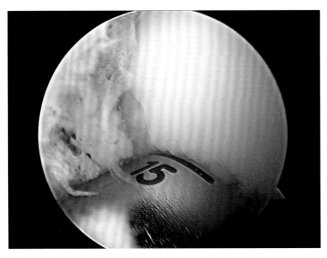

图 11.7　用取柱器制备受区移植槽

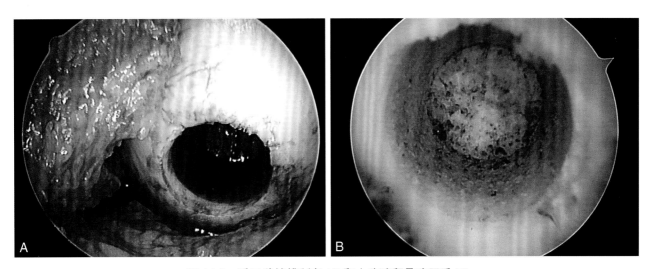

图 11.8　受区移植槽制备 (A) 和去除残留骨碎屑后 (B)

至移植物完全平整并在移植槽中坐实（图 11.10）。

- 如果需要多个骨软骨柱，重点在于先完成一处移植后，再制备受区移植槽
  （图 11.11）。
- 膝关节屈伸以确保移植物稳定。

第 5 步：关闭切口

- 如果选择开放手术，止血带放气后进行止血。
- 关节切开术切口分层缝合，不放置引流管。
- 膝关节支具固定在膝关节伸直位，仅在康复训练时取下。

术后处理和预期疗效

- 第 1 阶段（术后 0~6 周）
  - 叮嘱患者使用拐杖部分负重。在移植物植入匹配或固定良好情况下，可以相对较早在术后 2 周开始部分负重。
  - 支具锁定在伸膝位 1 周，此后 3 周在行走时仍要佩戴支具，但可以解锁。
  - 患者可主动直腿抬高，没有伸膝迟滞时即可以去除支具。

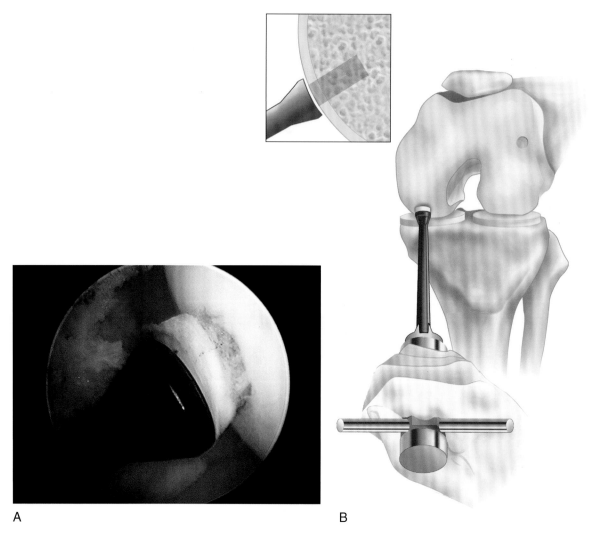

图 11.9   用直径比移植物大 1 mm 的夯实器轻轻把骨软骨柱推进到受区。(A) 术中照片，(B) 示意图

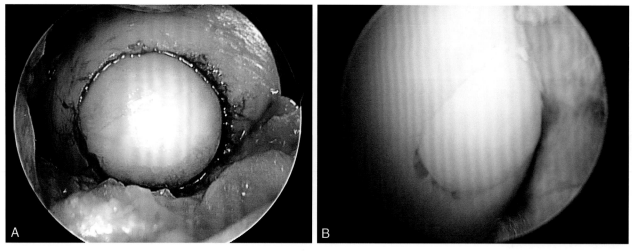

图 11.10   关节镜下图片显示已将骨软骨自体移植物放置入股骨髁。(A) 术中照片显示刚移植好的骨软骨自体移植物，(B) 关节镜再次观察显示骨软骨自体移植物充分整合，完全愈合

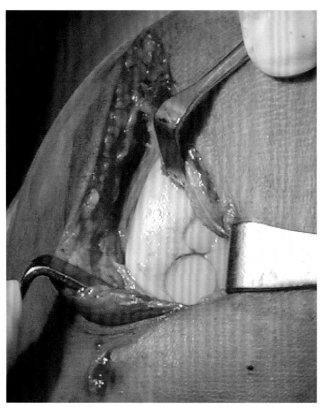

图 11.11　较大的病灶可能需要数个骨软骨移植物，也称为"雪人"移植物 (snowman graft)。应先完成第一个移植物放置后，再取另一个供区移植物

- 术后立即开始持续被动运动训练，前 6 周每天练习 6 小时，如可忍受则立即逐渐增加屈曲度数。
- 物理治疗主要用于保持膝关节的被动和主动活动度，还可使用固定自行车。
- 第 2 阶段（术后 6～8 周）
  - 患者可完全负重。
  - 去除支具。
  - 应在 8 周内达到屈膝 130°。
  - 开始进行步态训练及闭链股四头肌肌力训练。
- 第 3 阶段（术后 8～12 周）
  - 膝关节可全角度无痛活动。
  - 继续康复训练以达到更高的运动等级。
  - 重返运动应延迟，直到有自体移植物整合的客观证据（4～6 个月）。

可能出现的并发症

- 关节积血
- 供区病变
- 移植物断裂
- 感染
- 关节纤维化
- 移植物失效

循证文献

Astur DC, Arliani GG, Binz M, Austur N, Kaleka CC, Amaro JT, Pochini A, Cohen M: Autologous osteochondral transplantation for treating patellar chondral injuries: evaluation, treatment, and outcomes of a two-year follow-up study, J Bone Joint Surg Am 96:816–823, 2014.
作者前瞻性地随访 33 名接受自体骨软骨移植的患者（髌骨侧症状性全层骨软骨缺损），在 2 年的随访中，所有患者在 Lysholm、Kujala、Fulkerson 和 Short Form-36 评分方面均有显著改善。所有随访磁共振成像显示完全骨整合。

Hangody L, Fules P: Autologous osteochondral mosaicplasty for the treatment of full-thickness defects of weight-bearing joints: 10 years of experimental and clinical experience, J Bone Joint Surg Am 85:25–32, 2003.

作者报道了他们治疗骨软骨自体移植患者的 10 年结果。92% 的股骨髁病变、87% 的胫骨病变、79% 的髌骨或滑车病变报告显示有良好到优异的结果。

Horas U, Pelinkovic D, Herr G, Aigner T, Schnettler R: Autologous chondrocyte implantation and osteochondral cylinder transplantation in cartilage repair of the knee joint, J Bone Joint Surg Am 85:185–192, 2003.

作者报道了一项随机对照试验的结果，该试验比较了 40 例接受自体软骨细胞移植 (ACI) 治疗的患者和 40 例接受骨软骨移植治疗的患者。在至少 2 年的随访中，两组均有显著改善，但 ACI 组的 Lysholm 评分落后于骨软骨自体移植组。骨软骨自体移植组显示出一致的透明软骨，而 ACI 组主要显示纤维软骨。

Jakob RP, Franz T, Gautier E, Mainil-Varlet P: Autologous osteochondral grafting in the knee: indications, results, and reflections, Clin Orthop 401:170–184, 2002.

作者治疗了 52 例骨软骨移植患者，平均随访时间为 37 个月。在最近的随访中，92% 的患者观察到膝关节功能改善。治疗结果受到病变大小和内植物数量的影响。

Koh JL, Wirsing K, Lautenschlager E, Zhang LO: The effect of graft height mismatch on contact pressure following osteochondral grafting, Am J Sports Med 32:317–320, 2004.

一项生物力学研究使用猪膝来研究移植物高度错配对骨软骨移植后接触压力的影响。移植物低于正常软骨表面，接触压力提高了 20%。高度与正常软骨一致的移植物使压力降至正常。过高的移植物 (0.5 mm) 使接触压力增加了 40%。埋头移植物使接触压力增加 10%。

Krych AJ, Harnly HW, Rodeo SA, Williams III RJ: Activity levels are higher after osteochondral autograft transfer mosaicplasty than after microfracture for articular cartilage defects of the knee: a retrospective comparative study, J Bone Joint Surg Am 94:971–978, 2012.

作者进行了一项回顾性研究，比较了 48 例接受骨软骨自体移植物嵌合体成形术的患者和 48 例接受微骨折治疗股骨髁或滑车全层软骨缺损的患者。虽然两个治疗组都报告了患者报告结果评分的显著改善 (SF-36、膝关节预后调查、IKDC)，但 2 年、3 年和 5 年随访时自体骨软骨组报告了更高的 Marx 活动评定量表评分。表明接受自体移植的患者与使用微骨折治疗的患者相比，保持了较高的运动活动水平。

Lynch TS, Patel RM, Benedick A, Amin NH, Jones MH, Miniaci A: Systematic review of autogenous osteochondral transplant outcomes, Arthroscopy 31:746–754, 2015.

作者对 1950 年至 2013 年间行自体软骨移植的所有随机试验和队列研究进行了系统评价，并发现了 9 项符合纳入标准的研究。他们得出结论，与术前病情相比，自体骨软骨移植术可改善临床结果，并可在手术后 6 个月恢复运动。此外，自体骨软骨移植更适合小于 2 cm² 的病变。

Marcacci M, Kon E, Delcogliano M, Filardo G, Busacca M, Zaffagnini S: Arthroscopic autologous osteochondral grafting for cartilage defects of the knee: prospective study results at a minimum 7-year follow-up, Am J Sports Med 35:2014–2021, 2007.

作者前瞻性地评估了 30 名接受自体骨软骨移植的患者，其膝关节软骨缺损小于 2.5 cm²。患者报道在 7 年随访中 IKDC 和 Tegner 评分显著改善，并且 MRI 显示超过 60% 的病例移植物整合到宿主骨中。

（Timothy S. Leroux，Maximilian A. Meyer，Adam B. Yanke，Brian J. Cole 著　王少杰 译）

第 12 章

自体软骨细胞移植术

适应证

- 有症状的单极软骨全层缺损，Outerbridge 分级 3 级或者 4 级，面积在 2 ~ 10 cm^2，骨丢失不超过 6 ~ 8 mm，尤其是在髌股间室。
- 损伤包括浅层的剥脱性骨软骨炎（osteochondritis dissecans, OCD）和软骨修复失败的缺损，如骨髓刺激和骨软骨移植术后。
- 在做自体软骨细胞移植时或者之前需要进行处理的相关病理，必须进行充分的评估：
  - 韧带损伤：前交叉韧带，后交叉韧带，后外侧角
  - 半月板损伤
  - 机械轴对线不良
  - 髌股轨迹不良
  - 当在髌股间室操作的时候，随之进行去载荷（前内移位）。

体格检查／影像学

- 有必要充分分析现有的与软骨缺损相关的资料，包括关节镜照片、视频和手术记录，以确定是否适合自体软骨细胞移植。
- 放射片
  - 站立前后位、45° 屈曲前后位、侧位和 Merchant's 位。
  - 如果怀疑机械轴对线不良，必须有全长力线片。
- MRI
  - 高分辨率快速自旋回波序列和软骨序列对预测损伤的位置、大小和深度是有用的。
  - MRI 也对排除伴随的韧带损伤和半月板损伤有用（图 12.1）。
- 诊断性关节镜检查

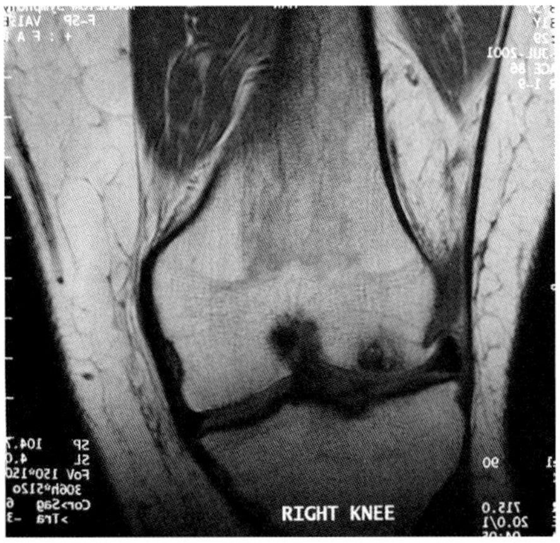

适应证要点

- 自体软骨细胞移植的相对禁忌是弥漫的或者双极的损伤，对于髌股间室可以考虑。
- 如果有软骨下骨丢失，在骨软骨移植和骨移植联合自体软骨细胞移植两种方法之间需要考虑。

治疗方案

- 非手术治疗：休息，抗炎药物，物理治疗，可的松和补充性的注射治疗，和（或）减负支具（根据潜在的退变程度）。
- 手术治疗：软骨成形术，清理，骨髓刺激或者骨软骨移植。

图 12.1

- 我们喜欢在做检查的过程中，患者仰卧体位，小腿和足固定在一个标准的可变角度的下肢位置调节器内，使得在不需要助手的情况下，仍能保持膝关节在屈曲过程中的稳定性。

- 如果计划做其他的手术，比如远端移位或者半月板移植，如果可能，应该计划关节囊的切开可以完成多个手术。
- 必须注意，避免做间距不足 7 cm 的平行切口。
- 进行仔细的分离，避免脂肪或者髌腱切伤，这样降低术后关节腔出血和僵硬的发生率。
- 在缝合合成的膜片之前，应该止血。内植物浸泡于 1 : 100 000 的肾上腺素溶液可以获得止血。

- 第 1 步：软骨活检
  - 标准的关节镜工具就足够了。要准备处理潜在的病损，比如半月板损伤或者游离体。
  - 除此之外，使用在取髂骨时常用的弯骨凿获得髁间窝的活体组织，并进行髁间窝成形术。
- 第 2 步：软骨植入
  - 装有小持针器和小镊子的手托盘
  - Z 形拉钩
  - 环形刮匙
  - 弯骨膜剥离器（图 12.2）
  - 浸泡有肾上腺素的内植物
  - 腰穿针（18 号）
  - 纤维蛋白密封胶
  - 灭菌矿物油
  - P-1 角针带 6-0 可吸收聚羟基乳酸缝线
  - 3 ml 结核菌素注射器

- 是评估伴随合并症的"金标准"，并可评估损伤的特点。
- 有意向用自体软骨细胞移植治疗损伤的必要检查。

体位

- 患者在手术的两步（软骨活体检查和植入）中都处于典型的仰卧位。
- 诊断性关节镜检查通常使用止血带，但也是只在有必要的时候使用。通常在植入前放置止血带，开始显露的时候充气，缝合骨膜补片的时候放气，以评估出血情况。
- 腿部位置调节器很有用，可以帮助固定显露股骨髁的损伤。

入路 / 显露

- 第 1 步：软骨活检
  - 采用标准的前内和前外关节镜入路。
- 第 2 步：软骨植入
  - 股骨髁病灶：
    - 内侧：标准同侧股内肌间隙入路
    - 外侧：髌旁外侧入路
  - 切口避免横行切开髌腱和股四头肌腱，根据需要可以向近端或者远端延长以达到充分显露（图 12.3）。
- 髌股关节病灶：
  - 中间切口，经外侧支持带切开关节，外侧松解以减轻髌股关节压力，延长切口进行胫骨结节远端移位。

手术操作一：软骨活检

- 麻醉下检查确定完全的活动范围，无韧带、半月板或者其他的软骨损伤。
- 记录整个膝关节详细的关节镜检查结果。用探针评估病灶的位置、深度和范围（图 12.4）。用测量工具测量病灶的大小，重要的是检查对侧面以排除双极的病变。
- 一旦切口进行软骨活检之后，将弯骨凿进入关节，仔细处理，并移除髁间窝软骨碎片（图 12.5）。
- 用加持力比较强的钳子移取关节内的软骨碎片，放在装有培养液的标本容器内（图 12.6）。
- 标本通过快递送到 Genzyme 公司（Cambridge, MA, USA）进行细胞扩增。
  - 细胞扩增需要 3 ~ 5 周。
  - 原始的标本可以储藏达 5 年之久。

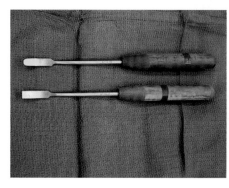

图 12.2

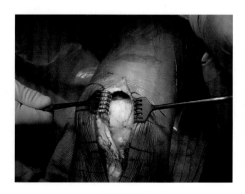

图 12.3

手术操作一要点

- 标本应该是关节软骨的全层厚度，骨凿能够穿过软骨下骨以确保深层的软骨被取出。
- 整个标本应该重 200 ~ 300 mg，包含 200 000 ~ 300 000 个细胞。粗略的指导是，标本应该覆盖标本容器的底部，应该是三个 Tic-Tacs 的大小（图 12.7）。
- 如果病灶缺损大或者有多个，准备多个标本瓶。
- 在进行麻醉之前，医生必须确保能够获取患者的细胞，并确保细胞没有损坏。

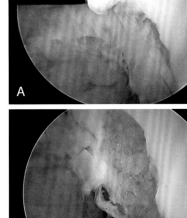

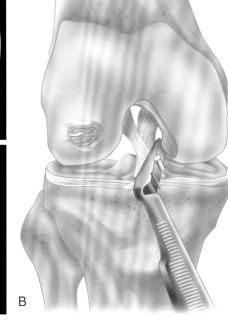

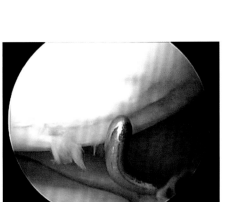

图 12.4

图 12.5

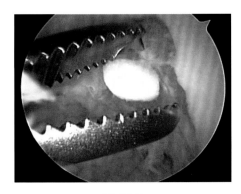

图 12.6

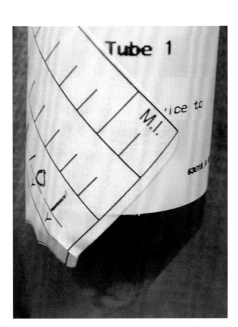

图 12.7

- 圆形或椭圆形的病变在生物力学上比矩形病变更稳定。
- 在准备病变部位时，避免软骨下骨穿透以减少不必要的出血。
- 如果损伤位于关节软骨的边缘，最好留下损伤轻微的软骨使之成为一个包容性的损伤而非将之移除成为一个非包容性的损伤。

手术操作二：软骨植入

第1步：病灶准备

- 这一步如果没有其他伴随的情况需要处理，通常不需要使用关节镜。如果患者的活检或者关节镜检查结果是外院做的，和（或）关节面影像不全（或者过期），在植入之前有必要进行诊断性的关节镜检查，以确保没有影响继续进行治疗的相对禁忌证。
- 开始进行的时候就开始止血带充气。
- 切开关节显露病灶，以标记病灶的边界（图 12.8）。
- 使用一个 15 号刀片，锐性做出轮廓，直至软骨下骨，移除游离的软骨碎片或者组织（图 12.9）。
- 接下来，用环形刮匙去掉剩余的软骨床和钙化的纤维软骨，直至健康的软骨下骨（图 12.10A、B）。
- 将可植入的合成膜放置在缺损上面，用标记笔做出大小轮廓，制作一个模板，用以减少膜的用量和测量膜的大小（图 12.11、图 12.12、图 12.13）。

第1步要点
• 过去使用骨膜片固定移植软骨，但是现在常规使用合成的补片。
• 补片浸泡细胞溶液后会膨胀，因此建议用稍小一点的补片。

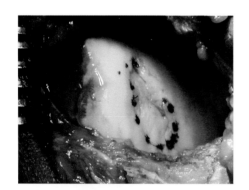

图 12.8

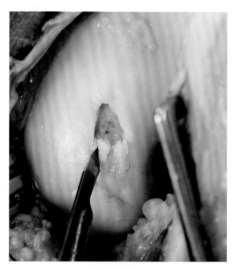

图 12.9

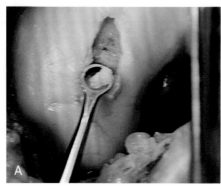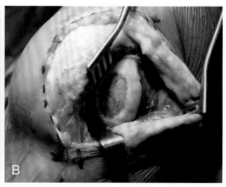

图 12.10

第 2 步：缝合和浸泡补片

- 合成膜通过上述的技术做出大小合适的形状。
- 去掉止血带，确保植入区没有任何活动性出血。
- 软骨细胞装载入小瓶，每个小瓶内应有充足的细胞填充小于 10 cm² 的缺损。大的缺损或者多个的缺损应该在取活检的时候准备多个瓶子。
- 悬液应该清亮，细胞沉积在瓶底呈白色（图 12.14），如果溶液混浊，瓶子应该丢弃。
- 瓶子的外面没有消毒，应该让巡回护士小心地朝上拿着。
- 拿掉盖子，上面用酒精擦拭。
- 一瓶内的细胞应该放在补片的粗糙面进行浸泡。
- 用 6-0 薇乔线固定膜片至周围软骨，保持膜片与周围软骨平齐。
- 在缝合补片时，补片侧针距 1 mm，软骨侧针距 2 mm。
- 缝合结在膜片的表面（图 12.15）。
- 用这种方式缝合一周，将纤维胶用在边缘。
- 纤维胶干燥之后，在膜片下注射第二瓶细胞至缺损区，最终缝合膜片并使用更多的纤维胶，这样会使细胞直接黏附在软骨下骨表面（图 12.16）。

第 3 步：漏水密封检测

- 用装有生理盐水的结核菌素注射器连接 18 号留置针的软端进行水封闭检测（图 12.18）。
  - 如果漏水，增加缝合，重复检测直到生理盐水不外流。

第 2 步要点
- 保持缝合结在膜片表面。
- 植入前确保止血
- 当缝合滑车病灶时，必须小心避免补片过紧，这会导致凹面丢失。
- 如果遇到缝线拉出软骨或者非包容的病灶，有两个可用的选择 　- 使用 6-0 聚丙交酯缝线的缝合锚固定在非包容区的软骨下骨以固定骨膜。 　- 如果病灶附近有软组织（滑膜），骨膜也可以选择与软组织缝合（图 12.17）。
- 在注射之前不要提前准备纤维胶注射器针头，因为针孔可能会阻塞而需要更换。

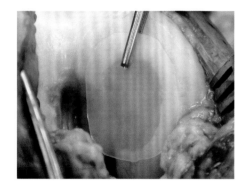

图 12.11

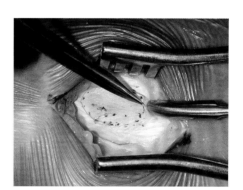

图 12.12

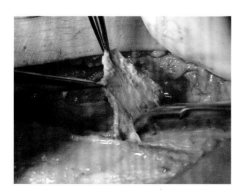

图 12.13

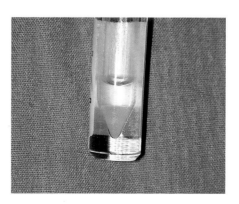

图 12.14

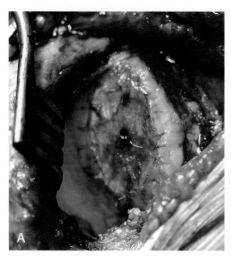
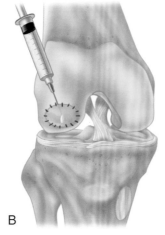

图 12.15

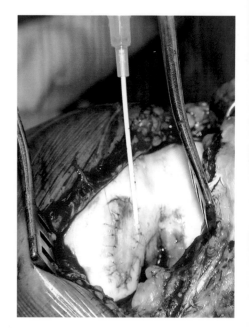

图 12.16

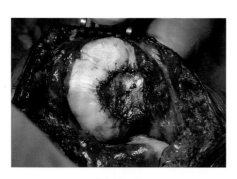

图 12.17

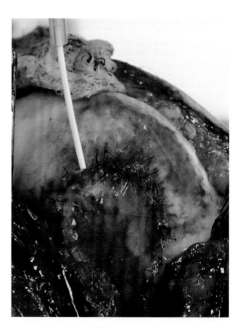

图 12.18

第 3 步要点
- 在去掉留置针的时候保持注射器内负压，以防止细胞不经意间反流入瓶内造成丢失。

- 一旦密封，用这个注射器将生理盐水从缺损处抽出。
- 小心冲洗后，使用纤维胶密封，可以使用自体血或者商用同种异体胶（Tisseal; Baxter Healthcare Corp. Glendale, CA, USA; 图 12.19），轻柔干燥周围的软骨，在缺损的边缘使用胶水。
- 再次确保不漏水。

第 4 步：缝合
- 关节囊要逐层关闭，我们不推荐使用引流，那可能会损坏膜片。
- 敷料包扎，并使用冷疗的设备。
- 将腿置于锁定的支具内，完全伸直，6 个小时内不允许活动。这样确保在开始进行持续被动活动（CPM）之前软骨细胞黏附于骨组织。

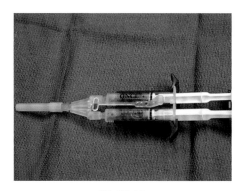

图 12.19

术后处理和预期疗效

- 早期（术后 0 ~ 6 周）
  - 手术至少 6 小时后开始进行 CPM，持续 6 周，每天 6 小时。
  - 治疗的主要目标是股四头肌活动和直腿抬高等容训练。
  - 一开始允许触地负重，6 周的时间逐渐至完全负重，如果是髌股关节的病灶，膝关节锁定在伸直位置，允许在能忍受的范围内进行负重。但是，如果同时进行了胫骨结节远端移位，应设置保护性的触地负重。
- 过渡阶段（术后 6 ~ 12 周）
  - 完全负重并获得完全的活动范围。
  - 开始闭链练习和功能训练。
- 成熟期（术后 12 周至 18 个月）
  - 继续强化和功能训练。
  - 完全恢复活动延迟至至少 8 个月，要等待病灶修复成熟。
  - 一些病例，需要等待 18 个月直到病灶修复足够成熟才能允许不受限制的活动。
- 预期疗效
  - 总体的成功率较好，超过 80% 的患者获得了良好至优秀的结果。

可能的并发症

- 骨膜片肥大（当评估或者翻修第一代自体软骨细胞移植技术使用的骨膜片时发现）
  - 主要发生在 3 ~ 7 个月时
  - 可以使用关节镜清除肥大的组织。
- 关节纤维化
  - 更常见于髌股关节病灶同时进行胫骨结节远端移位
  - 可以进行物理治疗或者关节镜松解粘连
- 移植物失败或者分层
  - 可以进行清理，裸露区微骨折，重新自体软骨细胞移植或者骨软骨移植。

循证文献

Bartlett W, Skinner JS, Gooding CR, Carrington RW, Flanagan AM, Briggs TW, Bentley G: Autologous chondrocyte implantation versus matrix-induced autologous chondrocyte implantation for osteochondral defects of the knee: a prospective, randomized study, J Bone Joint Surg Br 87:640–645, 2005.
作者进行了自体软骨细胞移植（autologous chondrocyte implantation, ACI）和基质诱导的 ACI（matrix-induced ACI, MACI）的前瞻性随机比较。两种治疗均在 1 年后改善了临床评分。关节镜评估显示国际软骨修复协会（ICRS）评分优良率在 ACI 组为 79.2%，在 MACI 组 66.6%；移植物肥大在 ACI 组为 9%，在 MACI 组为 6%。在 43.9% 的 ACI 和 36.4% 的 MACI 的活组织检查中发现具有纤维软骨的透明样软骨。每组的再次手术率均为 9%。作者得出结论，两种手术的临床、关节镜和组织学结果相当。

Bentley G, Biant LC, Vijayan S, Macmull S, Skinner JA, Carrington RW: Minimum ten-year results of a prospective randomised study of autologous chondrocyte implantation versus mosaicplasty for symptomatic articular cartilage lesions of the knee, J Bone Joint Surg Br 94:504–509, 2012.
该研究报告了 100 例膝关节软骨缺损患者随机完成 ACI 和镶嵌成形术后的长期结果。在 10 年时修复失败的患者数量为 ACI 组 58 例中的 10 例（17%）和镶嵌成形组 42 例中的 23 例（55%）。与镶嵌成形组相比，ACI 组存活移植患者的功能结果显著更好。

Biant LC, Bentley G, Vijayan S, Skinner JA, Carrington RW: Long-term results of autologous chondrocyte implantation in the knee for chronic chondral and osteochondral defects, Am J Sports Med 42: 2178–2183, 2014.

该研究显示了 ACI 对大面积关节软骨缺损的长期临床结果。在 ACI 后平均 5.7 年，104 名患者中的 27 名（26%）经历了移植失败。在未失败的 73 名患者中，46 名患者（63%）具有优异的结果，18 名患者（25%）结果良好，6 名患者（8%）效果可，3 名患者（4%）效果差。作者得出结论，ACI 似乎是年轻成人膝关节大面积全层软骨和骨软骨病变的有效治疗方法。10 年后仍保持移植物完整的患者仍有正常功能。

Cole BJ, DeBerardino T, Brewster R, Farr J, Levine DW, Nissen C, Roaf P, Zaslav K: Outcomes of autologous chondrocyte implantation in study of the treatment of articular repair (STAR) patients with osteochondritis dissecans, Am J Sports Med 40:2015–2022, 2012.

在这项多中心研究中，40 名患有 OCD 膝关节病变的非 ACI 治疗失败的患者接受了 ACI 治疗。14 名患者（35%）接受了 ACI 后又一次手术。32 名患者（80%）完成了为期 48 个月的研究。ACI 后有 85% 的成功结果。治疗失败发生在 32 名患者中的 6 名（19%）。

Felix Zeifang, Doris Oberle, Richter W, Moradi B, Schmitt H: Autologous chondrocyte implantation using the original periosteum-cover technique versus matrix-associated autologous chondrocyte implantation: a randomized clinical trial, Am J Sports Med 38:924–933, 2010.

在有症状的孤立性全层软骨缺损患者中，22 名患者被随机分配到 MACI 或骨膜 ACI 组。对于 IKDC、Tegner 活动评分和 Short Form-36，术后 12 个月和 24 个月两组的疗效无差异。然而，骨膜 ACI 组的 Lysholm 和 Gillquist 评分较高。术后 12 个月和 24 个月组间 MRI 评分无显著差异。

Ferruzzi A, Buda R, Faldini C: Autologous chondrocyte implantation in the knee joint: open compared with arthroscopic technique comparison at a minimum follow-up of five years, J Bone Joint Surg Am 90:90–101, 2008.

本研究比较了 98 例骨软骨缺损患者行开放性自体软骨细胞移植（ACI）与关节镜 ACI 的远期疗效。两种方法均提供了令人满意的临床和功能性长期结果，并且在最终随访中未发现两种方法之间的显著差异。MRI 显示 93% 的关节镜手术患者和 89% 的开放手术患者良好的软骨组织影像。活检标本的组织化学和免疫组织化学分析显示，分化良好的软骨、蛋白多糖、糖胺聚糖和 2 型胶原的发现率在开放手术患者中为 89%，关节镜手术患者中为 100%。

Horas U, Pelinkovic D, Herr G, Aigner T, Schnettler R: Autologous chondrocyte implantation and osteochondral cylinder transplantation in cartilage repair of the knee joint: a prospective, comparative trial, J Bone Joint Surg Am 85:185–192, 2003.

本研究将 40 例单一股骨髁软骨缺损患者的 ACI 与自体骨软骨移植进行了比较。虽然两组均出现症状减轻，但 ACI 提供的 Lysholm 评分改善落后。没有关于纳入/排除标准或随机化方法的信息。

Micheli LJ, Browne JE, Erggelet C, Fu F, Mandelbaum B, Moseley JB, Zurakowski D: Autologous chondrocyte implantation of the knee: multicenter experience and minimum 3-year follow-up, Clin J Sports Med 11:223–228, 2001.

在 ACI 后，50 名患者被随访至少 36 个月。患者在改良 Cincinati 量表上显示出显著改善 5 分。84% 的患者病情有所改善。

Niemeyer P, Porichis S, Steinwachs M, Erggelet C, Kreuz PC, Schmal H, Uhl M, Ghanem N, Südkamp NP, Salzmann G: Long-term outcomes after first-generation autologous chondrocyte implantation for cartilage defects of the knee, Am J Sports Med 42:150–157, 2014.

随访了 86 名患者，平均随访 11 年。总共有 77% 的患者对临床结果"满意"或"非常满意"。然而，通常没有实现膝关节功能的完全恢复。78% 的患者术后 MRI 发现缺损周围的骨髓水肿。然而，MRI 评分与临床结果（IKDC 评分）之间没有相关性。

Peterson L, Minas T, Brittberg M, Lindall A: Treatment of osteochondritis dessicans of the knee with autologous chondrocyte transplantation, J Bone Joint Surg Am 85:17–24, 2003.

有 58 例 OCD 患者接受了 ACI 治疗。患者的平均随访时间为 5.6 年。91% 达到了优异的效果。

Peterson L, Minas T, Brittberg M, Nilsson A, Sjögren-Jansson E, Lindahl A: Two-to 9-year outcome after autologous chondrocyte transplantation of the knee, Clin Orthop Rel Res 374:212–234, 2000.

94 例患者随访 2～9 年。单独的髌骨 ACI 手术有 62% 的优良率。当与胫骨结节截骨术结合使用时，结果改善至 85% 优良率。在股骨髁损伤中，96% 具有良好至优异的结果。在 OCD 组中，89% 的患者具有良好至优异的结果。大约 15% 的患者需要治疗骨膜肥厚。

（Eric C. Makhni，Atsushi Urita，Maximilian A. Meyer，Adam B. Yanke，Brian J. Cole 著　王金良 译）

第13章
同种异体骨软骨移植术

适应证

- 局部、单关节单侧、有症状的股骨髁、胫骨、滑车、髌骨软骨损伤。髌股关节面的双极损伤也能取得很好的疗效但尚有争议。
- 患者通常小于 40 岁且对膝关节功能要求较高。
- 常见损伤包括剥脱性骨软骨炎、缺血性坏死、创伤后骨软骨缺损。
- 损伤大小通常为 15 ~ 35 mm。

术前检查 / 影像学

- 放射 / 磁共振
  - 通常用来诊断和评估损伤大小
  - 移植物和缺损的放射影像精准匹配是移植成功的关键。校对放射图像的尺寸，并对股骨内外侧髁进行图像匹配。此外，通常使用胫骨软骨表面下 1 cm 的宽度来匹配胫骨侧缺损和移植物尺寸。
  - 怀疑有下肢力线异常时，拍摄下肢全长片。
- 应当回顾之前的手术史和关节镜图像。
- 其他合并的损伤，如韧带松弛和半月板损伤应当进行评估，并在移植前处理或进行同期处理。

适应证争议

- 炎症性关节炎（感染、系统性炎症）
- 单关节双侧损伤
- 病态肥胖
- 年龄大于 40 岁
- 其他可能干扰异体移植的身体疾患

适应证提示

- 异体移植物的冰冻可能会导致软骨细胞的死亡
- 胫股关节双侧损伤误诊为单侧
- 漏诊合并的半月板损伤或韧带松弛
- 临时组织收集处置后冷藏储存超过 28 天不准行移植

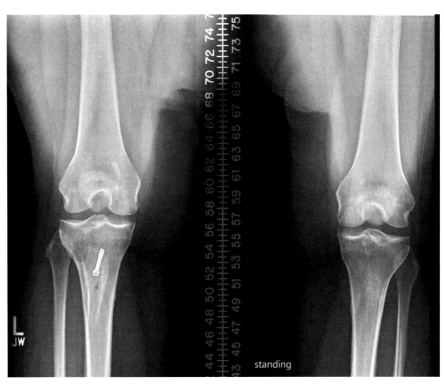

图 13.1

治疗选择

非手术治疗

- 非甾体类抗炎药
- 激素注射
- 黏弹性制剂（玻璃酸钠）
- 减荷支具
- 行走辅助工具（拐杖、助行器）

手术治疗

- 对所有力线异常的患者考虑截骨
- 损伤小于 2 ~ 3 cm²
  - 功能需求低和症状轻的患者：关节清理，微骨折，异体骨软骨移植，自体软骨细胞移植
  - 功能要求高和症状重的患者：异体骨软骨移植，自体软骨细胞移植
  - 如果以上治疗失效：异体骨软骨移植，自体软骨细胞移植，关节置换
  - 需要考虑到细胞治疗或骨髓刺激手术失效的可能

第 1 步要点

- 将移植取材器具垂直于损伤放置能比对出最合适的大小。
- 避免髌骨外翻、避免暴力损伤股内侧斜肌是确保恢复又快又好的关键。
- 改变屈膝角度可以帮助暴露缺损使移植更易进行。

- 当地器官收集中心在供者心跳停止后 24 小时之内进行异体骨软骨移植物收集，经区域组织库进行无菌处理。组织在 4℃冷藏条件下最多保存 28 天。无受体与供体相斥。

体位

- 平卧位，或将下肢置于标准脚架上。笔者倾向于让患者平卧位，使得在不需要助手的情况下，仍能保持膝关节在屈曲过程中的稳定性。
- 术中使用止血带，关闭切口前松止血带，充分止血。

入路 / 显露

- 通常进行患侧小切口切开。股四头肌间隙入路，外侧可进行支持带松解且最后不缝合。
- 切口可向近端或远端延伸扩大。
- 使用 Z 形牵开器或 Hohmann 牵开器牵开髌骨和伸膝装置，再用另一个 Z 形牵开器或耙型拉钩牵开损伤另一侧的软组织。调整屈膝角度至完整暴露软骨损伤（图 13.2）。
- 使用下肢稳定装置保持屈膝角度至手术结束。

手术操作

第 1 步：暴露

- 麻醉前，确定合适的移植物已准备。
- 如果无法确定缺损情况或怀疑有合并损伤，关节镜探查确定缺损是否适合进行异体移植。
- 止血带充气，使用辅助入路小切口切开。暴露损伤（图 13.3）。
- 打开移植物包装，将移植物浸在冷盐水中。温度的骤变对软骨细胞有害，应当避免。

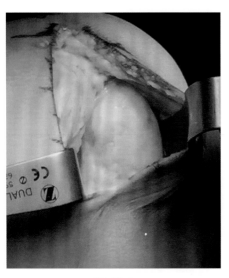

图 13.2

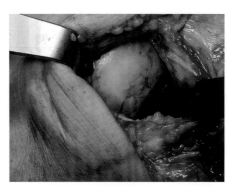

图 13.3

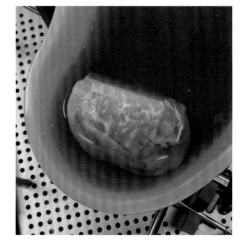

图 13.4

第 2 步：软骨缺口的准备

- 尽管有很多公司制造的异体移植器械，笔者倾向使用 Mega-OATS 异体骨软骨移植系统（Arthrex, Inc., Naples, FL, USA）。异体移植器械能做以下尺寸的异体移植物移植：15、18、20、25、30、35 mm。
- 不同尺寸的移植物和损伤处比对评估合适的移植物尺寸（图 13.5）。可选择偏大尺寸移植物，避免移植后边缘存在损伤组织。
- 一旦选择好移植物大小，就将骨钻置于损伤中心，使其能够覆盖整个损伤区域。
- 在机械钻孔取材等过程中注意注水，预防周围软骨和骨基底的高温损伤。
- 供体骨钻置于异体移植物上制造一个大小相似且表面合适的骨栓（图 13.6）。使用记号笔进行位置标记。
- 空心骨钻置于缺损位置，打入 2.4 mm 的导针，深度至少 3 cm（图 13.7）。
- 拿开空心骨钻，保留导针，同样尺寸的空心受体骨钻套在导针上。骨钻钻入周围的软骨和适度的软骨下骨（图 13.8）。
- 一个相同尺寸空心骨钻套上导针，在受体骨上做一个 6 ~ 8 mm 深的圆柱形骨缺损（图 13.9）。取下骨钻和导针。
- 用笔描记 12 点钟方向。
- 精确测量受体缺损的 4 个方向的深度（12、3、6、9 点钟）（图 13.10）。使用止血钳上的刻度尺测量。理想情况下，4 个方向的深度应该相似。
- 换新的 15 号刀片来清理骨道边缘松弛或破碎的软骨，盐水冲洗。
- 标准异体扩张器植入受体骨道内将骨道微扩 0.5 mm（图 13.11）。
- 用克氏针在骨道骨床上钻孔出血（图 13.12）。

第 3 步：异体移植物的准备

- 如果获得一个整的半髁移植物，需要用摆锯切割，使其匹配移植物操作台（图 13.13）。
- 在操作台上使用 4 枚螺钉固定供体骨（图 13.14）。
- 同样尺寸的套筒置于移植物上。
- 对套筒位置方向进行全方位的调整，以便骨钻进入套筒后直接覆盖移植物上的标记点。固定套筒（图 13.15）。

第 2 步要点

- 套筒位置应该调整到类似缺口准备时的角度。
- 尺寸大比遗留一些较差的边缘组织好。

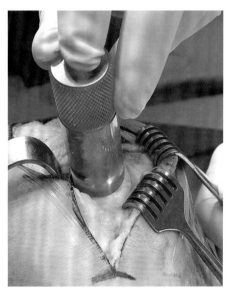

图 13.5

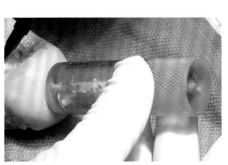

图 13.6

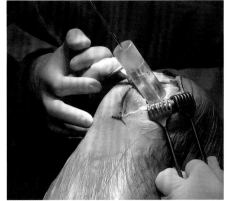

图 13.7

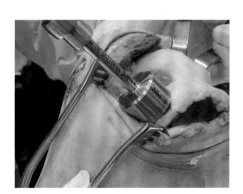

图 13.8

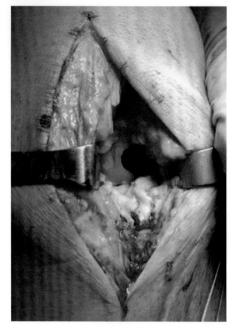

图 13.9

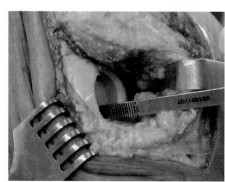

图 13.10

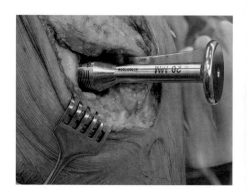

图 13.11

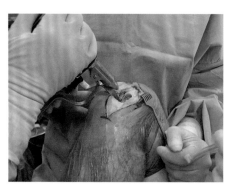

图 13.12

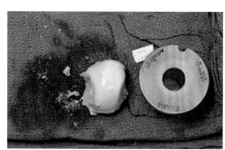

图 13.13

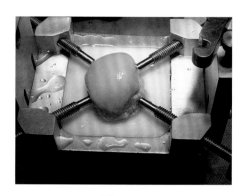

图 13.14

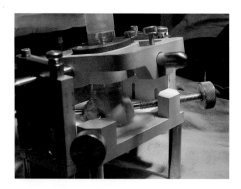

图 13.115

- 对应的供体收集套筒钻穿整个供体。然后小心取出移植物（图 13.16）。
- 将之前测量好的骨道深度标记在供体骨栓上（图 13.17）。
- 对着标记的位置将移植物固定在夹钳上，使用摆锯修整。标记 12 点钟方向以明确移植物位置（图 13.18）。
- 可以使用咬骨钳或摆锯小心修整骨栓的边角使其更容易进入骨道（图 13.19）。

第 4 步：移植物植入

- 用生理盐水冲洗移植物去除骨髓质成分。
- 将移植物放入套筒内，12 点钟方向与骨道对齐（图 13.20）。

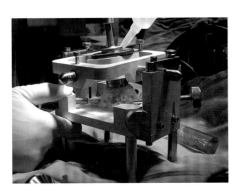

图 13.16

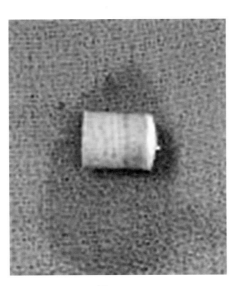

图 13.17

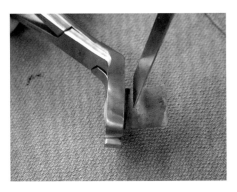

图 13.18

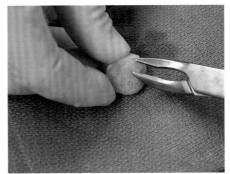

图 13.19

- 如果不能用手将移植物表面按平，可以用平头棒来轻敲压平移植物表面。

第 5 步：移植物固定

- 若固定不确凿，则需要额外的固定。可选的移植物固定物有金属无头螺钉、可吸收螺钉、骨吸收针等。
- 金属无头螺钉（Acutrak 2 miniscrews; Acumed, Hillsboro, OR, USA）（见第 14 章）
  - 巨大非包容性移植物时有用（图 13.21 ）
- 可吸收螺钉（Bio-Compression screws; Arthrex, Inc., Naples, FL, USA）（见第 15 章）
  - 巨大非包容性移植物时有用（图 13.22 ）
- 骨吸收针（Depuy, Inc., Warsaw, IN, USA）
  - 使用二氧环己酮线（polydioxanone suture, PDS）（可吸收）
  - 有 1.3 mm 和 2.0 mm 两种尺寸
  - 适合小骨栓（直径小于 20 mm ）
- 技术：
  - 将合适的克氏针穿过骨栓中心进入受体骨。
  - 去除克氏针使用空心进针器将骨吸收针插入骨内。

第 4 步要点

- 如果移植物表面突出太多，应该取出调整大小。可以用小的 Freer 撬从骨道内撬出骨栓。或者，异体移植物器械套内有匹配的移植物取出器，也可以用来取出骨栓。造成不匹配的原因有：
  - 测量不准确：修整移植物。
  - 骨道底部有骨渣：用刮勺清理骨道基底。
- 如果移植物短小，也应该取出。可将异体骨渣放在基底部将骨栓垫高。
- 如果移植物过紧，可以使用扩张器再次扩张骨道。
- 如果移植物过松，可以在骨栓边缘进行骨移植。必要时加强固定。

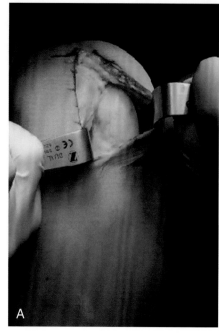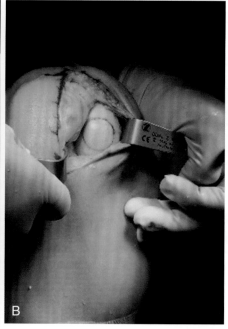

图 13.20

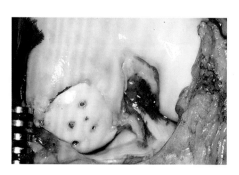

图 13.21

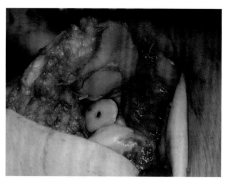

图 13.22

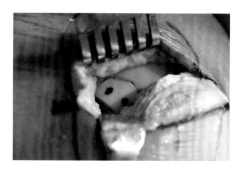

图 13.23

- 将针修整至与软骨面相平。
- 如果使用超过 1 个针，应该将针分开置入（图 13.23）。

第 6 步：缝合

- 松止血带，进行止血。
- 生理盐水冲洗膝关节，逐层关闭切口。
- 切开时外侧松解的部分可以旷置。
- 膝关节伸直位支具固定，进行治疗和持续被动活动时可摘除。

术后处理和预期疗效

- 第 1 阶段（术后 0 ~ 6 周）
  - 患者术后即刻开始持续被动活动锻炼，6 小时 / 天，持续 6 周。
  - 2 周后松开支具，当患者能够进行直腿抬高不伴伸直垂落时取下。
  - 根据固定强度，负重程度从不负重到触地负重不等。
  - 物理治疗主要在于被动活动度锻炼和主动辅助活动度锻炼。
- 第 2 阶段（6 ~ 8 周）
  - 允许部分负重。

潜在的并发症

- 感染
- 关节纤维化
- 移植物骨道不愈合
- 移植物破碎
- 进行性关节间隙变窄

- 应该实现完全伸直和 130° 屈曲。
- 锻炼包括股四头肌和腘绳肌加强练习和固定自行车活动度锻炼。
- 第 3 阶段（术后 8 ~ 12 周）
  - 允许全负重。
  - 达到完全的活动度范围。
  - 锻炼包括闭链训练及步态训练。
- 第 4 阶段（术后 12 周 ~ 6 个月）
  - 进一步肌力加强锻炼。
  - 至少术后 12 个月才允许高强度活动。

循证文献

Aubin PP, Cheah HK, Davis AM, Gross AE: Long-term follow-up of fresh osteochondral allografts for posttraumatic knee defects, Clin Orthop 391:S318–S327, 2001.
骨软骨移植用于治疗 60 例股骨远端软骨缺损，患者平均年龄 27 岁，平均随访时间 10 年。有 20% 的患者失败，80% 的患者被评为优良。

Briggs DT, Sadr KN, Pulido PA, Bugbee WD: The use of osteochondral allograft transplantation for primary treatment of cartilage lesions in the knee, Cartilage 203–207, 2015.
55 名患者（共 61 膝）接受了骨软骨移植，患者平均年龄为 32.9 岁，平均随访时间 7.6 年。18 膝（29.5%）进行了再次手术，这 18 例手术中有 11 例被认为是骨软骨同种异体移植（OCA）失败。86% 的患者对其手术结果表示"满意"或"极为满意"，而在 10 年时 OCA 存活率为 74.7%。

Cameron JI, Pulido PA, McCauley JC, Bugbee WD: Osteochondral allograft transplantation of the femoral trochlea, Am J Sports Med 44:633–638, 2016.
该队列的 28 名患者（29 膝）接受了新鲜的 OCA 股骨滑车处移植。7.6 年后，1 名患者接受全膝关节置换术，而 10 年时的移植物存活率为 91.7%，89% 的患者对结果"满意"或"极为满意"。

Chahal J, Gross AE, Gross C, Mall N, Dwyer T, Chahal A, Whelan DB, Cole BJ: Outcomes of osteochondral allograft transplantation in the knee, Arthroscopy 575–588, 2013.
对 19 项研究的系统综述评估了总共 644 例接受了骨软骨移植的膝关节，平均随访 58 个月。总体满意度为 86%，随访时 65% 的患者几乎没有关节炎。

Chu CR, Convery FR, Akeson WH, Meyers M, Amiel D: Articular cartilage transplantation—clinical results in the knee, Clin Orthop 360:159–168, 1999.
55 名平均年龄为 35 岁的患者接受了骨软骨移植，平均随访 75 个月。总体而言，有 76% 的膝关节被评为好或优秀。在单侧病变中，84% 的患者恢复了患侧膝关节的完全使用。相反，只有 50% 的双侧病变被评为好或优秀。

Garrett JC: Fresh osteochondral allografts for treatment of articular defects in osteochondritis dissecans of the lateral femoral condyle in adults, Clin Orthop 303:33–37, 1994.
用异体骨软骨移植治疗 17 例剥脱性骨软骨炎患者，患者平均年龄 20 岁，平均随访 3.5 年。使用 Herbert 螺钉来对同种异体移植物进行固定。在随访中，有 94% 的患者获得了成功的预后。

Ghazavi MT, Pritker KP, Davis AM, Gross AE: Fresh osteochondral allografts for posttraumatic osteochondral defects of the knee, J Bone Joint Surg Br 79:1008–1013, 1997.
这是对 126 例创伤后骨软骨缺损的膝关节治疗进行的回顾性分析，这些膝关节均接受了同种异体骨软骨移植治疗。患者平均年龄 35 岁，平均随访时间 7.5 年。作者报道 5 年存活率 95%，10 年存活率 71%，20 年存活率 66%。

Gracitelli GC, Meric G, Pulido PA, Gortz S, De Young AJ, Bugbee WD: Fresh osteochondral allograft transplantation for isolated patellar cartilage injury, Am J Sports Med 879–884, 2015.
27 名患者（28 膝）接受了髌骨侧的同种异体骨软骨移植。60.7% 的膝关节进行了再次的手术，其中 28.6% 的膝关节被评定为 OCA 的"失败"。平均随访时间为 9.7 年，有 89% 的患者对手术结果感到满意。

Gracitelli GC, Meric G, Pulido PA, McCauley JC, Bugbee WD: Osteochondral Allograft Transplantation for knee lesions after failure of cartilage repair surgery, Cartilage 98–105, 2015.
164 个膝关节接受了 OCA 作为挽救性手术，所有患者先前都接受了微骨折、自体骨软骨移植或自体软骨细胞移植。同种异体移植物的存活率在 10 年随访时为 82%，在 15 年随访时为 74.9%。

Horton MT, Pulido PA, McCauley JC, Bugbee WD: Revision osteochondral allograft transplantations: do they work? Am J Sports Med 2507–2511, 2013.

该队列的 33 名患者接受了同种异体骨软骨移植翻修手术。在 10 年的随访中，有 61% 的患者翻修移植物仍然生存，而 39% 的患者失败。

Jamali AA, Emmerson BC, Chung C, Convery RF, Bugbee WD: Fresh osteochondral allografts, Clin Orthop 437:176–185, 2005.

20 例膝关节进行了髌股关节同种异体骨软骨移植治疗。有 5 例失败（25%）。膝关节评分从 11.7 提高到 16.3。X 线评估的 10 个膝关节中，有 4 例无髌股关节炎，有 6 例有轻度关节炎。

Krych AJ, Robertson CM, Williams 3rd RJ: Return to athletic activity after osteochondral allograft transplantation in the knee, Am J Sports Med 1053–1059, 2012.

接受同种异体骨软骨移植的 43 位运动员的平均随访时间为 2.5 年，88% 的运动员有限地恢复运动，79% 的运动员能够恢复到受伤前的水平。

Levy YD, Görtz S, Pulido PA, McCauley JC, Bugbee WD: Do fresh osteochondral allografts successfully treat femoral condyle lesions? Clin Orthop Relat Res 231–237, 2013.

将 129 例膝关节行同种异体骨软骨移植治疗股骨髁软骨缺损。10 年生存率为 82%，而 20 年时下降到 66%。31 膝平均失败时间为 7.2 年。

McCulloch PC, Kang RW, Sobhy MH, Hayden JK, Cole BJ: Prospective evaluation of prolonged fresh osteochondral allograft transplantation of the femoral condyle, Am J Sports Med 35:411–420, 2007.

25 例患者因独立缺损接受了骨软骨移植。2 名患者有缺血性坏死的病史，24 名曾在先前接受过手术治疗。患者平均年龄 35 岁，平均随访时间 35 个月。19 名患者接受了单块骨软骨移植，6 名患者接受了双块骨软骨移植。在随访中，88% 的移植物被完全整合。总体满意度平均为 84%。

Meric G, Gracitelli GC, Görtz S, De Young AJ, Bugbee WD: Fresh osteochondral allograft transplantation for bipolar reciprocal osteochondral lesions of the knee, Am J Sports Med 709–714, 2015.

46 例（48 膝）患者接受了双极骨软骨移植治疗软骨缺损。22 膝被判定为失败（接受翻修、关节置换术或髌骨切除切除术）。对于移植物仍在位的患者，平均随访时间为 7 年，所有临床结局评分均得到改善。

Meyers MH, Akeson W, Convery R: Resurfacing of the knee with fresh osteochondral allograft, J Bone Joint Surg Am 71:704–713, 1989.

作者报告了 39 例接受骨软骨同种异体移植的患者的结果，患者平均年龄 38 岁，平均随访时间 3.6 年。成功率为 77.5%。在创伤性单间室关节炎患者中，成功率仅为 30%。

Murphy RT, Pennock AT, Bugbee WD: Osteochondral allograft transplantation of the knee in the pediatric and adolescent population, Am J Sports Med 635–640, 2014.

骨软骨移植被用于治疗 43 个小儿和青少年膝（平均年龄 16.4 岁）。移植后 10 年的存活率为 90%，其中 5 个失败膝关节的平均失败时间为 2.7 年。在 4 例患者中使用翻修 OCA 进行治疗。

Raz G, Safir OA, Backstein DJ, Lee PT, Gross AE: Distal femoral fresh osteochondral allografts: follow-up at a mean of twenty-two years, J Bone Joint Surg Am 1101–1107, 2014.

接受骨软骨移植的 63 例患者平均随访 22 年。移植物存活率在 10 年时为 91%，在 25 年时为 59%。

Shasha N, Krywulak S, Backstein D, Pressman A, Gross AE: Long-term follow-up of fresh tibial osteochondral allografts for failed tibial plateau fractures, J Bone Joint Surg Am 85 (Suppl 2):33–39, 2003.

65 例胫骨平台骨折失败的患者接受了新鲜的骨软骨移植治疗。对患者平均随访 12 年。总体而言，有 67.7% 的移植物完好无损，其余的全部接受全膝关节置换术。Kaplan-Meier 生存率分析显示，在 5 年时在位率为 95%，10 年时为 80%，15 年时为 65%，20 年时为 46%。

（Justin W. Griffin，Sarah G. Poland，Adam B. Yanke，Brian J. Cole 著　周敬滨、钱驿 译）

第14章

剥脱性骨软骨炎

适应证

- 剥脱性骨软骨炎（osteochondritis dissecans, OCD）的治疗取决于 Brendt 和 Harty 建立的疾病分级：
  - Ⅰ级：损伤在 X 线平片上不明显
  - Ⅱ级：可见碎片但仍附着于软骨上
  - Ⅲ级：无移位、未附着的碎片
  - Ⅳ级：有移位、未附着的碎片
- 非手术治疗
  - 骨骺未闭合患者的Ⅰ级、Ⅱ级 OCD 可采用非手术疗法。成人因愈合能力有限，非手术治疗很少有效。
  - 包括保护性负重，限制体育运动，使用辅助设备（手杖、拐杖）。
  - 应该避免石膏固定，因为会导致僵硬；适度活动关节是有益的。
- 手术治疗
  - 保守治疗无效的有症状的青少年患者（通常 6 个月）。
  - 患者的病灶游离和（或）不稳定。

治疗选择
- 保守治疗 - 原位固定 - 钻孔 - 抬高 OCD 病灶，清理基底部后施行牢固固定 - 骨移植 - 去除游离体 - 自体骨软骨移植 - 异体骨软骨移植 - 自体软骨移植

术前检查 / 影像学

- OCD 常在患者 10 ~ 20 岁发病，男女比例 2 : 1。
- 重要的是区分青少年发病（骨骺闭合之前）和成年发病（骨骼成熟后发病），发病时的骨骼年龄是决定预后的最重要因素。
- 最常见的部位包括股骨内侧髁（70% ~ 80%）、外侧髁（15% ~ 20%）、髌骨（5% ~ 10%）。
- 30% 的青少年 OCD 患者呈双侧病变，但是双侧不一定都有症状。
- 患者通常会长期出现模糊的疼痛和僵硬症状。疼痛和肿胀的增加通常与活动有关。可能出现伴或不伴游离体症状的受累区域负重疼痛。
- 体格检查
  - 患者可能在胫骨极度外旋的情况下行走，来减少胫骨棘与受影响的股骨内侧髁外侧面的接触（内侧髁病变的患者）。
  - 触诊时在病变区域有压痛和积液，同样也是有损伤的表现。
  - Wllson 征是股骨内侧髁病变的特异性检查。
    - 膝关节由屈曲 90°、胫骨内旋位缓慢伸直，在屈曲大约 30° 时，胫骨棘与股骨内侧髁外侧面接触时可以感觉到碰撞感。
    - 外旋胫骨时这些症状都会减轻。
- X 线平片
  - 在测量和定位损伤位置时能发挥作用。
  - 除了标准的负重前后位片和侧位片，屈曲 45° 位片和髌骨轴位片也有助于诊断和定位 OCD 损伤（图 14.1）。

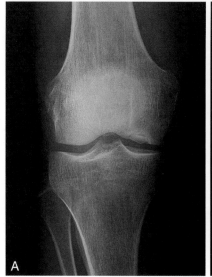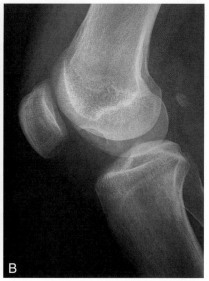

图 14.1

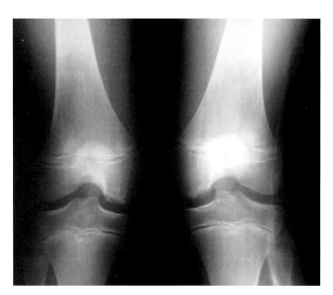

图 14.2

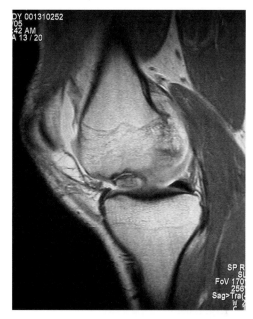

图 14.3

- 大多数 OCD 病变在侧位片上可见，位于后皮层线和 Blumensaat 线之间的区域。
- 骨骼未成熟的患者，即使无临床症状也要双侧膝关节摄片；然而，这类病变的治疗具有争议，不常规推荐治疗。
- 骨扫描可以看到在平片上可能不易发现的 I 期 OCD 病灶；然而，MRI 更常用于此用途。
- MRI 更常用于判断损伤范围，评估软骨及软骨下骨的完整性，描述病变稳定还是不稳定。
  - 不稳定性OCD的MRI指征：①T_2加权像的损伤下方有高密度信号线（图 14.3），②T_2加权像高密度信号线穿过软骨表面，③软骨下骨有囊肿形成，④局灶性软骨缺损。

- MRI 判断未成年人和成年人 OCD 病变不稳定性的灵敏度为 97% ~ 100%。虽然 MRI 诊断成年患者病变不稳定性具有高度特异性，但诊断青少年患者的特异性有限（11% ~ 15%）。MRI 预测的疾病分级和病变不稳定的可能性比关节镜检查更严重。

非手术治疗

- 保护性承重约 2 个月。如果患者只在较高水平活动量时有症状，没有症状时可以允许他们用损伤侧行走。
- 如果症状改善，采用渐进式负重法。
- 症状消除和影像学检查表现为逐渐恢复时，可以重返运动。
- 50% 的稳定性 I 级和 II 级年轻患者会在 10 ~ 18 个月内痊愈。

手术计划

- 关节镜
  - 对 OCD 病变进行分级的"金标准"。
  - 经关节镜评估的病变可根据国际软骨修复学会（ICRS）的 OCD 病变标准进行分级：
    - I 级：完整的软骨覆盖病灶
    - II 级：软骨分离的早期迹象，探查时稳定
    - III 级：部分脱落的软骨
    - IV 级：有或没有游离体的腔洞缺损

体位

- 如果计划修复 OCD 病灶，将患者置于仰卧位，床脚弯曲，受累侧肢体置于腿部固定架上，使其能够过度屈曲。
- 如果计划移除松散的碎片，可以使用带有侧挡板的仰卧位，或者有腿部固定支架的屈曲位。
- 如果计划骨软骨异体移植，使用带有侧挡板的仰卧位会更好操作。

入路 / 显露

- 标准的关节镜前内侧和前外侧入路用于初步诊断性关节镜检查。
- 如果计划固定 OCD 病灶，使用腰穿针定位辅助入路，使操作器械能垂直于 OCD 病灶。
- 如果计划使用骨软骨自体移植：
  - 根据手术医生的偏好，可以创建辅助入路来进行关节镜下获取和回植自体内植物。
  - 或者使用两个小切口。通常建议使用这种方法，因为与关节镜下操作相比，可以更好地垂直操作。
- 如果计划使用骨软骨异体移植：
  - 在 OCD 病灶的同侧，可以使用小切口关节切开术。
  - Z 形牵开器对于清晰显露病灶很有用。
- 如果计划使用自体软骨移植：
  - 可以使用标准关节镜入口进行软骨活组织检查。
  - 通过在病灶同侧行小切口关节切开术完成植入。

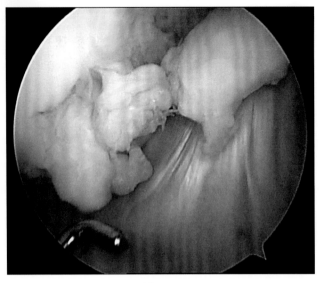

图 14.4

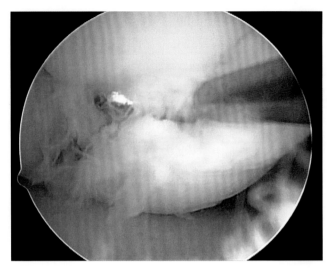

图 14.5

手术操作

第 1 步：诊断性关节镜检查

- 可以使用止血带，但一般很少使用。
- 建立标准的关节镜入路后，进行全面的关节镜检查。如果发现有游离体，应将其取出（图 14.4）。
- 定位可疑的 OCD 病灶位置，使用探钩评估病灶表面软骨及其黏附稳定性（图 14.5）。有些患者需要将膝关节屈曲超过 90° 才能显露病灶。

第 2 步：决策

- 如果病灶含有软骨下骨，而且可以固定：
  - 如果病灶稳定（Ⅰ级），正打钻或倒打钻钻孔（见第 15 章），或原位修复病灶。
  - 如果病灶轻微脱落（Ⅱ级）或分离但仅轻微移位（Ⅲ级），则撬起骨软骨块，清理纤维组织两侧基底部，对基底部做微骨折处理，然后将病灶牢固固定。
  - 如果碎片疏松，与骨床分离，但看起来是健康的，而且软骨下骨质量优良（Ⅳ级），一些作者建议需要有 3 ~ 4 mm 的软骨下骨来牢固固定碎片。
    - 通常需要小切口关节切开术。
    - 取出松散的游离体并进行清理，使其解剖结构与骨床相匹配。
    - 这种病例使用开放手术固定比关节镜下操作更容易。
- 如果病灶不含软骨下骨或不能固定：
  - 如果病灶较小（<1 cm²）
    - 取出 OCD 碎片
    - 虽然可以对骨床做微骨折处理，但如果患者只有游离体症状（肿胀或卡压），且除这些症状之外无明显疼痛，则应主要考虑单纯切除（见第 10 章）。
  - 如果病灶中等大小（1 ~ 2 cm²）
    - 取出 OCD 碎片和其他所有的游离体。
    - 如果患者仍有症状，特别是已经接受过初步治疗的（见第 11 章和第

第 2 步要点

- 注意不要将 OCD 碎片完全分离。如果发生了这种情况，可以通过扩大入口将其从关节腔取出后放在操作台上清理。然后用小切口关节切开术做牢固固定。
- 如果有可能，在后交叉韧带起点水平以非机械性方式将病灶抬高，并将其置于外侧来避免意外损伤完整的关节缘。
- 篮钳可以帮助去除病灶周围磨损和不稳定的软骨碎片，这些软骨碎片可能阻碍解剖复位。
- 软骨下骨质流失，可以移植关节镜下获取的股骨外侧髁内侧缘的 5 mm 自体骨软骨移植物（比如：前交叉韧带重建时进行成形术的区域）。

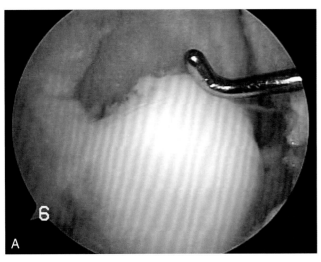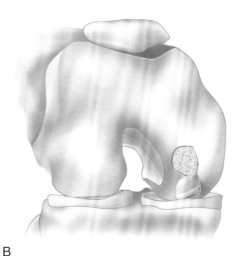

图 14.6

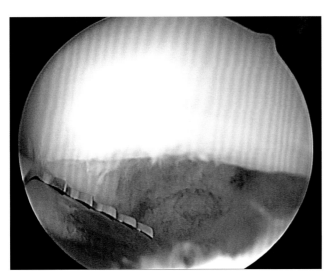

图 14.7

　　13 章)，可考虑行自体或同种异体骨软骨移植。

- 如果病灶较大 (>2 cm²)
  - 取出 OCD 碎片和其他所有的游离体。
  - 如果患者仍有症状，特别是已经接受过初步治疗的，可考虑行骨软骨或软骨自体移植 (见第 12、13 章)。
- 骨排列紊乱导致受累间室负荷过重的成年患者，应考虑分阶段进行截骨术。尤其是进行明确的软骨治疗时，比如骨软骨异体移植。

第 3 步：抬高部分脱落的病灶

- 使用探钩或骨膜剥离器，将 OCD 病灶从骨床上抬高 (图 14.6)。如果病灶稳定，没有分离，并且软骨表面完整的话，无须进行此操作。
- 检查 OCD 病灶的背面，以确保其含有骨块。
- 使用小的关节镜刨刀 (3.5 mm) 清理 OCD 病灶和骨床之间的纤维软骨 (图 14.7)。
- 或者，可以使用刮匙轻轻地去除基底部的纤维软骨和碎片。注意患者通常在碎片深处并发骨质流失，一旦固定会导致骨质凹陷；因此，应注意不要

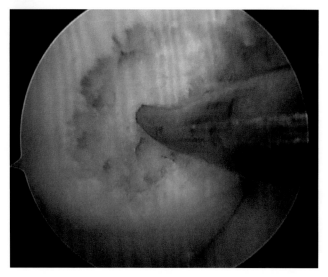

图 14.8

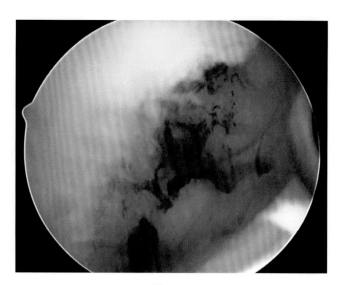

图 14.9

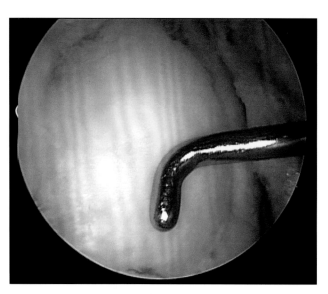

图 14.10

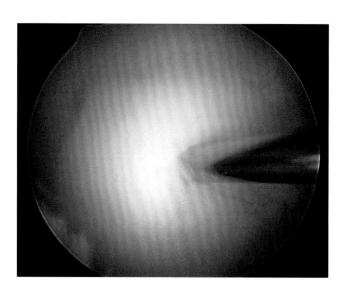

图 14.11

移除任何松质骨。

- 将微裂缝锥子置于 OCD 碎片后方，轻轻打几个微骨折孔（图 14.8），其随着病灶的慢性发展可能会硬化。
- 将注水泵调小并开大吸引器，以证明有血液从病灶骨床上流出（图 14.9）。

第 4 步：复位 OCD 碎片

- 进行彻底的关节清理术后，使用探钩将 OCD 碎片复位（图 14.10）。如果不能解剖复位，将碎片抬高，观察可能影响复位的骨或软骨碎片。
- 在实施内固定的同时，可以使用克氏针穿过碎片使其保持复位的状态（图 14.11）。使用克氏针时，确保它们不会干扰螺钉植入的位置，除非是可以用于植入空心螺钉的克氏针。

第 4 步要点

- 变换膝关节屈曲角度可以显露病灶，所以能用辅助入口放置多个固定物。
- 如前所述，需要时可以进行骨移植。

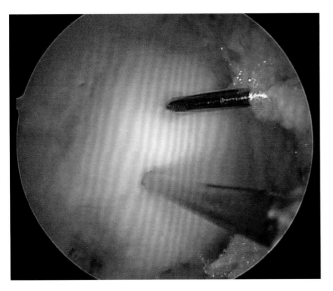

图 14.12

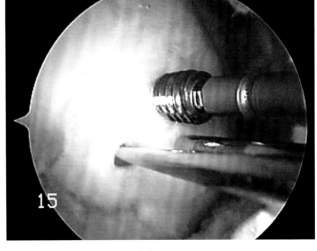

图 14.13

第 5 步：固定 OCD 碎片

- 助手用探钩维持碎片的复位，用克氏针更好。屈曲膝关节以充分显露碎片，用腰穿针从同一间室垂直刺入病灶。
- 创建辅助入路。
- 有几种固定方式可供选择。虽然其他医生普遍使用生物可吸收螺钉，但我们更偏好标准或微型金属无头挤压螺钉。
- 金属无头挤压螺钉
  - 特点
    - 无头螺钉，将关节表面损伤的风险降到了最低
    - 金属材质
    - 空心的
    - 自动攻丝
    - 全螺纹
    - 当螺杆前进时，可改变螺距来实现压缩。
    - 微型螺钉的长度为 16 ~ 30 mm，头部直径为 3.6 mm。
  - 技术
    - 通过辅助入路向关节腔内置入 0.045 英寸的导丝，垂直将导丝钻入病灶的中心，然后推进 3 ~ 4 cm（图 14.12）。
    - 如果预计使用多个螺钉（维持旋转稳定性的优先选择），第一个螺钉置入平面的中心（冠状面），另一个螺钉偏心放置（矢状面），以便为其余的螺钉留出空间。
    - X 线透视检查可以确保固定深度充足，尽管只在儿童患者中才需要考虑此问题。
    - 深度计可以用来测量螺钉的长度。如果导丝距离后方皮质层的距离在 2 mm 以内，我们推荐使用比测量深度至少短 2 mm 的螺钉。
    - 虽然是自攻螺钉，但我们建议在植入处使用剖面钻，尤其是对骨质致密的年轻患者。
    - 使用手动螺丝刀拧入合适尺寸的螺钉（图 14.13）。如果遇到阻力，应将螺丝取出，并将骨头上的孔钻得更深一些。

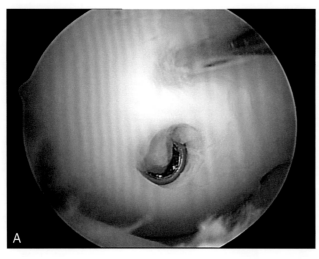
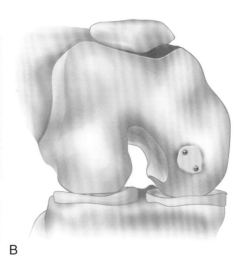

图 14.14

- 一旦螺钉就位，应将螺钉继续拧两圈使其在软骨面上凹进去，防止螺钉头部磨损胫骨关节面（图 14.14）。
- 如果使用多个螺钉，应将它们非平行植入，以提供多平面稳定性。
- 为了避免将来螺钉滑出或螺钉周围形成碎片，我们在年轻患者或碎片较小的患者痊愈后会将螺钉取出（如术后 8～10 周）。
- 生物复合螺钉
  - 特点
    - 空心螺钉
    - 生物可吸收左旋聚乳酸（PLLA）
    - 全螺纹
    - 阶梯式螺纹和锥度
    - 头部宽度 3.7 mm，长度 20 mm
  - 技术
    - 将一根空的套管放置在想要植入螺钉的位置处，并与碎片表面垂直。使用专门的锥形钻头向前推进直到顶住套管为止（图 14.15）。
    - 轻敲钻头，直到其抵住套管。
    - 将生物压缩螺钉装在六角螺丝起子上，与驱动器的滑杆间距为 3 mm 时分开螺钉的空心端（图 14.16）。
    - 将螺钉穿过空心套管，直到完全就位。此时螺钉的尖端在关节面下 3 mm。
  - 结果
    - 据报道，生物可吸收螺钉内植物的并发症包括：骨不连、骨溶解、滑膜炎和螺钉断裂。
    - 最近一个病例队列在 30 个患者采用了 PLLA 螺钉固定膝关节 OCD，有 23%（14/61）发生了螺钉断裂（虽然许多是 MRI 确诊，但无症状）。

术后处理和预期疗效

- 原位固定 OCD 病灶
  - 取决于病灶位置，髌股关节病灶可以在伸膝位完全负重，但是股骨髁的病灶应在 6～8 周内非负重或脚后跟负重。
  - 如果患者的股四头肌萎缩，可以在夜间或行走时使用支具将膝关节维持

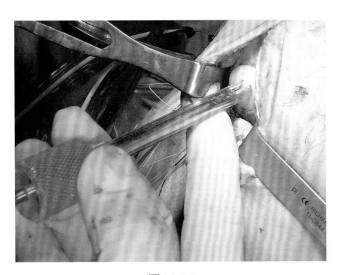

图 14.15

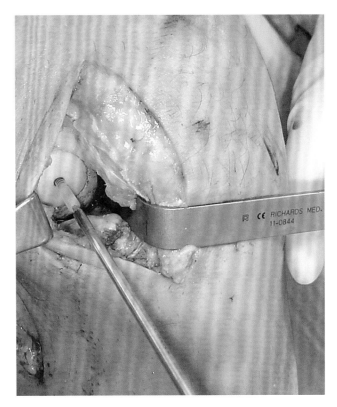

图 14.16

在伸直位。

- 8 周后逐渐负重。
- 在最初 6 周，每天使用连续被动活动器 6 h。
- 直到患者达到完全活动度，没有症状，放射学证明已经愈合之前，才能重返运动。可能需要 1 年左右的时间。

循证文献

Anderson AF, Richard DB, Pagnani MJ, Hovis WD: Antegrade drilling of osteochondritis dissecans of the knee, Arthroscopy 13: 319–324, 1997.

24 名稳定性 OCD 患者接受了正向打孔治疗。其中 20 名患者术后 4 个月痊愈；91.7% 的患者评分为"很好"或"极好"。还有 50% 的骨骼发育成熟的患者痊愈了。

Camathias C, Gögüs U, Hirschmann MT, Rutz E, Brunner R, Haeni D, Vavken P: Implant failure after biodegradable screw fixation in osteochondritis dissecans of the knee in skeletally immature patients, YJARS 31: 410–415, 2015.

24 名患者（30 个膝关节）植入了总共 61 枚生物可吸收螺钉。至少 24 个月后，发现 61 枚螺钉断裂了 14 个（23%）。4 名患者因为内植物失败导致的疼痛和临床交锁症状而需要再次手术。

Edmonds EW, Albright J, Bastrom T, Chambers HG: Outcomes of extra-articular, intra-epiphyseal drilling for osteochondritis dissecans of the knee, J Pediatr Orthop 30: 870–878, 2010.

59 例 I 期或 II 期损伤的患者在 8 年之间接受了关节外、骨骺内钻孔治疗。75% 的损伤在 12 个月后的放射片上完全愈合，36 个月时 98% 愈合。回归运动的平均时间为 3 个月。

Garrett JC: Fresh osteochondral allografts for treatment of articular defects in osteochondritis dissecans of the lateral femoral condyle in adults, Clin Orthop 303: 33–37, 1994.

17 名平均年龄 20 岁的 OCD 患者接受了同种异体移植，使用 Herbert 螺钉固定移植物，并随访了 3.5 年。随访显示 94% 的患者术后恢复良好。

Johnson LL, Uitvlgut G, Austin MD, Detrisac DA, Johnson C: Osteochondritis dissecans of the knee: arthroscopic compression screw fixation, Arthroscopy 6: 179–189, 1990.

作者使用挤压螺钉治疗轻度的 OCD 患者。至少随访 2 年后，88% 的患者评分为"很好"或"极好"。

Kocher MS, Micheli LJ, Yaniv M, Zurakowski D, Ames A, Adrignolo AA: Functional and radiographic outcomes of juvenile osteochondritis dissecans of the knee treated with transarticular arthroscopic drilling, Am J Sports Med 29: 562–572, 2001.

30 名骨骼未发育成熟的患者，在 6 个月保守治疗失败后接受了顺时针钻孔治疗。100% 的患者在术后 4.4 个月影像学表现为愈合。

Murphy RT, Pennock AT, Bugbee WD: Osteochondral Allograft Transplantation of the knee in the pediatric and adolescent population, Am J Sports Med 42: 635–640, 2014.

39 位未成年和成年患者（26 位患有 OCD）的 43 个膝关节在平均 16.4 岁时接受了新鲜异体骨软骨移植。术后 10 年移植物的存活率为 90%，在保留移植物的患者中，88% 评分为"很好"或"极好"。5 例失败的患者中有 4 例通过二次同种异体骨软骨移植得到治愈。

Peterson L, Minas T, Brittberg M, Nilsson A, Sjogren-Jansson E, Lindahl A: Two-to 9-year outcome after autologous chondrocyte transplantation of the knee, Clin Ortho Rel Res 374: 212–234, 2000.

94 位患者随访了 2 ~ 9 年。单纯髌骨软骨移植的优良率为 62%。髌骨软骨移植结合胫骨结节截骨术的优良率提升到了 85%。股骨髁病灶的术后优良率为 96%。OCD 患者有 89% 的优良率。大约 15% 的患者有增生性骨赘。

Slawski DP: High tibial osteotomy in the treatment of adult osteochondritis dissecans, Clin Orthop 341: 155–161, 1997.

平均年龄 32 岁的患者，7 个接受过胫骨高位截骨手术来减轻受累内侧间室压力的膝关节没有一个表现为弥漫性内侧关节炎。在最近一次的术后 30 个月随访中，患者 Lysholm 评分从 39 提高到 89。所有患者都被报道有主观的症状改善。

Wang CJ: Treatment of focal articular cartilage lesions of the knee with autogenous osteochondral grafts: a 2- to 4-year follow-up study, Arch Orthop Trauma Surg 122: 169–172, 2002.

回顾性分析了 16 个局限性软骨缺损接受骨软骨自体移植治疗的膝关节，其疗效不受疾病诊断的影响（OCD，缺血性坏死，创伤）。80% 的患者术后效果优良。症状随着时间推移而不断改善，至少要在术后 4 个月才能显现。

Wright RW, McLean M, Matava MJ, Shively RA: Osteochondritis dissecans of the knee: long term results of excision of the fragment, Clin Orthop 424: 239–245, 2004.

作者分析了仅接受单纯碎片切除的 OCD 患者。17 例 OCD 病变的膝关节接受该治疗后随访了 8.9 年。患者的平均年龄为 26 岁。使用 Hughston 评分显示只有 35% 的优良率。根据这些结果，不提倡单纯碎片切除术。

（Andrew J. Riff，Adam B. Yanke，Brian J. Cole 著　何耀华 译）

第 15 章

开放楔形高位胫骨截骨术

适应证

- 站立位内翻对线。
- 单纯内侧间室有症状的关节炎而不管是否合并韧带功能不全。
- 膝关节内翻时由于软骨缺失（剥脱性骨软骨炎、缺血性骨坏死、局灶性软骨缺损）导致的内侧膝关节疼痛。
- 合并内翻对线的有症状的内侧半月板损伤。

禁忌证

- 畸形超过 15°
- 屈曲挛缩超过 15°
- 膝关节屈曲不能达到 90° 以上
- 胫骨向内侧 / 外侧半脱位超过 1 cm
- 严重内侧骨缺损（大于 3 mm）
- 炎性关节炎
- 外侧间室关节炎
- 低位髌骨
- 病态肥胖（可以选择闭合楔截骨）
- 年龄超过 60 岁（相对禁忌证）

治疗选择
- 口服抗炎药物
- 关节软骨营养药物
- 皮质激素注射
- 关节滑液补充疗法
- 运动疗法
- 减少间室载荷的支具
- 辅助器具（手杖、助行器）

术前检查 / 影像学

- 体格检查包括
  - 观察站立位和行走时的下肢对线（应力内翻）
  - 可矫正的内翻畸形
  - 关节活动度
  - 韧带稳定性
  - 双侧下肢血管神经检查
  - 髌骨情况（髌骨倾斜，J 征，Q 角）
- 减少内侧负重的外固定支具对于判断截骨术是否可行可能是一个有效的工具。
- X 线摄片应该包括 4 个体位：站立前后位（AP），侧位，轴位和 45° 屈曲后前位（PA）。
  - 屈曲后前位能更好地评估关节面后侧负重区，应用该部位评估关节炎更准确。
  - 除此之外，需要双下肢全长负重位片来测量机械轴和确定需要矫正的角度。
    - 双腿站立位 X 线片：用来评估骨性畸形。
    - 单腿站立位 X 线片：用来评估软组织情况（如后外侧膝关节不稳定）。
- MRI 可以用来评估膝关节周围软组织情况，以及评估是否存在软组织水肿或关节积液。

- 应仔细评估关节软骨、半月板和韧带组织
- 单间室骨髓水肿提示慢性间室超负荷
- 应用冠状位和矢状位序列评估半月板，对于既往曾行半月板切除术的膝关节，应仔细鉴别新发损伤和半月板切除术后改变。
  - 梯度回波序列有助于将关节软骨和周围的关节液和软骨下骨区分出来，但是其不能区分软骨内损伤
  - T₂加权或脂肪抑制 STIR 序列（short tau inversion recovery fluid sequences）可用来评估软组组织内部或软骨下骨水肿的信号改变。
- 对于曾行前交叉韧带（ACL）重建术的患者，由于担心骨道扩大，可以选择 CT 扫描进行评估。除此之外，CT 还可以用来评估软骨修复术后的骨组织过度生长。
- 计算需要矫正的角度（冠状面）
  - 对于内侧间室关节炎，往往需要一定程度的过度矫正。通常把力线矫正到关节面宽度的中外 1/3 处，在 AP 位 X 线片上位于关节线宽度的 62% 处。
    - 在胫骨平台上标出期望矫正的机械轴通过点
    - 画线连接股骨头中心和胫骨平台标志点
    - 描画另外一条线连接平台标志点和踝穴中心
    - 两条线的夹角就是需要矫正的角度（图 15.1）
    - 通常开放截骨撑开宽度 1mm 对应 1° 的内翻矫正，但这只针对胫骨平台宽度 56 mm 的患者。
  - 对于行软骨修复手术的患者，把机械轴矫正到中立位（胫骨平台的中心）就足够了。这种情况下，如果矫正角度小于 5°，可能也没有必要截骨。
- 计算需要矫正的角度（矢状面）
  - 增加胫骨后倾角度将会：
    - 加重 ACL 功能不全的症状
    - 改善后交叉韧带（PCL）功能不全的症状
  - 减少胫骨后倾角度将会：
    - 改善 ACL 功能不全的症状
    - 加重 PCL 功能不全的症状

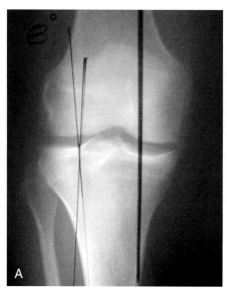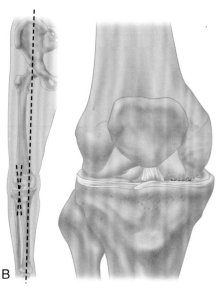

图 15.1

体位

- 患者采取仰卧位，手术床应能满足术中透视要求，如果手术床不能达到要求，可以将患者置于患侧的床边，这样术中可以通过外展下肢进行透视。
- 在大腿中部外侧安装侧方支柱以利于关节镜下手术操作。
- 必要时可以使用止血带，但是关闭伤口之前一般放气以利于全面止血。
- 如果矫正角度较大，同侧的髂棘需要消毒铺巾，并垫高同侧臀部以利于可能的术中取髂骨植骨（图 15.2）。

入路 / 显露

- 常规使用关节镜确定关节软骨和半月板的病理状态，使用标准关节镜入路（前内侧入路和前外侧入路）。
- 用记号笔标记胫骨结节、髌韧带、鹅足和胫骨后内侧缘。
- 描画胫骨高位截骨（high tibial osteotomy, HTO）切口可从膝关节镜前内侧入路向远端延伸至胫骨结节内侧的鹅足水平。
  - 只切开低于关节线水平的描画部分。
  - 切口远端位于胫骨结节和胫骨后内侧缘之间。
- 在胫骨前内侧骨质和缝匠肌筋膜之间进行分离显露。
- 扣及腘绳肌腱后用电刀沿缝匠肌筋膜上缘由后向前标记截骨水平，从胫骨后内侧缘直至髌韧带水平。
  - 切骨标记弧向上方以顺应髌韧带内侧缘。
  - 内侧副韧带（MCL）浅层骨膜下向后内侧袖状剥离。
  - 胫骨后侧放置一把大牵开器以保护血管神经结构。
  - MCL 也可以横行切断，接骨板可直接放置在韧带组织表面。

手术操作

第 1 步：诊断性关节镜检

- 常规使用关节镜判断患者是否适合截骨术。在行截骨术前先进行必要的镜下手术操作（半月板成形、缝合或移植，软骨清理或修复术）。
- 关节镜术后关节腔内灌洗液应抽吸干净。

第 2 步：置入导针

- 手术切口完成之后，放置合适的牵开器保护后方的血管神经组织。
- 从内下向外上方向置入一枚 2.4 mm 尾部可折断导针。
  - 导针瞄准腓骨小头方向，向外侧直至胫骨外侧皮质，导针尖端应位于外侧胫骨关节线远端 1～2 cm。
  - 透视下确认导针位置。透视下判断导针的位置标准是导针位于髌韧带止点内上方和腓骨小头顶端之间。
- 平行于第一枚导针置入第二枚导针，第二枚导针位置需要兼顾胫骨近端的后倾。
- 导针位置合适后，折断并取走导针尾部（图 15.3）。
- 在髌韧带下方放置另外一个拉钩加以保护。

第 3 步：切骨操作

- 在 2 枚导针上安装截骨导向器，使用摆锯切断胫骨前侧、内侧和后侧直至

器械设备

- 开放楔形截骨系统（Arthrex, Inc., Naples, FL, USA）
- 电钻和电锯
- 大号锯片
- 术中透视设备
- 同种异体带皮质的楔形移植骨块

第 2 步要点

- 在切骨导向器下方使用锯片或骨刀截骨能避免骨折向近端延伸至胫骨平台。
- 如果截骨撑开装置不能顺利撑开切骨处，则应该取出撑开装置，使用骨刀进行胫骨周围重复切骨操作。这时一定还要使用内侧拉钩保护 MCL 和神经血管组织。注意，胫骨前侧和后侧的皮质往往是截骨不完全的部位。
- 术中透视也可以在下肢前侧拉直电刀线（从髋关节到踝关节）来判断开放楔形截骨角度是否合适（图 15.7）。
  - 如果截骨延伸至胫骨外侧皮质，可以在外侧做小的附加切口，使用 2 枚门形钉（图 15.8）或小型接骨板螺钉进行固定。
  - 如果截骨线向近端延伸至胫骨平台，可以使用 2 枚空心半螺纹螺钉由外向内进行固定。

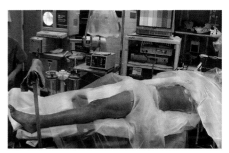

图 15.2

距离外侧皮质 1 cm 处（图 15.4）。

- 应用不同型号的骨刀完成胫骨前侧和后侧皮质的切骨操作，使用术中透视明确切骨没有损伤外侧皮质（图 15.5）。
- 撤除导针，在胫骨内侧切骨间隙置入带撑开宽度标记的楔形撑开器（图 15.6）。轻柔敲入楔形撑开器以小心撑开截骨处。
  - 楔形撑开器侧方的标记对应撑开的 mm 数值。
  - 快速打入楔形撑开器可能会造成外侧骨折。
- 移除撑开器的把手，把撑开器留置在截骨间隙内。

第 4 步：接骨板固定

- 在两个楔形撑开器之间安装矫形接骨板，紧靠 MCL 前缘放置接骨板。
- 使用 2 枚 6.5 mm 空心螺钉固定近侧接骨板。螺钉为单皮质固定的锁定螺钉。术中透视以确认螺钉没有穿破关节面。
- 移除带标记的楔形撑开器以使截骨处骨质和接骨板的凸起相接触。选择和截骨撑开距离一致的接骨板凸起尺寸可以保证正确的矫形角度。
- 再用 2 枚 4.5 mm 皮质骨螺钉固定接骨板远端，这些螺钉是双皮质固定钉（图 15.9）。
  - 注意不能过于靠前安置接骨板，除非有意想增加胫骨后倾角度。

第 5 步：截骨间隙植骨

- 从接骨板两侧向截骨间隙内植入同种异体骨块或者自体骨（图 15.10）。
- 用于植骨的材料包括：
  - 三皮质楔形同种异体骨块
  - 自体髂棘

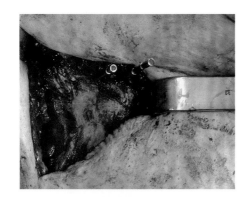

图 15.3

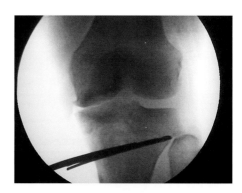

图 15.4

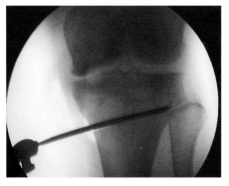

图 15.5

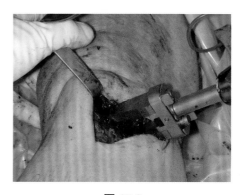

图 15.6

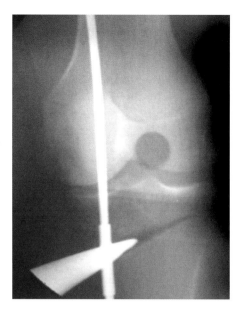

图 15.7

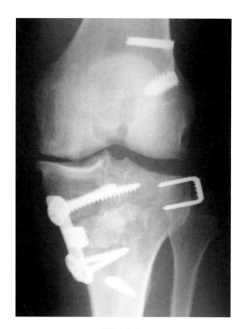

图 15.8

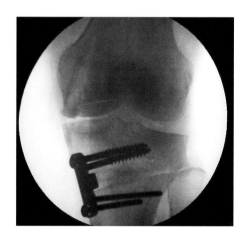

图 15.9

- 应用骨软骨自体移植物转移系统［Osteochondral Autograft Transfer System（OATS）（Arthrex, Inc., Naples, FL, USA）］从胫骨近端取出的骨柱
- 合成的骨移植替代物
- 异体骨颗粒。
- 最后再次拍片确认内固定和植骨情况（图 15.11）。

第 6 步：关闭伤口

- 松开止血带，伤口盐水冲洗并进行止血。
- 使用 1 号薇乔缝线修复胫骨内侧掀起的软组织。
- 切口内其他软组织逐层缝合。
- 无菌敷料包扎并使用伸直位外固定支具固定患肢。

术后处理和预期疗效

- 第 1 阶段（术后 0～4 周）
  - 最初 2 周使用拐杖允许足趾点地负重。
  - 接下来的 2 周负重要逐步增加。

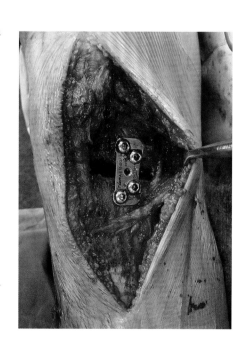

图 15.10

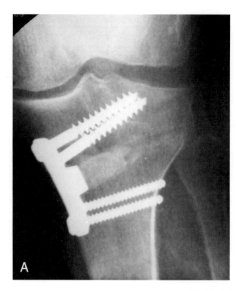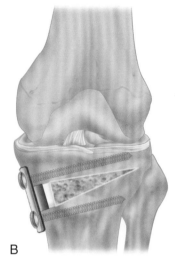

图 15.11

- 外固定支具应该全程使用，除非在使用持续被动活动（CPM）锻炼时可以去除。
- CPM 每天可以使用 4 小时以求达到 90° 的被动屈曲活动范围。
- 康复练习包括佩戴伸直位支具进行股四头肌等长收缩练习、踝泵、直腿抬高（SLR）以及非负重状态下的腓肠肌/腘绳肌牵伸练习。
- 第 2 阶段（术后 4~6 周）
  - 不用拐杖进行可耐受的负重锻炼。
  - 解锁外固定支具以适应行走。
  - 一旦膝关节屈曲角度达到 90° 就可以不用 CPM 了。
  - 康复训练在不带支具的状态下，可进行轻柔的固定自行车训练和直腿抬高。在第 2 阶段结束前不应进行闭链功能训练。
- 第 3 阶段（术后 6 周 ~3 个月）
  - 如果无疼痛症状可以不用外用支具。
  - 康复锻炼开始半蹲（0°~45°）、腿部推举（0°~60°）、闭链终末伸膝、平衡练习和提踵练习。
- 第 4 阶段（术后 3~9 个月）
  - 进一步闭链练习。
  - 开始跑步机上行走训练和游泳。
  - 在第 4 阶段末期恢复日常活动。

预期疗效

- 对于开放楔形 HTO 的长期有效率还缺乏数据支持。总体上讲，如以外侧闭合楔形截骨作为参考，对于内侧间室关节炎，开放楔形截骨手术效果可望维持至术后 7~10 年。
- 已有充分的数据表明软骨修复手术辅以 HTO 可明显减少对线不良下肢的载荷。

潜在并发症

- 胫骨骨折（<2%）
- 深静脉血栓（15%）
- 骨不愈合（<1%）

循证文献

Birmingham TB, Giffin JR, Chesworth BM, Bryant DM, Litchfield RB, Willits K, Jenkyn TR, Fowler PJ: Medial opening wedge high tibial osteotomy: a prospective cohort study of gait, radiographic, and patient-reported outcomes, Arthritis Rheum 61:648–657, 2009.

在这项研究中，作者分析了 126 例患者在接受内侧开放楔形 HTO 2 年后的步态、放射学和患者报告的结果。作者报告了术后 2 年动态膝关节负荷和患者报告的疼痛、功能和生活质量指标的改善情况。

Cole BJ, Freedman KB, Taksali S, Hingtgen B, DiMasi M, Bach Jr. BR, Hurwitz DE: Use of a lateral offset short-leg walking cast before high tibial osteotomy, Clin Orthop 408:209–217, 2003.

作者评估了有 HTO 适应证的内翻关节炎患者的影响。19 名患者佩戴支具 3 天，并进行佩戴前和佩戴后步态分析。在 19 名耐受支具的患者中，17 名患者的疼痛减轻了 53%，内收力矩减少了 36%。疼痛减轻与内收力矩之间存在相关性 (r=0.63)。

Franco V, Cerullo G, Cipolla M, Gianni E, Puddu G: Open wedge tibial osteotomy, Tech Knee Surg 1:43–53, 2002.

30 名患者接受开放式楔形 HTO 治疗，随访 36 ~ 48 个月。平均年龄为 49 岁。作者使用国际膝关节文献委员会 (IKDC) 和特种外科医院 (HSS) 评分进行评估。根据 IKDC 量表，术前 11 例患者为 C 组，19 例为 D 组。在最近的随访中，17 名患者在 B 组，13 名在 C 组。所有患者都有改善。

Gaasbeek RD, Welsin RT, Verdonschot N, Rijnberg WJ, van Loon CJ, van Kampen A: Accuracy and initial stability of open-wedge and closed-wedge high tibial osteotomy: a cadaveric study, Knee Surg Sports Traumatol Arthrosc 13:689–694, 2005.

作者分析了使用尸体标本的闭合和开放楔形高位胫骨截骨术之间角度精度和初始稳定性的差异。闭合楔形组存在过度矫正的倾向，但没有统计学意义。这两种技术之间的初始稳定性没有差别。

Harris JD, Hussey K, Wilson H, Pilz K, Gupta AK, Gomoll A, Cole BJ: Biological knee reconstruction for combined malalignment, meniscal deficiency, and articular cartilage disease, Arthroscopy 31:275–282, 2015.

在这项研究中，作者报告了使用不同手术同时截骨矫正力线、半月板移植和关节软骨修复。总共包括 18 名患者，其中 2/3 有开放楔形 HTO，另外 1/3 附加开放楔形远端股骨截骨术。平均 6.5 年的随访中在几个经过验证的患者报告的结果评分显著改善。内翻与外翻病理状况无差异。

Hernigou P, Medevielle D, Debeyre J, Goutallier D: Proximal tibial osteotomy for osteoarthritis with varus deformity, J Bone Joint Surg Am. 69:332–354, 1987.

作者使用开放楔形截骨技术治疗了 93 个膝关节。在 5 年的随访中，90% 的膝关节具有良好或优异的结果。结果随着时间的推移而恶化，10 年后，45% 的患者有优异或良好的效果。

Martin R, Birmingham TB, Willits K, Litchfield R, Lebel ME, Giffin JR: Adverse event rates and classifications in medial opening wedge high tibial osteotomy, Am J Sports Med 42:1118–1126, 2014.

在这项研究中，作者报告了内侧开放楔形 HTO 后 323 个连续手术中不良事件 (adverse events, AE) 的发生率。AE 被分为三组：不需要额外治疗的 AE (第 1 类)，需要额外或延长非手术治疗的 AE (第 2 类)，以及需要额外或翻修手术和 (或) 长期医疗护理的 AE (第 3 类)。第 2 类中最常见的 AE 是延迟愈合 (12%)。需要额外手术的严重不良事件发生率为 7%。

Naudie DD, Amendola A, Fowler PJ: Opening wedge high tibial osteotomy for symptomatic hyperextension varus thrust, Am J Sports Med 32:60–70, 2004.

用开放楔形高位胫骨截骨术治疗 17 例不稳定而不是骨关节炎的膝关节。基于 Lysholm 和 Tegner 的评分系统评估功能结果，并使用 5 点模拟评分来评估膝关节的稳定性和满意度。患者随访 56 个月。所有患者的活动水平都有所提高。除了一个人之外，所有人都对他们的结果满意。46% 的患者显示力线偏向外侧。

（Mark A. McCarthy， Matthew E. Gitelis， Adam B. Yanke， Brian J. Cole 著　王志为 译）

第 16 章

股骨远端截骨术

适应证

- 患者小于 60 岁
- 有症状的单间室关节炎
- 有或者无软骨缺损的下肢力线不良
- 有或者无半月板缺损的下肢力线不良
- 韧带状态正常或可以纠正到正常
- 能够配合康复

绝对和相对禁忌证

- 三间室关节炎
- 对侧间室软骨面病变
- 屈曲挛缩＞10°
- 膝关节屈曲＜90°
- 内侧 / 外侧胫骨半脱位＞1 cm
- 炎症性关节炎
- BMI＞35 kg/m²
- 无戒烟意愿

术前检查 / 影像学

- 术前检查
  - 视诊
    - 力线（Q 角）
    - 肌肉丰盈度
    - 既往手术切口情况
  - 触诊
    - 压痛
    - 摩擦音（内侧、外侧、髌股关节）
  - 主动及被动活动度
    - 髋关节
    - 膝关节
  - 肌肉力量
    - 核心肌群
    - 下肢
  - 灵活性
    - Ober 征
    - 腘绳肌
  - 神经血管查体
    - 双下肢
  - 髌骨查体

- 是否倾斜
- 恐惧试验
- J 征
- 静态和动态的 Q 角评估
- 摩擦音
- 膝关节稳定性检查及特殊查体
  - 轴移试验、Lachman 试验、前抽屉试验
  - 后抽屉试验
  - 内外翻应力（完全伸直位和 30° 屈曲位）
  - McMurray 试验、Thessaly 试验
  - 前内侧旋转不稳定性测试
  - 后外侧旋转不稳定性测试
- 影像学检查（图 16.1）
  - 标准负重位系列像
    - 正位片、Rosenberg 位片、侧位片、髌骨 Merchant 位片
      - 用于评估膝关节退变和下肢整体力线。
      - 屈膝 45° 站立，同时透照仪向尾端倾斜 10° 拍摄标准尺寸膝关节正位片。
      - 校准标尺置于检查侧关节面。
    - 下肢全长力线位像
      - 评估下肢机械轴
    - 非负重侧位像
      - 校准标尺置于髌骨和关节线水平
    - 磁共振成像（MRI）
      - 评估膝关节软组织状况以及是否存在关节积液。
      - 关节软骨、半月板以及韧带情况都应该仔细评估。单间室骨髓水肿说明该间室存在长期超负荷。

治疗选择

- 口服抗炎药物
- 注射糖皮质激素类药物
- 补充疗法
- 改变活动方式
- 佩戴支具
- 辅助工具（拐杖、助行器）

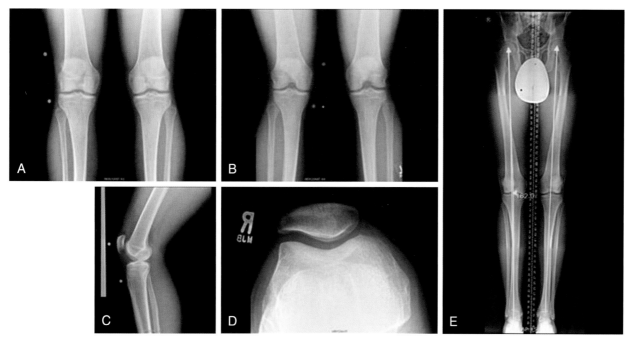

图 16.1

- 矢状位及冠状位序列可评估半月板形态；但是在评估半月板损伤前应注意患者是否接受过半月板手术。
- 梯度回波系列有助于区分关节软骨、关节积液及软骨下骨；但是该序列不能反映软骨缺损情况。
- T_2 加权像或短时翻转恢复序列可用于评估软骨内部信号或者软骨下水肿情况。
- CT 扫描
  - 评估前叉韧带重建术中是否扩大骨隧道

手术解剖

- 自股骨头中心到膝关节中心画线（图 16.2）。
- 自胫骨平台中心到踝穴中心画线。
- 两条线组成的夹角即为矫正的角度（图 16.3）。
- 对于外翻膝的矫正点应在胫骨棘的内侧或轻度内移至内侧间室。
- 对软骨存在或者接受过半月板移植术的患者，纠正外翻力线的矫正点应更加适度的偏内，例如位于胫骨棘的中心或胫骨棘的内侧；但是矫正点不能过度内移至内侧间室。

体位要点

- 术肢的髌骨应朝向天花板。
- 消毒铺单前确保该体位能透视 X 线片。

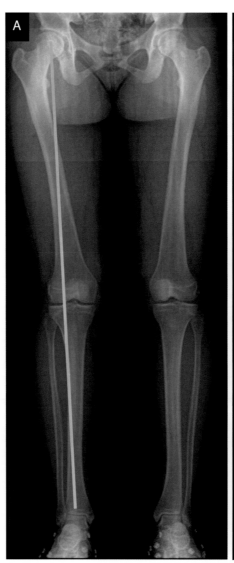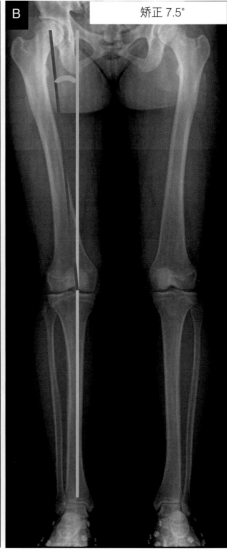

矫正 7.5°

图 16.2

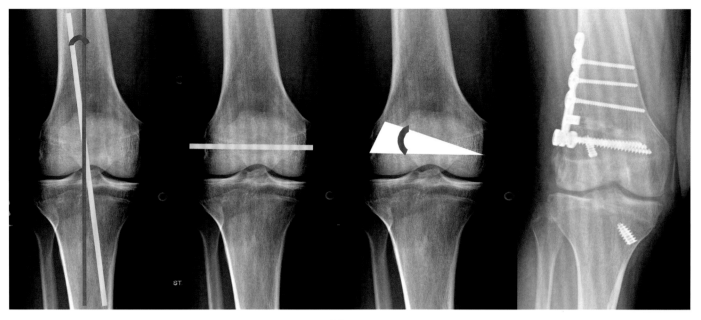

图 16.3

体位

- 患者仰卧于能透视的手术台上。或者患者平卧于手术台边缘，可通过外展下肢完成术中拍摄 X 线片。
- 大腿的中间位置放置立柱以便于行关节镜操作。
- 可根据术中情况选用止血带；闭合术口前应松止血带以便充分止血。
- 如果矫正角度大，同侧髂前上棘也应消毒铺单同时垫高同侧臀部。

入路 / 显露

- 截骨术前应先行诊断性关节镜检查确认患者适合做截骨手术，包括确认无内侧间室关节炎。
- 采用标准的关节镜切口（前内和前外侧）。
- 关节镜检结束抽取冲洗液。

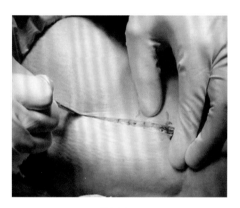

图 16.4

手术操作

第 1 步：手术切口和手术入路

- 切口位于大腿外侧，自股骨外上髁上方 2 ~ 3 cm 处向近端延伸 12 ~ 15 cm（图 16.4）。
- 切开皮肤后，皮下组织向髂胫束方向分离。
- 纵行切开髂胫束（图 16.5）。
- 仔细切开髂胫束腱性部分而不是切开深层的股外侧肌。
- 股外侧肌钝性向前分离而与后侧肌间膜分离（图 16.6）。
- 对大的穿支血管行电凝止血。
- 显露股骨远端后，两把拉钩置于股骨前、后侧分别保护软组织及神经血管束。

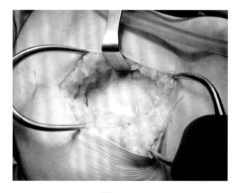

图 16.5

> **第 1 步要点**
>
> - 该步骤中应避免损伤股骨穿支血管，因为损伤后这些血管会回缩到大腿后内侧，再次止血将会十分困难。

第 2 步：插入导针

- 显露完成后，伸直膝关节，在透视下插入导针便于观察截骨方向（图

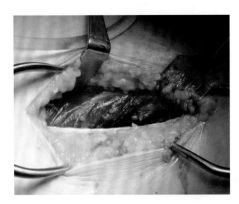

图 16.6

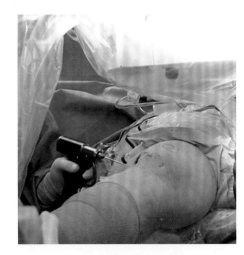

图 16.7

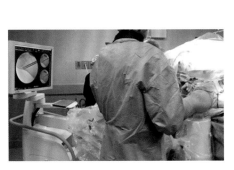

图 16.8

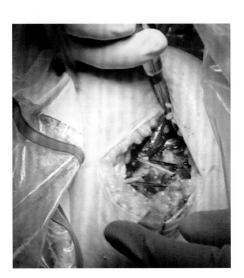

图 16.9

第 2 步要点
- 确保导针位置正确。透视下标记髌骨滑车的上缘避免导针进入髌股关节。

第 3 步要点
- 避免破坏股骨内侧皮质。
- 用骨凿取代摆锯完成截骨。
- 透视下完成截骨。

第 3 步提示
- 避免使用厚的骨凿。
- 如果内侧骨皮质骨折，使用内侧钢板和（或）螺钉固定。

第 3 步争议
- 股骨远端内侧闭合楔形截骨能减少骨折不愈合风险但是需要二次截骨。

16.7）。
- 导针的位置距股骨外侧髁上方 2 cm 处，导针由外侧近端穿至内侧远端，导针的理想位置应该穿至股骨内侧髁。
- 第二枚导针平行于第一枚导针（图 16.8）。

第 3 步：外侧开放楔形截骨
- 使用小摆锯于股外侧皮质截骨（图 16.9）。
- 沿着导针方向截骨，远离关节面，减少进入髌骨滑车或破坏内侧皮质的可能性（图 16.10）。
- 使用多个叠加的骨凿代替摆锯，骨凿尖端距内侧皮质 1 cm（图 16.11）。

第 4 步：矫正
- 将前方和后方的楔形器放置于术前计划好的矫正平面（图 16.12）。
- 评估楔形器的位置（图 16.13）。
- 移除前方的楔形器，在截骨位置置入钢板（图 16.14）并用螺钉固定（图16.15）。

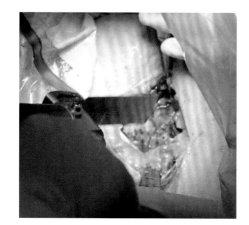

图 16.10

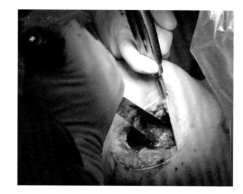

图 16.11

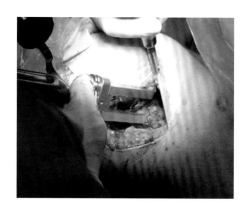

图 16.12

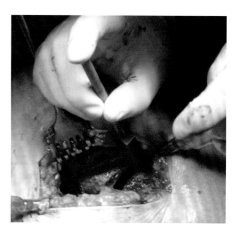

图 16.13

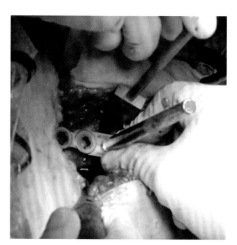

图 16.14

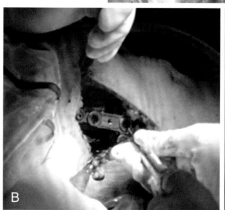

图 16.15

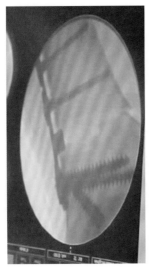

图 16.16

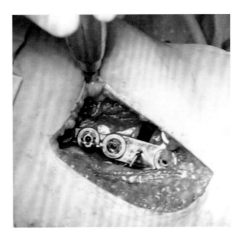

图 16.17

第 5 步：评估位置、关闭术口

- 透视引导下，确保钢板的楔形块位于截骨位置并牢靠固定（图 16.16）。
- 在截骨部位可以使用皮质骨和松质骨植骨。
- 松止血带，充分止血。
- 冲洗术口、逐层缝合（图 16.17）。

术后处理和预期疗效

- 在作者医院，股骨远端截骨手术在门诊完成；但是该手术时间较长，建议留院观察过夜。
- 术口使用无菌敷料包扎，可使用降温装置冷却术口，同时佩戴支具维持术肢伸直位。
- 术后是否负重取决于手术操作；但是习惯性建议患者 4～6 周内避免负重。
- 对于单纯的截骨，结合较新的锁定钢板技术，在主刀医生同意后，可以让患者早期负重。
- 术后应早期锻炼关节活动度。
- 术后 4～6 周开始进行性负重，术后 8～10 周无支具保护下完全负重。

循证文献

Ekeland A, Nerhus TK, Dimmen S, Heir S: Good functional results of distal femoral opening-wedge osteotomy of knees with lateral osteoarthritis, Knee Surg Sports Traumatol Arthrosc: official journal of the ESSKA 24(5):1702–1709, 2016.

作者报道了 24 例外侧膝关节炎接受股骨远端截骨 (distal femoral osteotomy, DFO) 手术的患者，使用 Knee Injury and Osteoarthritis Outcome Score (KOOS) 标准评价术后功能。术后第 1 年，KOOS 的 5 个亚分值均增加从 28% 到 122% 不等。术后 10 年随访结果显示截骨术仍有明显的功能性获益。6 例膝 (25%) 在平均随访 6.4 年时接受了人工膝关节置换 (CI 3.3～9.6，范围 4.0～11.8)。DFO 的 10 年生存率为 74%。

Finkelstein JA, Gross AE, Davis A: Varus osteotomy of the distal part of the femur. A survivorship analysis, J Bone Joint Surg Am 78(9):1348–1352, 1996.

作者长期随访了接受 DFO 手术或者接受 DFO 后直到失败的 21 例膝 (20 名患者)。术后

的 10 年生存率为 64% (95% CI 48% ~ 80%)。结论是 DFO 手术能有效治疗合并膝外翻
畸形的外侧间室关节炎。

Saithna A, Kundra R, Getgood A, Spalding T: Opening wedge distal femoral varus
osteotomy for lateral compartment osteoarthritis in the valgus knee, Knee 21(1):172–175,
2014.
作者报道了接受 DFO 手术的 18 名患者 (21 例膝)。其中 4 例患者在平均随访 4.5 年后
接受了全膝关节置换手术 (19%)。DFO 术后 5 年的总体存活率为 79%。功能评分 (KOOS)
明显改善。

Thein R, Bronak S, Thein R, Haviv B: Distal femoral osteotomy for valgus arthritic knees, J
Orthop Sci 17(6):745–749, 2012.
该文章报道了接受 DFO 手术的 6 名患者 (7 例膝)，随访时间为 6.5 年。牛津膝关节评分
作为评价标准。平均分数由术前的 13.1 ± 8.6 提高到最近一次随访的 26 ± 12.5。所有
的患者均不需要行其他手术治疗。

Wang JW, Hsu CC: Distal femoral varus osteotomy for osteoarthritis of the knee, J Bone
Joint Surg Am 87(1):127–133, 2005.
本研究报道了膝外翻畸形合并外侧非炎症性膝关节炎的 30 例患者 (30 例膝) 接受 DFO
治疗。根据 HSS 评分，25 名患者 (83%) 获得了满意效果，2(7%) 名患者效果一般，
3(10%) 名患者接受了膝关节置换。以人工膝关节置换为终末值，DFO 的 10 年生存率为
87% (95% CI 69% ~ 100%)。

Zarrouk A, Bouzidi R, Karray B, Kammoun S, Mourali S, Kooli M: Distal femoral varus
osteotomy outcome: Is associated femoropatellar osteoarthritis consequential? Orthop
Traumatol Surg Res 96(6):632–636, 2010.
本研究报道了膝外翻畸形合并外侧膝关节炎的 20 例患者 (22 例膝) 接受 DFO 治疗。18
例膝获得了良好的效果 (80%)，2 例效果一般 (9.5%)，2 例效果差 (9.5%)。8 年生存率
为 91%(95%CI 69% ~ 100%)。最近的一次随访显示，术前平均国际膝关节协会评分从
49.28 提高到 74.23。

（Matthew E. Gitelis, Alexander E. Weber, Adam B. Yanke,
Brian J. Cole 著　陈　鹏译）

第 17 章

软骨下骨成形术

- 一些骨性病变在 X 线片上无法分辨，但在 MRI 抑脂序列上，骨髓腔内为弥漫性水肿信号。

适应证争议

- 晚期骨关节炎
- 剥脱性骨软骨炎
- 髌股关节骨关节炎
- 缺血性骨坏死

治疗选择

- 非手术治疗对一些骨髓病变可能有效，在进行外科干预前，应该推荐这些治疗选择。
- 非手术治疗
  - 休息，口服非甾体抗炎药，物理治疗，低负荷运动，减重。
  - 非负重支具可能非常有效，因为减轻关节负荷可以使这些病变静止。
- 微创治疗
  - 注射糖皮质激素和黏弹性物质。
- 手术治疗
  - 关节镜、软骨下骨成形、关节清理术、截骨术、单髁或者全膝关节置换。

体位要点

- 在麻醉下进行全面的查体，确定关节活动范围的运动和韧带的稳定性。
- 将股骨内外髁的后缘和远端重叠，胫骨平台内侧和外侧对齐，即可获得理想的侧位片，如果健侧仍在透视视野内，可以使用一个更大的衬垫，或者将患侧下肢内收或外展以提高侧位成像。
- 在一张标准的侧位片上，滑车沟呈现为独立的两条线
- 一张标准的髌骨侧位片上有两条平行线，一条偏后（内侧嵴）、一条偏前（外侧关节面边缘）

软骨下骨成形术（subchondroplasty）是一种通过影像导航下注射磷酸钙骨替代物，用于治疗软骨下骨病变如骨髓病变（bone marrow lesions, BMLs）和骨髓水肿（bone marrow edema, BMEs）的手术操作。

适应证

- 保守治疗失败
- 软骨下骨完整
- 骨关节炎（OA）或者骨髓病变（BMLs）
- 症状符合软骨下骨髓水肿所引起的症状
- 稳定的膝关节
- 非急性病变（发病小于 3 个月）

术前检查 / 影像学

- 病史：损伤机制、症状的持续时间和严重程度。
- 查体：全面的查体包括：关节活动度和韧带的稳定性，骨性凸起的触诊（如胫骨前外侧），特别是骨髓病变区的骨性结构。
- 影像学：
  - 标准负重位膝关节前后位 X 线片（0° 和 30° 屈曲）、髌骨轴位片、膝关节侧位片，用以评估膝关节骨关节炎和骨软骨炎的程度（图 17.1）。
  - 术前磁共振用于确认软骨下骨病变范围（图 17.2）。

手术解剖

- 软骨下骨指紧邻关节软骨下的骺骨。
- 主要注意的是，在膝关节侧位片上，胫骨外侧平台位于上方且凸起，而胫骨内侧平台下凹。
- 注意腓总神经、隐神经、腘动脉的解剖走行，在放置软骨下骨导针和套管时避免损伤这些结构。

体位

- 患者仰卧位，大腿绑无菌止血带。

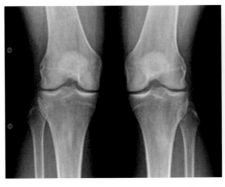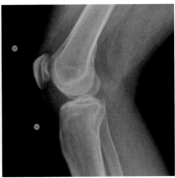

图 17.1

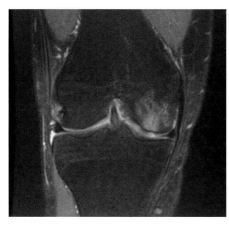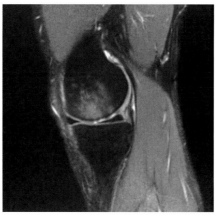

图 17.2

- 使用可透视水平手术台。
- 非手术侧膝关节平放于手术台上。
- 关节镜诊断完成后，为了获得良好的侧位透视，手术侧腿要垫高，避免非手术侧腿遮挡。

入路 / 显露

- 建立标准的髌腱旁内外侧下方入路通道，用以软骨下骨成形术开始前的关节镜探查和软骨成形术。
- 软骨下骨成形术的注射需要在透视引导下进行，而不需要切开暴露。但应注意防止任何材料外渗现象。

手术操作

第 1 步：关节镜检查

- 建立标准的关节镜通道后，需要对三个间室（内侧、外侧、髌股）进行标准的系统评估。
- 应彻底检查软骨损伤情况，如果存在需要处理的游离的软骨瓣，则行清理和软骨成形术。
- 探查内侧半月板和外侧半月板，必要时进行清理。
- 清理所有游离体和软骨碎片。

第 2 步：导航辅助及套管植入

- 获得术侧膝关节良好的侧位透视
- 胫骨侧病变：
  - 在皮肤上标记内外侧关节线和髌腱
  - 导航探针置于膝前区，以便于导管穿过胫骨的软骨下骨（图 17.3 ）
  - 导针应当勾勒出胫骨后方和胫骨平台
  - 导针置入后决定了经术前计划的通道和磁共振图像置入有孔套管至软骨下骨骨髓病变区域的轨迹
  - 确认导管位置是否合适，应首先通过侧位透视，然后通过正位和斜位确认。
- 股骨侧病变：
  - 在皮肤上描绘出股骨髁部
  - 导航导针置于膝前区，以便于导管穿过股骨的软骨下骨

体位提示

- 确保健侧下肢的位置不影响术侧下肢的透视。

体位设备

- 关节镜
- X 线透视机
- 软骨下骨成形术工具包
- 侧方挡板（可以在关节镜术中协助给予外翻应力）。

入路及显露要点

- 关节镜通道的建立不能阻挡软骨下骨成形术导管的置入。

第 1 步要点

- 根据 Outerbridge 系统和国际软骨修复协会评分系统确定软骨病变的分级。
- 评估前交叉韧带和后交叉韧带的稳定性。

第 1 步提示

- 如果不能在软骨成形术实施之前解决骨髓病变的病因（如髌股对线不良导致的滑车或髌骨病变），可能导致治疗效果差。

第 1 步工具

- 关节镜下软骨清理使用旋转刨刀。
- 半月板清理使用旋转刨刀或篮钳。

第 1 步争议

- 一部分医生可能会同意在软骨下骨成形术之前进行关节外手术，包括矫正潜在的力线不良的手术（胫骨或股骨截骨，或胫骨结节截骨术）。

第 2 步要点

- 在透视过程中，可以将一把 Kocher 钳放置在皮肤上，帮助定位关节线。
- 在膝关节内，软骨下骨在关节软骨面 5~10 mm 以下。
- 在胫骨侧病变的手术中，胫骨结节可以作为导航的参考部位。
- 正位透视（90°）来确定多孔导管的准确位置。
- 术前对股骨和髌骨解剖进行复习，特别在治疗滑车或髌骨病变时，以更好地理解它们在透视上的成像。
- 术中透视应经常与术前 MRI 进行比较，以确保正确识别骨髓病变部位。
- 在放置导针之前，可以使用 25 号针在体表定位确保导管进入通往病变区域的正确通道。
- 处理髌骨骨髓病变时，应保持导管在前方的较浅表皮质内，防止导针穿入关节内。

第 2 步提示

- 错误的 MRI 序列或图像，或 3 个月前的图像，可能会影响导针的定位。
- 不准确的透视（错误的正侧位片）会明显影响合成骨替代物的植入精度。
- 不要钻出多个通道，会增加骨水泥渗入关节的风险。

第 2 步工具

- 大型 C 臂透视机是必需的。

第 2 步争议

- 有明显的膝关节不稳定或关节内病变的患者不适合做软骨下骨成形术。

第 3 步要点

- 对注射器施以稳定的压力，可以匀速地注入合成骨替代物。
- 旋转多孔导管，使导管开口朝向关节面，利于注射骨替代物。
- 谨慎地将骨替代物注入病灶。
- 在注射骨髓替代物后，将导管留置 1~3 分钟，以便注射物在拔管前凝固。

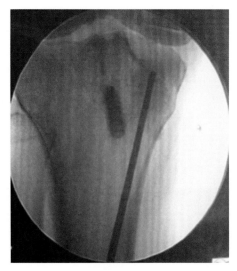

图 17.3

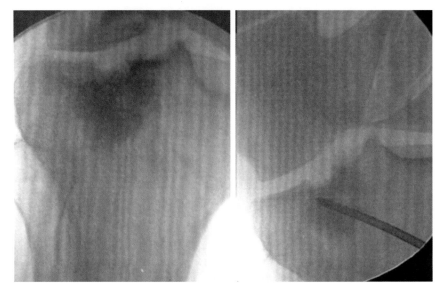

图 17.4

- 导针应勾勒出股骨髁部关节面
- 在导航引导下，通过术前计划的通道和磁共振图像植入有孔的套管至软骨下骨骨髓病变区域，建立一个骨隧道。
- 确认导管位置是否合适，应首先通过侧位透视，然后通过正位和斜位确认。
- 髌骨侧病变：
- 导航导针置入步骤同上。
- 助手在导针置入时需要固定髌骨，防止髌骨活动引起错误植入。
- 通常通过髌骨内侧更容易到达损伤区域。

第 3 步：注射合成骨替代物

- 确认套管准确植入骨髓病变区域后，拔除导针。
- 将合成骨替代物注射物通过 luer-locker 方式固定在套管上。
- 将骨替代物注入软骨下骨髓病变部位。
- 在透视引导下继续注入骨替代物直到淡蓝色的填充剂完全覆盖术前 MRI 显示的病变区域（图 17.4）。

第 4 步：关节镜确认

- 通过关节镜确认骨替代物植入合适的位置，确认骨替代物在注入过程中没有外渗到关节腔内。
- 关节镜下冲洗膝关节，用标准刨刀吸出冲洗液。

并发症

- 目前为止，未发现与合成骨替代物注射相关的严重并发症或不良反应。
- 可能出现关节腔内骨替代物的外渗，但可以通过二次关节镜灌洗解决。
- 在少数病例中，合成骨替代物外渗出到软组织、硬化，可扪及、并有压痛。
- 由于骨髓病变被认为是关节退行性病变，新的病变可能出现在之前未涉及的间室。

术后处理和预期疗效

- 患者通常门诊当天进行手术治疗，但是为了术后疼痛控制，手术当日住院治疗是必要的。
- 在软骨下骨成形术后的最初 48 ~ 72 小时内，疼痛最明显，最需要服用镇痛药物（止痛药物或抗炎药）。
- 术后局部神经阻滞可提供充分的镇痛效果。
- 如果需要，在手术后的第 1 ~ 2 周内，患者可以使用拐杖或助行器负重。
- 术后 7 ~ 10 天，根据患者手术部位情况可拆线。
- 术后 2 周，停止使用拐杖，开始物理治疗。
- 术后 4 ~ 8 周，根据患者情况，可允许患者完全无限制活动。

循证文献

Abrahams GD, Alentorn-Geli E, Harris JD, Cole BJ: Treatment of a lateral tibial plateau osteochondritis dissecans lesion with subchondral injection of calcium phosphate, Arthrosc Tech 2:e271–e274, 2013.

Chatterjee D, McGee A, Strauss E, Houm T, Jazrawi L: Subchondral calcium phosphate is ineffective for bone marrow edema lesions in adults with advanced osteoarthritis, Clin Orthop Relat Res. 473:2334–2342, 2015.

该数据前瞻性地收集了 66 例患者的资料，并对其进行了回顾性分析。作者认为这些患者在 2008 年 5 月至 2012 年 5 月间有接受全膝关节置换的适应证（保守治疗无效，中到重度症状持续超过 2 个月）。这些患者由同一名医生做了软骨下骨成形术加关节镜手术。这些患者的 MRI 均提示为股骨髁或胫骨平台负重区骨髓病变。患者以女性为主（66 例，52%），平均年龄 55.9 岁（35 ~ 76 岁），平均 BMI 为 30.1 kg/m²（20.3 ~ 53.2 kg/m²）。96% 的患者在软骨下骨有 3 ~ 4 级的病变。在软骨下骨成形术

作者报道了 33 名患者，其中 22 例接受了 4 名外科医生的软骨下骨成形术治疗，患者中位年龄 53 岁（38 ~ 72 岁），病变主要集中于胫骨侧（22 名患者中的 15 名），都达到了 3 ~ 4 级的软骨损伤。平均 12 个月的随访（6 ~ 24 个月）KOOS 评分从平均 39.5 分提高至 71.3 分，其中 15 名患者（68%）提高了超过 20 分，提示有显著的临床意义。Tegner-Lysholm 评分从 48 分提高至 77.5 分，其中 18 名患者（82%）提高了 10 分以上，提示有明确的临床意义。最后，作者报道了在平均 12 个月的随访后，有 55% 的成功率，也就是说有 10 名患者"失败"（7 名效果较差，3 名失败）。然而，在这些"失败"的患者中，有一些患者的功能评分确实提高了，尽管作者认为这种提高并不令人满意。但是作者反对对特定的患者群使用这种手术方式，似乎与作者的结果相矛盾。

Cohen SB, Sharkey PF: Surgical treatment of osteoarthritis pain related to subchondral bone defects or bone marrow lesions: subchondroplasty, Tech Knee Surg 11:170–175, 2012.

Cohen SB, Sharkey PF: Subchondroplasty for treating bone marrow lesions, J Knee Surg 7:555–563, 2016.

第 3 步提示

- 人工骨替代物的注射过于粗暴或注射量过大易导致注射物外渗至关节腔内。
- 注射时不要过度加压。
- 如果骨替代物不能完整填充骨髓病变区域，治疗效果较差。
- 完成注射后，仔细观察透视图像，确定人工骨替代物未进入膝关节周围软组织内。

第 3 步工具 / 内植物

- 合成骨替代物（磷酸钙）必须是可注射的、吸热的、可流动的、结构类似于松质骨的，并且是可吸收的，这样病变部位才能够被健康的骨组织所替代。

第 4 步要点

- 由于可注射的人工骨替代物（磷酸钙）是亲水的，关节镜下灌洗能把所有渗出物从关节腔内冲洗出来，同时从刨刀中吸出。

第 4 步工具

- 诊断式关节镜系统。

术后处理要点

- 术后 72 小时内可能会出现超过普通关节镜手术的疼痛。
- 大多数患者在手术后需要 4 ~ 8 周的物理治疗以达到康复。
- 术后 3 个月，手术带来的疼痛缓解和关节功能改善才能完全体现。

术后处理提示

- 软骨下骨成形术失败可能需要单髁或全膝关节置换来进行补救。

术后处理器械

- 术前使用非负重式支具的患者在康复期间可以继续使用 8 周。

术后处理争议

- 目前没有证据表明软骨下骨成形术会影响未来关节置换术的效果，因此可以将软骨下骨成形术作为关节置换的早期替代方案。

后 2 年随访中，根据 IKDC 和 VAS 疼痛评分，从统计学和临床来看，疼痛和功能都有显著改善。患者术后 2 年关节得到保存（未进行关节置换术）为 70%（60 例中 42 例），症状持续时间较短的年轻患者采用膝关节置换术的可能性较小。这些结果提示软骨下骨成形术治疗骨性关节炎合并骨髓病变可能是一种很有前途的方法。

Colon DA, Yoon BJV, Russell TA, Cammisa FP, Abjornson C: Assessment of the injection behavior of commercially available bone BSMs for subchondroplasty procedure, The Knee 22:597–603, 2015.

采用标准化的聚氨酯嵌段材料模型（类似于膝关节小梁骨），对可注射磷酸钙骨替代材料（BSMs）在微结构环境中的性能进行了机械测试。成功注入了单纯形、填充和结构材料，填充材料为能够在封闭模型中注入足够量的 BSMs 来模拟骨小梁。这一体外研究证实 BSMs 可作为微创注射方法（如软骨下骨成形术）的临床相关选择。

David A, Byrd J, Zenner J, DeMeo P, Frank D, Akhavan S: Short-term outcomes of the subchondroplasty procedure for the treatment of bone marrow edema lesions in patients with knee osteoarthritis, AOSSM, 2015. Poster #28.

作者报道了一项回顾性研究，统计了 50 例通过 MRI 诊断为骨髓病变的患者，他们在保守治疗失败后进行了软骨下骨成形术，患者平均年龄 55 岁，平均最终随访 14.6 个月（12.9 ~ 25.1 个月）。在最后的随访中，平均 VAS 改善 4.7 分，88% 的患者疼痛改善，72% 的患者能够无疼痛行走。患者满意度平均为 7.8 分（满分 10 分），78% 的人愿意再次接受进行软骨下骨成形术，86% 的人会向其他人推荐。48% 的患者接受了额外的治疗，包括 18 次注射，2 次连续注射，4 例（8%）接受了全膝关节置换术。他们得出结论，软骨下骨成形术的短期结果显示了其在治疗膝关节骨性关节炎和骨髓病变方面的疗效。

Farr II J, Cohen SB: Expanding applications of the subchondroplasty procedure for the treatment of bone marrow lesions observed on magnetic resonance imaging, Oper Tech Sports Med 21:142–147, 2013.

作者提供了 Cohen 等人在 2015 年对患者人群的研究的初步结果，报告包括 59 名患者，平均年龄 55.6 岁，主要是胫骨内侧骨髓病变，在 14.7 个月的平均随访中，15 名患者（25%）在软骨下骨成形术后平均 10.1 个月（4.2 ~ 22 个月）因持续疼痛而做膝关节置换术（全膝或单髁）。IKDC 和 SF-12 评分在最终随访时显著提高。疼痛评分在术后明显改善。

Miller JR, Dunn KW: Subchondroplasty of the ankle: a novel technique, Foot Ankle Online J 8:7–13, 2015.

两位作者报道了 2 例用于踝关节和足的软骨下骨成形术治疗距骨慢性软骨下骨髓水肿。在 10 个月的随访中，2 名患者均报告踝关节疼痛轻微。2 名患者都恢复了体育活动，并表示他们会选择再次进行手术。

（Bryan M. Saltzman, Lucy Oliver-Welsh, Adam B. Yanke, Brian J. Cole 著 张 瑗 译）

第三部分

韧带手术

第18章

移植物的选择及固定装置

移植物生物力学特性

- 移植物的生物力学特性与移植物大小、准备过程、供者的年龄以及固定的方法有关
  - 自体前交叉韧带（ACL）平均失效载荷——2160N
  - 四股腘绳肌腱自体移植——4590N
  - 骨 - 髌腱 - 骨（BPTB）自体移植——2977N
  - 股四头肌腱自体移植——2352N
- 化学处理或辐照的同种异体移植物的表现没有冷冻、无化学处理、无辐射的移植物那么好。
  - 冷冻会破坏细胞，但是不影响移植物的强度。
- 避免在年轻患者使用同种异体移植物重建：ACL 重建失败率高 4 倍。

手术解剖

骨 – 髌腱 – 骨的获取

- 切开皮肤、皮下组织，可见腱旁组织覆盖髌腱。应仔细分离腱旁组织，以便后期缝合。
- 隐神经的髌下分支（见图 18.1 的剪刀上方）跨过用于获取髌腱的切口，应尽可能识别并保存。

腘绳肌腱的获取

- 股薄肌腱和半腱肌腱斜向（几乎水平）沿小腿走行，止于胫骨、距内侧关节线远端 5 ~ 7 cm 的位置。
- 缝匠肌是一个薄片样的肌腱，覆盖于上述两个肌腱上，需要仔细分离才能获得这两个肌腱。
- 肌腱通常与相邻结构有连接，获取之前需要仔细解剖分离。
- 半腱肌通常有一个或两个大的束带，附着于腓肠肌的内侧头（图 18.2 中星号所示），需要在获取之前仔细、完整地分离。

体位

- 患者仰卧位、屈曲膝关节。
- 肢体垫高。
- "健侧"腿架用于对侧下肢。
- 止血带置于术侧下肢尽可能高的位置。
- 在术侧腿使用腿杆或腿架。
  - 注意腿架可以充当止血带使用，因此禁忌过度使用。

手术操作：移植物的获取与准备

- BPTB 移植物
  - 在膝关节正中做一 8 ~ 10 cm 的垂直切口，从髌骨上极至胫骨结节。

治疗选择

- 移植物选择（表 18.1）：
  - BPTB 移植物（金标准）
  - 腘绳肌腱移植物（金标准）
  - 股四头肌腱移植物（带或不带髌骨骨块）
  - 同种异体移植物：BPTB、腘绳肌、跟腱、胫骨前肌 / 后肌、股四头肌

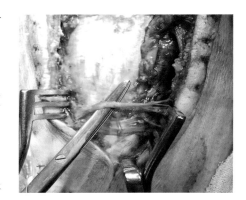

图 18.1

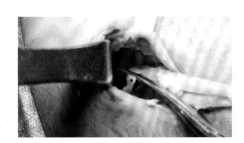

图 18.2

体位要点

- BPTB 的获取
  - 髌腱在髌骨下极较宽，在胫骨结节处变窄，所以髌骨下段 12 mm 宽的移植物到胫骨结节处可能只有 10 mm 宽。
  - 锯只用于穿透皮质骨。
  - 在胫骨处的切口可以更垂直一些，骨刀的使用可更加积极一些。

表 18.1	移植物的选择		

移植物	优点	缺点	其他
BPTB 自体移植	• 快速骨 - 骨愈合 • 能在关节线牢固固定 • 适用于躯体活动量大或全身关节松弛的患者 • 比腘绳肌移植物更加稳定	• 增加膝前痛 / 跪痛 • 髌骨骨折风险 • 髌腱撕裂风险 • 隐神经髌下分支损伤风险	• 禁忌证： • 髌股关节病 • 髌腱炎 • 骨骼不成熟 • Osgood-Schlatter 活动期 • 髌腱过长可能造成移植物 - 隧道不匹配
腘绳肌腱自体移植	• 较少的膝前痛、无骨折风险 • 较小的切口、较轻的围术期疼痛 • 四股腘绳肌腱有最强的生物力学性能	• 较 BPTB 或同种异体移植更高的感染风险 • 膝关节屈曲力量轻微减弱，尤其是高度屈曲时 • 固定可能不牢固	• 更高的隧道变宽的发生率 • 女运动员腘绳肌力量减弱的风险
股四头肌腱自体移植	• 无移植物 - 隧道不匹配的风险 • 移植物强健且直径较粗 • 与 BPTB 相比较少的膝前痛或感觉减弱	• 软组织缺损及伤口缝合的问题或伤口渗液 • 获取的移植物长度受到患者体型以及取腱技术的影响	• 通常带有髌骨骨块 • 移植物生物力学的研究结果有争议 • 全层移植物好于部分层厚的移植物
同种异体移植	• 无对供者取腱部位的影响 • 可获取更大直径的移植物 • 缩短手术时间 • 可能会康复更快	• 增加费用 • 在年轻患者（<25 岁）中有显著增高的失败率 • 有移植物愈合的担忧 • 传播疾病的风险	• 可能适用于一些翻修的病例或多发膝关节韧带损伤的病例 • 移植物照射及化学处理会降低其力量，可能会导致骨溶解

BPTB，Bone–patella tendon–bone，骨 - 髌腱 - 骨

- 髌骨的切口应该更加斜向走行或近乎三角形，锯不应穿透皮质，使用骨刀要非常小心避免造成髌骨骨折，可以先用细钻钻眼，而后使用较小的锯，锯的时候动作轻柔，适当延长锯的时间，这样可有效地避免骨折发生。
- 腘绳肌腱的获取
  - 直角夹钳有助于肌腱的分离。将钳子的尖端探入肌腱下方，而后向周围钝性分离。
  - 一旦肌腱被分离，则从肌腱下方穿过 Penrose 引流条。所有肌腱必须完全分离。沿肌腱周围触诊，直到确定其游离的边缘。
  - 所有移植物必须被充分游离，沿肌腱走行触诊，直到触及末端裂隙处。
  - 如果肌腱剥离器通过困难，则停止尝试，确保所有的肌腱已被充分游离了。

- 切开皮肤和皮下组织，显露髌腱和腱旁组织（图 18.3A）。
- 仔细地从髌腱分离髌旁组织，以便在手术结束时缝合（图 18.3B）。
- 距离髌腱内侧或外侧边缘约 1/3 切开髌腱（图 18.3C）。
- 第二个切口距离第一个切口 10～12 mm，获取髌腱中央 1/3（图 18.3D）。
- 使用摆锯和薄的弯骨刀从髌骨和胫骨结节各获取 25 mm 长的骨块（图 18.3E）。
- 使用老虎钳、小的咬骨钳以及剪刀修剪骨块，使之与隧道的大小相适应。
- 胫骨的骨块通常用于股骨侧（因为在放置螺钉时，其固定更容易看到），髌骨块用于胫骨侧。
- 在胫骨骨块游离端 5 mm 处缝合一针，而后距髌骨骨块游离端约 1/3 和 2/3 的距离垂直缝合。使用坚固的缝合线［5 号超高分子聚乙烯（UHMWPE）］缝合，防止移植物的断裂。
- 图 18.3F 展示了最终准备好的移植物。股骨侧（左侧）有一个引线结构和一个突出的骨块（用标记笔标记）。在胫骨侧使用垂直缝合线，以避免螺钉切断两条缝合线。
- 腘绳肌腱移植物
- 做一个 3 cm 的垂直或斜切口，中心距关节线远端约 6 cm，走向胫骨结节内侧。
- 显露并分离缝匠肌筋膜。
- 辨认并分离股薄肌（上）和半腱肌（下）肌腱（图 18.4A）。注意它们有一

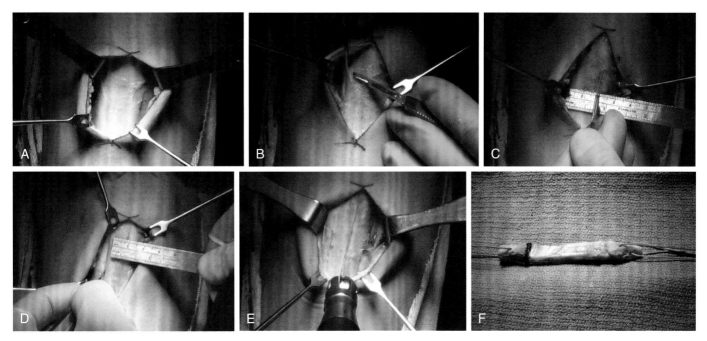

图 18.3

个常见的编织连接。

- 每根肌腱上都缝一针，将肌腱从它们所在的胫骨附着处分离（图 18.4B）。
- 在骨膜下锐性或钝性分离所有肌腱的附着处（图 18.4C）。
- 使用封闭式肌腱剥脱器依次获取肌腱（图 18.4D）。
- 使用刮匙或钝骨撬将肌肉从肌腱上去除（图 18.4 E）。
- 使用移植物准备板（已有商业产品）来处理移植物。在肌腱一端缝合一针，随后肌腱在准备台上有张力地放置（图 18.4F）。
- 进一步的准备取决于所需的移植物固定类型。
- 股四头肌腱移植物
  - 从髌骨顶端中线做一 8～10 cm 的垂直切口。
  - 显露股四头肌腱（图 18.5A），在肌腱中心切开（图 18.5B），获取 10～12 mm 宽的移植物。
  - 如果需要骨块，则使用摆锯，按上述 BPTB 获取骨块移植物的方法操作（图 18.5C）。
  - 取下移植物（图 18.5D），并在移植物准备板上进行处理（图 18.5E）。
- 移植物预处理可以减少 50% 的应力松弛。

移植物的固定（表 18.2）

- 移植物固定于骨隧道内或骨膜上，与正常韧带附着部位有一定距离。
- 移植物的固定应确保牢固，允许正常的肌腱愈合，并为移植物的重建提供生物力学性能，类似于天然韧带。
  - 股骨侧的固定
    - 移植物的固定方法有多种选择（图 18.6A），大体上可分为孔径（固定在切口一侧）或非孔径或悬吊（固定在皮质一侧）。
      - 固定点在关节表面。当移植物固定靠近关节表面时，各种屈曲角度的膝关节稳定性增加，同时也改善移植物的等距运动。

- 股四头肌腱的获取
  - 提前确定需要多少层肌腱。
  - 注意在两侧保留一些肌腱以供缝合。
  - 根据软组织端部和骨块（如需要）的边缘轮廓准备移植物。常需使用 Krakow 或 Bunnell 锁边缝合。

手术操作提示

- BPTB：在获取髌骨骨块时过度使用锯和（或）骨刀可导致骨折。如果发生这种情况，立即在骨折处置入 2 枚螺钉，在缺损处进行植骨。
- 腘绳肌腱：若没有充分游离所有肌腱的附着处，可能导致移植物过早断裂。如果没有足够的移植物供 ACL 重建，则需要一个备用移植物。
- 股四头肌腱：如果取的肌腱过多，可能导致缝合困难。同时要确保获取足够长度的肌腱，因为肌腱向上变细。
- 移植物污染（移植物掉落）：目前的建议包括在抗菌溶液中脉冲洗涤移植物，大多数学者推荐使用葡萄糖酸氯己定。另取移植物可能也是一种选择。

器械 / 内植物

- BPTB 及股四头肌腱——摆锯以及薄弯骨刀
- 腘绳肌腱——肌腱剥离器

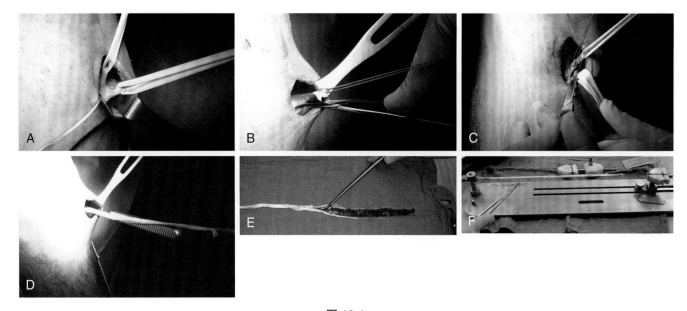

图 18.4

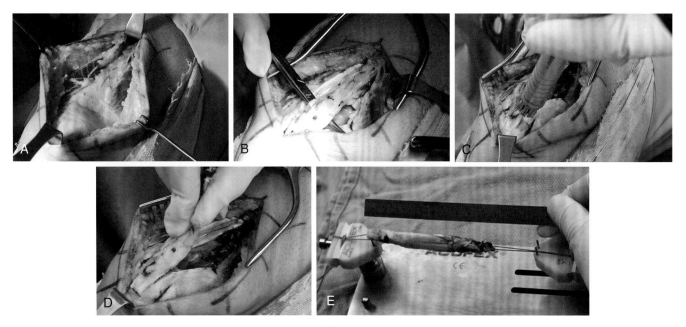

图 18.5

- 最主要的争议是关于移植物的选择。这往往是基于一个地区性的、不同中心的或外科医生个人的选择。

- BPTB 移植物可伴发髌骨骨折。
- 使用腘绳肌腱自体移植可伴发腘绳肌疼痛，尤其是术后 6~8 周内。
- 移植物直径小于 8 mm 会有较高的失败率。需要考虑使用补充/辅助手段。

- 胫骨侧的移植物固定
  - 同样，胫骨侧也有多种固定方法，包括界面螺钉（最流行的）或螺钉垫圈和门形钉固定（远端）。
    - 胫骨干骺骨硬化程度弱于股骨干骺骨（胫骨较软），因此其最终抗载荷较低，需要比股骨侧直径更大的界面螺钉。
- 图 18.6E 和图 18.6F 是前后位和侧位 X 线片，展示了膝关节多发韧带损伤使用不同方法重建的术后表现：ACL 股骨侧使用悬吊固定、胫骨侧使用可吸收螺钉固定；后交叉韧带（PCL）使用金属界面螺钉，胫骨骨塞和可吸收螺钉用于 PCL 股骨固定；MCL 和 PCL 的固定使用螺钉垫圈固定。

| 表 18.2 | 移植物的固定 | | |

固定类型	适应证	优点	缺点
金属界面螺钉（图 18.6B ）	• 固定带骨块的移植物	• 可固定靠近关节线的移植物（自体韧带） • 可将骨块加压固定于隧道壁，利于愈合	• 可能影响日后 MRI 检查 • 翻修病例可能需要取出螺钉
可吸收界面螺钉（图 18.6C ）	• 可固定软组织和骨块	• 可固定靠近关节线的移植物 • 无金属特性 • 翻修较为容易	• 体型瘦小的患者扩大隧道时有股骨骨折的风险 • 需要敲击，植入较为困难 • 断裂风险 • 生物相容性问题
悬吊固定（图 18.6D ）	• 股骨侧的移植物固定 • 股骨后壁缺损的情况下固定带骨块的移植物	• 固定的刚度理想 • 对于体型瘦小、使用可吸收螺钉有骨折风险的患者是一个很好的选择	• 有隧道扩宽和骨溶解的风险（蹦极或雨刷效应） • 远距固定 = 增加关节前松弛 • 建议通过透视检查确认移植物固定情况
螺钉垫片固定	• 通常仅用于胫骨侧备用固定方法或移植隧道不匹配情况 • 可作为股骨侧备用固定方法	• 提供二级（备用）固定 • 易于植入	• 距关节线较远 • 若用为初级固定则强度和耐损载荷较低
金属门形钉	• 胫骨侧备用固定方法 • 移植物 - 隧道不匹配	• 易于植入	• 若为初级固定较其他固定方法的耐损载荷较低 • 移植物移动
交叉钉	• 固定带骨块移植物	• 类似界面螺钉固定	• 如果骨块直径 <9 mm，则骨块骨折风险较高 • 采用单纯股骨隧道钻孔技术难以植入

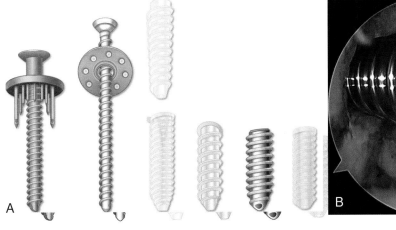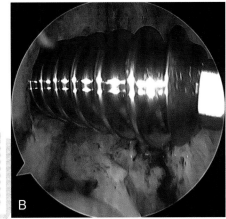

图 18.6

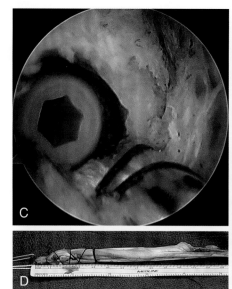

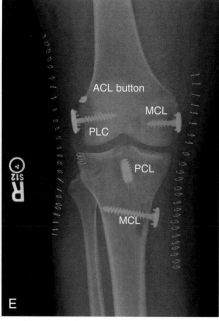

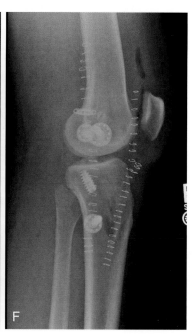

图 18.6　续

循证文献

Barber FA: The biology and biomechanics of grafts and implants. In Miller MD, editor: Orthopaedic Knowledge Update, Sports Medicine 5, Rosemont, IL, 2015, AAOS.
一篇关于韧带重建与肌腱增强常用移植物的综述。对比了自体移植物与异体移植物的优劣。

Brand J, Weiler A, Caborn DN, Brown CH, Johnson DL: Graft fixation in cruciate ligament reconstruction, Am J Sports Med 28:761–774, 2000.
关于韧带替代物固定骨和软组织移植物的所有信息的综述。对于外科医生而言，重要的是要意识到不同固定技术所带来的不同的相关生物学后果。不同的移植替代物可能需要不同固定技术，当然这也将带来不同的生物学效果。了解这些固定技术将使临床医生能够在交叉韧带重建中做出必要的术中和术后决策。

Hapa O, Barber FA: ACL fixation devices, Sports Med Arthrosc 17:217–223, 2009.
回顾几种可用于前交叉韧带重建的固定装置，并比较每种装置的优缺点。

Izquierdo Jr R, Cadet ER, Bauer R, Standwood W, Levine WN, Ahmad CS: A survey of sports medicine specialists investigating the preferred management of contaminated anterior cruciate ligament grafts, Arthroscopy 21:1348–1353, 2005.
这是一项针对全国各地骨科医生的调查研究，其中这些医生报告了他们目前对移植物污染的实践措施。并且回顾了目前有关该问题的文献建议。

Moline ME, Nonweiller DE, Evan JA, Delee JC: Contaminated anterior cruciate ligament grafts: the efficacy of 3 sterilization agents, Arthroscopy 16:373–378, 2000.
这项研究比较了三种常用的（用于治疗落在地板上的被污染的 ACL 移植物）药物。在对照组（未处理的落下移植物）中，58% 具有阳性培养结果。葡萄糖酸氯己定治疗组最好（治疗后 2% 阳性培养结果）。新霉素和多黏菌素 B 处理组具有 6% 阳性培养结果，聚维酮碘处理组具有 10% 阳性培养结果。

Tejwani SG, Chen J, Funahashi TT, Love R, Maletis GB: Revision risk after allograft anterior cruciate ligament reconstruction: association with graft processing techniques, patient characteristics, and graft type, Am J Sports Med 43:2696–2705, 2015.
一项大型回顾性研究，检查移植物处理技术、患者特征和移植物类型与同种异体移植前交叉韧带重建 (ACLR) 后翻修手术风险之间的关系。结果显示移植物照射大于 1.8Mrad、BioCleanse 移植物处理、年龄较小、男性患者和 BPTB 同种异体移植物都具有较高的临床失败风险和随后的翻修手术。

（Dustin L. Richter, F. Winston Gwathmey, Mark D. Miller　著
林剑浩　译）

第 19 章

初次前交叉韧带重建术

适应证

- 急性 / 亚急性前交叉韧带（ACL）撕裂
- ACL 损伤伴有关节不稳症状 / 膝关节发软或者"打软腿"
- 活跃的 / 年轻患者
- 有关节不稳症状 / "打软腿"
- 能够坚持康复训练

体格检查

- 膝关节的常规查体见第 1 章
- 待关节活动度正常、股四头肌功能恢复、关节积液得到控制后再行手术。
  - 并存的半月板撕裂并移位可造成机械性交锁，导致膝关节不能完全伸直或屈曲。如果计划进行修复，需要尽早进行手术。
- ACL 特异性检查
  - Lachman 试验
    - 这是诊断前交叉韧带损伤的"金标准"。
    - 患者必须充分放松，膝关节保持屈曲 20°~30° 位（可将枕头置于膝关节下方）；胫骨能够被拉向前方（图 19.1A）。可行双侧对比检查。

适应证提示

- 严重膝关节退行性病变的手术效果欠佳
- 多发韧带不稳，包括后外侧角（PLC）
- 急性髌骨脱位与 ACL 损伤的表现相似
- 半月板桶柄样撕裂伴交锁可导致 Lachman 试验"假性终点"和伸直终末期的机械性阻挡
- 待关节积液得到控制、活动度正常（尤其是完全伸直）、股四头肌恢复功能后再行手术

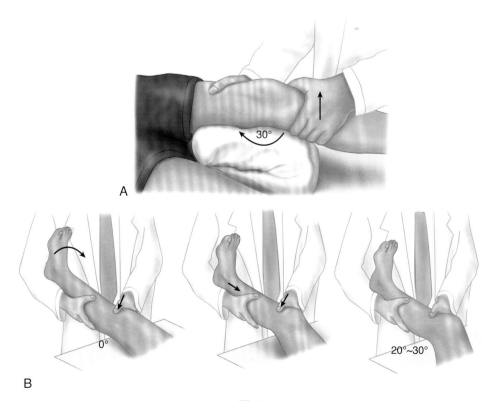

图 19.1

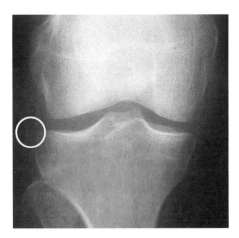

图 19.2

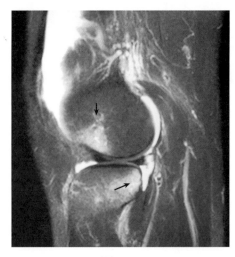

图 19.3

- 轴移试验
  - 在膝关节由伸到屈的过程中施加外翻应力，可以观察到旋转不稳定（图 19.1B）。
  - 由于做该检查时患者会产生不适感，因此在门诊难以实施，尤其是反复进行检查时。
- 检查相关损伤，尤其是 PLC（表现为膝关节屈曲 30° 位行拨号试验时外旋角度不对称）

影像学

X 线平片
- 屈膝负重位前后位 X 线片：能够评估骨关节炎并且很好地观察髁间窝
  - Segond 骨折 / 侧囊征：发现胫骨平台外侧关节囊（前外侧韧带）撕脱骨折时应高度怀疑 ACL 损伤（图 19.2）。
- 侧位 X 线片：对于以前做过 ACL 重建术的患者要在伸直位拍侧位片，来评估是否有胫骨隧道撞击
  - 在侧位片上能够评估关节积液程度。
- 髌骨轴位片：可评估髌股关节骨关节炎，这是使用骨 - 髌腱 - 骨（BPTB）自体移植的禁忌证。
- 如果怀疑下肢力线异常，需要拍摄从髋关节到踝关节的下肢全长片。

MRI
- 评估相关损伤
- 其他韧带情况
- 髌骨脱位
- 半月板
- 关节软骨
- 50% ~ 60% 的 ACL 损伤患者会伴有骨小梁微骨折（骨挫伤），典型部位为股骨外侧髁中部的远端外侧面和胫骨外侧平台的后部（图 19.3）。

手术解剖

- 最近在重建手术时恢复 ACL 的解剖受到广泛关注。
- 隧道位置不良是 ACL 重建失败的首位原因。

解剖学提示
- 当考虑解剖学方位时，请记住在大多数 ACL 重建手术中，膝关节是处于屈曲 90° 的位置。

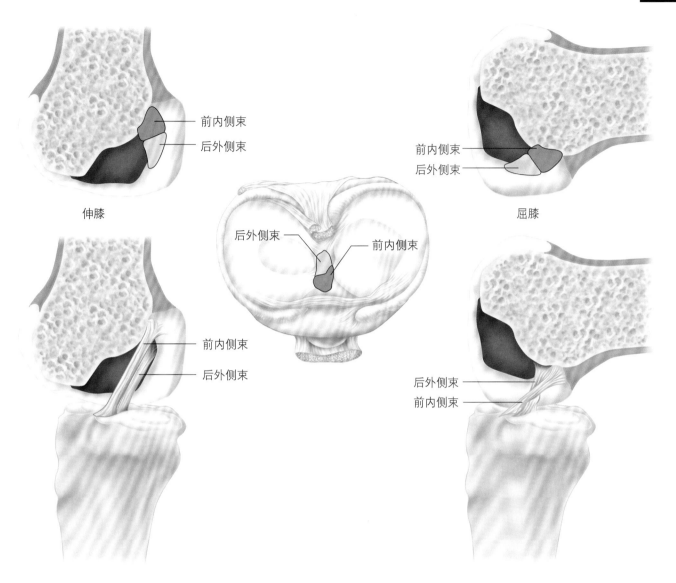

图 19.4

- 前交叉韧带由前内侧束（AM；屈膝时紧张）和后外侧束（PL；伸膝时紧张）组成，长度约 33 mm，直径约 11 mm（图 19.4）。
- 股骨足印区位于股骨外侧髁的后内侧壁，外侧髁间嵴的后方。两束之间的分界是外侧分叉嵴。
- 胫骨足印区位于内、外侧髁间隆起之间，与外侧半月板前角相邻。

入路 / 显露

- 自体移植物的获取在第 17 章中详述。
- 该手术采用标准的关节镜入路。在行 BPTB 的病例中，关节镜入路可位于前方切口内。
  - 下外侧入路是主要的观察入路。将这个入路稍靠上放置，可以更好地观察胫骨足印区。
  - 靠近髌腱内缘的下内侧入路是主要的器械入路。
- 使用辅助的前内侧入路（在下内侧入路的内侧 1～2 cm，位置稍低），可单独用于股骨隧道的钻孔。
- 胫骨隧道的钻孔可以通过取 BPTB 切口的下部、取腘绳肌腱的切口或者单独的切口（应用同种异体移植物时）。

器械

- 30° 关节镜、水泵
- 关节镜刨刀和磨钻
- 刮匙和锉
- 可选用射频消融设备

第 1 步要点

- 注意股骨和胫骨足印区的位置以优化隧道的解剖学位置。一些外科医生会留下"平头"或 ACL 的残端。
- 切除黏膜韧带和髌前脂肪垫有助于改善视野和使用器械。
- 从关节侧开始从里向外处理（而不是从一侧到另一侧）。髁间窝的后面好比是"太阳","阳光"从它里面发射出来。在髁间窝的背面解剖出"住院医师嵴"（Resident's ridge），确保你能够触到和看到"过顶位"的位置。

第 1 步提示

- 在内、外侧间室操作时，应使用较小的刨刀，以避免医源性软骨损伤。应意识到 ACL 损伤的膝关节在伸膝时会发生轴移，这可能使进入膝关节后内侧更加困难。

第 1 步争议

- 争议的焦点是这一步是否是必要的。一些外科医生更喜欢保留尽可能多的"胶原质"。所有的外科医生都同意，必须至少去除足够的软组织来识别胫骨和股骨隧道定位的标志物。

第 2 步器械

- 钻头
- ACL 胫骨隧道定位器
- 股骨隧道偏心定位器（经胫骨入路技术和辅助的内侧入路技术）
- Beath 带孔导针
- 直径 3 mm、长度 32 英寸的导针
- 股骨和胫骨铰刀 / 钻头（半槽或柔性股骨铰刀）

手术操作：标准 ACL 重建

第 1 步：诊断性膝关节镜检查和 ACL 重建的准备工作

- 麻醉状态下体检是评估 ACL 损伤引起的不稳定以及侧副韧带损伤的首要步骤。
- 进行诊断性关节镜检查，观察 ACL 撕裂并评估软骨面和半月板情况（如果不能确定 ACL 是否撕裂，应在移植物获取前行关节镜检查）。
- 应用直径 5.5 mm 的锐利的刨刀来清除撕裂的 ACL，显露足印区。清除 ACL 时应保护 PCL 和半月板根部。
- 髁间窝清理完毕后再处理软骨或半月板的损伤。清理髁间窝有助于顺利进入半月板修复器械。
- 一些外科医生（尤其是那些应用经胫骨重建技术的医生）会用刨刀和磨钻去扩大髁间窝（图 19.5）。
- 从髁间窝前面的上部（12 点位置）开始行髁间窝成形术（图 19.5A）。
- 图 19.5B 示髁间窝成形术；必须切除多余的软组织。
- 探针可用来"探测髁间窝的后壁"（图 19.5C 和 D）。
- 软组织移植物需要更大的空间，因为移植物的整个横断面都是胶原质。

第 2 步：钻股骨隧道和胫骨隧道

胫骨隧道

- 在经胫骨技术中首先钻胫骨隧道，以便于钻股骨隧道。在独立隧道技术中，通常先钻股骨隧道，再钻胫骨隧道。
- 在胫骨侧 ACL 足印区钻入直径 3 mm、长度 32 英寸的导针。
  - 调整胫骨 ACL 胫骨隧道定位器的位置以避免移植物 - 隧道不匹配。
    - 对于软组织移植物，导向器的角度为 50°～55°（图 19.6）。

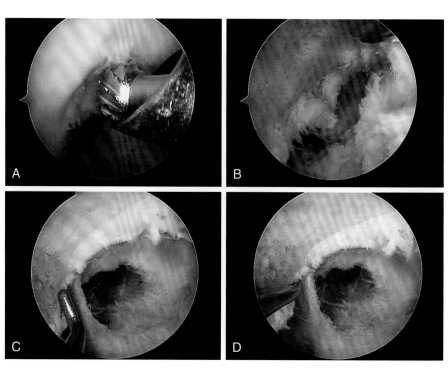

图 19.5

- 外部标志：前内侧入路至少位于胫骨结节和胫骨后内侧面之间的中点（如果股骨隧道有较小的垂直度，则更靠内侧）（图 19.7）
- 内部标志：几个关节内标志物如下所述：
  - ACL 足印区的后内侧面（偏后的胫骨隧道以利于达到股骨足印区）
  - 外侧半月板前角后缘的延长线（图 19.8A）
  - 临近内侧髁间隆起（ME）顶点附近的向上的斜坡
  - PCL 前缘前方 7 mm（图 19.8B）。
- 在验证胫骨侧导针的位置正确后，用适当尺寸的钻头钻透胫骨以容纳移植物。
- 去除关节内的骨屑，并锉磨隧道边缘以防止移植物磨损。
- 用带阀门的胫骨隧道套管可以防止关节镜液体外溢。

股骨隧道

- 股骨隧道的钻取是倡导经胫骨入路与倡导独立钻孔（辅助的内侧入路）学派目前争论的焦点。倡导独立钻孔技术的医生认为经胫骨技术很难获得一个可靠的解剖位置的股骨隧道。
- 其他股骨隧道技术包括双切口和全内技术。
- 尽管股骨隧道在髁间窝外侧壁的位置有更低、更水平的趋势，但是关于最佳位置的争议持续存在。如果应用表盘法将髁间窝正上方定为中午 12 点，股骨隧道应放在大约 10:30 的位置（图 19.9）。

第 2 步要点

- 如果导针位置不理想，在钻第 2 个导针时可将第 1 个导针留在原位，来帮助定位新的隧道。
- 术中透视有助于确定导针的位置。
- 用全螺纹钻头与其匹配的鞘钻胫骨隧道可获得优良的骨移植物。钻到关节表面（但不穿透），然后移除钻头和护套。从钻头的螺旋槽中收集骨末用于骨-髌腱-骨（BTB）取骨部位的植骨。

第 2 步提示

- 在钻胫骨隧道时，应避免将钻头猛地钻入关节内，因为它会破坏 PCL 或造成异常的股骨隧道。可使用刮匙或夹钳来控制胫骨导针的尖端。
- 如果钻头不再前进，那么膝关节的屈曲角度可能已经改变。在钻头继续前进之前将导针继续前进或更换导针以避免钻头对导针的切割。

第 2 步争议

- 虽然大多数外科医生同意前面描述的标志物，但也有一些外科医生更喜欢靠前的胫骨隧道位置。
- 关节外的进针点一直存在争议；然而，最近的研究表明偏内侧的进针点是更合适的。

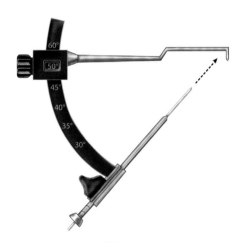

图 19.6

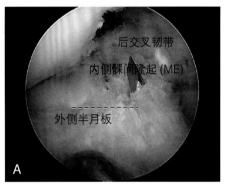

A

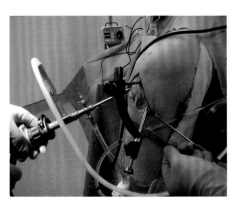

图 19.7

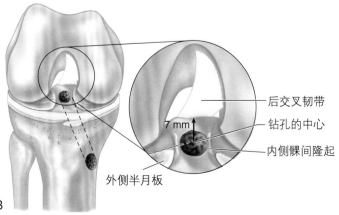

B

图 19.8

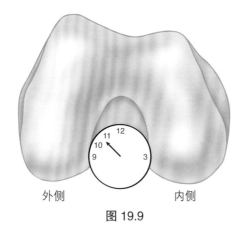

图 19.9

外侧　　　　　内侧

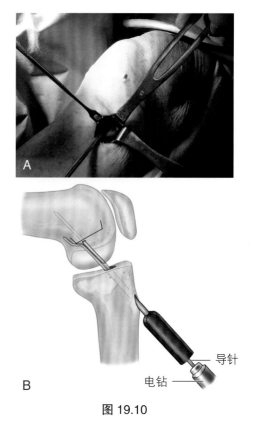

A

B

导针

电钻

图 19.10

第 2 步要点

- 可以将导针逆向穿入。在屈膝 90° 时而不会折弯导针。这样可以在钻孔前从外侧入路用关节镜检查两个隧道。
- 对于辅助的内侧孔入路，在屈膝 90° 位标记 ACL 的足印区，这是因为当膝关节极度屈曲时髁间窝的影像会发生扭曲。
- 通过下内侧入路观察可以帮助看清楚 ACL 足印区和指导导针的放置，如果对于导针的放置有任何疑问，应重新钻孔以避免发生与隧道有关的并发症。
- 通过使用股骨钻头钻入 2 mm 的深度，然后通过检查钻孔的印迹与后壁的关系，来评估隧道与后壁的关系。
- 选择比股骨隧道半径大 1~2 mm 的偏心导向器来保证保留 1~2 mm 的后壁（例如，当钻一个 10 mm 的股骨隧道时应用 6.5 mm 的偏心导向器将会保留 1.5 mm 的后壁）。
- 术中 X 线透视有助于保证正确的隧道位置。

- 确定外侧髁间嵴和分叉嵴有助于解剖定位股骨隧道位置。一些外科医生留下 ACL 足印区纤维来确定理想的股骨隧道位置。

经胫骨隧道技术

- 胫骨隧道钻孔后，将尺寸合适的偏心导向器穿过胫骨隧道定位到 ACL 足印区，保留 1~2 mm 厚的后壁（图 19.10）。
- 使用带孔的 Beath 针穿过 ACL 足印区中心，在股骨外侧穿出。
- 使用尺寸合适的钻头钻股骨隧道并达到理想的深度。特别需要注意的是，如果计划使用悬吊固定，不要穿透股骨外侧皮质。
- 使用刨刀去除关节中的碎骨屑。
- 用 Beath 针将牵引线经两个隧道中带出。

经辅助的内侧孔入路进行独立钻孔的技术

- 使用该技术时通常在钻胫骨隧道之前钻股骨隧道。
- 辅助的内侧孔入路通常位于标准的下内侧入路的内侧和下方，可以使股骨隧道在 ACL 足印区内达到适当的位置。
- 在关节镜直视下紧贴内侧半月板上缘的上方插入腰椎穿刺针，指向髁间窝外侧，避免与股骨内侧髁接触
- 使用关节镜电烙器或微骨折锥子标记股骨 ACL 足印区中心。
- 一些外科医生在钻股骨侧导针时使用以后壁为参考的偏心导向器（图 19.11）。
- 将带孔的 Beath 针穿过 ACL 足印区中心，并在股骨外侧穿出。注意：当使用辅助的内侧孔入路钻股骨隧道时通常需要膝关节极度屈曲以获得最大的

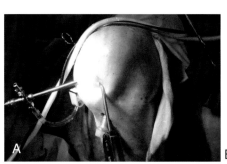

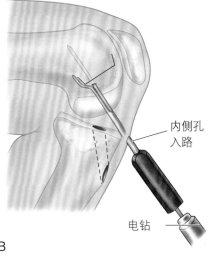

内侧孔入路

电钻

图 19.11

隧道长度。或者在膝关节屈曲 90° 的情况下用柔性钻头钻股骨隧道。

- 用尺寸合适的钻头钻出理想深度的股骨隧道。
- 用刨刀除去关节中的碎骨屑。
- 经股骨隧道拉出牵引线。
- 然后按照前述方法钻胫骨隧道。
- 经胫骨隧道逆向拉出牵引线。

第 3 步：移植物通过隧道和移植物的固定

- 确认移植物的粗细和方向。确保股骨隧道的深度和直径能够容纳移植物。再次确认移植物能够自由通过合适的直径测量器。
  - 将 5 号牵引线穿过两个隧道并从胫骨隧道外口拉出
  - 将移植物前端的缝线放入牵引线的环中，并将其拉出隧道。
  - 将移植物拉入隧道
- Kocher 钳或 Kelly 止血钳用于牢固夹住缝线来牵拉移植物。
- 确保移植物沿着正确方向进入胫骨隧道。
- 在股骨隧道内将移植物拉到底。如果用界面螺钉固定 BTB 移植物，把移植物拉到底后沿骨栓前侧插入镍钛导针。或者，应用在隧道口边缘刻槽的工具或 "探路者" 也可以。
  - 将移植物固定在股骨侧。
- 有几种不同的固定方式，大致可分为隧道内固定（固定在开槽侧）或非隧道内 / 悬吊固定（固定在皮质侧）。
  - 用力牵拉移植物远端的缝线。将膝关节做几个从深度屈曲到完全伸直的屈伸循环，来拉紧移植物和消除蠕变。
  - 在维持移植物张力的同时，屈膝 0° ~ 30° 位在胫骨侧固定移植物。
  - 确保膝关节的活动度正常，并且实施 Lachman 试验来证实稳定性已经恢复。

第 2 步提示

- 股骨隧道位置偏前通常是由于未能把过顶位所有的软组织清理干净导致的。
- 股骨隧道位置偏后会导致隧道劈裂。如果发生隧道劈裂，有必要使用近侧（悬吊）固定。
- 在辅助的内侧孔入路中，确保钻头与股骨髁之间有充分的空间来避免钻股骨隧道的过程中出现医源性软骨损伤。使用半槽铰刀和保护鞘有助于避免该并发症。

第 2 步争议

- 钟面位置：关于股骨隧道在冠状面上的位置争议较大。大多数医生把隧道放到更加水平的位置，10:30 甚至 10:00 的位置。
- 经胫骨技术和经内侧孔入路技术的对比：这与钟面有关。采用经胫骨隧道技术可以达到 10:30 甚至 10:15 的位置。更加水平的股骨隧道位置需要通过辅助的内侧孔入路技术来实现。然而，隧道越水平，它的长度就越短，影响了移植物的固定。

第 3 步：器械

- Beath 针
- 高强度牵引线
- 股骨固定
  - 悬吊固定
  - 界面螺钉
  - 螺钉和鞘
  - 螺丝刀
- 胫骨端固定
  - 界面螺钉
  - 螺钉和鞘
  - 辅助固定

第 3 步提示

- 应该仔细清理胫骨隧道外口周围的所有软组织，以保证移植物顺利通过。
- 在膝关节屈曲角度过大的体位固定胫骨侧移植物时可能会导致膝关节无法完全伸直。

- 在骨栓的末端或在距离软组织移植物的末端设定长度处做标记有利于确保移植物完全座入股骨隧道内。
- 确保胫骨隧道口处的软组织已完全清除，并且拉入移植物时确保移植物没有卡在隧道口处。注意：胫骨栓也可能卡在隧道口处，阻碍了移植物完全座入股骨隧道中。
- 经下内侧入路插入直角钳有助于将缝线与移植物按正确的方向导入膝关节内。
- 检查胫骨隧道内的移植物，以确保长度合适。将股骨隧道钻得深一些或将骨栓修得短一些，以改善移植物 - 隧道之间的不匹配。

器械

- 由外向内的定位器（后入式或前入式由外向内的瞄准器）
- 界面螺钉

器械

- 由外向内的定位器
- 逆行钻头（图 19.12 ）
- 长度可调节的悬吊固定装置（2 个）

手术操作要点

- 经下内侧入路将穿入股骨隧道和胫骨隧道的缝线同时夹住并一起抽出，以避免缝线之间相隔软组织桥。

手术操作提示

- 钻出足够长度的隧道以容纳移植物的全长，以避免移植物触底和不能被拉紧。

手术操作：其他技术

双切口技术

- 双切口技术的优势包括：恒定的股骨隧道位置，不必担心破坏后壁；减少移植物 - 隧道长度不匹配的程度；股骨隧道的角度更符合解剖学；螺钉置入过程中对移植物的损伤更小。
- 在髂胫束的中部，恰好在股骨外侧髁的近端做纵行皮肤切口，显露股骨干骺端的外侧皮质。
- 将专用的后部导向器经过顶位导入膝关节，并且放在 ACL 足印区的中心。
- 其他方法，从前方入路插入双切口导向器，不需要从过顶位退出导向器。
  - 从外向内钻入导针达到 ACL 足印区的中心，进钉点位于干骺端膨大处或恰好在其近端。
  - 经导针钻入尺寸合适的钻头制作股骨隧道。
  - 移植物通过后，用挤压螺钉以从外向内的方式实现股骨侧固定。

全内技术

- 文献报道全内技术的优点包括：创伤小、分别钻独立的隧道，可以在屈膝 90° 时操作，可能会比辅助内侧入路独立钻孔技术有更长的隧道。
- 在移植物的两端连接长度可以调节的悬吊固定器械。
- 可以使用标准的下内侧和下外侧关节镜入路。下外侧入路的位置比传统的入路略低且更靠内。
- 清理 ACL 残端，显露足印区。标记股骨足印区中心。
- 通过下外侧入路导入由外向内的 ACL 定位器，经股骨外侧髁向 ACL 足印区中心用逆行铰刀钻直径 3.5 mm 的导向孔（图 9.12A ）。
- 将逆行钻头的末端展开，转动时拉向股骨外侧髁，制作深度大约 20 mm 的逆行股骨隧道。
- 经股骨隧道引入牵引线，在关节内经下内侧入路将线的末端抽出。
- 使用胫骨导向器和逆行铰刀以与股骨隧道相同的方式制作胫骨隧道（图 9.12B ），隧道深度大约 35 mm。
- 经胫骨隧道引入牵引线，并将线的末端从关节内经下内侧入路抽出。
- 利用两端的牵引线将移植物带入膝关节内，首先将移植物的近端拉入股骨隧道并且拉到底（图 9.12C ），然后将移植物的远端拉入胫骨隧道。
- 在股骨和胫骨的皮质外展开悬吊固定器械，在反复屈伸膝关节的过程中依次将悬吊固定器械拉紧（图 9.12D ）。

双束 ACL 重建

- 除了钻了两个隧道，该技术与单束重建相似。
- 辅助内侧入路位于标准前内侧入路的内侧 1 cm 和远端 1 cm。该入路用于在膝关节屈曲位钻 PL 束的股骨隧道（图 19.13 ）。
- 然后钻胫骨隧道，注意两个隧道不要靠拢。图 19.14 显示在关节外（图 19.14A ）和关节内（图 19.14B ）分别钻胫骨隧道。
- 然后使用标准的经胫骨入路的导向器钻 AM 束股骨隧道（图 19.15 ）。
- 首先穿入 PL 束移植物，因为如果 AM 束移植物已经穿入，PL 束移植物就无法看得很清楚了（图 19.16A ）。然后穿入 AM 束移植物（图 19.16B ）。

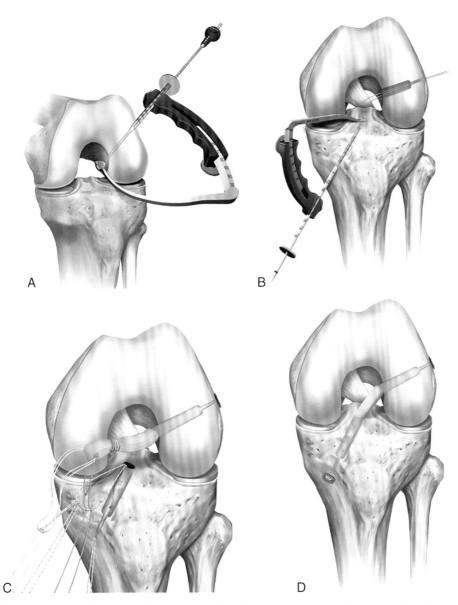

图 19.2 (From Schurz M, Tiefenboeck TM, Winnisch M, et al: Clinical and functional outcome of all-inside anterior cruciate ligament reconstruction at a minimum of 2 years' follow-up. Arthroscopy 32(2):332-337, 2016.)

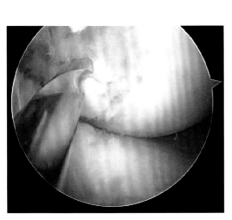

图 19.13

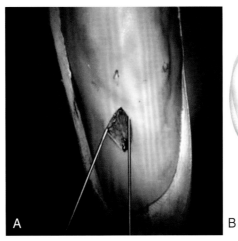

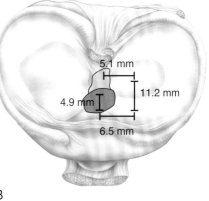

图 19.14

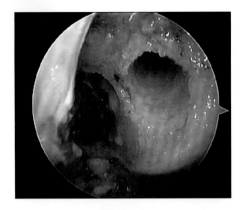

图 19.15

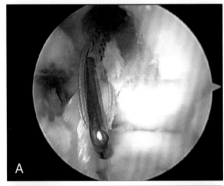

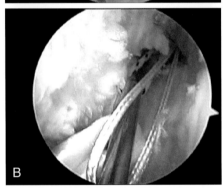

图 19.16

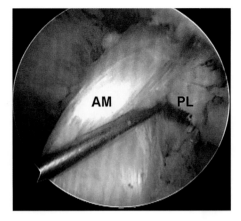

图 19.17

- 首先在完全伸直位固定 PL 束移植物。然后在屈膝 60° 位固定 AM 束移植物。图 19.17 显示的是双束重建完成后的照片。
- 注意：在某些病例，ACL 损伤如果仅累及一束，那么另外一束可以保留。
  - 图 19.18A 显示的是 PL 束损伤，而 AM 束完好。
  - 单束 ACL 重建从 AM 束的清创开始（图 19.18B）。
  - 然后进行 PL 束胫骨隧道（图 19.18C）和股骨隧道（图 19.18D）的钻孔。
  - 图 19.18E 显示的是重建完成后的图片。

术后处理和预期疗效

- 术后早期阶段
  - 康复应尽早开始，在苏醒间就开始进行康复训练。早期伸膝练习是将枕头垫在脚跟后方（不是膝关节后方！）。
  - 使用冰敷或其他形式的冷疗来处理正常的术后积液。
  - 除做了半月板缝合手术外，如果患者能够耐受疼痛，就可以完全负重。在术后的前 1~2 周拐杖是有用的，等到患者走路没有跛行了，就可以弃拐了。
- 物理治疗
  - 正式的物理治疗最早在术后 2~3 天进行。
  - 早期的理疗包括控制积液、逐步增加活动度和负重以及股四头肌功能训练。
  - 肌肉力量练习主要集中在闭链活动。
  - 术后 12 周，大多数外科医生允许患者增加活动量，逐步过渡到恢复体育运动。然而，真正的体育运动（如跑、跳）要等到术后 4~6 个月才能进行。
- 恢复体育运动
  - 一般至少在术后 6 个月才能恢复体育运动。虽然一些外科医生制订了激进的康复方案，允许患者更早地恢复体育运动。
  - 一般情况下，医生会让用 BPTB 进行重建的患者比用自体腘绳肌腱或同种异体移植物重建的患者更早地恢复体育运动。
  - 患者的膝关节应该能达到活动度正常、无痛、Lachman 试验稳定、股四头肌肌力至少达到对侧的 85%。

康复要点
- 强调术后早期优先进行伸膝功能练习（枕头垫在脚跟后方而不是膝关节后方，即使在苏醒间也是如此）。
- 术后 3 周进行离心训练可以增强股四头肌和腘绳肌的力量。

康复提示
- 术后早期阶段应避免进行股四头肌 0°~30° 的短弧形伸膝练习。
- 在康复过程中不能重新获得术后早期的完全伸膝会导致结果变差。

康复争议
- 前交叉韧带重建术后是否使用支具仍然存在争议。无论在术后早期阶段还是恢复活动的晚期阶段都是如此。

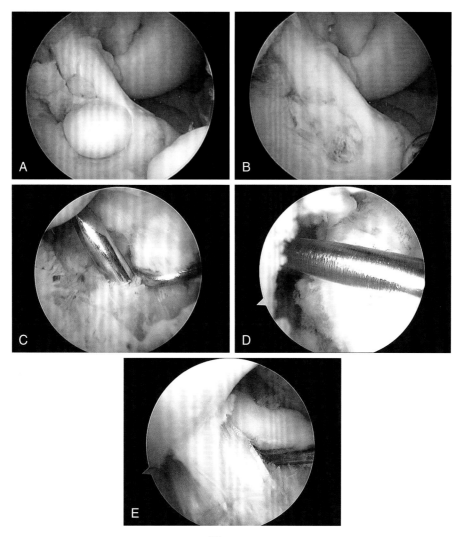

图 19.18

- 并发症
  - 使用 BPTB 移植物的患者可能会出现髌骨骨折。
  - 使用自体腘绳肌腱的患者在术后 6～8 周出现腘绳肌拉伤的症状非常普遍。
  - 通过将重建手术推迟到活动度基本恢复，强调术后早期活动可以有效地避免活动度丢失。如果活动度丢失一直持续到术后 6 周，在麻醉下用手法行粘连松解术可能是必要的。
  - 复发不稳定常常与隧道位置欠佳或未认识到的后外侧角合并损伤有关。

循证文献

Goldsmith MT, Jansson KS, Smith SD, Engebretsen L, LaPrade RF, Wijdicks CA: Biomechanical comparison of anatomic single-bundle and double-bundle anterior cruciate ligament reconstructions: an in vitro study, Am J Sports Med 41:1595–1604, 2013.
在这项比较解剖学单束和双束 ACL 重建的尸体研究中，以模拟轴移试验或前胫骨负荷为结果指标观察两种技术之间未发现前向平移的显著差异。
Jordan SS, DeFrate LE, Nha KW, Papannagari R, Gill TJ, Li G: The in vivo kinematics of the anteromedial and posterolateral bundles of the anterior cruciate ligament during weight-bearing knee flexion, Am J Sports Med 34:547–554, 2007.

在负重屈曲活动期间评估正常膝关节，以确定两个 ACL 束在正常膝关节功能中的确切作用。两个束在膝较低屈曲角度处伸长，并且随着膝关节屈曲程度的增加而缩短。

Murawski CD, van Eck CF, Irrgang JJ, Tashman S, Fu FH: Operative treatment of primary anterior cruciate ligament rupture in adults, J Bone Joint Surg Am 96:685–694, 2014.

本综述文章概述了成人的原发性 ACL 损伤手术适应证、手术选择和结果。

Pallis M, Svoboda SJ, Cameron KL, Owens BD: Survival comparison of allograft and autograft anterior cruciate ligament reconstruction at the United States Military Academy, Am J Sports Med 40:1242–1246, 2012.

前瞻性队列临床研究，发现经历同种异体移植 ACL 重建的个体，与接受自体移植重建的患者相比，更有可能出现需要翻修重建的临床失败。作者建议在年轻运动员的 ACL 重建中使用自体移植物。

Zantop T, Herbort M, Raschke MJ, Fu FH, Petersen W: The role of the anteromedial and posterlateral bundles of the anterior cruciate ligament in anterior tibial translation and internal rotation, Am J Sports Med 35:223–227, 2007.

这是一项生物力学实验室研究，旨在评估 ACL 的两个不同束的作用。AM 束的横断增加了膝关节屈曲 60°～90° 之间的前后 (AP) 平移，而 PL 束的横断使膝关节屈曲 30° 的前后平移增加。两者都在控制膝盖旋转方面发挥重要作用。

Zantop T, Wellmann M, Fu FH, Petersen W: Tunnel positioning of anteromedial and posterolateral bundles in anatomic anterior cruciate ligament reconstruction: anatomic and radiographic findings, Am J Sports Med 36:65–72, 2008.

这项尸体研究概述了 ACL 的股骨和胫骨止点，描述了这两个束的解剖标志和特征。

（F. Winston Gwathmey，Mark D. Miller 著   王先泉 译）

第 20 章

前交叉韧带重建翻修术

适应征

- 与第 19 章所述的初次前交叉韧带（ACL）重建的适应证相似。
- 考虑行 ACL 重建翻修的另外一个原因是不稳定症状（而不是疼痛）显著影响患者的生活。

术前检查 / 影像学

- 体格检查和影像学与初次 ACL 重建（ACLR）相似。
  - 如果不解决初次 ACLR 失败的可能原因，再次失败和不稳定的风险很高：技术？固定？新创伤？对线不良？移植物长入不良？
  - 询问患者，"你对你的膝关节稳定性有足够的相信吗？"（不稳定往往很难用语言表达）。
  - 检查应评估先前的手术切口、活动范围和轴移试验情况，因为移植物过于垂直可能产生正常的 Lachman 检查结果，但其实存在旋转不稳定。
  - 排除感染的可能性：实验室检查，有指征时行关节腔穿刺。
- 针对 ACL 翻修的其他可能影像
  - 过伸侧位 X 线片
    - 图 20.1 侧位 X 线片显示了胫前和股骨隧道的位置；从胫骨隧道延伸的线应该落在 Blumensaat 线的后面，否则胫骨隧道出口太靠前。
    - 内翻或外翻应力 X 线片：以防错过伴随的韧带损伤。
- 下肢全长片（髋部到脚踝）：下肢力线不良可能需要截骨术。
- 骨扫描：有利于确定过度使用或间室高负荷。
- 磁共振（MRI）：有利于显示胫前隧道位置和失效的 ACL 移植物等问题（图 20.2）。请注意，MRI 上胶原的存在并不意味着组织功能正常。

- 与初次 ACL 重建相比，翻修 ACL 重建具有更高的失败率和更低的恢复运动率，因此适应证不同。
- 当一阶段翻修遇到移植物选择、隧道位置、移植物固定或腱骨愈合等问题时，应考虑进行两阶段翻修。

技术考虑

- 确定 ACL 重建失败的原因。排除其他病症，如合并伤（后外侧角）或机械对线不良。
- 避免"重复使用"以前的移植物。尽可能使用自体肌腱移植。
- 考虑以前的和计划使用的固定耗材。确保移植物牢固固定，必要时采用备用固定对于成功的翻修重建至关重要。
- 隧道骨溶解大于 14 mm，或者翻修的骨隧道在当前的骨隧道内，需要考虑两阶段翻修。
- 单独 ACL 重建可能无法控制旋转不稳定，可能需要关节外重建手术。

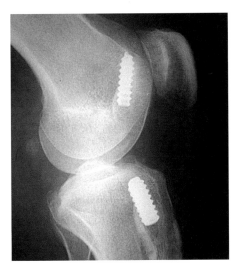

图 20.1

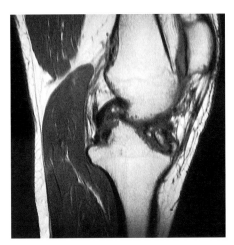

图 20.2

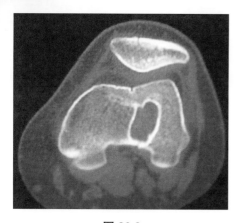

图 20.3

- CT 扫描：可以识别在翻修手术时需要解决的隧道骨溶解（图 20.3）。

手术解剖

- 与初次 ACL 重建类似。但也要适当考虑其他因素：
  - 考虑初次手术带来的解剖结构改变。
  - 初次手术内植物（永久的或可吸收的）和隧道骨溶解的可能性。
  - ACLR 失败导致的固定性的胫骨前向半脱位。

体位

- 与初次 ACL 重建类似；患者仰卧，用或不用腿夹。
- 如果在翻修中需要额外的切口和内植物移除，建议不使用腿架而改用立柱。

入路 / 显露

- 建立标准入路。
  - 辅助前内侧入路允许在过屈位独立钻胫骨和股骨隧道。
  - 由外向内（双切口）技术也允许建立不同位置的隧道。
  - 软钻系统可以在非屈曲位打隧道。

ACL 重建翻修

- 每个病例都不同，但适用相同的原则。
  - 翻修手术的关键是遵循童子军的座右铭：做好准备！这包括查看以前的手术记录，获取和查看术前影像（过伸侧位 X 线片看是否有移植物撞击，在隧道骨溶解的情况下需要 CT 扫描），以及制订手术计划（和备用计划）。
  - 必须提供翻修工具（包括通用螺丝刀套件、起钉器、断钉取出器、扩隧工具、各种钻头、大皮质扩孔钻等）。
  - 内镜手术失败，必要时行双切口 开放手术。
- 移植物选择：自体移植物的失败率低于同种异体移植物或混合移植物。移植物直径可以通过使用对侧腘绳肌腱增加；如果初次重建使用同侧骨 - 髌骨肌腱 - 骨自体移植物（BPTB），翻修可以使用对侧（BPTB）；如果肌腱长度允许，则使用 5 束或 6 束移植物。
- 隧道位置应与初次重建相同——隧道位置不得受先前隧道或内植物的影响。
- 当一阶段翻修不利于移植物选择、隧道位置、移植物固定或肌腱骨愈合时，应考虑进行两阶段翻修。
- 如果内植物不影响翻修隧道的理想位置，则可以忽略它们。如果它们挡路了，就需要取出。
  - 移除以前的移植物和内植物会留下骨缺损，特别是在有骨溶解的情况下更常见。如果骨缺损与新隧道相通或接近新隧道，就需要骨移植。可以通过应用骨移植进行一阶段或两阶段重建。我们强烈建议对大于 14 ~ 15 mm 的隧道骨溶解进行两阶段翻修。
  - 这些骨缺损可以填充市售的骨质或合成骨块。
    - 例如，可以使用 Cloward 异体骨钉完成翻修 ACL 重建。图 20.4A 显示了清创后的股骨前方隧道位置。
    - 在合适部位钻至适当的直径（或小于 1/2 mm 直径的孔）（图 20.4B），并且可以通过关节镜进行定位（图 20.4C）。图 20.4D 显示了异体骨钉最终的位置。

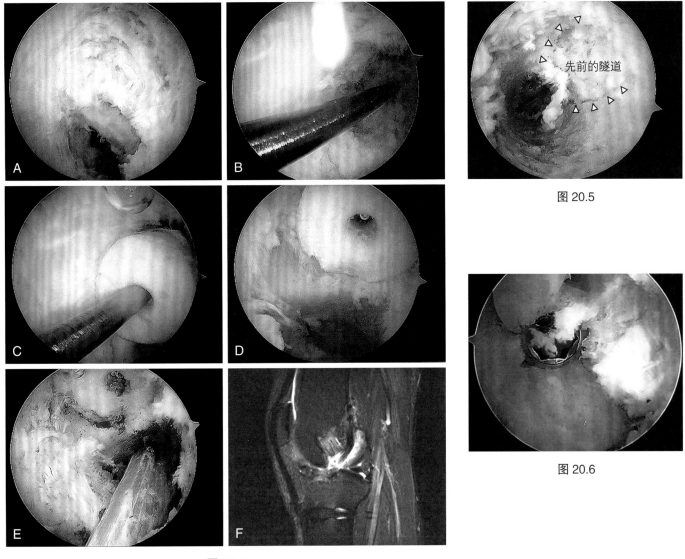

图 20.4

图 20.5

图 20.6

- 填充后，可以建立合适的隧道，通常可以一阶段手术完成。图 20.4E 显示了最终的 ACL 腘绳肌腱移植物。图 20.4F 是术后 MRI，显示了异体骨钉位置和完整 ACL 翻修移植物的位置。
- 图 20.5 显示另一种经隧道的镜下图，显示在邻近新隧道的异体骨钉位置。
- 另外可以使用 BPTB 移植物。图 20.6 显示了使用 BPTB 移植物的翻修 ACL 的关节镜下图。请注意界面螺钉将异体骨钉向前挤压固定，将移植物向后挤压固定。
- 遇到隧道重叠时，并不总是需要二次翻修。
  - 良好的骨质量：隧道分岔（漏斗）技术或外部双切口技术允许隧道分岔。
  - 骨质差：可以使用堆叠螺钉、火柴样骨条植骨或骨软骨同种异体移植骨钉技术。
- 有时不需要取出内植物，并且由于界面螺钉由较软的钛制成，可以直接在螺钉上钻孔。

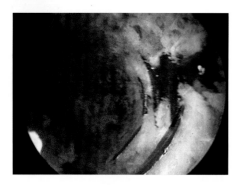

图 20.7

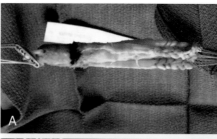

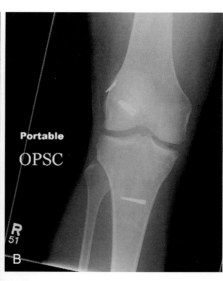

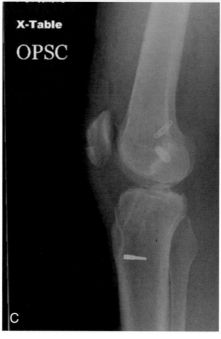

图 20.8

- 图 20.7 显示了通过经隧道关节镜观察，翻修 ACL 重建经过钛界面螺钉钻孔。注意不锈钢钻头在钻过钛螺钉时使螺钉边缘变平滑。可能须除去一些钛碎片。
- 此方案仅适用于螺钉与计划隧道不在一条线上的情况；尽管如此，这也是一种有用的技术。
- 对于所有翻修，建议使用双重固定。因为以前的隧道即使在填满时也会影响移植物固定，并且当使用尺寸过小的界面螺钉进行固定时，失效载荷取决于皮质外固定。图 20.8A 显示了用延长带袢钢板固定的股四头肌腱自体移植物。图 20.8B 和 C 是前后位和侧位 X 线片，显示双重固定。使用延长带袢钢板和界面螺钉进行股骨双固定，同时使用带鞘管的可吸收的螺钉以及绑在门形钉上的缝线进行胫骨双固定。

重建的其他选择

- 双束 ACL 重建：有时，在翻修中行双束 ACL 重建可能是合理的，例如 ACL 移植物撕裂（图 20.9A）。如果隧道位置没有大问题时可以选用。
  - 先前的隧道可用于前内侧（AM）股骨隧道（图 20.9B），并且可从辅助内侧入路钻出新的后外侧（PL）隧道。图 20.9C 显示后外侧（PL）股骨隧道导丝位置，图 20.9D 显示移植物通过之前的股骨隧道位置。
  - 在这种情况下，PL 移植物是双半腱肌自体移植物（图 20.9E），AM 移植物是双胫前肌同种异体移植物（图 20.9F）。移植物在关节镜观察下固定

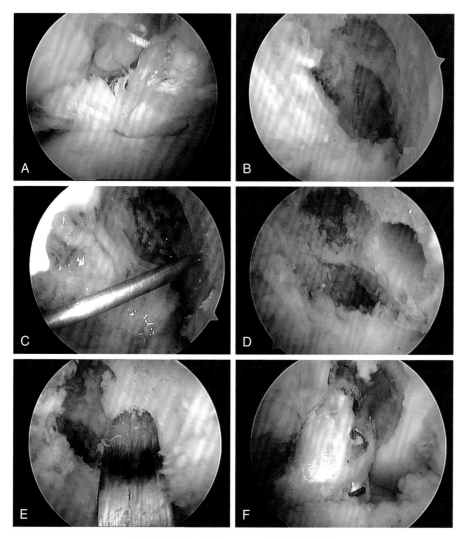

图 20.9　Todd Swenson MD 惠赠病例

（PL 在伸直位，AM 在屈曲位）。

- 关节外重建手术：与双束 ACL 重建相似，可以在上次手术位于解剖隧道位置的患者中应用。此外，也可用于持续旋转不稳定或轴移试验Ⅲ级的患者。

  - 前外侧韧带（ALL）理论上可以为膝关节提供前外侧稳定性，防止近端外侧胫骨相对于股骨向前半脱位。

  - 股薄肌或半腱肌移植物可用于 ALL 重建。移植物股骨侧固定在外上髁和髂胫束下方的隧道，胫骨侧固定在 Gerdy 结节和腓骨头之间的中点处。利用生物可吸收界面螺钉进行固定（图 20.10）。

术后处理和预期疗效

- 对于翻修 ACL 重建，一般的经验是延缓康复进程。一般来说，建议比以往康复方案增加 2 个月恢复时间重返运动。还建议告知患者翻修 ACL 重建永远不如初次重建。

  - 重复翻修（3 次或更多）移植物再次撕裂的可能性比初次手术高达 25.8 倍。

- 对于两阶段翻修，第 2 阶段翻修应延迟 4～6 个月，直至出现骨性融合的影像学证据。

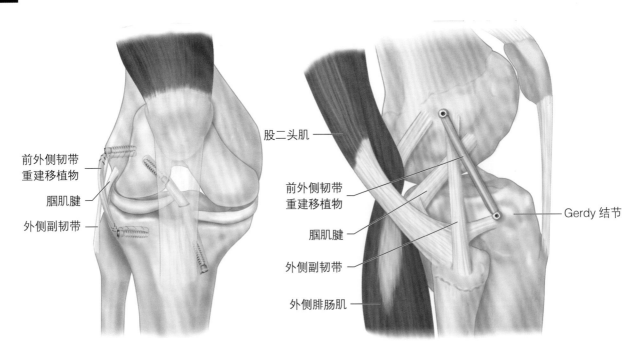

股二头肌

前外侧韧带
重建移植物

胭肌腱

外侧副韧带

前外侧韧带
重建移植物

胭肌腱

外侧副韧带

外侧腓肠肌

Gerdy 结节

图 20.10

循证文献

Battaglia T, Miller MD: Management of bony deficiency in revision anterior cruciate ligament reconstruction using allograft bone dowels, Arthroscopy 21:767, 2005.

本文献是对一种外科技术的描述，该技术使用同种异体移植骨钉来填充去除内植物后留下的空洞病变，然后进行 ACL 翻修手术。该技术允许外科医生进行重建而无需进行两阶段手术。

MARS Group: Effect of graft choice on the outcome of revision anterior cruciate ligament reconstruction in the Multicenter ACL Revision Study（MARS）Cohort, Am J Sports Med 42:2301-2310, 2014.

一项大型多中心研究，评估移植物选择对 ACL 失败率和临床结果的影响。

Miller MD: Revision cruciate ligament surgery with retention of femoral hardware, Arthroscopy 14:111-114, 1998.

一个技术说明，描述了在翻修重建时远离先前放置的股骨内植物的方法，以避免内植物取出和处理骨缺损的困难。

Ritchie JR, Parker RD: Graft selection in anterior cruciate ligament revision surgery, Clin Orthop Relat Res 325:65-77, 1996.

对 ACL 重建翻修的常见和不太常见的移植物选择的回顾分析，包括每种潜在选择的优缺点。

Sonnery-Cottet B, Thaunat M, Freychet B, Pupim BH, Murphy CG, Claes S: Outcome of a combined anterior cruciate ligament and anterolateral ligament reconstruction technique with a minimum 2-year follow-up, Am J Sports Med 43:1598-1605, 2015.

本研究报道了关于结合应用 ACL 和 ALL 重建技术的早期临床结果。

（ Dustin L. Richter，F. Winston Gwathmey，Mark D. Miller 著
谭洪波 译）

第 21 章

儿童前交叉韧带损伤

适应证

- 儿童前交叉韧带（ACL）损伤包括髁间嵴撕脱和韧带实质断裂。
  - **髁间嵴骨折**通常发生在年龄较小的儿童（<12 岁）。
  - **实质损伤**通常发生在年龄较大的儿童，但也可发生在年龄较小的儿童。
- 胫骨髁间嵴骨折如能在伸直位复位，可经伸直位石膏固定保守治疗。
  - 按移位类型分类（图 21.1）
    - 1 型无移位或轻微移位。
    - 2 型骨块前 1/3 至 1/2 分离移位，骨块后侧铰链状连接。
    - 3 型骨块完全分离移位。
    - 4 型骨块完全分离移位合并粉碎性骨折。
  - 高度的损伤不手术很难复位。
  - 内侧半月板前角经常妨碍髁间嵴骨折的复位。
- ACL 实质断裂曾被认为在儿童患者中为很少见；然而随着有组织的体育运动和全年训练的增加，这种情况急剧增加。
  - 早期重建有利于恢复膝关节的稳定性，防止进行性半月板和（或）软骨损伤。

术前检查 / 影像学

- 获得患者完整的生长史是很重要的，其中包括确定父母、兄弟姐妹的身高，最近发育高峰期，Tanner 分期，以及女性的月经初潮年龄。
- 对儿童的初步检查应排除伴随的骨骼肌肉损伤。
- 膝的体格检查和成人相似，应包括检查急性关节积血、Lachman 试验、屈曲 90° 前抽屉试验和轴移试验。
  - 同时也要考虑骨骼不成熟，全身韧带松弛，术前肢体长度不等，临床失调，和髋部评估。

手术适应证提示

- 尽管已经有儿童 ACL 重建的治疗策略，但仍没有明确的管理指南。
- 考虑到儿童的愈合能力和避免骨骺损伤，尽管非手术治疗可能很有吸引力，但大量研究表明，保守治疗除了可能导致进一步的软骨损伤外，临床结果也很差。
- 由于骨骺损伤和生长障碍的风险，手术技术的选择仍然是备受争论的。

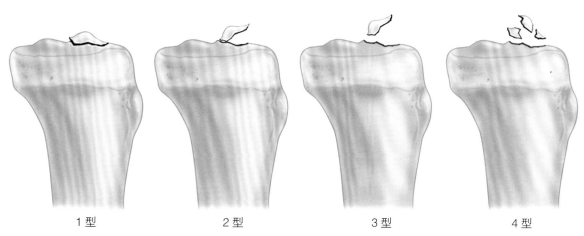

| 1 型 | 2 型 | 3 型 | 4 型 |

图 21.1

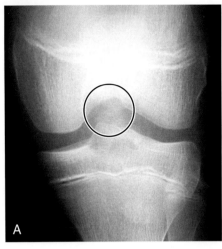 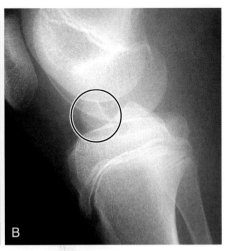

图 21.2

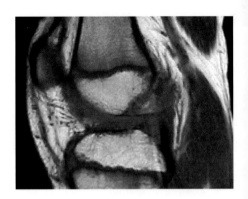

图 21.3

- 胫骨髁间嵴骨折在膝关节正位片（AP）（图 21.2A）和侧位片（图 21.2B）可见。
  - 平片上 Segond 骨折提示 ACL 实质损伤。
- MRI 仍然是检测儿童前交叉韧带撕裂最敏感和最明确的检查（图 21.3）。
- 儿童前交叉韧带重建需要考虑的其他影像学检查包括：
  - 站立位下肢全长片评估下肢长度差异和成角畸形（图 21.4）
  - 左手正位片可评估骨骼成熟度
  - 对侧肢体
  - 髋 / 骨盆平片
  - 查体有内翻或外翻不稳建议拍应力位 X 线片
- 儿童膝关节损伤的主要问题是骨骺。图 21.5 显示了正常的股骨远端和胫骨近端骨骺的外侧观（图 21.5A）和中央矢状面（图 21.5B）。
  - 股骨远端骨骺贡献了股骨总长度的 70%，占下肢长度的 37%，而胫骨远端骨骺贡献了胫骨总长度的 55%，占肢体总长度的 25%。
  - 此外，当规划器械的置入和轨迹时，重要的是要考虑远端股骨内侧和外侧骨骺曲线。

手术解剖

- 和成人 ACL 重建相似。
- 应谨慎考虑骨骺的位置和宽度。
- 众所周知，仅仅占总体 6% ~ 7% 的骨骺损伤就可能造成生长紊乱。

定位

- 和成人 ACL 重建类似

入路 / 显露

- 和成人 ACL 重建类似

手术操作一：胫骨髁间嵴复位和修复

第 1 步：关节镜

- 进行标准关节镜检查，识别并处理伴随的关节内损伤和识别髁间嵴骨折。

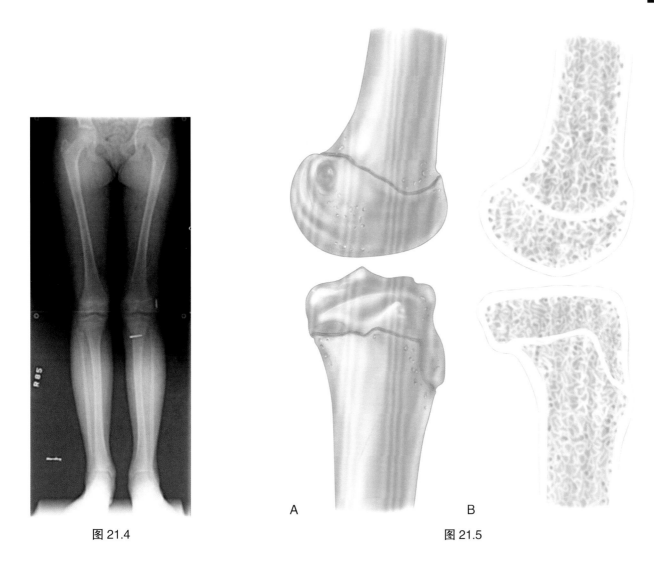

图 21.4

A　　　　　　B

图 21.5

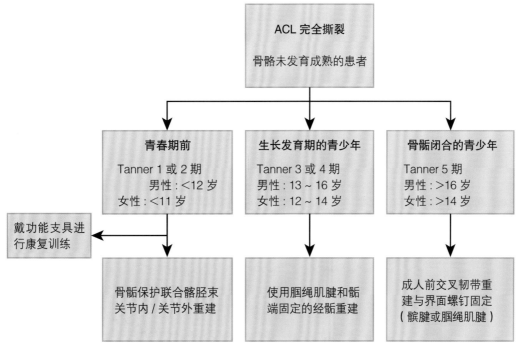

图 21.6　(From Lawrence JTR, Kocher MS: Anterior cruciate ligament reconstruction in the skeletally immature patient. In Flynn JM, Wiesel SW, editors: Operative techniques in pediatric orthopaedics, Philadelphia, 2011, Lipincott Williams & Wilkins, p146.)

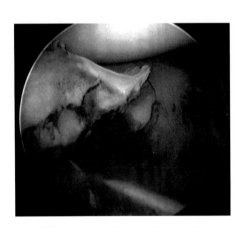

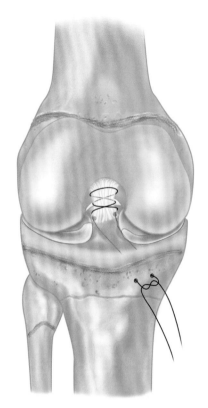

图 21.7 (From Lawrence JTR, Kocher MS: Anterior cruciate ligament reconstruction in the skeletally immature patient. In Flynn JM, Wiesel SW, editors: Operative techniques in pediatric orthopaedics, Philadelphia, 2011, Lipincott Williams & Wilkins, p146.)

图 21.8

第1步要点

- 可经髌腱中通路，使用辅助探针和器械进行髁间嵴骨折的固定或清创。
- 经这个通路时，可使用套管来避免缝线和其他仪器陷入脂肪垫和周围软组织。

第2步要点

- 轻轻屈曲和伸展膝关节检查复位的稳定性。
- 如果复位不充分，可用空心螺钉和垫圈加强固定。
- 在钻孔前后检查导针位置。
- 膝关节过度屈曲，可使导针更倾斜，以避免与骨骺接触。

第2步要点

- 置入螺钉时，可以使用第二个导针来维持复位。
- 根据骨块的大小可以放置一或两个螺钉。

- 髁间嵴抬高，膝横韧带或半月板等任何阻碍复位的结构都要清理
  - 然后将纤维组织的基部清除（图 21.7）。

第 2 步：缝线固定

- 髁间嵴骨折可以使用缝线通过骨骺钻孔复位和固定（图 21.8）。
  - #2 高强度不可吸收缝合线穿过 ACL 远端和胫骨棘的近端。
    - 盂唇或肩袖穿线器在这里是有用的。
  - ACL 导向器用于将 2.38 mm 导针从胫骨前内侧（骨骺近端）钻到髁间嵴骨折的任一侧。
  - 在导针和导针入口的上方做切口。
  - 将导针小心地取出，将穿线器通过每个通道，并收回缝线末端。
  - 髁间嵴骨折复位，缝线末端打结在胫骨前内侧的骨桥上。

螺钉固定

- 或者，髁间嵴可以用螺钉修复，见正位片（图 21.9A）和侧位片（图 21.9B）。
  - 一旦骨折的解剖复位完成，将导针穿过骨折块，并在透视下检查其位置，以避免穿过骨骺。
  - 将一个 4.5 mm 的空心自钻自攻螺钉和一个垫圈置入并在透视的引导下推进，以确保不会穿过骨骺。
  - 在直接可视化的条件下将膝关节慢慢屈曲和伸直检查复位稳定性，以确

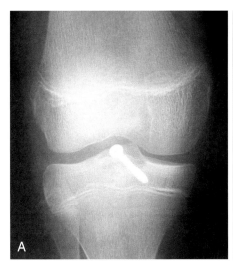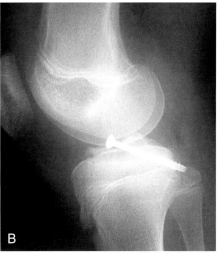

图 21.9

保螺钉 / 垫圈在完全伸直位时不会撞击髁间窝，最终用影像记录螺丝合适的位置，确保螺钉啮合胫骨后侧骨皮质。

联合固定

- 在图 21.10 所示的临床病例中，使用了两种固定技术。
  - 在第 1 步中（图 21.10A），缝线穿过。
  - 用 ACL 导向器钻 2.38 mm 的导针，来传递一个线圈或穿线器取出缝线（图 21.10B）。图 21.10C 显示的是最后的缝线固定。
  - 接下来，在骨骺近端植入一个螺钉（图 21.10D）；图 21.10E 显示了最后的螺钉位置。
  - 术中应始终采用透视检查，以避免钻孔或置钉时穿过骨骺。

手术操作二：单束双切口骨骺保护型前交叉韧带重建手术

第 1 步

- 在麻醉和关节镜下检查诊断（图 21.11），以确认 ACL 完全断裂，并确认和处理其他关节内病变。
- 以标准的方式取得自体半腱肌和股薄肌，然后放置后台准备。如果移植物直径大约为 7 毫米或更小，考虑使用对侧腘绳肌腱。
- 用设置最大角度的标准胫骨隧道定位器通过导针钻孔（穿过胫骨骨骺形成垂直通道）（图 21.12A 和 B）。
  - 考虑做胫骨隧道的位置比成人稍靠后一点。
- 在股骨外侧远端骨骺的外侧皮肤作纵向切口，并向下剥离到外侧股骨皮质。
- 用胫骨定位器，采用由外到内的方式放置导针，在透视的帮助下完全避开了骨骺（图 21.13A 和 B）。
- 然后将移植物通过缝线或线圈牵拉传递并固定在股骨和胫骨上（图 21.14A 和 B）。
- 获得最后的透视影像正位片（图 21.12A）和侧位片（图 21.15B）。

第 2 步要点

- 应避免螺钉的过度咬合，因为这可能导致粉碎性骨折。
- 应在透视引导下使用 2.38 mm 导针和螺钉，必须非常小心以防穿过骨骺。

器械

- 标准 ACL 胫骨导向器
- 2.38 mm 导针
- 钻
- X 射线透视

第 1 步要点

- 将胫骨隧道定位器的角度增加到 45°～65° 将大概率减少骨骺的损伤，降低生长停滞或成角畸形的风险。
- 在对股骨隧道进行钻孔的前后，确认骨骺位置很重要。
- 如果使用悬吊固定，通过透视检查确保装置处于适当位置。

第 1 步提示

- 股骨隧道钻孔时损伤股骨后外侧骨骺

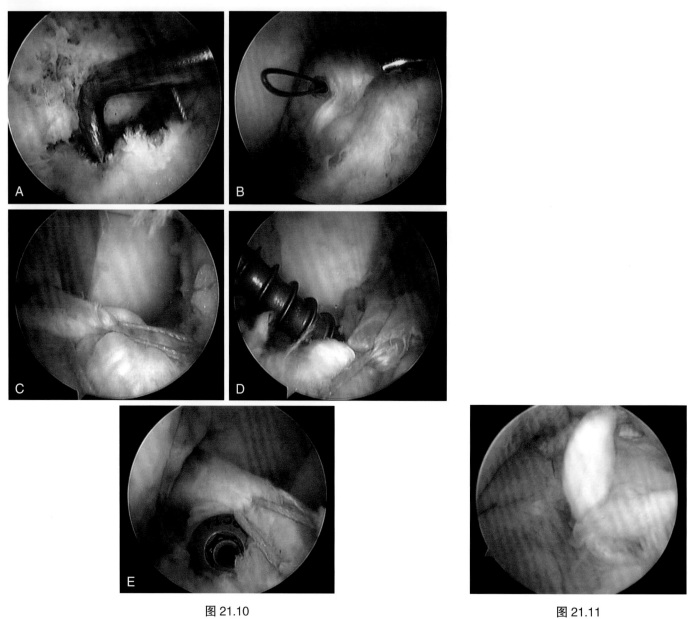

图 21.10

图 21.11

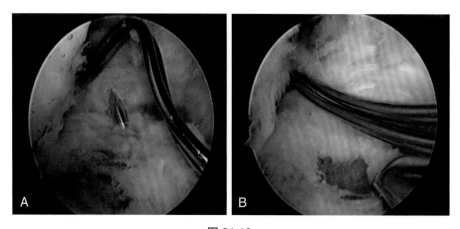

图 21.12

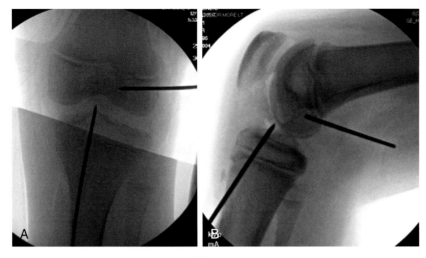

图 21.13

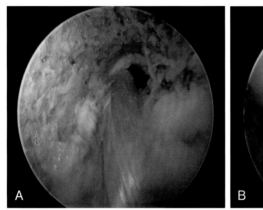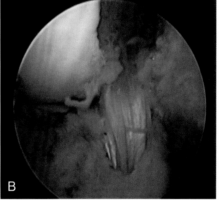

图 21.14

手术操作三：股骨越经髁间窝顶部固定

第 1 步

- 重复前面的步骤，关节镜诊断，移植物的获取和准备，和胫骨隧道钻孔。
- 然后在髂胫束（IT）的中间部分，也就是外上髁近端外侧皮肤作一条纵向的切口，显露股骨干骺端外侧骨皮质。
- 移植物通过关节和股骨外侧髁上部到顶端位置出口取出。
- 在这点上，移植物是用螺钉和垫圈固定在股骨上是和股骨远端骨骺邻近并平行。
- 胫骨固定完成，并拍摄最终图像（图 21.16A 和 B）。

手术操作四：髂胫束重建：骺外型重建术 / "番茄桩技术"

获取髂胫束

- 从关节外侧近端沿髂胫束作大约 6 cm 的斜切口
- 取髂胫束近端的中部 1/3，并保留连在 Gerdy 结节的远端。
- 游离的近端用粗线编织，并包裹在潮湿的海绵里直到稍后使用（图 21.17A）
  - 随后通过辅助入路进行关节镜检查诊断。
- 识别股骨的顶端位置和膝横韧带下方的 "过顶" 点，并为移植物通过做准备。
- 然后利用先前描述的双切口技术，借助透视将髂胫束移植物的游离端通过

器械

- 2.38 mm 导针
- ACL 导向器
- 钻
- X 射线透视
- 螺钉 / 垫圈固定

第 1 步要点

- 股骨外侧髁可与移植物吻合。
- 与骨骼发育成熟的患者相比，这些螺钉没有深入到股骨外侧髁，因此在生长完成后很容易取出。

第 1 步提示

- 股骨固定损伤股骨后外侧骨骺。

器械

- Hewson 过线器
- 粗的不可吸收缝线
- X 射线透视

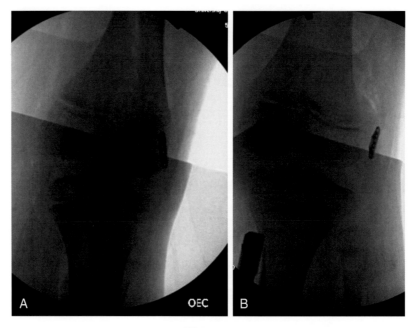

图 21.15

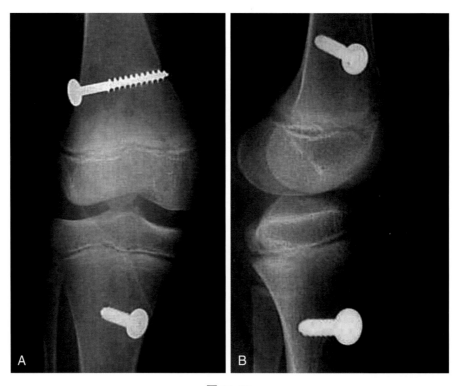

图 21.16

第 1 步要点

- 在股骨越经髁间窝顶部固定期间避
  免在后外侧骨骺周围进行切开或髁
  间窝成形术，以避免损伤软骨环。
- 在胫骨固定过程中，尽量保持在内
  侧，避免损伤胫骨结节骨骺。

顶端位置（图 21.17B）。

- 然后在鹅足附着处和胫骨骨膜显露区域的胫骨近端内侧上方做第二个
  切口。
- 然后通过膝横韧带下方的切口放置回收钳，找到移植物，然后移植物经过
  关节，膝横韧带下方，于胫骨前内侧切口取出。
- 通过外侧切口，将移植物缝合在顶端位置到的股骨髁后外侧骨膜附近，同

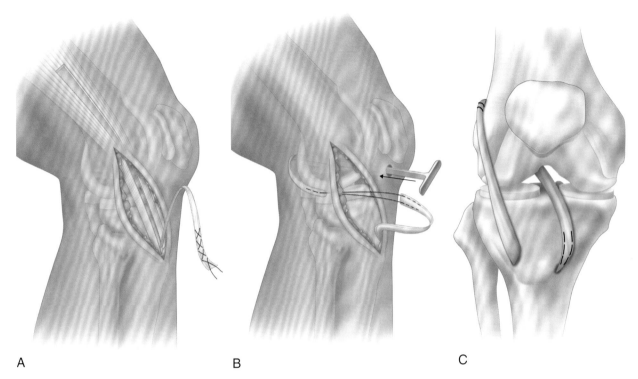

A   B   C

图 21.17 (From Lawrence JTR, Kocher MS: Anterior cruciate ligament reconstruction in the skeletally immature patient. In Flynn JM, Wiesel SW, editors: Operative techniques in pediatric orthopaedics, Philadelphia, 2011, Lipincott Williams & Wilkins.)

时保持移植物的张力。

- 采用透视法确定胫骨近端骨骺的位置，并在骨膜远端到胫骨近端骨骺做纵行切口，进行胫骨移植物的固定。
- 然后将移植物缝合到骨膜上，检查膝关节的稳定性，缝合伤口（图 21.17C ）。

手术操作五：全骺重建

- 几种关于全骺端 ACL 重建的技术已被报道。
- 以下所有的技术都使用了越过髁间窝顶部位置引导来创建一个骨骺保护型股骨隧道。
- 这些不同的胫骨固定技术都是骨骺保护型（图 21.18 ）。
  - Anderson 技术：双切口、经骨骺、使用四股腘绳肌腱自体移植，在股骨侧悬吊固定，在胫骨侧用螺钉和固定桩固定（图 21.18A ）。
  - Ganley 技术：内部全骺型重建，在股骨和胫骨的骨骺上都使用界面螺钉（图 21.18B ）。
  - 最后，Cordasco-Green 技术：关节内全骺型重建技术，在股骨和胫骨上使用悬吊固定（图 21.18C ）。

手术操作六：年龄较大的青少年经纵行骨道和软组织移植行成人经骺重建术

- 经骺重建术类似于本文描述的单束 ACL 重建技术。
- 这项技术使用干骺端固定的全软组织移植。
- 当建立骨道时应该使用更多垂直的隧道来减少骨骺损伤。

第 1 步提示

- 避免使用大骨道，因为这增加了因骨骺损伤导致生长停滞的可能性

第 1 步争议

- 最近的数据表明，髂胫束重建能更好地恢复移位和旋转稳定性，但可能会过度限制膝关节屈曲状态下的旋转运动。

第 1 步要点

- 在钻骨道之前使用术中透视来确定导针的位置。

第 1 步器械 / 内植物

- 股骨和胫骨都有悬吊式和孔径界面螺钉固定。

第 1 步争议

- 与悬吊式固定相比，界面钉固定在较软的骨骺区可能具有较低的拉出强度，可能损伤骨骺。
- 软组织移植物张力可能产生不良影响，并导致未成熟的骨骺过早闭合。
- 副内侧通道（成人）技术可能会对骨骺造成严重伤害，应避免使用。

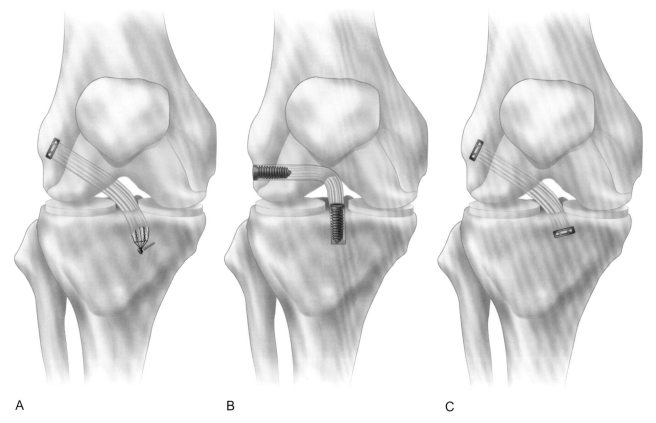

A   B   C

图 21.18 (Redrawn from Fabricant PD, Jones KJ, Delos D, et al: Reconstruction of the anterior cruciate ligament in the skeletally immature athlete: A review of current concepts. J Bone Joint Surg Am 95(5):e28, 2013.)

第 1 步要点
- 胫骨上导线应选用内侧入口，避免损伤胫骨粗隆。

第 1 步器械 / 内植物
- 确保股骨悬吊固定与骨皮质平行，并用透视检查已"翻转"。
- 如果移植物和隧道长度足够，胫骨端可用界面螺钉固定；否则可以使用桩栓和齿状垫圈双重固定。

术后处理要点
- 一些学者推荐术后 6 个月复查 X 线、MRI，术后 1 年复查下肢全长片来监测潜在的骨骺紊乱。
- 患者应定期随访，直到骨骼成熟。
- 避免长时间制动，尤其是在膝关节屈曲位时。

术后处理和预期疗效

- 胫骨髁间嵴固定的患者应避免在 6 周内活动。
- ACL 重建患者应遵循与成人相似的治疗选择。
- 通常情况下，儿童比成人需要更少的监管治疗，但必须在术后早期的活动中保护患者。
- 通过适当的康复治疗，儿童可恢复到术前的运动水平，并获得良好的客观结果评分。

循证文献

Anderson AF: Transepiphyseal replacement of the anterior cruciate ligament using quadruple hamstring grafts in skeletally immature patients, J Bone Joint Surg Am 86:201–209, 2004.
作者以全骨骺方式使用四股腘绳肌腱移植，使用股骨悬吊固定和胫骨螺钉桩固定重建 12 位平均年龄为 13 岁的儿童的 ACL，并报告了国际膝关节评分委员会主观膝关节评分的均值为 96.5，以及最小的胫骨前移距离差。

Hui C, Roe J, Ferguson D, Waller A, Salmon L, Pinczewski L: Outcome of anatomic transphyseal anterior cruciate ligament reconstruction in Tanner stage 1 and 2 patients with open physes, Am J Sports Med 40:1093–1098, 2012.
作者在 16 例 Tanner 1 期和 2 期患者中进行了全关节镜下经骨骺单束 ACL 解剖重建，并随访平均 2 年。他们报告了出色的临床结果，并且能够获得高水平的活动质量。重要的是，这一系列患者没有出现生长障碍。

Kocher MS, Garg S, Michell LJ: Physeal sparing reconstruction of the anterior cruciate ligament in skeletally immature prepubescent children and adolescents, J Bone Joint Surg Am 87:2371–2379, 2005.

作者以自体髂胫束作为移植物使用骺外重建技术为 44 例骨骼未成熟的青春期前的儿童和青少年施行了 ACL 重建术，其结果显示了完美的功能预后、低翻修率以及最小的发育障碍风险。

Lawrence JT, Bowers AL, Belding J, Cody SR, Ganley TJ: All-epiphyseal anterior cruciate ligament reconstruction in skeletally immature patients, Clin Orthop Relat Res 468:1971–1977, 2010.

作者描述了一种用于青春期前骨骼未成熟患者的全骺 ACL 重建技术。使用三维（3D）重建的术中计算机断层扫描来确认全骺股骨和胫骨隧道的精确位置。根据 Lachman 和 KT-1000 试验，所有 3 名患者都有稳定的膝关节，没有生长障碍的迹象。所有人都有完整的 ROM 和膝关节屈伸的对称强度。所有患者使用定制 ACL 支具恢复了体育活动。

McCarthy MM, Graziano J, Green DW, Cordasco FA: All-epiphyseal, all-inside anterior cruciate ligament reconstruction technique for skeletally immature patients, Arthrosc Tech 1:1–9, 2012.

作者描述了他们对 Tanner 1 期、2 期或 3 期患者进行全内经骺重建的技术，并使用了四股自体腘绳肌腱。为了在骨骺处不依赖界面螺钉固定，对股骨和胫骨均采用悬吊固定并接受全内、全骺重建和术后康复方案的 2 个病例效果显著。

Nawabi DH, Jones KJ, Lurie B, Potter HG, Green DW, Cordasco FA: All-inside, physeal-sparing anterior cruciate ligament reconstruction does not significantly compromise the physis in skeletally immature athletes: a postoperative physical magnetic resonance imaging analysis, Am J Sports Med 42:2933– 2940, 2014.

作者前瞻性评估并报告了 23 例全内 ACL 重建术后的骨骼未成熟患者。平均骨龄为 13.2 岁。15 名患者接受了全骺 ACL 重建，8 名患者进行了部分经骺 ACL 重建，这使得股骨骺端不受影响但会影响胫骨骺端。在术后 6 个月和 12 个月时，MRI 使用 3D 抑脂扰相梯度回波序列和全长站立进行 X 线片检查以评估移植物存活率、生长停滞、骨骺损伤、成角畸形和腿长差异。研究数据显示，对骨骼不成熟运动员的短期随访表明，全内 ACL 重建是一种安全的技术。骨骺特异性 MRI 显示这对生长板的损伤最小，远低于公认的生长停滞阈值。

Nelson J, Miller MD: Distal femoral physeal implications of an anatomic ACL reconstruction in a skelatally immature soccer player: a case report, J Bone Joint Surg 93:1–4, 2011.

作者描述了一名 15 岁的足球运动员接受 ACL 解剖重建的案例。作者尝试使用辅助内侧通路腘绳肌腱移植进行单束 ACL 解剖重建。然而，在对远端内侧入口到股骨足印解剖中心的 Beath 针透视后，影像证实了作者怀疑针的水平轨迹对股骨远端外侧骨骺造成明显损伤。作者放弃了这项技术，继续采用全骺双切口股骨隧道技术。这是文献中警告不要使用远端内侧入路建立股骨隧道以避免损伤股骨远端骨骺的第一个研究。

（ Jourdan M. Cancienne，F. Winston Gwathmey，Mark D. Miller 著
李春宝　安明扬 译）

后交叉韧带修复与重建术

适应证

- 取决于损伤是急性还是慢性。
- 急性
  - Ⅱ级（PCL）或Ⅲ级 [PCL+ 后外侧角（PLC）] 损伤（见影像学平片分级系统）。
  - Ⅱ级损伤伴可修复的半月板根部损伤。
- 慢性
  - Ⅱ级或Ⅲ级损伤，不合并关节炎及皮肤问题。
  - 系统性不稳定，包括减速困难，上下坡或上下楼梯困难。
- 慢性患者的综合考量
  - 患者生活方式的运动要求。
  - 不愿意改变生活方式。
  - 康复决心。

术前检查 / 影像学

- 病史
  - 与传统 ACL 或内侧副韧带（MCL）损伤经典的"砰砰"或"撕裂感"相比，后交叉韧带损伤患者会感到有不稳定与不适的模糊症状。
- 体格检查
  - 肿胀：通常不如 ACL 损伤明显。
  - 活动度：可能继发于疼痛与肿胀而受限。
  - Lachman 检查：排除 ACL 损伤。
  - McMurray 检查：可能发现半月板病理改变。
  - 后抽屉试验（图 22.1）
    - 敏感性不稳定（0.22～1.00）但特异性较高（0.98）
    - 小心评估起点与股骨内髁的关系
      - 这存在较大的观察者内及观察者间变异性。
      - Telos 应力位片及单膝跪地片（见平片）
        - Ⅰ级：部分 PCL 撕裂：胫骨后移不超过 8 mm。
        - Ⅱ级：PCL 完全撕裂：8～12 mm。
        - Ⅲ级：PCL 与 PLC 完全撕裂。
  - 后沉试验
    - 敏感性不稳定（0.46～1.00），但特异性极高（1.0）。
  - 拨号试验（外旋不对称）（图 22.2）
    - 如果存在大于 15° 的不对称，这可能提示独立的 PCL 损伤或 PCL+PLC 联合损伤，需要处理。
    - 应该在屈膝 30° 和 90° 均行测试。
    - 如果屈膝 30° 和 90° 测量外旋增加均大于 15°，很可能存在 PCL+PLC 损伤。

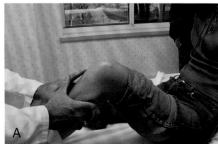

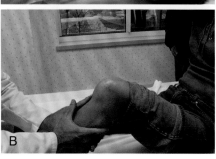

图 22.1（A, B）后抽屉试验

- 单独屈膝 30° 增加，考虑只是 PLC 损伤。
- 股四头肌激惹试验
  - 敏感性不稳定（0.53 ~ 1.00），但特异性极高（0.96 ~ 1.0）。
  - 与后沉试验结合，屈膝 90°，脚固定于检查台上。
  - 患者股四头肌收缩，试图将脚前移，出现胫骨前移。
- 内、外翻试验
  - 用于排除侧副韧带损伤。
  - 从完全伸直位开始做外翻应力试验，在 30° 检测 PCL+MCL 复合损伤。
  - 从完全伸直位开始做内翻应力试验，在 30° 检测 PCL+PLC 复合损伤。
- 反向轴移试验
  - 敏感性低（0.19 ~ 0.26）但特异性高（0.98）。
- 外旋过伸试验
  - 敏感性低（0.22 ~ 0.39）但特异性高（0.98）。
- 步态分析：受伤腿内扣提示 PCL+PLC 损伤。
- X 线平片
  - 屈曲负重位前后位片，它能用来评估关节炎，是评估髁间情况的绝佳位置。
    - 慢性 PCL 损伤可与内侧间室及髌股间室关节病变相关。
    - 注意撕脱骨折片、Segond 骨折、腓骨头撕脱、外侧关节间隙变窄。
    - 影像学膝关节无改变并不意味着关节无脱位史。
  - 侧位片，有助于观察胫骨与股骨之间的关系。
  - 髌骨"日出"位，有助于评估髌股关节病，也与慢性 PCL 损伤有关。
  - 从髋至踝下肢全长片，对下肢力线异常的评估至关重要。
  - Telos 应力位片：对胫骨施加一定压力，然后拍片。将正常侧与患侧进行比较（图 22.3）。
    - 因其结果客观，可重复，值得推荐。
  - 门诊动态透视与术中透视。
  - 单下肢屈膝：同样客观、可重复、性价比高。

影像学要点

- 慢性 PCL 撕裂可能修复，MRI 上会显示不清；但应力位片会有异常表现。

治疗选择

- 早期修复：PCL 骨性撕脱常涉及胫骨止点，适合修复。
- 中度撕裂建议重建。
- 移植物选择：取决于是否是单纯 PCL 损伤还是多发韧带损伤。
  - 自体移植物
    - 骨 - 髌骨肌腱 - 骨（BPTB）常用于穿胫骨骨道技术及胫骨嵌入技术。
    - 腘绳肌腱，用于穿胫骨骨道技术。
    - 股四头肌肌腱（带或不带骨栓），适用于两种技术。
  - 同种异体移植物（注意选择的移植物长度是否足够）
    - 跟腱，常用于穿胫骨骨道技术
    - BPTB
    - 腘绳肌腱
    - 股四头肌
    - 胫前肌腱或胫后肌腱

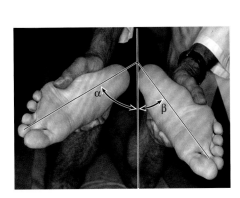

图 22.2　拨号试验

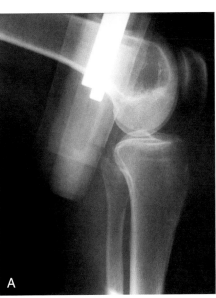
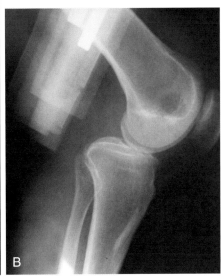

图 22.3　（A）正常；（B）PCL 缺失

- MRI
  - 相关损伤评估
    - 其他韧带（PCL）。
    - 伸膝装置损伤。
    - 半月板。
    - 关节软骨。
    - 骨髓水肿：
      - ACL 完整：内侧间室骨髓水肿，可能是 PCL+PLC 损伤。
      - ACL 完整：外侧间室骨髓水肿，应为 PCL+MCL 损伤。

手术解剖

- 实施 PCL 重建前，完全理解腘窝的神经血管结构（图 22.4）至关重要。
- PCL 解剖分束
  - PCL 是关节内结构，拥有独立的滑膜鞘。
    - 滑膜衬套能覆盖除 PCL 后侧外的所有结构，这可能会改善其在中度与轻度移位撕脱时的愈合能力。
  - 两束：前外束更大，后内束小些。
    - 其在股骨侧附着处容易辨识，但胫骨侧止点难以分开。
  - 血供来自膝中动脉。
  - 由胫神经分支发出。
- 板股韧带（图 22.5）：

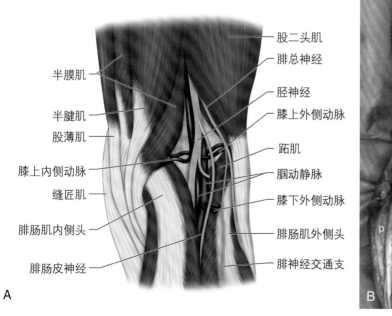
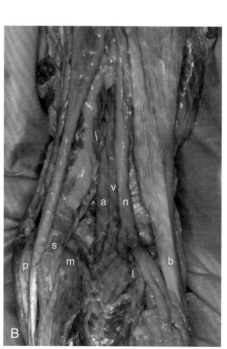

图 22.4　(A) 膝关节后侧示意图；(B) 腘窝解剖，关节线水平的特定结构为鹅足肌腱 (p)、半膜肌 (s)、腓肠肌内侧头 (m)、腘动脉 (a)、腘静脉 (v)、腘神经 (n)、腓肠肌外侧头 (l)、股二头肌 (b)(From Scott WN. Insall & Scott Surgery of the Knee 5th Edition. Chapter 1: Anatomy. Figure 1–76B. Elsevier Health Sciences, 2011.)

- 与 PCL 密切相关。
- Humphrey 韧带位于 PCL 前方。
- Wrisberg 韧带位于 PCL 后方。

体位

- 最常见的体位是侧卧位和仰卧位。因为检查会耗时更多，不推荐使用常规膝固定器，因为延时使用会产生止血带样效果。
  - 侧卧位适用于开放胫骨嵌入技术操作
    - 注意将对侧健侧肢体垫起（使用敷料卷垫起，图 22.6A）；手用踝 - 足矫形固定器固定好手术侧肢体（图 22.6B）。
    - 患者侧卧位，使手术侧肢体在上。
    - 术前准备与铺单后，腿摆放位置适用于后方和侧方入路（图 22.6C）。
    - 旋转髋关节，将腿放置于关节镜体位，将足置于足固定器内可实现偏心放置（图 22.6D）。
  - 仰卧位常适于关节镜进行经胫骨骨道技术操作。
    - 患者置于仰卧位，不使用下肢固定器。
    - 使用垫块或足固定器，将膝关节屈曲位固定。
  - 止血带应置于术侧腿尽可能高的位置，准备下肢，等待上止血带。

入路 / 显露

- 使用标准关节镜入路行该操作（见第 2 章）。
  - 低位外侧通道是最主要的观察通道。

体位要点

- 要格外重视垫起对侧腿，特别是在侧卧位进行手术时。
  - 对侧腿：
    - 腓骨头→腓总神经麻痹。
    - 外踝→压疮。
  - 腋窝与上肢：
    - 腋窝扭转→臂丛神经。
    - 身体压住上肢→尺神经。

体位设备

- 侧卧位：
  - 踝 - 足矫形固定器
  - 敷料卷
- 仰卧位：
  - 踝 - 足矫形固定器

体位争议

- 以往使用后内侧切口行 PCL 入路，这就使得行胫骨嵌入手术时，需要极度内旋髋关节，以显露膝关节后内侧。
- 仰卧位行关节镜手术也已试验性使用。
- 俯卧位已有报道但很少使用。
- PCL 手术最佳入路仍存在较大争议。

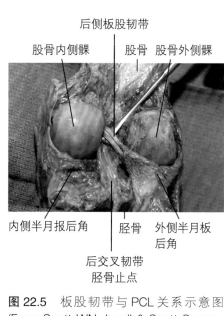

图 22.5 板股韧带与 PCL 关系示意图 (From Scott WN. Insall & Scott Surgery of the Knee 5th Edition. Chapter 55: Decision Making and Surgical Treatment of Posterior Cruciate Ligament Ruptures. Figure 55.1. Elsevier Health Sciences, 2011.)

图中标注：
股骨内侧髁　后侧板股韧带　股骨　股骨外侧髁
内侧半月报后角　胫骨　外侧半月板后角
后交叉韧带胫骨止点

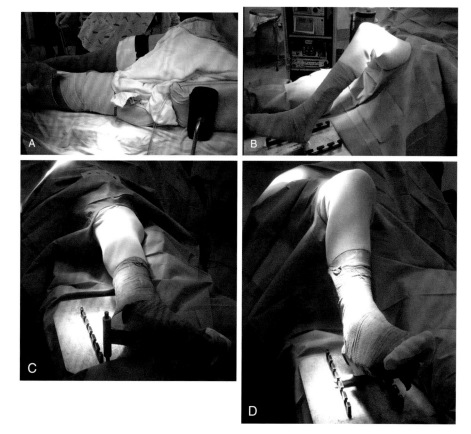

图 22.6 （A）PCL 重建体位技术。将患者置于侧卧位，垫好"健侧腿"；（B）踝 - 足矫形固定器；（C）腿摆放位置适用于后方和侧方入路；（D）行关节镜术时可使用足固定器实现偏心放置

- 低位内侧通道是最主要的器械通道。
- 有时需要辅助通道。
- 需要时行辅助切口。
  - 如果准备行胫骨骨道，在胫骨前方行小切口（图 22.7）。
  - 如果使用胫骨嵌入技术，在腘窝后方褶皱处行水平皮肤切口；这是对之前弧形切口的改良，因为直切口更美观。
  - 顺着弯的方向打开皮肤下的筋膜；然后解剖腓肠肌内侧头，并翻至外侧。
  - 如果准备由外向内制备股骨骨道，在髌骨上极附近做切口，穿过股内侧肌（VMO）或通过股肌下入路，以准备股骨骨道（图 22.8）。

手术操作：PCL 初步修复与重建

第 1 步：移植物准备

- 该步骤取决于选择的移植物和技术。
  - BPTB 同种异体移植物可用于单束或双束 PCL 重建（图 22.9，上）。
  - 同种异体跟腱移植物（图 22.9，下）亦可用于单束或双束 PCL 重建。
  - BPTB 自体移植物可用于单束 PCL 重建（图 22.10）。
  - 股四头肌肌腱可用于双束重建。
  - 腘绳肌同种异体或自体移植物可用于单束 PCL 重建。

入路 / 显露提示
- 做股骨骨道切口时注意隐神经分支。

第 1 步设备与内植物
- 内植物准备

第 1 步争议
- 目前文献尚未确定最佳内植物选择。
- 自体内植物与同种异体内植物的临床结果似乎相似，但自体移植物的并发症会增加（感染、供体位置功能不良）。

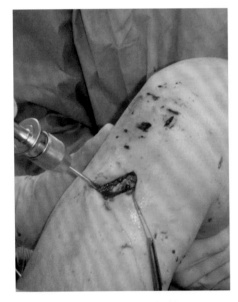

图 22.7 显示胫骨骨道切口

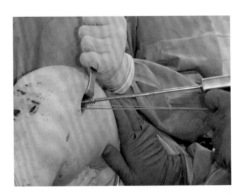

图 22.8 显示由外向内股骨骨道切口，植入螺钉过程

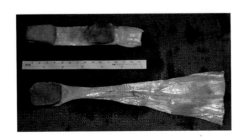

图 22.9 显示 BPTB 同种异体移植物（上），跟腱同种异体移植物（下）

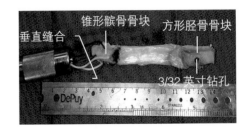

图 22.10 显示 BPTB 自体移植物

第 2 步：清创和股骨骨道置入与初步修复

- 适度地清理残端以确定其止点位置。在此过程中，后内侧束和（或）板股韧带可予以保留。

- 如果准备一个骨道，应置于 1 点钟方向（右膝），内侧附着点关节边界后方 6 ~ 8 mm，滑车点下方 7 ~ 8 mm，这是前外侧束的原始位置（图 22.11）。

- 如果准备两个骨道，前外侧骨道如上所述；后内侧束置于其下方、后方（图 22.12），该骨道应置于大约 9:30 方向（右膝），内侧附着点关节边界后方及下方 11 mm，关节软骨后侧边界点上方 10 ~ 11 mm。

- 骨道：由内向外或由外向内均可。

  - 由内向外骨道，在膝关节极度屈曲位，从下外通道钻。可使用引导器，将导丝植入行双束 PCL 重建。

  - 由外向内骨道，从股骨前内侧皮质钻。分离 VMO 肌纤维或经股肌下入路进行。PCL 引导器可用于股骨骨道置入。

- 确认导丝置入后，使用合适大小的钻扩大骨道。

- 股骨骨道后侧部分要适度磨挫，以防止移植物磨损。

- 如果是撕脱病灶（图 22.13），可行早期修复。要清理股骨 PCL 止点。病灶要重新大致定位于其原始位置，要同时考虑到前外侧束和后内侧束。

  - 钻孔位置应与双束修复相同：前外侧束于 1 点钟方向，后内侧束于 9:30 方向（图 22.14）。

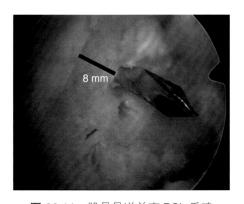

图 22.11　股骨骨道单束 PCL 重建

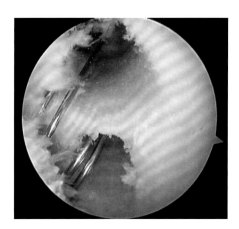

图 22.12　股骨骨道双束 PCL 重建

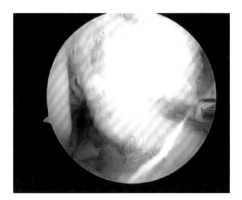

图 22.13　右膝 PCL 股骨附着点撕脱损伤，PCL 瘢痕长入同样撕裂的 ACL 内

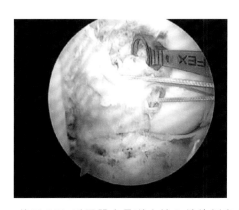

图 22.14　使用 PCL 引导器在骨道内植入前外侧束（1 点钟方向），后内侧束于 9:30 方向）

第2步设备与内植物

- PCL 引导器
- ACL 扩孔钻
- 半圆锉

第2步争议

- 对于使用一个还是两个骨道，仍存在争议：
  - 实验室生物力学分析及临床均显示，双束 PCL 重建后稳定性改善，胫骨后移减少。
  - 然而，人们担忧双束 PCL 重建会对膝关节限制增多，但这也与移植物固定角度有关。

- 通过将缝合针穿过 PCL 体部末端，然后将 PCL 穿过钻孔（图 22.15），重建 PCL 止点（图 22.16）。

第3步：技术对比：穿胫骨骨道技术、胫骨嵌入、一期修复

- 如果选择穿胫骨骨道技术，从胫骨内侧，贴近髌韧带，朝向胫骨后方钻入一枚导针。
- 后内侧通道有助于改善可视性。
- 使用引导器能保护膝关节后方的神经血管结构（图 22.17）
- 应使用透视确认置入位置。
- 导针的最佳位置是：膝关节前后位片上位于 PCL 止点中心轻度偏外（图 22.18A），膝关节侧位片上位于 PCL 切迹的中后 1/3 交界处（图 22.18B）。
- 注意"杀手转角（killer turn）"，它是 PCL 移植物在胫骨骨道的近端入口处必然出现的紧急转向（图 22.19）。通过将骨块置于胫骨骨道的最近端，以及用锉磨扩大骨道近端，可减轻此效应。

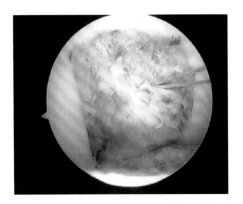

图 22.15 缝合过的 PCL 被拉着通过钻孔

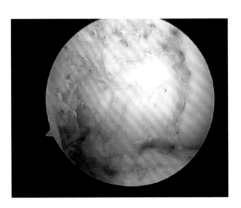

图 22.16 修复过的 PCL

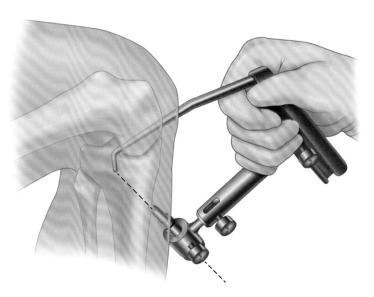

图 22.17 使用 PCL 引导器保护重要神经血管结构，并能在穿胫骨骨道技术植入时确定合适的骨道角度 (From Scott WN. Insall & Scott Surgery of the Knee 5th Edition. Chapter 57: Posterior Cruciate Ligament Reconstruction: Transtibial Double-Bundle Technique. Figure 57.3. Elsevier Health Sciences, 2011.)

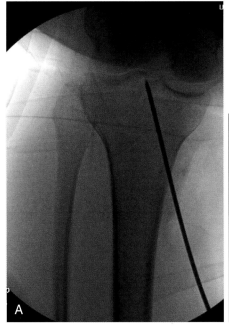 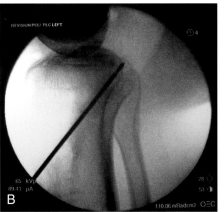

图 22.18　(A) 穿胫骨骨道技术重建 PCL，前后位片确认胫骨骨道位置；(B) 侧位片确认胫骨骨道位置

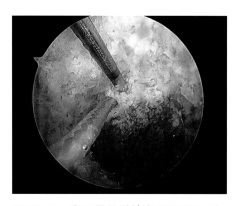

图 22.19　穿胫骨骨道技术重建 PCL 时，关节镜下显示胫骨骨塞植入

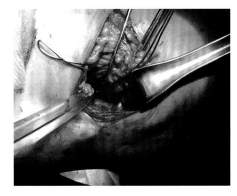

图 22.20　膝关节后入路，经腓肠肌内侧头与半膜肌之间的间隙

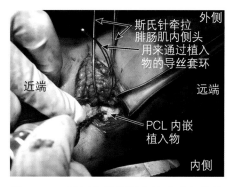

图 22.21　显示为胫骨嵌入技术准备的槽

- 如果选择胫骨嵌入技术，可以直接后入路达胫骨后方或通过关节镜辅助嵌入技术完成。
  - 直接后入路
    - 直接后入路从腘窝褶皱处横切开始，然后至皮下组织。
    - 在腓肠肌处做弧形切口，从内侧向远端延伸。
    - 钝性分离腓肠肌与半膜肌之间的间隙，将内侧头向外侧牵拉，显露腘肌肌腹（图 22.20）
    - 分开腘肌，显露 PCL 残端。
    - 在中线做后关节切开术，可触及股骨髁后部。
    - 在胫骨后方切迹用骨刀、刮匙或磨钻开槽，使 PCL 移植物胫骨部分能嵌入（图 22.21）。
    - 嵌入槽的位置在内侧及外侧后凸起之间。凸起可触及，以内侧凸起为甚。

第 3 步要点

- 穿胫骨骨道技术
  - 腘动脉近端离膝关节后方关节囊很近，这使得其容易受损，特别是钻头完全穿过胫骨后侧皮质时。
- 开放嵌入技术
  - 务必完全向外拉开腓肠肌内侧头，以保护腘窝神经血管结构
  - 头灯对观察后方显露的深部组织非常重要。
  - 使用克氏针辅助拉钩
- 关节镜嵌入技术
  - 技术要求高。
  - 熟悉工具，注意重要神经血管结构。
  - 全面清除软组织非常重要，以保证塞入圆柱形骨块。

第 3 步设备与内植物

- 30° 和 70° 关节镜
- PCL 引导器
- 克氏针
- 骨刀
- 刮匙
- 骨钻

第 3 步争议

- 主要的争议在于使用何种技术。
  - 胫骨嵌入技术的支持者指出："杀手转角（killer turn）"会加速内植物失效，通过嵌入技术可以减轻此效应。
  - 穿胫骨骨道技术的支持者指出：通过骨道口固定（即将骨固定装置置于胫骨骨道的最近端），可以避免"杀手转角"。

第 4 步要点

- 使用穿胫骨骨道技术时，将骨块置于胫骨骨道的最近端，螺钉固定可能会困难，因为必须沿着整个骨道朝上方拧入。
- 如果移植物在穿过时卡住，使用关节镜探针朝前拉，然后直接进入股骨骨道会很有帮助。
- 穿入后应该反复活动膝关节数次，然后固定，以避免残留松弛。
- 固定前要拉紧内植物。
- 使用关节镜及透视确认所有的固定装置位置。
- 留存所有固定信息。

第 4 步设备与内植物

- 固定装置。

- 先使用电凝止血，然后使用磨钻贯通胫骨后方皮质，向上延伸槽，行后关节切开准备移植物通道。
- 保证手指可通过切口，进入后侧凹陷。
- 将带圈的 18 号导丝引入股骨骨道，从后方的切口回收，以辅助内植物穿入。
- 关节镜入路
  - 目前有多种专利产品可以通过关节镜完成嵌入手术，其中很多是应用钢缆与纽扣方式固定。
  - 单一骨塞（股四头肌腱或跟腱）或 BPTB 移植物常用与开放技术相同的技术。
  - 使用引导器能获得合适的胫骨骨道位置，并避免腘窝血管神经血管结构医源性损伤。
- 如果一期修复可行，可通过开放或关节镜方式，技术同胫骨嵌入技术。
  - 通常涉及胫骨止点。
  - 较大的骨折片可用螺钉固定（图 22.22）。
  - 小的骨折片可用克氏针固定，肌腱捆扎，或打孔缝合固定。

第 4 步：移植物穿过与固定

- 对于穿胫骨骨道技术与嵌入技术，内植物均由胫骨穿入股骨。
- 如果采用双束方案，先穿后内侧束，然后穿入前外侧束。图 22.23A 就说明了内植物穿入、固定后双束嵌入的情况（图 22.23B）。
- 先将内植物固定于胫骨。
- 对于穿胫骨骨道技术，内植物由胫骨穿入股骨（图 22.24），然后将界面螺钉植入骨道以固定骨块。透视及关节镜（通过胫骨骨道）对确认螺钉位置非常有帮助。可将缝线绕过螺帽打结以加强固定，使用门形钉也可加强固定。
- 对于开放胫骨嵌入技术，骨块是应用由后向前的双皮质螺钉来固定的，空间允许则可使用垫片。这使得螺钉拧入前，移植物能被导丝稳定固定。置入螺钉前可使用测量模板测量螺钉长度。
- 对于关节镜胫骨嵌入技术，将骨块置于胫骨骨道的最近端，然后使用钢缆纽扣方式从胫骨骨道远端拉紧。
- 然后将移植物穿入股骨骨道，用界面螺钉固定，用纽扣、螺钉与垫片或门形钉加固（图 22.25A）。
- 应用胫骨嵌入技术重建的 PCL 最后外观如图所示：图 22.25B 为前后位片，图 22.25C 为侧位片。

手术操作：儿童 PCL 损伤

- 虽然不常见，儿童 PCL 损伤确实存在。许多发生在运动活动中，其他的见于机动车事故。
- 大多数这样的损伤描述为从股骨远端或胫骨近端来的撕裂骨折，也可发生中度撕裂。
  - 如果撕裂片够大，可用简单固定治疗撕裂骨折。
- 初始处理与成人相似。
- 相比非手术治疗这些损伤，手术治疗理论上会存在增加不稳定及早期创伤性骨关节炎的担忧。
- 开放 PCL 胫骨嵌入重建术在完全避免损伤生长板方面是完全可能的。该技

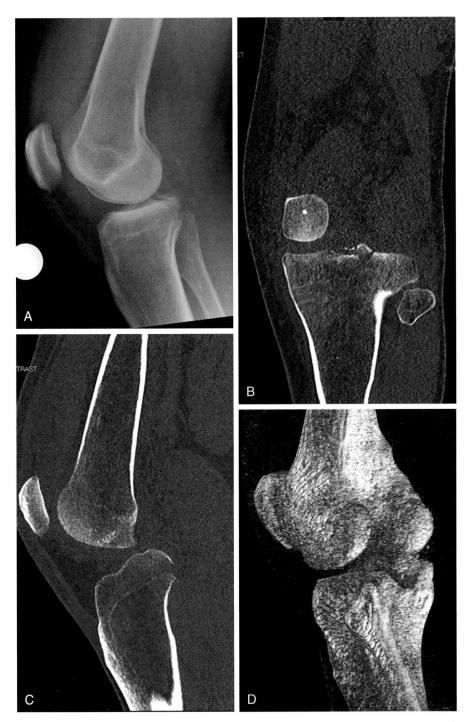

图 22.22　(A) 侧位片显示 PCL 撕裂，伴大块骨折片；(B) CT 冠状位切片提示 PCL 撕裂，伴大块骨折片；(C) CT 矢状位切片提示 PCL 撕裂，伴大块骨折片；(D) 3D 重建提示 PCL 撕裂，伴大块骨折片

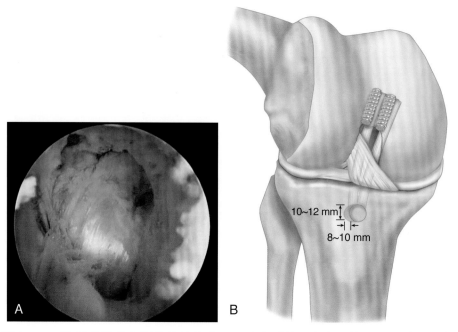

A B

图 22.23 (A) 关节镜观察到的移植物穿入、固定后的双束嵌入情况；(B) 移植物穿入、固定后的双束嵌入示意图 (From Scott WN. Insall & Scott Surgery of the Knee 5th Edition. Chapter 55: Decision Making and Surgical Treatment of Posterior Cruciate Ligament Ruptures. Figure 55.34B. Elsevier Health Sciences, 2011.)

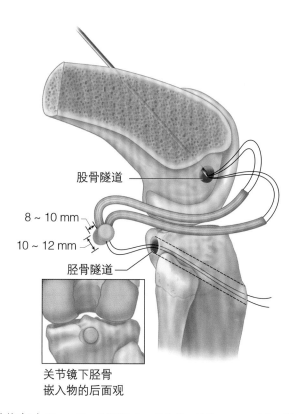

股骨隧道

8 ~ 10 mm

10 ~ 12 mm

胫骨隧道

关节镜下胫骨
嵌入物的后面观

图 22.24 移植物穿过 (From Scott WN. Insall & Scott Surgery of the Knee 5th Edition. Chapter 55: Decision Making and Surgical Treatment of Posterior Cruciate Ligament Ruptures. Figure 55.33. Elsevier Health Sciences, 2011.)

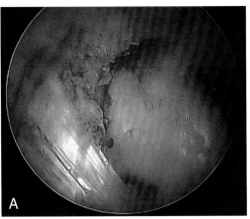
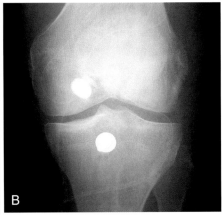
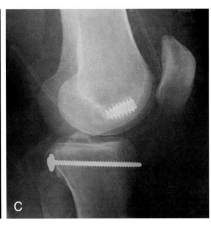

图 22.25　(A) 移植物穿过股骨骨道的关节镜下图像；(B) 胫骨嵌入 PCL 重建完成后的前后位片；(C) 胫骨嵌入 PCL 重建完成后的侧位片

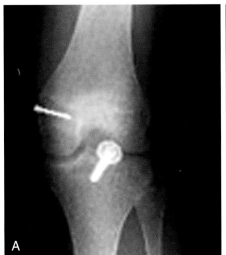
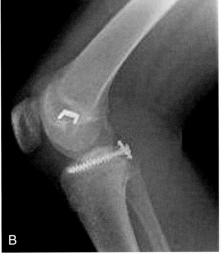

图 22.26　(A) 不损伤生长板的 PCL 重建前后位片；(B) 不损伤生长板的 PCL 重建侧位片

术可使用与成人同样的入路，但需要将腘绳肌移植物绕于胫骨螺钉（由后向前方向）下，形成软组织垫片，从生长板下方的股骨骨道中穿过去。如图 22.26 所示：前后位片及侧位片均提示实现了不损伤生长板的 PCL 重建。
- 也有报道显示：关节镜 PCL 胫骨嵌入重建也是可行的。

术后处理和预期疗效
- 术后即刻
  - 应用伸直位支具，部分负重。
  - 术后 2～3 天可以开始正式的物理治疗。
- 物理治疗
  - 康复初期（0～6 周），治疗包括控制肿胀，缓慢增加活动。一开始被动活动 0°～90°，然后在治疗师的辅助下，俯卧或侧卧位，逐步增加至全程活动。
  - 术后早期为避免胫骨后移，鼓励行股四头肌锻炼，不建议行腘绳肌训练。
  - 6～12 周，康复期，去除拐杖逐渐增加负重，仍需支具，限制屈曲。
  - 13～18 周，在支具保护下，增加屈曲活动度，逐步增加负重。
  - 19～24 周，可以接受特定的运动练习指导。

术后处理要点
- 重点是膝关节伸直、尽可能大的活动度以及股四头肌力量。
- 康复早期未恢复活动度会导致结果较差。
- 并发 PLC 损伤时诊断困难。

术后处理争议
- 支具的穿戴与否仍存在争议。很多康复方案仍会不同程度地使用支具。
- 激进和保守康复仍存在争议；以上提到的康复项目本质上是保守的；应当指出的是：PCL 重建方案总体上要长于 ACL 重建康复。
- 和所有韧带重建一样，重返运动标准仍是动态的目标，也备受诸多争议。

- 25～36 周，可去除支具，可开始直线慢跑，急停转向，并完全回归体育运动（这需要将近 2 倍于 ACL 重建的康复时间，因为证据显示，PCL 重建内植物愈合与长入需要 2 倍于 ACL 的时间）。

循证文献

Anderson CJ, Ziegler CG, Wijdicks CA, Engebretsen L, LaPrade RF: Arthroscopically pertinent anatomy of the anterolateral and posteromedial bundles of the posterior cruciate ligament, J Bone Joint Surg Am 94:1936–1945, 2012.

本文描述了关节镜下 PCL 的相关解剖学特征。

Becker EH, Watson JD, Dreese JC: Investigation of multiligamentous knee injury patterns with associated injuries presenting at a level I trauma center, J Orthop Trauma 27:226–231, 2013.

本文描述 PCL 损伤（伴发神经血管）的流行病学。

Fischer SP, Fox JM, Del Pizzo W, Friedman MJ, Snyder SJ, Ferkel RD: Accuracy of diagnoses from magnetic resonance imaging of the knee: a multi-center analysis of one thousand and fourteen patients, J Bone Joint Surg Am 73:2–10, 1991.

本文描述了使用膝关节 MRI 诊断的准确性。在诊断 PCL 损伤时，MRI 在 99% 的情况下是准确的。

Harner CD, Janaushek MA, Kanamori A, Yagi M, Vogrin TM, Woo SL: Biomechanical analysis of a double-bundle posterior cruciate ligament reconstruction, Am J Sports Med 28:144–151, 2000.

本文通过实验评估尸体模型中的单束与双束 PCL 重建。与完整膝关节相比，双束 PCL 重建在胫骨后移方面没有差异，而单束 PCL 重建显示胫骨后移增加。

Höher J, Scheffler S, Weiler A: Graft choice and graft fixation in PCL reconstruction, Knee Surg Sports Traumatol Arthrosc 11:297–306, 2003.

本文回顾了可用的同种异体移植和自体移植选择重建 PCL。作者回顾了每种移植物选择的益处和缺点，并提出了固定方法，以最大限度地发挥每种移植物的益处。

Johannsen AM, Anderson CJ, Wijdicks CA, Engebretsen L, LaPrade RF: Radiographic landmarks for tunnel positioning in posterior cruciate ligament reconstructions, Am J Sports Med 41:35–42, 2013.

该研究为 PCL 的解剖重建建立了一套临床相关的放射学指南。本研究中提出的参数可用于单束和双束 PCL 重建的术中和术后参考。

Kopkow C, Freiberg A, Kirschner S, Seidler A, Schmitt J: Physical examination tests for the diagnosis of posterior cruciate ligament rupture: a systematic review, J Orthop Sports Phys Ther 43:804–813, 2013.

该论文描述了多种体检方法，用于诊断 PCL 损伤及其相关的敏感性和特异性。

Margheritini F, Rihn JA, Mauro CS, Stabile KJ, Woo SL, Harner CD: Biomechanics of initial tibial fixation in posterior cruciate ligament reconstruction, Arthroscopy 21:1164–1171, 2005.

这项尸体研究比较了重建 PCL 的两种常用技术，并从生物力学角度证明两种技术相比对方无明显优势。

Pierce CM, O'Brien L, Griffin LW, LaPrade RF: Posterior cruciate ligament tears: functional and postoperative rehabilitation, Knee Surg Sports Traumatol Arthrosc 21:1071–1084, 2013.

本文介绍了 PCL 重建膝关术术后管理的建议及康复指南。

Wijdicks CA, Kennedy NI, Goldsmith MT, Devitt BM, Michalski MP, Årøen A, Engebretsen L, LaPrade RF: Kinematic analysis of the posterior cruciate ligament, part 2: a comparison of anatomic single-versus double-bundle reconstruction, Am J Sports Med 41:2839–2848, 2013.

本文描述了使用单束或双束 PCL 重建的运动学分析。与单束重建相比，双束重建表现出对前后向平移的抵抗增加。

（ Ian J. Dempsey, F. Winston Gwathmey, Mark D. Miller 著

马建兵 译）

第23章

内侧副韧带修复与重建术

适应证

- 伴有关节内韧带卡压的高度的急性／亚急性内侧损伤，和（或）与关节腔相通（胫骨侧损伤）。
- 内侧副韧带（MCL）胫骨侧撕脱移位同时伴有鹅足损伤。
- 合并膝关节多发韧带损伤。
- MCL 撕裂同时合并髌骨脱位，同期计划修复 MPFL 损伤。
- 伴有内侧松弛的慢性 MCL 损伤，使用支具保守治疗失败。

体格检查

- 常规的膝关节查体已经在第 1 章中讲述。
- 定位最明显的触痛点来确定损伤区域。
- 在屈膝 30° 时给予外翻应力（图 23.1A）
  - 诊断 MCL 损伤。
  - 根据开口的程度来分度。
    - Ⅰ度：少于 5 mm
    - Ⅱ度：5～10 mm
    - Ⅲ度（完全）：超过 10 mm
- 在屈膝 0° 时给予外翻应力（图 23.1B）
  - 在低度的单纯 MCL 损伤时无开口感。
  - 在完全伸直时出现开口感往往提示高度的 MCL 损伤同时合并交叉韧带损伤。
  - 许多医生把完全伸直时的开口感作为 MCL 修复或重建的手术指征。
- Slocum 试验
  - 在足外旋 15° 的时候行前抽屉试验，并与足中立位的前抽屉试验进行比较。
  - 如果内侧胫骨平台前向位移增加则提示内侧副韧带／后内侧结构损伤。
- 图 23.1C 展示的是术前麻醉状态下的查体，内侧Ⅲ度开口。

影像学

X 线平片

- 往往是正常的。
- Pelligrini-Steida 损伤：黏附在内上髁位置残余的钙化／骨化灶提示股骨侧 MCL 的慢性损伤（图 23.2）。
- 应力位片：可以帮助明确多发韧带损伤中不稳定的方向和程度（图 23.3）。
  - 与健侧相比如果差异超过 4 mm 则考虑手术。
  - 有助于鉴别骨骼尚未发育成熟患者的韧带损伤和骨骺损伤。

MRI

- 确定损伤的位置（股骨侧、胫骨侧还是中段）。深层和浅层的 MCL 损伤可以在不同的位置。

适应证要点

- 在急性的 ACL/MCL 损伤时，可以首先佩戴膝铰链支具来使 MCL 愈合。在膝关节内侧稳定性以及活动度恢复之后，再行 ACL 重建。或者是先重建 ACL，术后佩戴膝铰链支具，并逐渐增加膝关节的活动度。

适应证提示

- 虽然大部分 MCL 损伤不需要手术即可愈合，但是那些合并多韧带损伤的、高度的胫骨侧损伤有可能需要手术固定或重建。
- 持续的内侧松弛会导致 ACL 重建术后松弛或失败。
- 膝关节内侧结构的手术往往在术后会有活动度丢失。

适应证争议

- 急性的 MCL 损伤是否需要手术固定，或者是否只有保守治疗失败的慢性损伤才需要手术治疗。

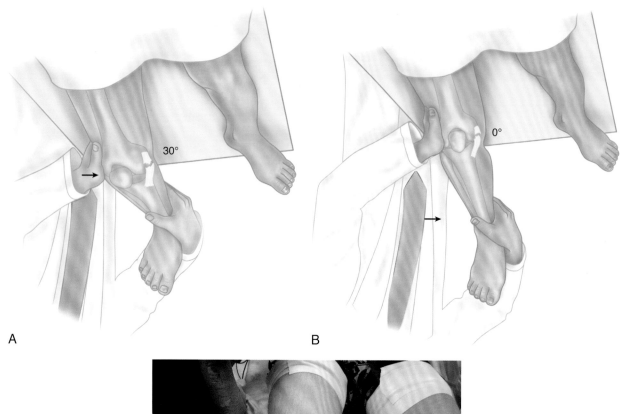

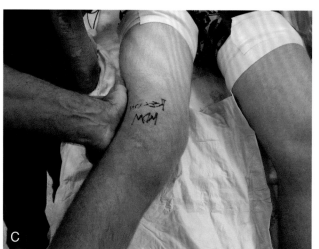

图 23.1

- 损伤程度。
- 从附着点移位的程度（胫骨侧损伤同时伴有鹅足损伤）。
- 相关的骨挫伤（典型的是外侧间室的对冲伤）。
- 伴随的内侧半月板及交叉韧带损伤。
- 图 23.4 显示的是高度的 MCL 中段损伤。

手术操作：解剖

- 图 23.5A 显示了膝关节内侧结构的解剖。图 23.5B 显示了膝关节内侧关键结构的附着点。
- MCL 有深层和浅层。
- 膝关节内侧结构可以分层来描述（图 23.6A）。
  - 缝匠肌筋膜（第一层）：广泛覆盖于 MCL 和腘绳肌肌腱止点的表面（股薄肌和半腱肌位于第一层和第二层之间）。
  - MCL 浅层（第二层）：起始于股骨内上髁的后方，止点距离关节线

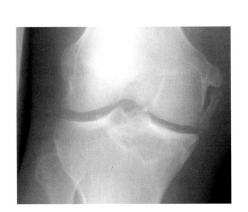
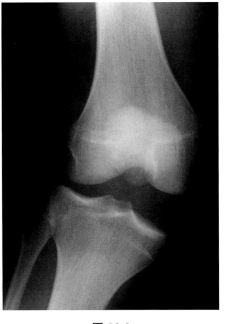
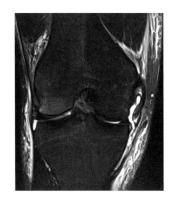

| 图 23.2 | 图 23.3 | 图 23.4 |

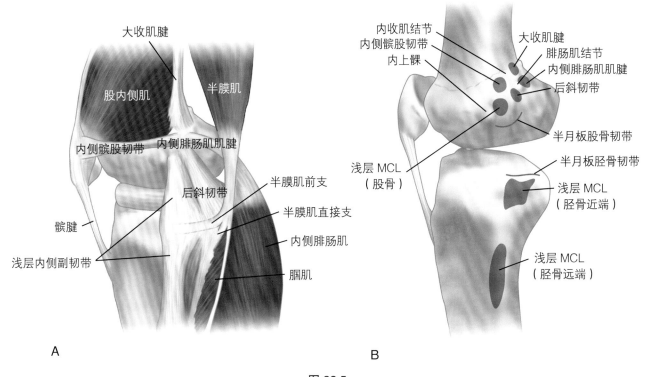

A

大收肌腱

股内侧肌

内侧髌股韧带

后斜韧带

髌腱

浅层内侧副韧带

半膜肌

内侧腓肠肌肌腱

半膜肌前支

半膜肌直接支

内侧腓肠肌

腘肌

B

内收肌结节
内侧髌股韧带
内上髁

浅层 MCL
（股骨）

大收肌腱
腓肠肌结节
内侧腓肠肌肌腱
后斜韧带

半月板股骨韧带

半月板胫骨韧带

浅层 MCL
（胫骨近端）

浅层 MCL
（胫骨远端）

图 23.5

5 ~ 7 cm（图 23.6B）。

- 屈曲时前部紧张，伸直时后部紧张。
- MCL 深层（第三层）：关节囊增厚并与内侧半月板附着。
  - 屈曲时紧张，伸直时松弛。
- 后斜韧带（posterior oblique ligament, POL）：增厚的关节囊，位于 MCL 后方。
  - 部分是半膜肌关节囊附着部的延伸。
  - 提供后内侧的旋转稳定性。
- 隐神经和静脉位于缝匠肌筋膜的后方。

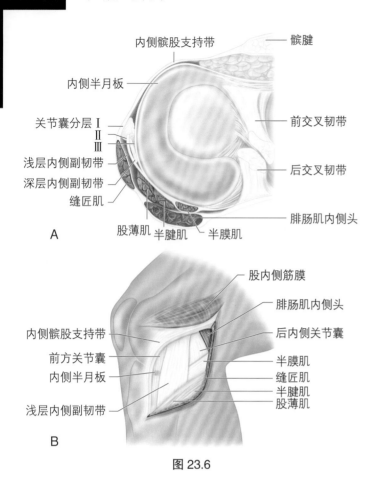

图 23.6

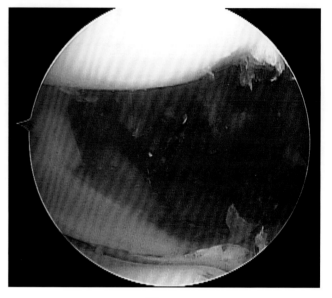

图 23.7

体位

- 仰卧位
- 对于单纯的 MCL 修复 / 重建手术，可以将健侧臀部垫起使得患侧肢体外旋，方便手术操作。
- 如果还有其他的韧带损伤，调整患肢位置以方便操作。体位可以根据是否需要 MCL 修复 / 重建来调整，MCL 手术往往是最后一步。

入路 / 显露

- 关节镜诊断采用常规入路
  - 穿通征：MCL 损伤的膝关节中，在外翻应力作用下内侧间室更容易张开。
    - MCL 损伤的部位可以在外翻应力作用下观察内侧半月板的附着情况来判断。在未损伤侧，完整的冠状韧带会将半月板固定。图 23.7 是关节镜下股骨侧的 MCL 严重损伤的情况（半月板仍附着在胫骨上）。
  - 发现合并的损伤，如有必要则一起处理。
    - 在探查 MCL 之前先行交叉韧带重建并固定关节的一侧，接下来显露 MCL 并决定手术方案后再固定另外一侧。
- 膝内侧入路。
  - 以关节线为中点做一个长 8 ~ 10 cm 稍微偏后的切口（图 23.8A）。

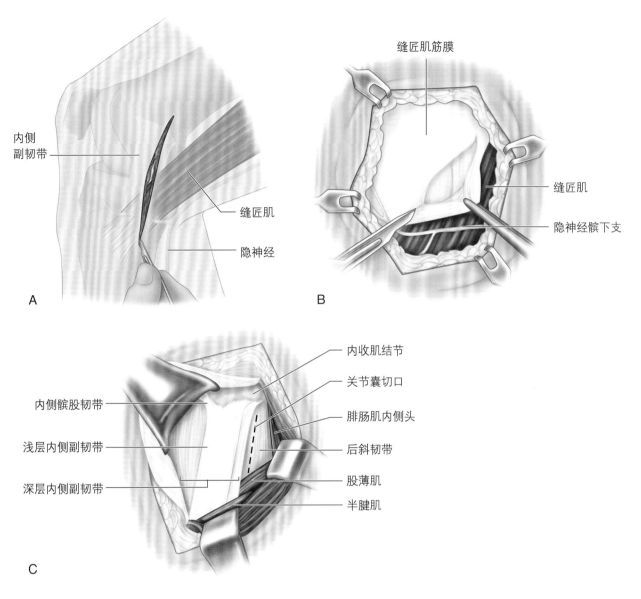

图 23.8

- 可能还需要一个小切口来修复远端的撕裂。
- 切口在膝关节伸直时是直线，在屈膝 90° 时是曲线。
- 切开缝匠肌筋膜来暴露浅层的 MCL（图 23.8B）。
- 沿着浅层 MCL 后方的切口可以用来显露 POL 和半月板与深层 MCL 的连接部（图 23.8C）。

第 1 步：修复

- 工具
  - 缝合锚钉
- 显露探查浅层 MCL。轻微的牵引就可以显露损伤部位。
- 沿着浅层 MCL 后方做纵向切口。暴露 POL 和深层 MCL。
  - 对于半月板与关节囊的连接部（冠状韧带）损伤可以先通过缝合锚钉来修复。
  - 其他深层 MCL 损伤可以直接缝合修复或者使用缝合锚钉修复。

手术入路要点

- 一个重要的确定 MCL 损伤部位的方法是关节镜探查。在内侧间室，半月板在 MCL 的未损伤侧是保持附着的，而在损伤侧会出现间隙。
- 翻转缝匠肌筋膜可以获得更好的视野。
- 对于远端的 MCL 损伤可以通过改变或者延长切口作为 ACL 重建时取髌腱或腘绳肌腱的切口。

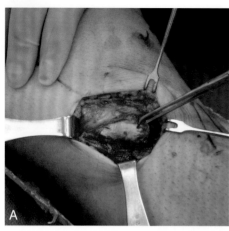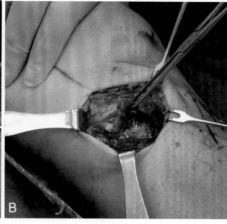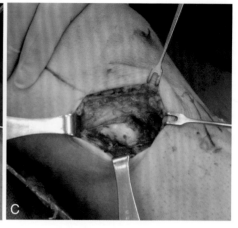

图 23.9

<table>
<tr><td>

第 1 步要点

- 在屈膝 30° 位置给予内翻应力拉紧浅层 MCL。
- 在膝关节完全伸直位拉紧深层 MCL 和 POL。

第 1 步提示

- 在缝合固定之后，活动膝关节从完全伸直至高度屈曲来确保修复的稳定性。

</td></tr>
</table>

- 在深层 MCL 修复后，浅层的 MCL 撕裂使用缝合锚钉进行解剖修复。
- 缝线放置在后斜韧带，以类似于穿长裤的重叠方式缝合于修复的 MCL 的后部。
- 图 23.9A 显示了 MCL 胫骨侧的撕裂。MCL 止点处完全撕裂（图 23.9B）。图 23.9C 显示了最终使用锚钉缝合修复的 MCL。

第 2 步：自体移植物重建

- 工具
  - 标准或者开口取腱器（来获取腘绳肌肌腱或者应用改良的 Bosworth 技术）
  - 高强度缝线
  - 3/32 英寸导针
  - 螺钉和带棘的垫圈，或者界面螺钉
- 低强度的初始修复和慢性 MCL 损伤的修复都应该通过重建浅层 MCL 来加强。
- 改良 Bosworth 技术
  - 使用开口取腱器来获得半腱肌肌腱（图 23.10A）。要保持肌腱远端止点的完整性。
  - 将肌肉纤维从肌腱上面清理干净（图 23.10B）。并使用高强度缝线编织游离端。
  - 确定 MCL 股骨附着点。使用 3/32 英寸导针或者钻头钻入附着点。
  - 将半腱肌绕过导针或者钻头，并通过屈伸活动膝关节来检查移植物是否是等长的（图 23.10C）。如果发现移植物偏移过多，应该去除导针或钻头来重新定位。
  - 在确定股骨附着点之后，使用螺钉和带棘的垫圈来固定移植物（图 23.10D）。在固定时将膝关节处于屈曲 30° 轻度内翻的位置。移植物的自由端可以缝合至 POL、自身缝合或者缝到胫骨上（图 23.10E）。
  - 在固定后重新屈伸活动膝关节进行检查。
  - 图 23.10F 为同时重建 MCL、ACL 和后交叉韧带的术后正位 X 线片。
- 腘绳肌自体移植物
  - 使用标准的方法取半腱肌并将两端都进行编织。

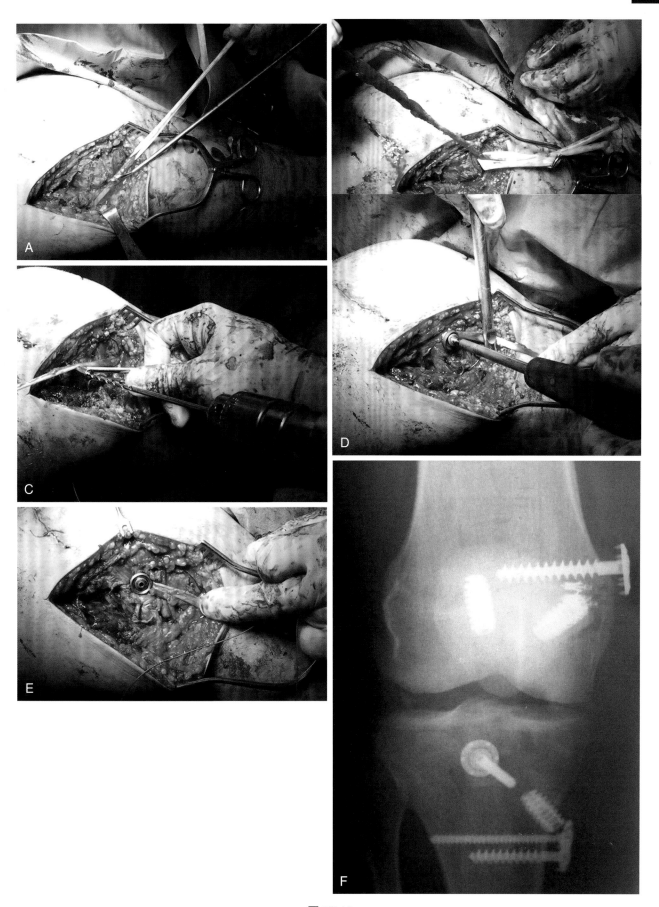

图 23.10

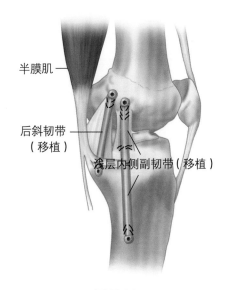

半膜肌

后斜韧带
（移植）

浅层内侧副韧带（移植）

图 23.11

- 使用螺钉和带棘垫圈或者界面螺钉来固定肌腱的近端和远端（见"同种异体移植物重建"）。

第 3 步：同种异体移植物重建

- 有很多种移植物可以使用。
  - 将带有骨块的跟腱置于股骨内上髁后缘的骨槽或者骨隧道中。
    - 准备 10 mm × 10 mm 面积的骨面，使用螺钉和垫圈来固定移植物。
    - 或者制备移植物使其可以通过骨隧道，使用界面螺钉来固定。
    - 可以将移植物的远端分开，一部分固定于浅层 MCL 的胫骨附着点，一部分固定于 POL 的近端和后方。
  - 半腱肌移植物也可以使用。
    - 将远端固定于浅层 MCL 的远端附着点。
    - 确定股骨的附着点并找到等长点。
    - 使用螺钉和垫圈或界面螺钉来固定股骨侧。
- 对于牵涉到后内侧角的高度 MCL 损伤，一些外科医生推荐同时进行 POL 重建。
  - 使用双臂的异体移植物重建浅层 MCL 和 POL 已经有报道（图 23.11）。
    - 使用同种异体移植物重建浅层 MCL，近端的附着点刚好位于股骨内上髁的后方，远端附着点大概在关节线以下 6 cm。
    - POL 重建使用另外的同种异体移植物，股骨侧附着点位于浅层 MCL 附着点的后方和稍近端，远端附着点位于胫骨中后侧接近半膜肌的位置。

术后处理和预期疗效

- 第 1 阶段（术后 0 ~ 3 周）
  - 铰链型支具（有些医生会限制完全伸直，但是我们不推荐这样做，特别是合并交叉韧带重建时）。
  - 部分负重
  - 等长收缩运动
- 第 2 阶段（术后 3 ~ 6 周）
  - 解锁铰链支具
  - 主动的活动度锻炼
  - 闭链运动
- 第 3 阶段（术后 6 ~ 12 周）
  - 不限制负重
  - 除了运动，停止使用支具（低托的铰链支具）
  - 走步，椭圆训练，鼓励骑自行车
- 第 4 阶段
  - 慢跑，逐渐恢复体育专项训练
  - 当股四头肌力量恢复超过 80% 并在功能测试中有足够的表现时，恢复运动。

预后

- 大部分 MCL 损伤（包括很多Ⅲ度损伤）可以通过非手术治疗获得良好结局。
- 严重的损伤和慢性松弛也可以通过修复或重建获得良好的结局，但是可能会残余轻度的松弛（Ⅰ度），特别是在多发韧带损伤时。

循证文献

LaPrade RF, Wijdicks CA: Surgical technique: development of an anatomic medial knee reconstruction, Clin Orthop Relat Res 470:806–814, 2012.

一项前瞻性的队列研究，纳入了 28 名患者，使用两种不同的移植物行浅层 MCL 重建和 POL 重建。

Lind M, Jakobsen BW, Lund B, Hansen MS, Abdallah O, Christiansen SE: Anatomical reconstruction of the medial collateral ligament and posteromedial corner of the knee in patients with chronic medial collateral ligament instability, Am J Sports Med 37:1116–1122, 2009.

回顾性病例分析，61 名患者接受了膝关节 MCL 和后内侧角的重建。

Warren LF, Marshall JL: The supporting structures and layers on the medial side of the knee: an anatomical analysis, J Bone Joint Surg Am 61:56–62, 1979.

经典文章，描述了膝关节内侧的分层结构和意义。

Wijdicks CA, Griffith CJ, Johansen S, Engebretsen L, LaPrade RF: Injuries to the medial collateral ligament and associated medial structures of the knee, J Bone Joint Surg Am 92:1266–1280, 2010.

综述文章，描述了膝关节内侧解剖的特点，概括了诊断和治疗策略。

Wilson TC, Satterfield WH, Johnson DL: Medial collateral ligament "tibial" injuries: indication for acute repair, Orthopedics 27:389–393, 2004.

作者认为 MCL 胫骨止点损伤应该尽快修复，而中段和股骨侧的损伤在初期最好保守治疗。

（ F. Winston Gwathmey， Mark D. Miller 著　傅德杰 译 ）

第24章

后外侧角修复与重建术

适应证

- 外侧副韧带（LCL）/ 后外侧角（posterolateral corner, PLC）急性损伤
- 慢性 PLC 损伤

体格检查

- 内翻松弛
  - 仅屈膝 30° 应力内翻有开口感，提示单纯外侧副韧带损伤（图 24.1A）。
  - 伸直位应力内翻开口感，提示 LCL/PLC 和交叉韧带损伤（图 24.1B）。
- 拨号征：检查外旋对称性（图 24.2A）
  - 俯卧位双膝关节屈曲。双足被动外旋测量并比较足与大腿成角的角度。大于 15° 的外旋提示有损伤。
    - 仅屈膝 30°（非 90°）不对称，提示单纯 PLC 损伤（也有可能合并 ACL 损伤）（图 24.2B）
    - 屈膝 30° 和 90° 都不对称，提示 PLC 和后交叉韧带（PCL）损伤（图 24.2C）。
  - 也可以仰卧位检查，但是膝关节需要可靠固定住以防止髋关节外旋。
- 后外侧抽屉试验（图 24.3）
  - 外旋扭转同时施以向后牵拉应力。后方移位伴胫骨外侧平台外旋提示 PLC 损伤。
- 反向轴移试验（图 24.4）
  - 在屈膝到伸膝过程使用外翻应力。在 PLC 缺失的患者，外侧胫骨平台在伸膝过程中从后方半脱位复位。

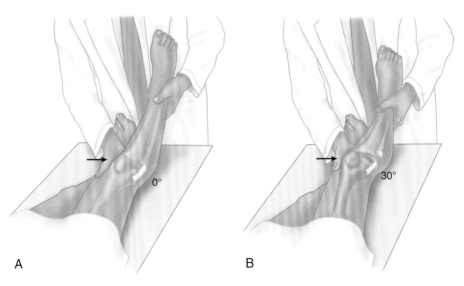

A   B

图 24.1

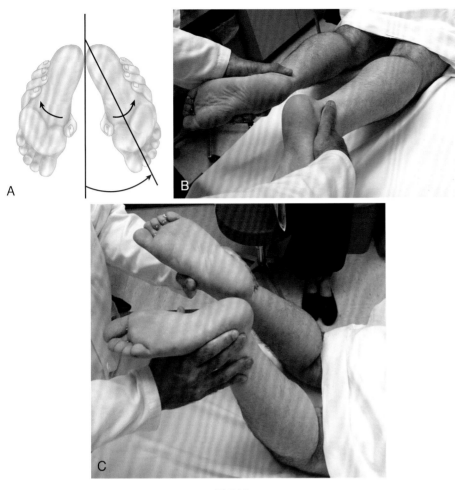

图 24.2

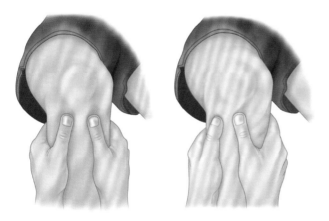

图 24.3

- 外旋反屈试验（图 24.5 ）
  - PLC 缺失的患者，当握住踇趾被动抬离小腿时膝关节出现内翻和反屈。
- 内翻步态：慢性 PLC 损伤的患者伴有膝关节突然内翻的步态。
- 完成所有膝关节韧带检查以确定复合损伤。
  - 后抽屉试验 3°（双侧对比后移大于 12 mm ）提示复合 PCL/PLC 损伤。

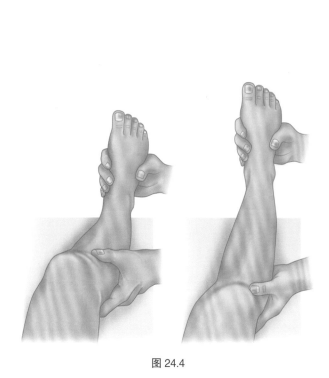

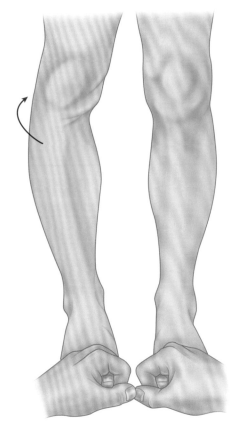

图 24.4　　　　　　　　　　　　　　　　　　　　　　　图 24.5

影像学检查

- X 线平片
  - 通常阴性，有时候可以发现腓骨头撕脱骨折（图 24.6），提示 PLC 损伤。
  - 慢性患者评估全长位至关重要，慢性 PLC 损伤的患者可能发展为膝内翻。
- 应力位片
  - 对 MRI 不确定或者慢性损伤患者很有帮助。
  - 与对侧相比，应力内翻外侧间室开口大于 4 mm 提示 LCL/PLC 损伤
  - 与对侧相比，胫骨平台后抽屉试验时后移位大于 12 mm 提示 PCL/PLC 复合损伤（图 24.7）。
- MRI
  - 典型 LCL/PLC 损伤，膝关节外侧软组织常常继发水肿
  - 高质量扫描可以辨认后外侧角的每一种结构损伤，并且有助于初次修复计划。
  - 图 24.8 证实高度 PLC 损伤伴随外侧副韧带和腘腓韧带撕裂，外侧组织明显水肿。

手术解剖

- 图 24.9A 显示 PLC 解剖结构，图 24.9B 显示止点，图 24.9C 显示 PLC 横断面解剖。
- 浅层结构
  - 髂胫束

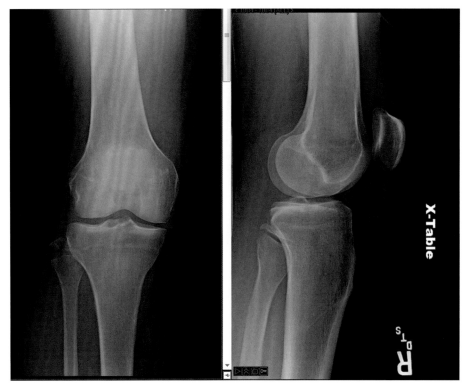

图 24.6

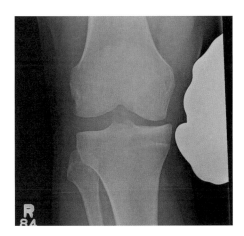

图 24.7

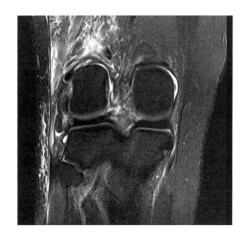

图 24.8

- 股二头肌腱
- 腓总神经（位于股二头肌下方然后穿过腓骨颈）
- 深层结构
  - 外侧副韧带
  - 腘肌腱
  - 腘腓韧带
  - 关节囊以及关节囊增厚部分

体位

- 取决于复合伤的手术入路。
- 单纯 PLC 损伤，仰卧位患肢垫高。

体位要点

- 复合伤患者需要重建多根韧带时，认识到手术时间可能延长非常重要。所有肢体必须用软垫保护，包括对侧肢体（尤其是侧卧位患者）。因此，不推荐使用膝关节镜架

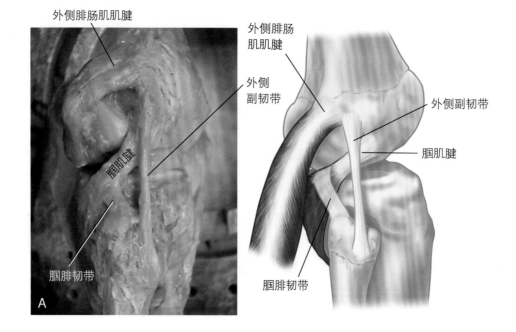

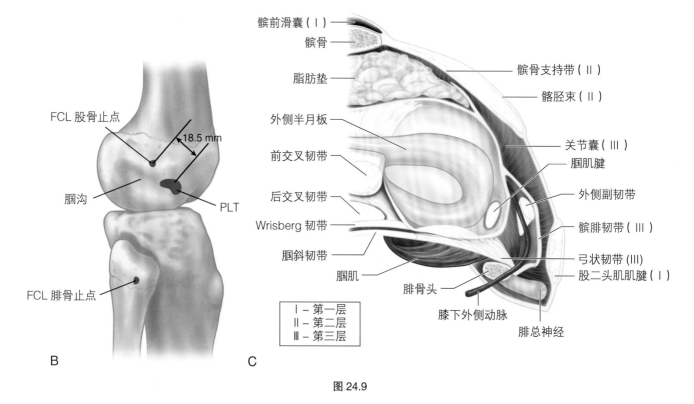

图 24.9

入路 / 显露

- 关节镜检查
  - 关节镜检查评估所有结构。复合伤最常见。
  - 穿过（Drive-through）征：应力内翻外侧间室开口增加（大于 10 mm）提示 PLC 损伤（图 24.10A）。
  - 图 24.10B 显示关节镜下腘肌腱撕裂并移位至膝关节腔。
- 膝关节外侧入路
  - 15 cm 纵向切口向下直至腓骨头（图 24.11A）。

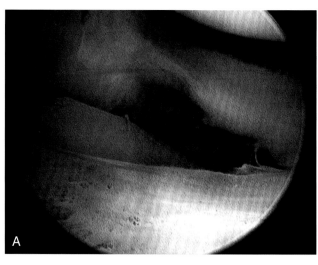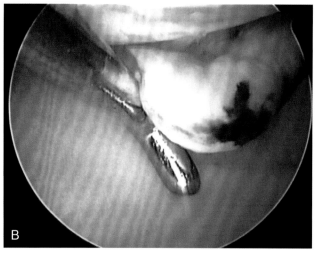

图 24.10

- 分离皮下组织显露髂胫束和股二头肌腱，腓总神经必须仔细显露和保护。
- 两张图片（图 24.11B、D）
  - 第一张（髂胫束间隙）：髂胫束前 2/3 和后 1/3。本图显示 LCL 在股骨髁的附着点。
  - 第二张（股二头肌腱 / 髂胫束间隙）：髂胫束后缘与股二头肌腱之间。本图显示腘肌腱、腘腓韧带和外侧副韧带。

手术操作一：PLC 损伤的一期修复

- 辨认所有损伤，恢复解剖。
- 撕裂组织可以使用缝合锚钉解剖位修复。
- 股二头肌肌腱 /LCL 从腓骨头上的撕裂可以使用经过腓骨头 / 颈的缝线（就像切开肩袖修复一样）修复，或者用大的带垫圈的螺钉修复。
  - 小心腓总神经。
  - 图 24.12A 显示了股二头肌、髂胫束和外侧关节囊撕裂的案例。注意可以通过损伤的关节囊看见外侧半月板的下表面。图 24.12B 显示修复和重建。
- LCL 和腘肌腱撕裂可以采用缝合锚钉和（或）螺钉缝合至它们股骨的附着点。
- 外侧半月板可在直视下用缝线或者锚钉缝合至外侧关节囊。

手术操作二：PLC 重建

- 有很多种 PLC 重建技术
  - Muller 经腘窝重建（图 24.13A）
  - Larson "8" 字形重建（图 24.13B）
  - 双尾重建（图 24.13C）
  - 三尾重建（图 24.13D）
  - 解剖重建（图 24.13E）
  - 股二头肌肌腱或筋膜重建外侧副韧带（图 24.13F）
- 大部分重建技术采用的游离移植物，通过在胫骨或者腓骨上钻孔来固定。股骨侧骨隧道一般用界面螺钉、带垫片的软组织螺钉或者 U 形钉固定。
- 注意移植物是靠垫圈的边缘或 U 形钉的内缘来固定。
- 联合使用 Larson "8" 字法和 Muller 经腘窝重建技术。

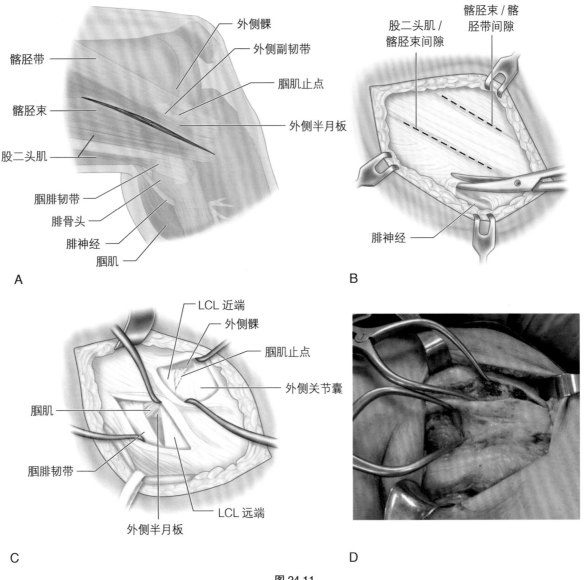

图 24.11

- 2 根软组织移植物（自体或者异体）
- 韧带尺寸测量器
- ACL 导向器（对针定位有帮助）
- 3/32 英寸导针
- 空心钻
- 18# 钢丝或者高强度缝线
- 可吸收界面螺钉
- 软组织门形钉
- 6.5 mm 松质骨螺钉，带 18 mm 或者 20 mm 垫圈。
- 术中用 C 臂。

- 采用 18 号环形钢丝过移植物非常方便
- 术中使用透视以确定导针的位置，以免在恢复室或者随访时出现意外！

第 1 步：移植物准备

- 2 根软组织移植物（通常是自体或者异体腘绳肌）在肌腱两端用缝线编织缝合，测量尺寸。移植物应该至少 24 cm 长。
- 移植物尾端呈锥形有利于移植物过隧道。

第 2 步：腓骨隧道

- 保护好腓总神经，用 2/32 英寸导针从前外斜向后内钻孔，穿过腓骨头（图 24.14）
  - 确保克氏针穿过腓骨中央以免钻孔损伤隧道周围皮质骨。
- 在用合适钻头钻穿之前辨认导针位置
  - 5~6 mm 隧道适合半腱肌或者胫骨前肌腱，4~4.5 mm 隧道适合股薄肌腱。
- 过线缝线或者钢丝应先通过隧道以牵引移植物通过隧道。

第 3 步：胫骨隧道

- 显露胫骨后方腓肠肌外侧头比目鱼肌之间的腘肌腱沟，腘肌肌腹从胫骨后

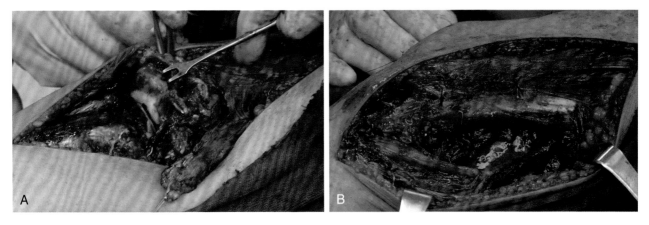

图 24.12

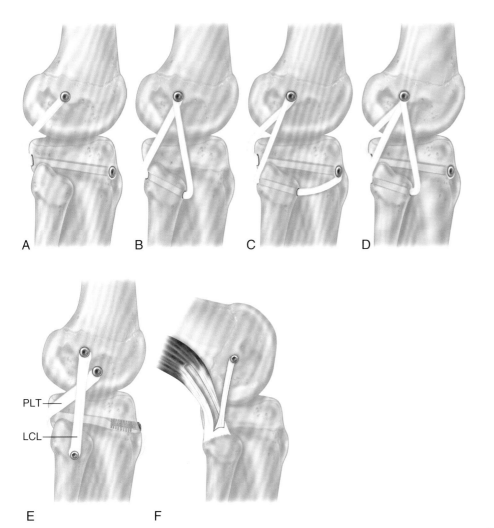

PLT

LCL

A B C D

E F

图 24.13

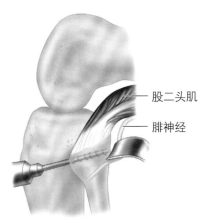

股二头肌

腓神经

图 24.14

外侧钝性分离。

- 在前方显露 Gerdy 结节。
- 3/32 英寸导针由前向后穿过 Gerdy 结节到胫骨平台后外侧向内向远端 1 cm 处。用 ACL 导向器可能有帮助（图 24.15 ）
- 钻通隧道前确认导针的位置，可以术中透视帮助定位。
- 过线缝线或者钢丝可以通过隧道以便于下一步肌腱过隧道。

手术操作二提示

- 始终保护腓总神经！
- 仔细检查导针位置，并进行触诊和透视检查，以防钻孔过深。
- 清除隧道周围的软组织，以便于移植物通过。
- 如果在拉紧移植物尾端缝合线的时候造成移植物的皱缩成团，则移植物通过隧道时会更加困难。

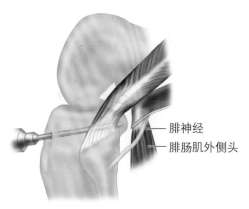

腓神经
腓肠肌外侧头

图 24.15

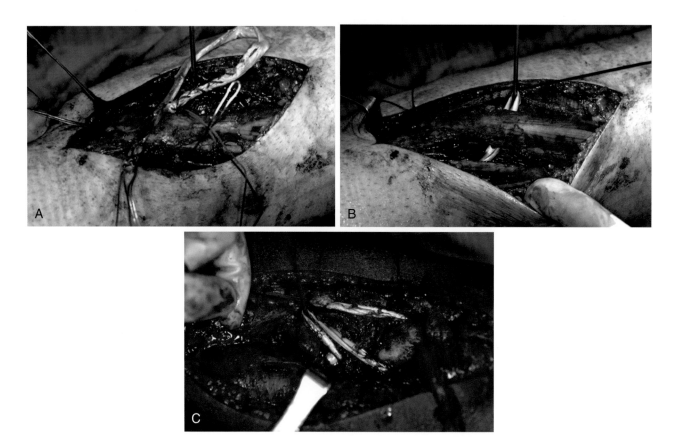

图 24.16

第 4 步：股骨侧固定准备

- 辨认外侧副韧带以及腘肌腱股骨侧附着点（两者大概有 18.5 mm 的距离，腘肌腱更偏前下）
- 导针放置于外侧副韧带和腘肌腱附着点的中央。
- 透视下确认导针位置。

第 5 步：移植物过隧道

- 用过线缝线或者钢丝分别在胫骨和股骨隧道拉移植肌腱过腱（图 24.16A）。
- 移植物隧道位于导针在股骨预置的位置，亦即股二头肌腱下方、髂胫束后方（图 24.16A）。过腱时需要特别小心保护腓总神经，确保移植肌腱不通

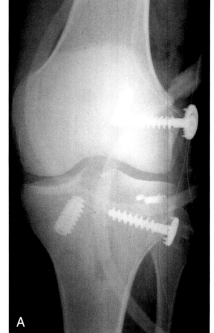

图 24.17

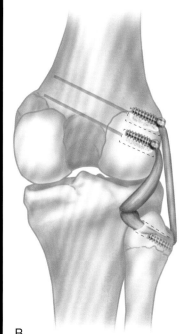

图 24.18

过腓总神经周围。

- 注意腓骨侧移植物通过外侧副韧带和腘腓韧带的解剖重建点，移植物的前束在股骨导针的后方，后束通过导针的前方。
- 移植物环绕固定于 3/32 英寸导针或者钻头（图 24.16C），完全活动膝关节辨认肌腱的等长性。如果移植物不等长，股骨导针应该重新定位。

第 6 步：移植物固定

- 使用可吸收界面螺钉在前方将 Muller（胫骨的）移植物固定在胫骨隧道内。可以使用小的锚钉加强固定。
- 带 18 mm 或者 20 mm 垫圈的 6.5 mm 松质骨螺钉固定股骨侧。
- 确定肌腱的等长性后，在导针旁 8 ~ 10 mm 的位置放置股骨螺钉。选择这个位置是因为垫圈会挤压导针周围的移植物。在移植物张力完全正常前不要完全拧紧螺钉。
- 调节螺钉周围的移植物张力
  - 腓骨侧移植物向前退出时应该通过螺钉的后方，向后退出时应该通向前方。胫骨侧移植物应该通向前侧，在螺钉周围各个方向牵拉肌腱。
  - 拧紧螺钉时膝关节应该屈曲 30°，轻度外翻，中立或者轻度内旋位。
  - 拧紧螺钉，确保垫片挤压住了移植物。移植物末端可以缝合。
  - 图 24.17 显示最终重建结果。

第 6 步提示

- 在拧紧螺钉时保证垫圈没有卷入髂胫束或者其他浅表组织
- 短的移植物可能不能被螺钉和垫圈充分挤压住。

第 7 步：确认重建位置

- 充分屈伸膝关节，确保移植物在整个屈伸过程中无过大的应力。
- 关闭切口前透视。
- 图 24.18 显示 ACL 和 PLC 重建后的前后位（图 24.18A）和侧位（图 24.18B）X 线片。注意由于移植物的存在，股骨螺钉和软组织垫圈在 X 线片上会凸起于骨面之上。

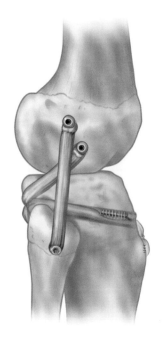

图 24.19

第 3 步提示
- 特别注意避免形成缺口或者可能存在的 ACL 隧道。

手术操作三：PLC 解剖重建技术（Laprade 描述）

第 1 步：移植物准备
- 纵向劈开包括跟骨骨块的异体跟腱。
- 为腓骨和股骨隧道钻 2 个 9 mm × 20 mm 的骨栓。
- 肌腱呈管形并用高强度线编织缝合。
- 在骨栓上钻 2 mm 的孔并在孔中穿过高强度缝线。

第 2 步：胫骨和腓骨隧道
- 与前述 Larson "8" 字形和 Muller 经胭窝重建联合技术相似。
- 7 mm 腓骨隧道位于外侧副韧带腓骨头止点外侧面，从后内朝向胭腓韧带附着点。
- 9 mm 隧道从 Gerdy 结节后侧，从下内方钻向胫骨后方胭肌腱沟。
- 放置牵引线或者钢丝以便下一步过腱。

第 3 步：股骨隧道
- 辨认外侧副韧带和胭肌腱股骨附着点（18.5 mm 距离）
- 2 枚斜形交叉定位针分别从两个附着点向前内方钻孔通过膝关节的前内侧。
- 用 9 mm 钻，每个孔钻 20 mm 深度。

第 4 步：股骨侧固定
- 将骨栓上的缝线穿过导针的针孔将缝线穿过股骨。
- 股骨侧用 7 mm 的界面螺钉固定。

第 5 步：过腱
- 胭肌侧肌腱：
  - 移植物固定于股骨侧附着点通过胭肌裂孔朝向胫骨后外侧的胫骨隧道。
  - 在第二条肌腱、髂胫束和股二头肌腱的深面过腱。
- 腓骨侧肌腱：移植物固定于外侧副韧带股骨侧附着点，向远端通过腓骨隧道口的前内侧拉向胫骨隧道的后内侧。
  - 移植物位于胭肌移植物表面，髂胫束深面。
  - 为腓骨侧肌腱在腓骨隧道内用界面螺钉固定，固定时屈膝 30°，胫骨旋转中立位，膝关节轻度应力外翻位固定。

第 6 步：最终固定
- 胭肌腱移植物和腓骨侧移植物由前向后拉向胫骨隧道。
- 移植物在屈膝 60°，胫骨旋转中立位用 9 mm 界面螺钉固定。

术后处理

- 铰链膝关节支具限制膝关节 0°～90° 的活动度，鼓励患者在术后 2 周结束的时候能够达到完全伸直到屈曲 90° 的活动范围。
- 6 周内不负重或足尖着地。
- 如果同时重建后交叉韧带，按照后交叉韧带重建原则康复。

循证文献

Chen FS, Rokito AS, Pitman MI: Acute and chronic posterolateral rotatory instability of the knee, J Am Acad Orthop Surg 8:97–110, 2000.
讨论了 PLC 损伤的综述文章。

Geeslin AG, LaPrade RF: Outcomes of treatment of acute grade-III isolated and combined posterolateral knee injuries: a prospective case series and surgical technique, J Bone Joint Surg Am 93:1672–1683, 2011.
手术治疗 PLC 膝关节损伤的前瞻性研究表明临床结果和稳定性得到改善。

Gollehon DL, Torzilli PA, Warren RF: The role of the posterolateral and cruciate ligaments in the stability of the human knee: a biomechanical study, J Bone Joint Surg Am 69:233–242, 1987.
这是一项生物力学实验室研究，评估单独横切 PCL 以及损伤膝关节 PLC 结构的效果。完全 PCL 损伤会增加后向移位，但不会影响旋转。联合损伤显著增加膝关节后向胫骨平移、内翻移位和旋转不稳定性。

LaPrade RF, Heikes C, Bakker AJ, Jakobsen RB: The reproducibility and repeatability of varus stress radiographs in the assessment of isolated fibular collateral ligament and grade-III posterolateral knee injuries. An in vitro biomechanical study, J Bone Joint Surg Am 90:2069–2076, 2008.
生物力学研究证明了横断 PLC 结构在内翻应力下的外侧间隙变化。在临床医生施加的负荷下，切除外侧副韧带导致 2.7 mm 的间隙，而切除剩余的 PLC 结构导致 4.0 mm 的间隙。

Stannard JP, Brown SL, Farris RC, McGwin Jr. G, Volgas DA: The posterolateral corner of the knee: repair versus reconstruction, Am J Sports Med 33:881–888, 2005.
关于 64 例 PLC 损伤修复与重建的临床研究。直接修复有 37% 的失败率，而重建 PLC 失败率为 9%。

（F. Winston Gwathmey，Mark D. Miller　著　　田家亮　译）

第25章

膝关节多发韧带损伤

适应证

- 膝关节脱位
- 可疑的膝关节脱位
- 慢性多发韧带功能不全
- 并发交叉韧带和侧副韧带损伤

体格检查

- 应进行系统性膝关节检查以确定分类（表 25.1）。
  - 前交叉韧带（ACL）：Lachman 试验（图 25.1A）。
  - 后交叉韧带（PCL）：后抽屉试验（图 25.1B）。
  - 内侧副韧带（MCL）：膝关节屈曲 30° 时外翻应力松弛，完全伸直位内侧张开提示 MCL 合并交叉韧带损伤（图 25.1C）。
  - PCL / 后斜韧带：内旋过度；Slocum 试验（图 25.1D）。
  - 外侧副韧带（LCL/PLC）：膝关节屈曲 30° 时内翻应力松弛。完全伸直位外侧张开提示合并损伤（图 25.1E）。
  - PLC（后外侧复合体）：拨号试验时外旋不对称。后外侧抽屉试验（PCL/PLC 联合损伤）（图 25.1F）。
- 如果经常出现关节积血，可能需要吸取积液，以便更准确地评估不稳定性。

影像学

X 线平片

- 明确脱位方向，制订复位方案和评估损伤模式。请注意，脱位方向的确定是基于胫骨的位置。
- 图 25.2 显示复位前外侧膝关节脱位的正位片（图 25.2A）和侧位片（图 25.2B）。
- 复位后正位片：检查骨性撕脱（腓骨、股骨内侧髁、Segond 骨折）、复位后关节的对合程度、关节间隙的增宽；检查慢性损伤（髋至踝关节全长 X 线片）的下肢力线情况。
- 复位后侧位片：检查关节的对合程度 / 残余半脱位，髌骨高度，积液情况。
- 日出位 X 线片：检查髌骨的外侧半脱位［是否并发内侧髌股韧带（MPFL）撕裂］。

表 25.1	膝关节多发韧带损伤的 Schenck 分类

- KD Ⅰ：单交叉韧带 + 单侧副韧带损伤
- KD Ⅱ：双交叉韧带（ACL/PCL）损伤
- KD Ⅲ：双交叉韧带和 MCL 损伤（KD Ⅲ M）或 LCL/PLC 损伤（KD Ⅲ L）
- KD Ⅳ：4 条主要膝关节韧带受伤
- KD Ⅴ：膝关节脱位伴关节内骨折

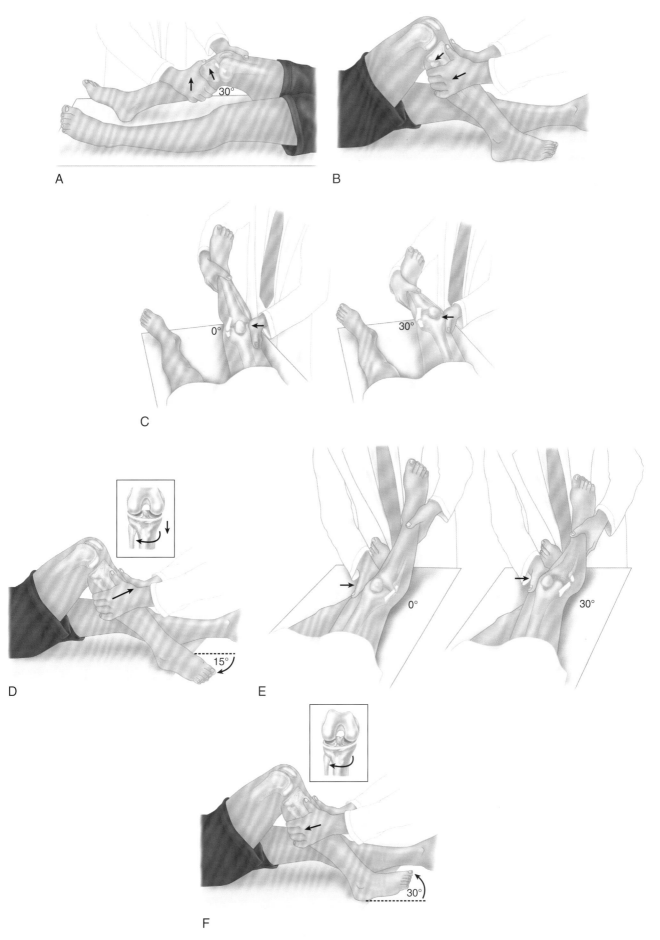

图 25.1

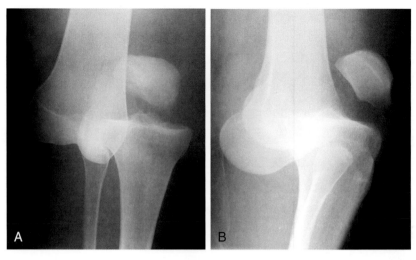

图 25.2

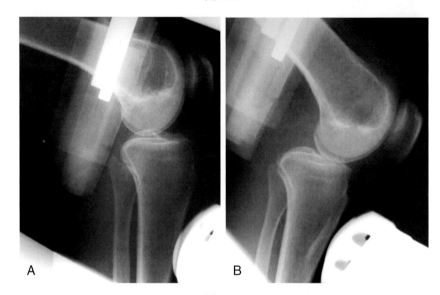

图 25.3

应力位 X 线片

- 有助于检测和量化韧带的功能不全程度 / 不稳定。
- 后抽屉应力 X 线片：PCL/PLC 损伤。
- 膝关节直接后方应力作用下的侧位片比较。
  - 后方移位（与未受伤的膝关节相比）提示 PCL 功能不全。
  - 大于 12 mm 后移位（与未受伤膝关节相比）提示 PCL 和 PLC 的联合损伤。
  - 图 25.3 展示了未受伤（图 25.3A）和受伤（图 25.3B）膝关节在后方牵拉应力下 X 线片上的显著差异，提示 PCL/PLC 联合损伤。
- 内翻和（或）外翻应力位 X 线片有助于确定不稳定的方向。
  - 图 25.4 显示膝关节在外翻应力下内侧间室张开，提示严重 MCL 损伤。
  - 图 25.5 显示膝关节在内翻应力作用下外侧间室张开，提示严重 LCL/PLC 损伤。

MRI

- 确认检查。图 25.6 为矢状位 MRI 显示双侧交叉韧带受伤的膝关节。
- 确定半月板和关节软骨的其他损伤。

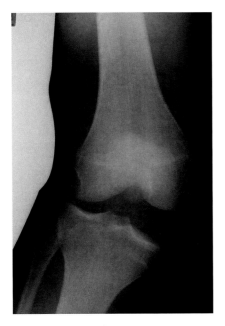

图 25.4

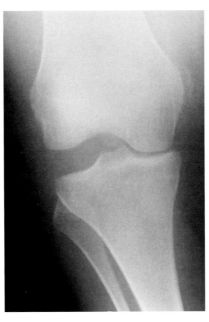

图 25.5

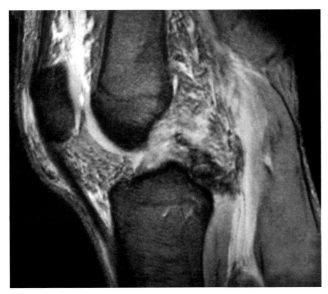

图 25.6

- 可显示与脱位或半脱位相关的骨挫伤影像。
- 可能会过度夸大后外侧角部的病损。
- 水肿和严重损伤应用 MRI 检查结果很难区别（应力位影像学检查可以帮助确定 MRI 结果的功能意义）。

手术操作：多韧带重建

手术解剖

- 完全了解膝关节的关节内和关节外解剖（图 25.7），以及对膝关节力学的了解。
- 在严重损伤时，正常的解剖可能会被严重扭曲。

体位

- 仰卧位，膝关节下方垫枕或应用腿部支架（图 25.8）。

- 分期：对是否所有受伤的结构应在一期治疗，或按顺序进行手术仍有争议。一期手术有利于重建膝关节的中枢，减少了修复侧副韧带时的张力。分期手术可降低关节纤维化的发生率。
- 修复与重建：交叉韧带的损伤一般都需要重建，但对于比较少见的 PCL 撕脱的患者可以考虑一期修复。某些 MCL 的损伤也可以考虑一期修复，然而韧带增强手术可以进一步增加关节的稳定性。LCL / PLC 损伤除初次修复外，还应进行重建手术。这样的处理失败率比较低。
- 移植物选择：一般情况下，自体移植物优于同种异体移植物，尤其是在交叉韧带损伤方面。然而，鉴于对移植物的需求量比较大的情况，对 MCL 的损伤可接受同种异体移植物。另外，对侧膝关节可用于获取自体移植物。

手术操作要点

- 在 MLI 手术中，透视检查是必要的，以确认修复 / 隧道的位置，避免隧道交汇。

手术操作提示

- 在考虑解剖学定位时，请记住在大部分 MLI 重建时膝关节是处于 90° 屈曲位。

体位要点

- 所有四肢和未受伤的腿部必须有良好的垫护。
- 确保手术肢体可以向各个方向移动，可以显露所需膝关节的各个方面。
- 确保手术肢体位置可使用透视检查。考虑使用可透视手术床。

体位提示

- 不要使用传统的膝关节固定器（可能造成止血带效应）。
- 将止血带松弛地缠于大腿上，但不要超过 2 小时。
- 止血带不应用于已进行血管修复或支架放置手术的肢体。
- 注意关节镜泵设置并监测压力和流量，以确保关节镜灌洗液不会进入到腿部的肌间室中。

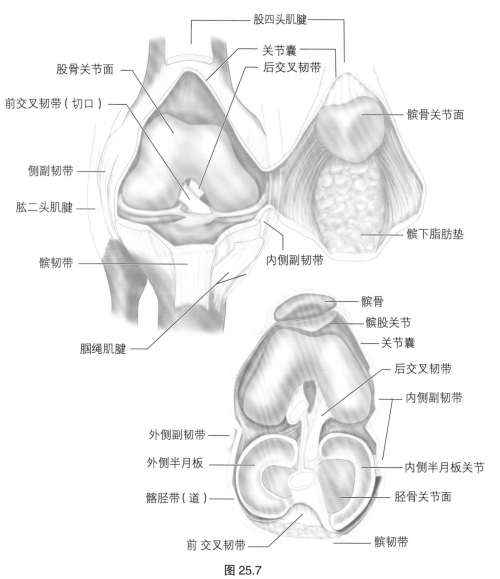

图 25.7

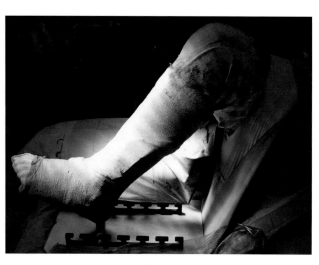

图 25.8

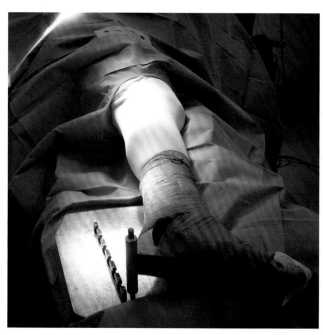

图 25.9

表 25.2	手术操作步骤

1 麻醉下检查

2 切口，诊断性关节镜检查

3 移植物获取 / 制备

4 钻 PCL 股骨隧道

5 钻 ACL 股骨隧道

6 钻 ACL 胫骨隧道

7 准备 PCL 胫骨隧道或胫骨 Inlay 嵌体

8 交叉韧带移植物经过隧道并在关节的一侧固定

9 关节镜部分完成；止血带减压

10 外侧面解剖，分离出腓总神经并注意保护

11 PLC/LCL 胫骨 / 腓骨隧道钻孔

12 如果条件允许，修复 PLC/LCL 结构

13 切开膝关节的内侧，修复所有损伤的结构

14 PCL 拉紧后注意在膝关节屈曲 90° 时固定

15 ACL 拉紧后在完全伸直位固定胫骨侧

16 应用股骨导针进行外侧 / 内侧重建的等距测试

17 PLC/LCL 拉紧并固定

18 MCL 拉紧并固定

- 带有腿部固定器的侧卧位（以方便进入腘窝应用胫骨嵌入技术来修复 PCL）（图 25.9）。
- 不建议在手术期间重新更换体位。

入路 / 显露

- 使用标准的关节镜入路。
- 显露情况如先前关于单个膝关节韧带重建过程中所述。

手术操作

第 1 步：准备（表 25.2）

- 麻醉下的检查是确定最终的手术计划和确定需要重建的韧带所必需的。
- 输出切口应与计划切口方向相一致，用于进行侧副韧带修复和（或）重建。
- 诊断性关节镜检查。
  - 评估韧带损伤的直接和间接证据（韧带断裂、关节过度张开、关节关系改变等）。
  - 图 25.10 显示了亚急性膝关节脱位的关节镜评估。
    - 髁间切迹视野（图 25.10A）显示两个交叉韧带的撕裂。
    - 外侧视野（图 25.10B）显示了腘肌腱的撕脱伤。
    - 内侧视野（图 25.10C）显示近端 MCL 过度张开、内侧半月板撕裂和内侧副韧带的关节内移位。
- 在韧带重建前解决伴随的软骨或半月板损伤。
- 获取和准备移植物。如果需要，可以从对侧膝关节获取自体移植物。

第 2 步：交叉韧带重建的骨道准备和移植物的穿过

- 首先准备交叉韧带的骨道。

入路提示

- 对于急性或亚急性 MLI 重建，考虑在计划进行侧副韧带重建切口的内侧或外侧增加一个输出切口，以方便关节镜灌洗液从膝关节自由流出而不是进入大腿或小腿部的肌间室，这可能会产生医源性间室综合征。
- 确保切口之间有足够的皮肤桥接（5 ~ 6 cm）。

器械

- 请参阅先前列出的单个膝关节韧带重建手术方法。

第 1 步要点

- 透视下应力位试验有助于判断膝关节不稳定的方向和严重程度。
- 在手术室白板上列出计划中的手术步骤有助于确保与团队的清晰沟通，确保手术顺利进行而不会错过任何步骤。

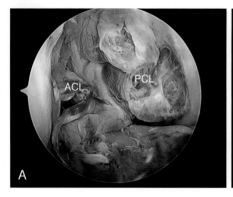
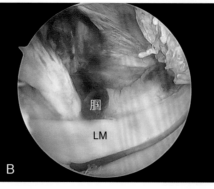
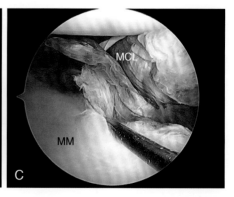

图 25.10

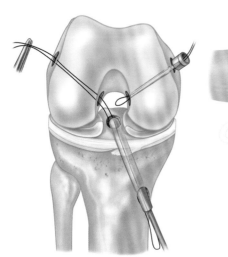

图 25.11

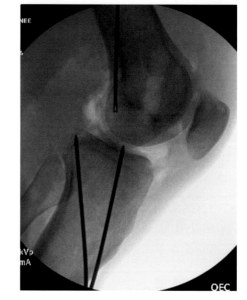

图 25.12

- 将移植物穿过骨道并在关节的一侧固定（图 25.11）。
  - 对于 ACL 重建，先在股骨侧固定。
  - 对于 PCL 重建，如果应用胫骨 Inlay 技术就先在胫骨侧固定，而应用经胫骨技术可先在股骨侧固定。

第 3 步：外侧和（或）内侧修复 / 重建

- 有关更多详细信息，请参阅相应过程的章节。
- 在关节一侧固定 ACL/PCL 后，将输出切口延伸并切开分离受伤结构。
- 通常，正常结构会表现出严重破坏。图 25.13 显示了广泛的内侧损伤。
- 先识别并保护腓神经之后，再进行受伤结构的仔细解剖。
  - 图 25.14 显示完全侧向"爆裂"，伴有不可修复的腓总神经损伤。
- 在急性和亚急性损伤中，首先修复可修复的结构。并考虑用移植物来增强。

第 4 步：移植物的固定

- 固定关节另一侧重建的交叉韧带，以恢复膝关节的中心轴，并使膝关节内侧 / 外侧的解剖关系正常化。
- 将导针放在 MCL 和（或）LCL/PLC 的股骨附着点处，在膝关节活动时来确定膝关节的等距性。

第 2 步要点

- 由助手将膝关节保持在复位的位置来准备骨道。
- 如果计划中出现多个可能会聚的通道，则需要在通道内放置一个通道扩张器或其他金属圆柱形物体，以避免其他通道或手术器械对通道的破坏。
- 透视检查有助于确定通道的位置（图 25.12）。

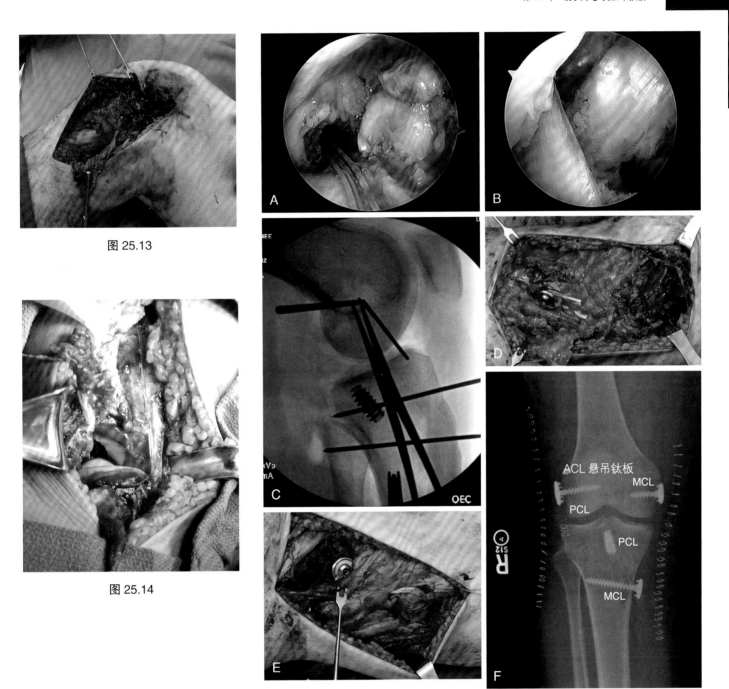

图 25.13

图 25.14

图 25.15

- 在关节的两侧固定重建侧副韧带的移植物。
- 最后固定后，将膝关节进行全范围的运动，以确保完全伸展和屈曲，而不会对移植物/修复造成过度的压力。
- 图 25.15 示 ACL、PCL、MCL 和 PLC 联合损伤的重建。
  - 图 25.15A 示股骨 ACL 隧道，其中有重建移植物的牵引线。
  - 图 25.15B 示 ACL 和 PCL 移植物。
  - 图 25.15C 示术中 X 线透视对侧副韧带重建隧道和固定点的评估。
  - 图 25.15D 示完成的 MCL 重建。
  - 图 25.15E 示完成的 LCL/PLC 重建。
  - 图 25.15F 重建所有四条韧带后的术后前后位 X 线片。

术后处理

- 根据移植物组织和固定的质量，应鼓励早期活动。
- 康复过程应将保护 PCL 作为第一优先事项。
- 应考虑早期连续被动活动锻炼。如果对重建的 PCL 有所顾虑，应该启动俯卧位被动运动锻炼。
- 如果进行了侧副韧带修复 / 重建，应使用铰链式膝关节支具。
- 保护性负重锻炼通常始于术后 6 周，然后随着耐受的增加逐渐进展。
- 固定式自行车锻炼有助于增加活动度和力量。起初，使用无阻力模式并调高座椅以防止膝盖过度屈曲。

循证文献

Bonanzinga T, Zaffagnini S, Grassi A, Marcheggiani Muccioli GM, Neri MP, Marcacci M: Management of combined anterior cruciate ligament-posterolateral corner tears: a systematic review, Am J Sports Med 42:1496–1503, 2014.

关于复合 ACL 和 PLC 损伤支持重建两种损伤的论文的 meta 分析。

Fanelli GC, Stannard JP, Stuart MJ, MacDonald PB, Marx RG, Whelan DB, Boyd JL, Levy BA: Management of complex knee ligament injuries, J Bone Joint Surg Am 92:2235–2246, 2010.

文章概述了膝关节多发韧带损伤的处理。

Hegyes MS, Richardson MW, Miller MD: Knee dislocations: complications of nonoperative and operative management, Clin Sports Med 19:519–543, 2000.

关于膝关节脱位的综述，讨论了损伤机制和早期发现相关血管损伤的重要性。讨论了手术干预的时间以及需要延迟手术的特殊情况。

Levy BA, Fanelli GC, Whelan DB, Stannard JP, MacDonald PA, Boyd JL, Marx RG, Stuart MJ: Knee Dislocation Study Group. Controversies in the treatment of knee dislocations and multiligament reconstruction, J Am Acad Orthop Surg 17:197–206, 2009.

回顾了膝关节多发韧带损伤治疗选择的证据。

Liow RY, McNicholas MJ, Keating JF, Nutton RW: Ligament repair and reconstruction in traumatic dislocation of the knee, J Bone Joint Surg Br 85:845–851, 2003.

重建两组多发韧带损伤的膝关节，其中一组在受伤后 2 周内进行手术，另一组稍微延迟。两组均采用主观和客观评分进行评估，虽然差异较小，但急性期重建组的结果均更加改善。

Mills WJ, Barei DP, McNair P: The value of the ankle-brachial index for diagnosing arterial injury after knee dislocation: a prospective study, J Trauma 56:1261–1265, 2004.

前瞻性研究，使用踝肱指数 (ABI) 测量来评估腘动脉损伤。ABI 低于 0.9 的患者血管损伤率高，而 ABI 大于 0.9 的患者无血管损伤。

Potter HG, Weinstein M, Allen AA, Wickiewicz TL, Helfet DL: Magnetic resonance imaging of the multiple-ligament injured knee, J Orthop Trauma 16:330–339, 2002.

放射科医师对膝关节脱位病例的回顾性文章，发现 MRI 和手术时的发现之间存在极好的相关性。对这些患者中的许多患者也进行了腘动脉磁共振血管造影，发现其与标准血管造影术具有 100% 的相关性。

（F. Winston Gwathmey，Mark D. Miller 著　李广恒 译）

髌股关节手术

第26章

急性和慢性髌腱撕裂

适应证

- 手术修复是具有活动能力患者髌腱完全撕裂的标准治疗方法。
- 理想情况下，应在受伤后 3 周内进行修复，以尽量减少髌骨近端回缩、粘连形成和股四头肌挛缩。

术前检查 / 影像学

- 患有髌腱断裂的患者可能出现膝关节主动伸展功能丧失（或伸肌迟滞），尽管严重的非全层撕裂患者仍可能保持伸膝能力。
- 进行标准的膝关节检查以评估相关的韧带病理改变。
- 将髌骨的位置与正常对侧肢体的位置进行比较。
  - 髌骨的缓慢回缩可能需要软组织松解或者移植物加强。
- 需要检查膝关节活动度。因为关节僵硬或者股四头肌的收缩可能需要额外手术治疗，尤其是在慢性病例中更是如此。
- 标准的 X 线检查包括患侧膝关节的正位（图 26.1A）、侧位片（图 26.1B）以及轴位"日出"像（图 26.1C）和髁间窝像。
  - 对侧膝关节的侧位片用于对比髌骨的高度（图 26.1D）。
  - 45° 屈曲位正位片用于评估相关的退行性变化。
- MRI 对于确定特殊部位的撕裂或者其他可疑部位很有帮助（图 26.2）：髌腱撕裂矢状位（图 26.2A）和轴位（图 26.2B）。

手术解剖

- 髌腱附着于髌骨下极的前方。
- 髌腱远端附着于胫骨结节。
- 内外侧都有韧带加强伸膝装置。

体位

- 患者取仰卧位，并在大腿近端使用止血带。

入路 / 显露

- 从髌骨上极做正中切口，并向远端延伸到胫骨结节。
- 在慢性病例中，切口可能需要向近端延伸以处理瘢痕组织和股四头肌挛缩。
- 切开皮下组织，显露髌骨撕裂位置。图 26.3 展示了髌腱在髌骨下极处发生急性撕裂。
- 顺着皮肤切口切开腱旁组织。
- 评估内、外侧的韧带组织。
- 通过髌韧带断裂处检查膝关节面，评估可能存在的关节内损伤。

禁忌证

- 感染是手术修复的首要禁忌证。

治疗选择

- 在某些情况下，部分韧带撕裂可以采用非手术治疗。
- 在一项研究中，宽度小于 10 mm（B 超测量）的撕裂，采用非手术治疗，只有 6.6% 失败率，而撕裂长度大于 20 mm 的撕裂，则有 38.5% 的失败率。

体格检查要点

- 髋部稍垫高将会减少下肢外旋，显露更清晰。

工具

- 膝关节下放置无菌垫枕。

体位要点

- 手术切口的优化选择取决于髌腱撕裂的部位。

入路提示

- 没有清除失活组织将会导致愈合不良。

入路要点

- 显露髌骨上极，有助于此处缝线的通过和打结。

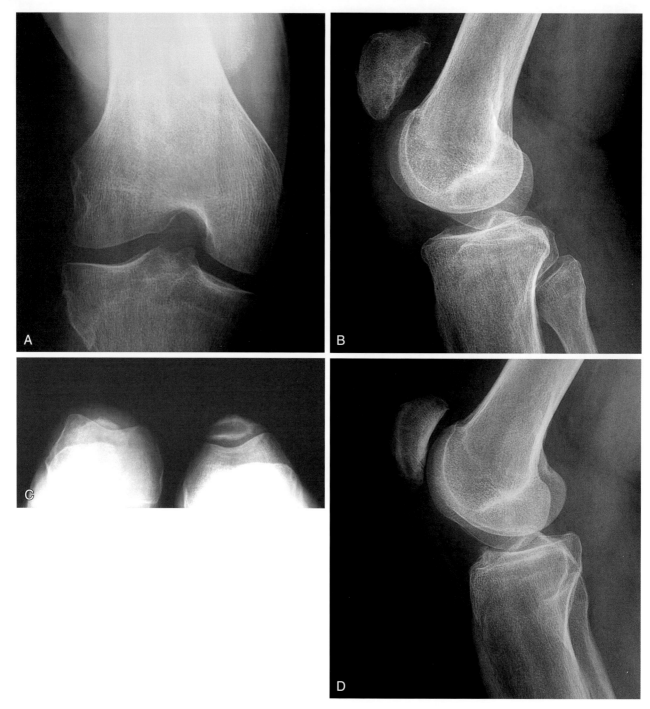

图 26.1

手术操作一：从髌骨下极修复急性髌腱撕裂

第 1 步

- 使用咬骨钳，修整髌骨下极，直至显露健康的出血骨质（图 26.4）。
- 将撕裂肌腱的边缘锐利地切至健康组织。

第 2 步

- 使用 2 号或 5 号不可吸收缝线进行 Krackow 锁边缝合。
- 从韧带近端内、外侧开始，向远端缝合，然后回到近端（图 26.5A、B），因此需要两根缝线。

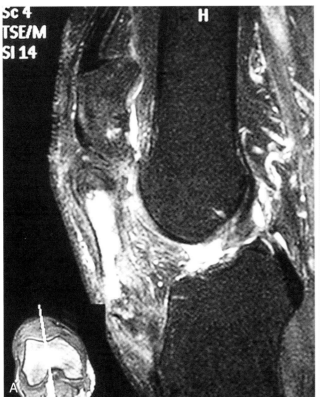

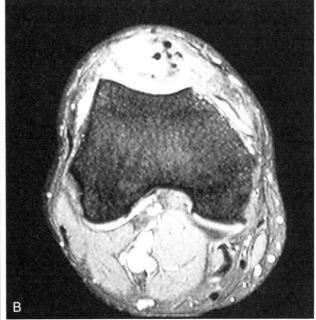

图 26.2

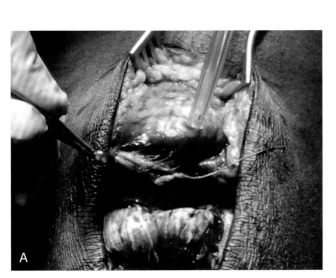

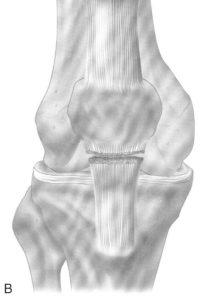

图 26.3

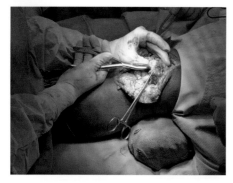

图 26.4

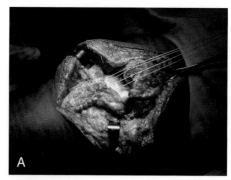

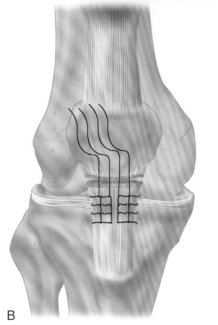

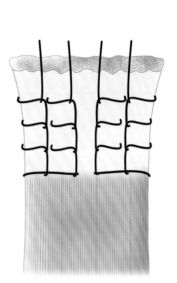

图 26.5

第 5 步要点

• 正确显露髌骨上极会使缝线结节贴近骨面，埋在股四头肌腱下。
• 术中 X 线检查并与对侧对比，确保髌骨处于正确的高度。
• 韧带完全闭合将会减少对髌腱的拉力。

第 5 步提示

• 髌腱过紧或过短会导致髌骨位置靠下，可能使得伸肌功能受损。
• 如果髌腱末端和髌骨不吻合，将会形成间隙，影响组织愈合。
• 闭合内外侧韧带时过紧，将会使得髌骨和股骨作用发生变化，导致疼痛或者关节炎。

第 3 步

• 用 2.4 mm 小孔克氏针或贝斯针从远端到近端在髌骨上打 3 个平行的轴向的孔洞。在图 26.6A 和 B，可以看到第一根克氏针；在图 26.6C，可以看到第三根克氏针和其他两根克氏针上的缝线。
• 或者，利用 2.5 mm 钻头做髌骨通道，使用 Hewson 方式穿过孔洞进行缝合。

第 4 步

• 缝合线末端从下到上通过髌骨孔洞，外侧孔洞有一条缝线，中间孔洞有两条缝线（图 26.7）。

第 5 步

• 屈膝 30° 以保证髌韧带末端及髌骨下极在合适位置（图 26.8）。
• 在打结时修复髌韧带长度到未受伤之前的长度，对保存伸肌的生物力学功能十分重要。
• 在髌骨上极处打结，并将线结埋在股四头肌腱之下。
• 测量膝关节在不对修复部位施加过度应力的情况下安全活动的角度。这将有助于确定康复期康复的起点。

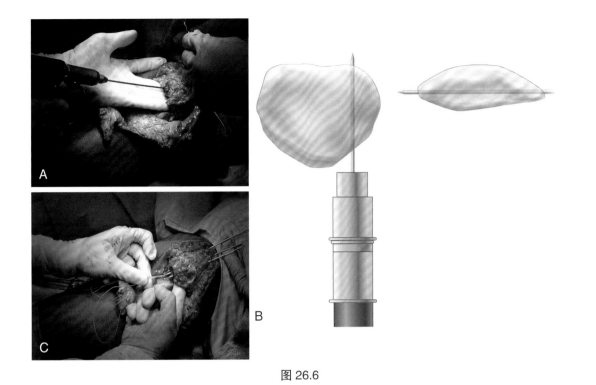

图 26.6

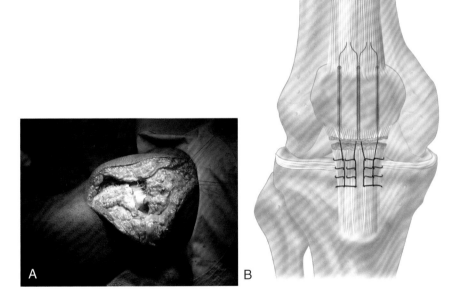

图 26.7

第 6 步

- 用 0 号可吸收线修复内、外侧韧带组织（图 26.11）。

第 7 步

- 用 2-0 可吸收线缝合皮下组织，皮肤用尼龙线间断缝合。
- 如果担心止血情况，可以放置引流。

争议

- 有人推荐手术中用金属丝通过胫骨结节（图 26.9A）、髌骨（图 26.9B）或者近端髌骨（股四头肌腱下）来减少撕裂部位的拉力。图 26.10 展示了通过拉紧内、外侧韧带加强髌腱，这种方法对组织情况不好、患系统性疾病或者应用糖皮质激素的患者非常有效，但是需要二次手术取出金属丝。
- 最近的生物力学研究表明不可吸收的多股编织缝合线可以与金属丝提供相似的强度而不需要进行二次手术取出。

第 7 步要点

- 使髌腱边缘的位置尽量宽，但是不要过紧或者过松。
- 考虑到髌腱长度的问题，应在术中行侧位 X 线检查进行对比。
- 如果髌腱有缺损，可以用自体股薄肌或者半腱肌腱进行加强，就像在髌腱慢性损伤中描述的一样。

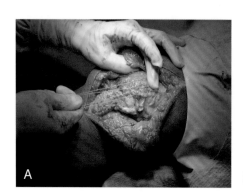
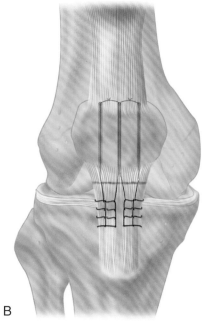

图 26.8

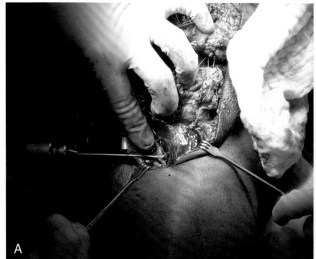
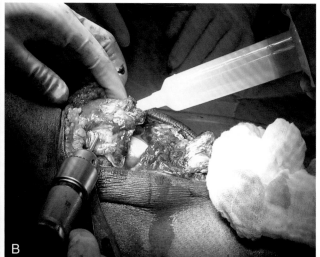

图 26.9

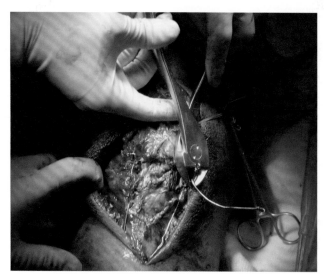

图 26.10

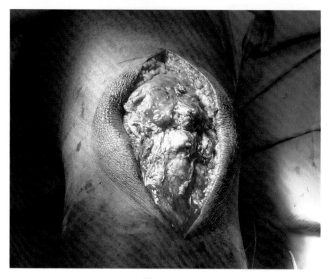

图 26.11

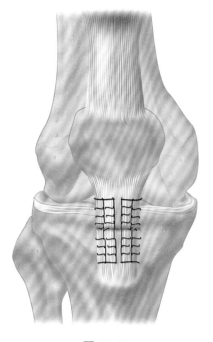

图 26.12

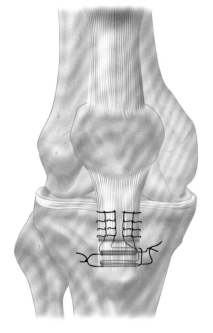

图 26.13

手术操作二：急性中段髌腱撕裂的修复

第 1 步

- 清除近端和远端肌腱附近的纤维组织。

第 2 步

- 通过 Krackow 锁边缝合方法，用 2 号不可吸收线在韧带远近端内外侧分别缝合（图 26.12）。

第 3 步

- 在膝关节屈曲 30°，髌韧带末端位置恰当时打结相应的缝线。

手术操作三：急性胫骨粗隆处撕裂的修复

第 1 步

- 用咬骨钳或者钻孔显露出胫骨粗隆处健康的骨床。
- 清除肌腱边缘的瘢痕、钙化和失活组织。

第 2 步

- 用 2 号不可吸收缝线，通过 Krackow 锁边缝合方法，在肌腱远近端内外侧进行缝合（图 26.13）。

第 3 步

- 在胫骨粗隆打两个横向的胫骨孔道。

第 4 步

- 用 Hewson 缝线，将缝合线末端横向穿过隧道。每条缝合线将有一半穿过每条隧道。缝合对绑在结节两侧的骨桥上。
- 打结缝线之前确保髌骨在合适的高度。

第 4 要点

- 术中侧位 X 线摄片与对侧对比，确保髌骨处于正确的位置。对侧肢体也要消毒铺单以备获取自体组织的需要，同时也可作为术中的对比参照。

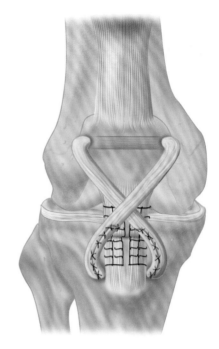

图 26.14

手术操作四：自体腘绳肌腱移植修复慢性髌腱撕裂

第 1 步

- 彻底清除内外侧沟和股四头肌及其肌腱中形成的瘢痕组织。
- 检查股四头肌的挛缩情况。
  - 如果挛缩较少，对肌肉和股四头肌腱进行"拉花"可以获得少量延长。
  - 如果股四头肌挛缩较多，需行"Z"形延长或者"V-Y"延长。

第 2 步

- 提起皮下组织后向内侧和远端切开，显露鹅足止点。
- 切开并外翻缝匠肌肌腱，显露出股薄肌和半腱肌肌腱。
- 使用肌腱剥离器，获得任一或两个肌腱。
- 用 2 号不可吸收缝线，使用连续 Krackow 锁边缝合每根肌腱的一端。
- 测量肌腱的直径。

第 3 步

- 将一枚带螺纹尾端针孔 2.5 mm 克氏针横向穿过髌骨中部。
- 第二根带螺纹尾端针孔 2.5 mm 克氏针穿过胫骨结节。
- 用空心钻以克氏针为导针扩孔，最后直径比测量的肌腱直径大 0.5 mm。

第 4 步

- 调节移植的肌腱至合适的张力使髌骨处在合适的位置，通过连续锁边缝合，用 2 号不可吸收缝线把肌腱末端缝合在一起。图 26.14 显示了用腘绳肌肌腱增强完成的修复。

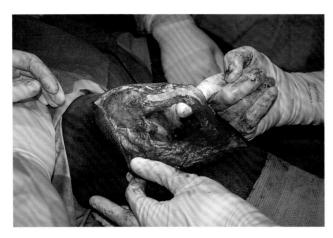

图 26.15

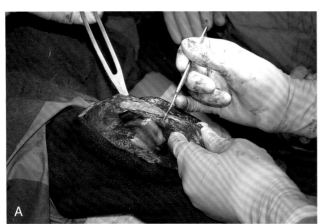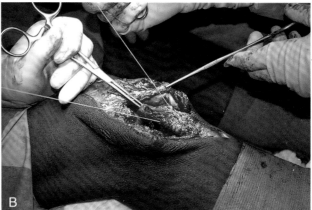

图 26.16

手术操作五：同种异体跟腱移植修复慢性撕裂

第 1 步

- 检查股四头肌挛缩情况。
  - 如果挛缩较少，对肌肉和股四头肌腱进行"拉花"可以获得少量延长。
  - 如果股四头肌挛缩较多，需行"Z"形延长或者"V-Y"延长。

第 2 步

- 辨别和显露残留的髌韧带（图 26.15 ）。
- 横切受损的脆弱组织（图 26.16A ），将瘢痕组织重叠，缩短髌韧带到需要的长度（图 26.16B ）。
- 用 2 号不可吸收缝线连续锁边缝合进行韧带组织再修复（图 26.17 ）。
- 术中 X 线检查与对侧进行对比，确保髌韧带长度适合（图 26.18 ）。

第 3 步

- 准备一块带有 11 mm × 20 mm 骨块的异体跟腱的腱骨复合体（图 26.19 ）。
- 使用 1/4 英寸的骨凿在胫骨结节中形成与预植跟骨块相符合的骨槽（图 26.20 ）。
- 将骨块轻轻夯实到胫骨结节骨槽中，形成紧密结合（图 26.21 ）。
- 用 3.5 mm 皮质螺钉加强骨块的固定（图 26.22 ）。

> **第 2 步提示**
> - 在胫骨结节使用克氏针或者钻头时有可能损伤到后侧的血管神经。

> **第 3 步要点**
> - 在钻孔前使用 X 线确保克氏针打入正确的位置。

> **第 3 步提示**
> - 不正确的孔道位置有可能导致髌骨骨折或者关节损伤。

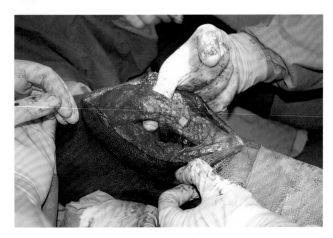

图 26.17

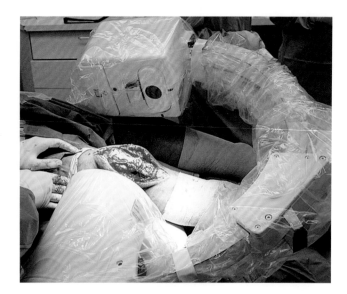

图 26.18

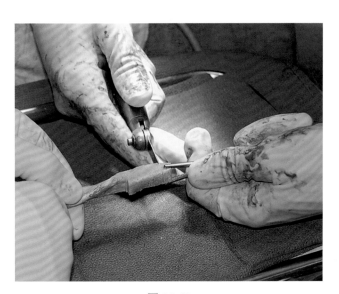

图 26.19

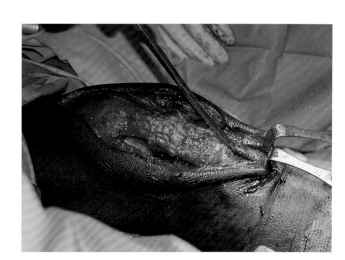

图 26.20

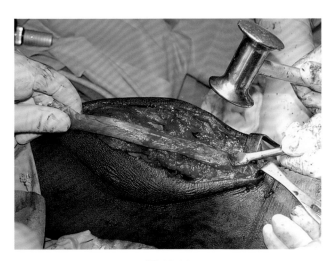

图 26.21

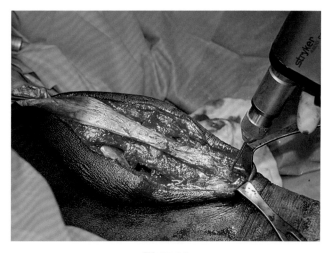

图 26.22

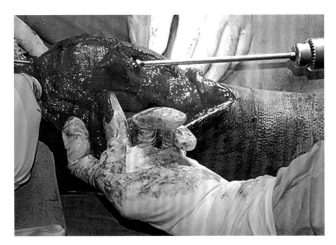

图 26.23

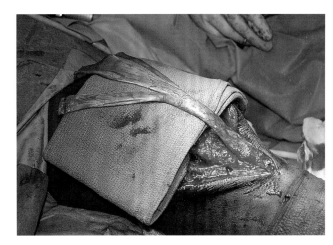

图 26.24

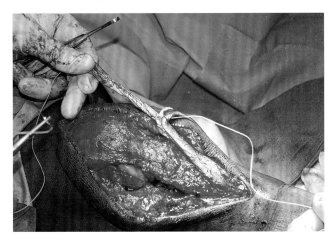

图 26.25

第 4 步

- 用一枚带螺纹尾端针孔 2.4 mm 克氏针在髌骨中部从髌骨下极穿至髌骨上极。
- 导针从远到近穿过髌骨，用 6 mm 直径空心钻扩孔，然后逐级扩大至 9 mm 直径（图 26.23）。

第 5 步

- 异体跟腱的软组织部分剖分成三部分（图 26.24）。
- 将中间部分用 2 号不可吸收缝线连续锁边缝合，缝成管状（图 26.25），预留缝线的尾端作为牵引线将肌腱拉过髌骨孔道，并用于近端固定。

第 6 步

- 将异体跟腱的中间部分从下到上穿过髌骨孔道，并缝合到邻近股四头肌腱（图 26.26）。
- 异体肌腱的内外侧部分沿髌骨和支持带内外侧边缘环绕缝合。
- 术后正位片（图 26.27A）和侧位片 1（图 26.27B）显示了异体跟腱移植物骨块在胫骨结节的固定。

术后处理和预期疗效

- 急性损伤修复
  - 手术通常在门诊进行。

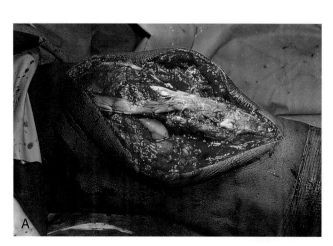
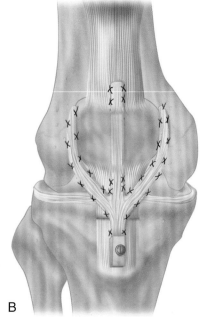

图 26.26

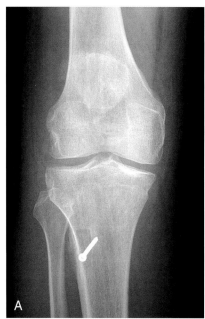
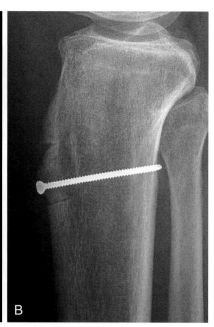

图 26.27

- 患者出院时，铰链支架固定膝关节于完全伸直位。
- 患者最开始只能做触地的负重动作，并且开始在指导下做股四头肌锻炼和直腿抬高。
- 术后 1 周，患者开始正规物理治疗，逐渐在支具保护下进行完全负重锻炼。
- 支具屈曲的角度通常比手术室中认为的安全角度（大约 50°）小 10°。
- 膝关节屈曲度每周增加 10°。
- 术后 6 周，大部分患者能够屈曲 90°，也能够开始抗重力的伸直锻炼。

- 通常在术后 8 周左右，股四头肌力量可以恢复至无需支具协助。
- 通常患者在 3 个月后可以使用跑步机，在 4 ~ 6 个月后可以进行体育活动。
- 慢性或者翻修患者的康复计划应更加保守。

循证文献

Abdou YE: Reconstruction of a chronic patellar tendon rupture with semitendinosus autograft, Arch Orthop Trauma Surg 134:1717–1721, 2014.
17 例慢性髌腱断裂患者接受自体半腱肌重建术的前瞻性研究。患者平均 21 个月的结果令人满意。

Ares O, Lozano LM, Medrano-Najera C, Popescu D, Martinez-Pastor JC, Segur JM, Macule F: New modified Achilles tendon allograft for treatment of chronic patellar tendon ruptures following total knee arthroplasty, Arch Orthop Trauma Surg 134:713–717, 2014.
本文介绍了全膝关节置换术后慢性髌腱断裂的跟腱同种异体移植重建技术的改进。作者还回顾了利用跟腱同种异体移植物进行髌腱重建的研究。

Ettinger M, Dratzidis A, Hurschler C, Brand S, Calliess T, Krettek C, Jagodzinski M, Petri M: Biomechanical properties of suture anchor repair compared with transosseous sutures in patellar tendon ruptures: a cadaveric study, Am J Sports Med 41:2540–2544, 2013.
这项精心设计的生物力学研究使用缝合锚钉与穿通髌骨隧道相比，检查了髌骨肌腱修复的间隙形成和负荷 - 破坏强度。在缝合锚钉组中可观察到间隙形成明显减少，并且失效载荷更高。

Flanigan DC, Bloomfield M, Koh J: A biomechanical comparison of patellar tendon repair materials in a bovine model, Orthopedics 34: e344–e348, 2011.
作者研究了髌腱修复，比较用金属丝或纤维缝合线进行增强。作者发现两组之间的间隙形成没有差异，但是纤维缝合线具有更大的极限失效负荷。

Gilmore JH, Clayton-Smith ZJ, Aguilar M, Pnumaticos SG, Giannoudis PV: Reconstruction techniques and clinical results of patellar tendon ruptures: evidence today, The Knee 22:148–155, 2015.
本文是对急性、慢性和全膝关节置换术 (TKA) 髌腱断裂的现有文献的一个很好的回顾和荟萃分析。作者发现，在急性修复中，增强的初次修复具有最佳结果，并且自体重建在慢性髌腱断裂和 TKA 后断裂中表现更好。

Karlsson J, Kalebo R, Goksor LA, Thomee R, Sward L: Partial rupture of the patellar ligament, Am J Sports Med 20:390–395, 1992.
这项精心设计的研究使用超声波来量化部分髌腱撕裂的大小，并证明较大的部分撕裂更有可能使保守治疗失败。

（Kevin W. Farmer，Andrew J. Cosgarea 著　何　川 译）

第 27 章

股四头肌肌腱修复术

治疗选择

- 对于膝关节屈伸功能完好的久坐个体及不能耐受外科手术的患者，如有股四头肌腱局部断裂，仍可应用非手术治疗。
- 外科手术操作包括：
  - 在髌骨骨内使用骨道技术或缝合锚，在肌腱 - 骨表面进行修复。
  - 对中间肌腱断裂采用端对端修复。
  - 对于慢性损伤使用加强物。

适应证

- 对于伸膝装置功能障碍的活跃个体，如果发生完全肌腱断裂，就适合行股四头肌腱撕裂的外科手术修复。
- 对于一些具备完整伸肌功能的局部股四头肌腱撕裂可采用非手术的方式进行治疗。
- 当患者的足部踩地固定，膝关节屈曲，抵抗偏心性收缩力量时，通常会发生单侧断裂。例如，当病患跌倒后试图重新获得平衡时，单侧断裂情况可能会发生。
- 大约有 1/3 的病例会发生双侧断裂，而且这种双侧断裂通常发生在患有系统性疾病（如肾衰竭、糖尿病、关节炎等）的患者身上，或使用过皮质类固醇和合成代谢类固醇的患者身上。
- 忽视股四头肌腱断裂的及时治疗会导致伸膝迟滞、股四头肌无力、低位髌骨及行动受限等。

术前检查 / 影像学

- 股四头肌腱断裂的典型临床检查会发现在髌骨近端 2 cm 内出现可触及的明显缺损（图 27.1）。
- 患者通常不能主动伸直膝关节，如果支持带完整，有些患者可以进行直腿抬起。
- X 线平片包括侧位（图 27.2A）和前后位片（图 27.2B），可以显示软组织钙化、骨撕裂碎片或低位髌骨。
- MRI 对于区分局部还是全部股四头肌腱断裂是非常有用的（图 27.3）。其检查结果通常包括髌腱呈波浪状，并表现出松弛，股四头肌腱中出现间隙。
- 在某些医疗中心也采用超声波进行检测，以验证肌腱的不连续性。

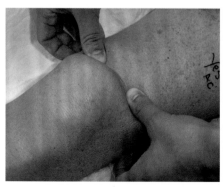

图 27.1

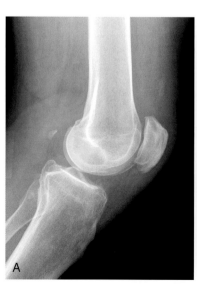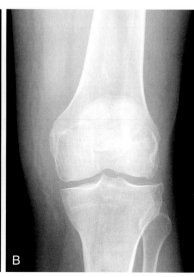

图 27.2

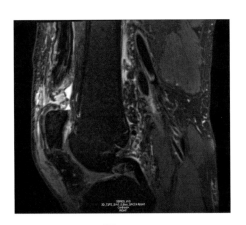

图 27.3

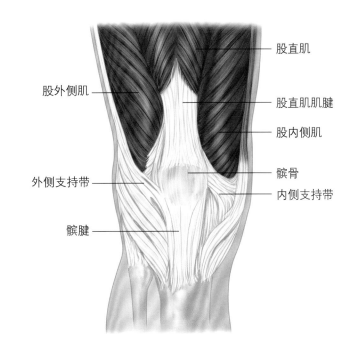

股外侧肌

外侧支持带

髌腱

股直肌

股直肌肌腱

股内侧肌

髌骨

内侧支持带

图 27.4

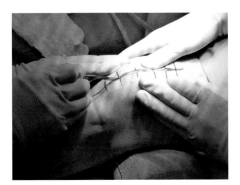

图 27.5

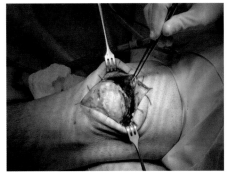

图 27.6

手术解剖

- 股四头肌腱包括三层，由股直肌、股内侧肌、股外侧肌和股中间肌四块肌肉的肌腱纤维聚集而成；其平均厚度为 8 mm，宽 35 mm。
- 股四头肌腱由表层的股直肌、股内侧肌和股外侧肌构成的中间层和股中间肌构成的最深层三部分所组成。
- 肌肉肌腱联合部位邻近髌骨上极 3 ~ 5 cm。
- 内、外侧支持带可以辅助加强股四头肌的伸膝运动（图 27.4）。

体位

- 患者在手术台上取仰卧位。
- 将一衬垫置于患者同侧髋部，以助于旋转腿部，使髌骨位于前方。

入路 / 显露

- 在断裂部位上面中央做正中切口，并延展到髌骨下极处（图 27.5）。
- 将股四头肌肌腱断裂部位显露，清理积血（图 27.6）。

器械

- 置于膝关节下方的消毒支架帮助膝关节处于屈曲状态，以有利于切口显露。

体位要点

- 要注意完整的表面纤维可能会遮掩更深层受损的肌腱。

入路要点

- 肌腱 - 骨及端对端的修复技术可以用于斜行的或复杂的撕裂类型。

入路提示

- 若出现修复后对线不良，则会导致内、外侧髌骨倾斜以及发生过度的髌股关节接触应力。
- 过度清理会导致伸肌结构缩短，增大的髌股关节接触应力。
- 将缝针在肌腱内从之前缝合处再次穿过，可能会损坏缝合部位，导致局部薄弱。

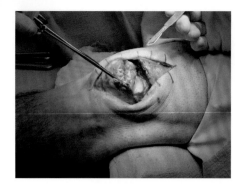

图 27.7

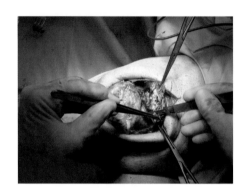

图 27.8

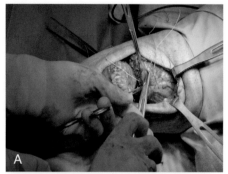

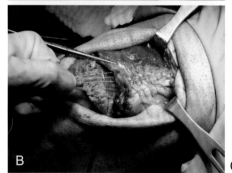

图 27.9

- 显露内侧及外侧支持带，通常这些结构也会出现撕裂，需要修复。在图 27.6 中，可从牵开器旁看到内侧及外侧支持带的撕裂。
- 可进行髌股关节面及膝关节内残余物的检查，通过断裂部位也可以进行触诊（图 27.7）。

手术操作一：急性修期复

第 1 步

- 对肌腱剩余部分进行仔细检查，确定肌腱层，将其两端的退化或坏死组织进行清除（图 27.8）。
- 使用 Krackow 锁边缝合技术，将两根 2 号或 5 号不可吸收编织缝线固定于股四头肌腱近端肌腱（图 27.9）。
- 缝线应从断裂肌腱的中央层位置引出。
- 如果有大量的健康肌腱组织仍附着于髌骨上，应对其采用端对端方式进行修复。

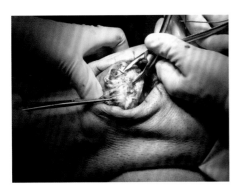

图 27.10

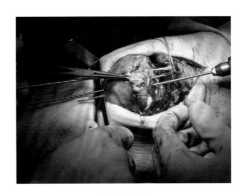

图 27.11

第 2 步

- 使用咬骨钳将软组织从髌骨上极清理掉，创建一个松质骨表面，以利于愈合（图 27.10）。
- 采用 3 根 2.4 mm 的克氏针或 2.4 mm 的 Beath 针在髌骨上从近到远平行钻入（图 27.11），这些导针不能损伤到前皮质层或者关节软骨。

第 3 步

- 将各缝线穿入克氏针导引孔中（图 27.12A），穿过髌骨骨道（图 27.12B、C）。
  - 如果使用两根缝线，则应将两根缝线的中央尾线穿过髌骨的中央通道，内侧和外侧尾线穿过外侧通道。
- 在两根缝线穿过通道后，用直角夹钳引出每根缝线，膝关节完全伸直，拉紧缝线打结（图 27.13）。将线结埋入到髌腱下方（图 27.14）。
- 可使用不可吸收 2 号缝线增强修复。
- 膝关节应能轻轻屈曲，以确定安全的膝关节屈曲角度（即在修复部位没有过度的张力）（图 27.16）。
- 膝关节屈曲 30° 位置，对内、外侧支持带进行修复（图 27.17）。
- 皮下组织按层进行缝合，然后采用尼龙缝线或缝合钉进行皮肤缝合。
- 当考虑到出血时，可以使用引流管。

手术操作二：慢性期修复

第 1 步

- 将断裂部位显露，采用器械钝性或锐性分离，以活动股四头肌腱残余部分（图 27.18）。
- 采用骨膜剥离器松解股四头肌及股骨之间的粘连。
- 使用两根 2 号或 5 号不可吸收编织缝线采用 Krackow 锁边缝合技术，固定于股四头肌腱剩余部分（图 27.19），对缝线进行长时间牵拉（图 27.20），以利于肌腱的活动。

第 2 步

- 如果软组织活动度不够填充缺损处，可采用局部肌腱组织瓣或自体腘绳肌腱移植，以增强修复，以延长股四头肌。
- 组织瓣延长技术
  - 在接近断裂部位的肌腱组织中做一反向的 V 形切口（图 27.21）。

第 2 步要点

- 在第一条克氏针穿过时，可采用点状复位钳对髌骨进行固定。
- 当克氏针穿过时，膝关节应屈曲 30°。
- 如果没有引线的针孔，也可用 2.5 mm 钻头做成骨通道，并将 Hewson 缝线或导线环穿过骨通道，引出缝线。

第 2 步提示

- 如果导针或钻头方向错误，易损坏到髌骨的关节软骨表面。
- 钻骨道时如果损伤到髌骨的前皮质，则会增加术后髌骨骨折的风险。

第 3 步要点

- 术中具备安全的屈曲程度可作为术后康复时屈伸运动范围设置的依据。

第 3 步提示

- 将缝线结系于髌腱而不是系于骨表面，这样可以避免出现可触及到的线结，同时避免局部的疼痛。
- 过度绷紧内、外侧支持带会导致髌股关节生物力学异常和髌骨轨迹不良。

争议

- 当如需要增强固定时，应考虑使用腘绳肌腱自体移植或同种异体肌腱移植。

第 2 步要点

- 对于陈旧性断裂，股四头肌腱退缩会导致手术撕裂部位产生较大的空隙，同时，也需要对股四头肌腱与下方股骨的粘连进行松解。
- 术中进行放射学透视可有助于确认克氏针钻入的位置是否得当。

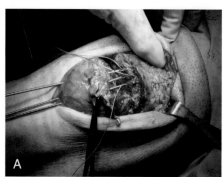

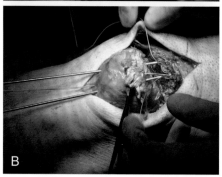

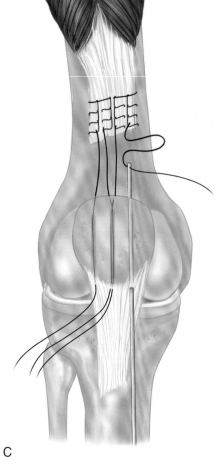

图 27.12

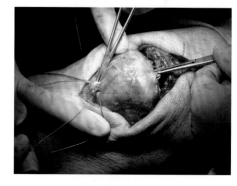

图 27.13

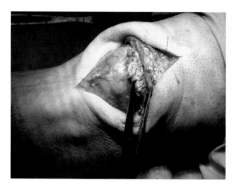

图 27.14

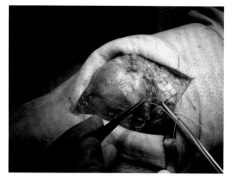

图 27.15

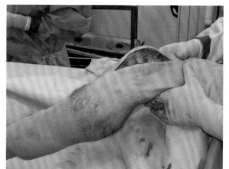

图 27.16

- 在断裂位置上翻转组织瓣后出现的缺陷，需要采用 0 号不可吸收缝线进行并排的修复（图 27.22）。
- 腘绳肌腱移植增强技术
- 定位鹅足肌腱，沿皮下向远侧及内侧进行分离，根据需要可以获取 1 根或 2 根腘绳肌腱。
- 当平行纵向克氏针就位后，将 2.4 mm 带螺纹锁孔的克氏针横向穿过髌骨中部。
- 采用适当规格的管状钻头沿横向克氏导针扩大钻入。
- 将腘绳肌腱穿过横向髌骨骨道（图 27.23）。

第 2 步提示

- 如不能使退缩的组织产生适当的运动会导致修复部位产生过度的张力，且会发生膝关节屈曲受限。
- 骨通道定位不当会导致髌骨骨折或关节软骨损伤。

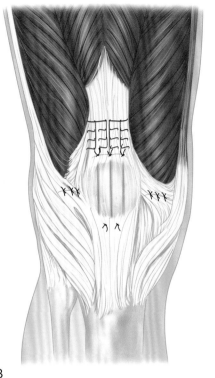

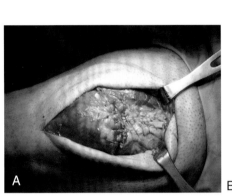

图 27.17

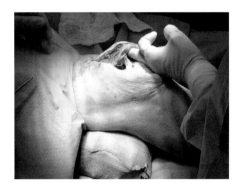

图 27.18

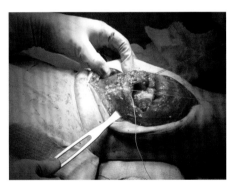

图 27.19

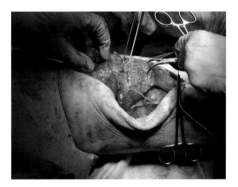

图 27.20

第 3 步

- 按照手术操作—急性期修复中所描述的标准肌腱 - 骨修复技术，钻纵向通过髌骨骨道并拉紧缝线（图 27.24）。
- 组织瓣延长技术：将三角形组织瓣带入修复部位，用 0 号不可吸收缝线将其与髌骨支持带缝合。
- 腘绳肌腱移植增强技术（图 27.25）：腘绳肌腱的游离端跨越要修复的股四头肌腱，用 2 号不可吸收缝线进行缝合。

第 4 步

- 膝关节轻微屈曲，对修复的完整性进行评估。
- 支持带及皮下组织、皮肤逐层闭合。
- 当考虑到术后出血时可以使用引流管。

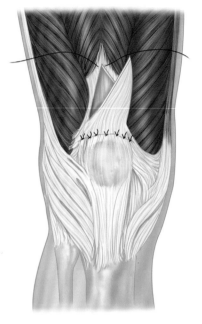

图 27.21

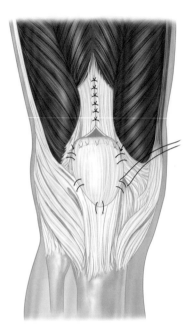

图 27.22

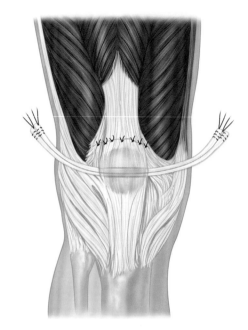

图 27.23

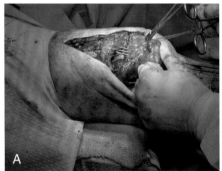

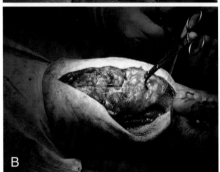

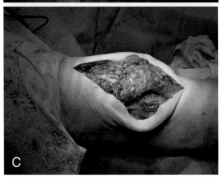

图 27.24

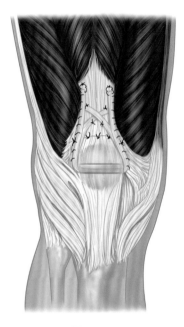

图 27.25

术后处理和预期疗效

- 急性期修复
  - 本手术可在门诊完成；可参考患者的合并症情况，第 2 天即可出院。
  - 术后可佩戴铰链支具，保持伸直位，并采用冷疗设备进行处理，以减少肿胀和疼痛。
  - 早期应将限制患者负重，并要求患者开始进行股四头肌收缩锻炼。
  - 在术后 1 周，患者开始接受常规的物理治疗，在伸直位支具的保护下，逐渐过渡到完全负重。

- 在术后 2 周且切口愈合后，患者可在支具保护下进行主动的屈曲运动，注意运动幅度应比在手术室内所确定的安全运动幅度小 10°（正常约 50°）。首先进行直腿抬起，其膝关节屈曲度按每周 10° 的增长速度进行。
- 在术后 6 周，大多数患者可达到 90° 屈曲，且能够开始辅助膝关节进行克服重力的伸展运动。
- 通常在术后 8 ~ 10 周，当股四头肌腱足够强壮后可停止使用支具。
- 到术后 3 个月，患者可在跑步机及楼梯上运动，在术后 4 ~ 6 个月可重返运动。
- 在翻修手术或慢性损伤修复后的康复方案要更加保守，承重及运动程度逐渐缓慢增加。
  - 在第 2 ~ 4 周时开始进行直腿抬高练习。
  - 在第 8 ~ 12 周可停止使用支具。
  - 在术后 6 ~ 9 个月可重返运动。
- 在股四头肌修复后最常见的术后并发症是伤口延迟愈合、髌股关节疼痛、膝关节屈曲受限及股四头肌再断裂。

循证文献

Ciriello V, Gudipati S, Tosoundidis T, Soucacos PN, Giannoudis PV: Clinical outcomes after repair of quadriceps tendon rupture: a systematic review, Injury 43:1931–1938, 2012.
关于股四头肌肌腱断裂各种手术操作的系统综述。作者报告总体再撕裂率为 2%。

Ilan DI, Tejwani N, Keschner M, Leibman M: Quadriceps tendon rupture, J Am Acad Orthop Surg 11:192–200, 2003.
关于股四头肌腱断裂解剖学、生物力学、病史诊断和治疗的系统综述。

Krackow KA, Thomas SC, Jones LC: A new stitch for ligament-tendon fixation [Brief note], J Bone Joint Surg Am 68:764–766, 1986.
该论文描述了一种锁定缝合方法，该方法可优化实用性和强度。作者报告，这种技术在实验室测试中比传统修复方式获得了更优的强度。

Maniscalco P, Bertone C, Rivera F, Bocchi L: A new method of repair for quadriceps tendon ruptures: a case report, Panminerva Med 42:223–225, 2000.
该病例报告描述了缝合锚用于修复股四头肌腱断裂。该患者恢复运动和其他活动没有困难。

McLaughlin HL: Repair of major tendon ruptures by buried removable suture, Am J Surg 74:758–764, 1947.
概述了股四头肌腱修复方式。作者描述了端对端修复技术合并应用缝线和螺栓穿过髌骨对修复进行保护。

Rasul Jr AT, Fischer DA: Primary repair of quadriceps tendon ruptures: results of treatment, Clin Orthop Relat Res 289:205–207, 1993.
作者报告了使用端对端或肌腱对骨骼技术进行的 19 次股四头肌腱修复。他们观察到 17 例优秀和 2 例良好的结果。

Richards DP, Barber FA: Repair of quadriceps tendon ruptures using suture anchors, Arthroscopy 18:556–559, 2002.
该论文描述了两种使用 5.0 mm 缝合锚修复股四头肌腱断裂的方法。

Scuderi C: Ruptures of the quadriceps tendon: study of twenty tendon ruptures, Am J Surg 95:626–634, 1958.
这篇经常被引用的文章研究了 20 例患者使用的 Scuderi 修复方法，其中在股四头肌腱中制作 V 形切口用以延长。它还概述了股四头肌腱断裂的病史、诊断和治疗方法。

Siwek CW, Rao JP: Ruptures of the extensor mechanism of the knee joint, J Bone Joint Surg Am 63:932–937, 1981.
作者报告了 36 个股四头肌腱断裂和 36 个髌骨的修复结果。描述了端对端修复技术和修复保护方法。他们发现立即修复的结果优于延迟修复。

（Jay S. Reidler，Miho J. Tanaka，Andrew J. Cosgarea 著　李　峰译）

第28章

关节镜下侧方支持带松解和延长术

适应证

- 髌骨外侧支持带松解的适应证是保守治疗无效的髌骨外侧过度挤压综合征（excessive lateral pressure syndrome, ELPS）患者。
  - 存在 ELPS 的患者因外侧支持带紧张导致髌骨外侧关节面和股骨髁之间的压力过大，会出现髌股关节外侧的疼痛。
  - ELPS 的临床表现包括髌骨向外侧倾斜和不合并髌骨不稳定的外侧支持带紧张。
  - ELPS 导致的疼痛特点是长时间站立或者屈膝位、坐位和下楼梯时加重。

术前检查 / 影像学

- 除了标准的膝关节查体外，需要做以下的查体来确诊 ELPS。需要将患侧和健侧进行对比。
  - 在膝关节伸直位和股四头肌放松时进行髌骨倾斜试验检查。在髌骨外侧面施加向前的张力，如果髌骨不能回到中立位，就可以考虑外侧支持带紧张度异常（图 28.1）
  - 髌骨滑移试验同样要求在膝关节伸直位和股四头肌松弛状态下进行。将髌骨向内外侧推动，位移的距离为髌骨宽度的 1/4。大多数人向外侧的正常位移为髌骨宽度的 1/4 ~ 1/2。当出现外侧支持带紧张的情况下位移距离会减小（图 28.2）

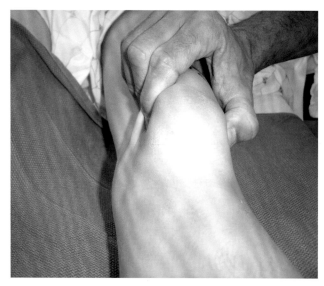

图 28.1

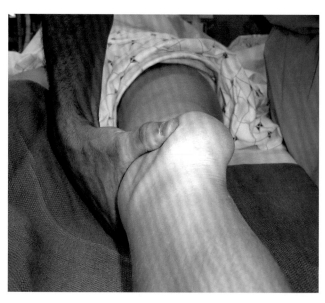

图 28.2

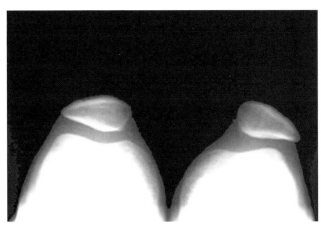

图 28.3

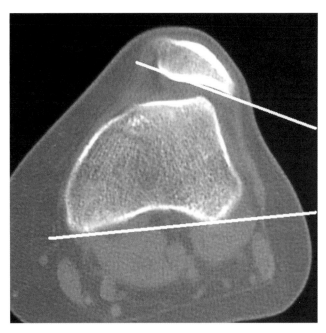

图 28.4

- 恐惧试验是在给髌骨一个直接向外的推力的情况下完成。阳性体征是患者产生恐惧和不稳定的感觉，这种情况提示髌骨不稳定。
- 需要拍 X 线平片除外骨折、重度骨关节病相关病变及软骨病变。
  - 需要前后位、隧道位、轴位和 30° 外侧位片。
  - 如果怀疑骨关节炎，需要拍 45° 屈膝前后位片。
  - 日出位片是观察外侧半脱位的最佳位置。如果髌骨顶点到滑车沟的连线在滑车二分线以外，提示髌骨向外侧半脱位（图 28.3）。
- CT 扫描对评估髌骨倾斜有非常重要的作用。在轴位片上，经过股骨两侧的后髁画线，将其平行线与髌骨外侧关节面的延长线进行比较。如果两条线在外侧相交，提示出现外侧过度倾斜（图 28.4）。
- MRI 可以显示伴随的半月板、关节软骨或者韧带病变。
- 关节镜同样可以确诊外侧支持带紧张。图 28.5 展示了膝关节屈曲 45° 时从外下入路观察左侧髌股关节的情况，显示外侧支持带紧张。

手术解剖

- 髌骨轨迹受到动态和静态限制结构控制。
  - 股四头肌是基本的动态限制结构。
  - 股内斜肌缺如的患者容易出现外侧半脱位。
  - 在膝关节伸直时，内侧髌股韧带是基本的静态限制结构。
  - 当膝关节屈曲时，髌骨被拉向滑车沟，外侧滑车边缘是基本的静态限制结构。支持带和外侧髌股韧带起到维持静态限制的作用。
  - 如果外侧支持带过度紧张，外侧髌骨关节面和外侧滑车嵴之间的压力增加，导致疼痛和关节软骨的碎裂。

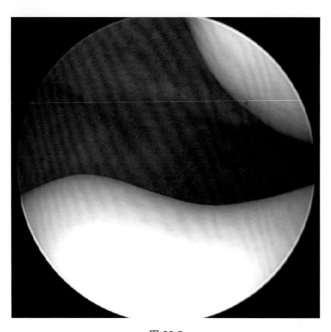

图 28.5

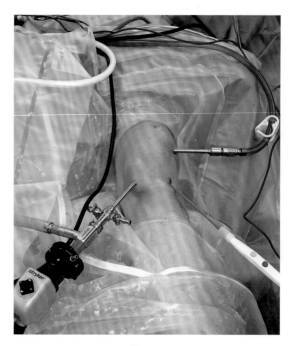

图 28.6

- 在活动过程中比如跳跃，髌股关节之间的压力可达体重的 20 倍。
- 股动脉在内收肌管里移行为腘动脉。
  - 当腘动脉经过腘窝时，它发出 5 条围绕关节的关节支动脉。
  - 在外侧支持带松解时，外上关节支动脉有切断的风险。如果出现切断，应该电凝止血防止出现关节积血。
- 股外斜肌（VLO）和股外侧肌（VL）肌腱与外侧支持带相连。外侧过度的松解可能切断 VLO 和 VL，导致股四头肌功能不全，甚至出现医源性内侧不稳定。

体位

- 患者仰卧位。
- 标准关节镜准备是下肢平放于手术台或者悬垂于床尾，这取决于手术医生的习惯。

入路 / 显露

- 在标准的内下和外下关节镜入路的基础上可以加做外上的灌注入路（图 28.6）。灌注套管置于此入路上可以加大液体灌注量，同时可以作为支持带松解的腔内标志点。

手术操作一

第 1 步

- 在外下入路用 30° 关节镜镜头进行诊断性关节镜探查。
- 如果明确有半月板撕裂、游离体和软骨损伤，需要相应的处理。

第 2 步

- 诊断性关节镜探查后，使用驱血带进行下肢驱血，然后止血带充气。

器械要点
- 我们倾向在手术侧使用下肢固定器，这样使术中操作更简单。

器械
- 在外侧松解时应用止血带有助于视野观察。

入路要点
- 灌注套管放置于髌骨外上缘的股外斜肌肌腱的外侧。

第 1 步要点
- 当松解时遇到外侧关节支血管时，应该广泛止血。

第 1 步提示
- 过度的松解或者切开 VLO 肌腱可能导致髌骨内侧不稳定。

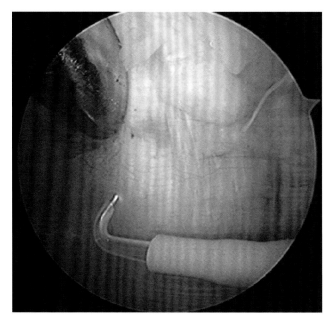

图 28.7

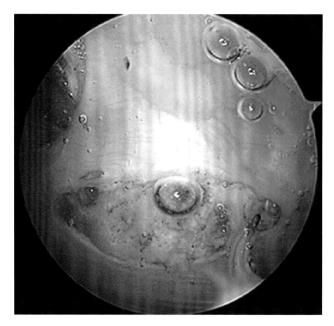

图 28.8

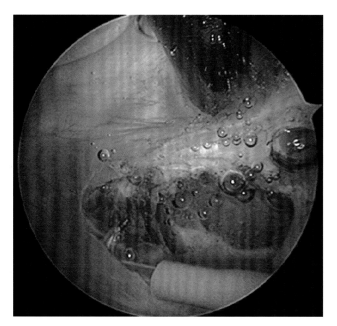

图 28.9

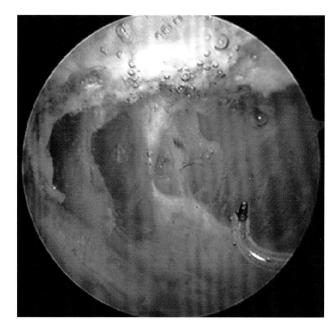

图 28.10

- 在内下入路置入 30° 关节镜镜头，在外下入路置入电凝钩。
- 用电凝钩从髌骨上关节面边缘的远端开始进行外侧松解（图 28.7）。
- 首先，滑膜和关节囊需要切除。然后连续纵行松解外侧支持带。
  - 用电凝钩先切开关节囊组织（图 28.8）。
  - 在此基础上，松解支持带组织（图 28.9）。
  - 完成支持带松解后，组织间隙会明显扩开，提示松解充分（图 28.10）。
- 松解的范围取决于支持带紧张度的术前评估和外侧支持带的解剖边界。
- 一旦完成松解，测试者能够抬起髌骨外侧缘至水平。

争议

- 由于存在过度激进的外侧松解导致内侧不稳定的风险，部分手术医生做外侧支持带的延长来替代松解（见手术操作二）。

第 2 步要点

- 冷敷和加压装置能够帮助避免术后关节积血。

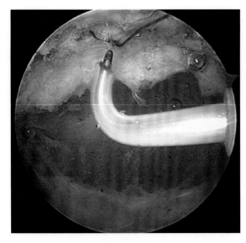

图 28.11

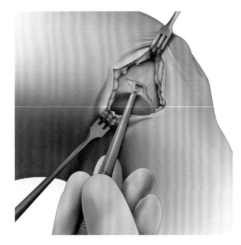

图 28.12

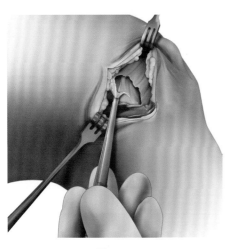

图 28.13

第 3 步

- 松解完成后，松止血带，使用电凝钩进行止血（图 28.11）。
- 关闭切口，使用冷敷装置和加压包扎。

术后处理和预期疗效

- 建议患者使用拐杖辅助，鼓励术后前几天在能够接受的范围内进行全负重活动。
- 术后 1 周，患者需要来复诊，评估关节活动度和股四头肌功能，并拆线。
- 然后开始在家或者门诊进行物理治疗，加强等长收缩力量训练和屈伸范围锻炼。

手术操作二：外侧支持带延长

第 1 步

- 同手术操作一，用 30° 关节镜镜头进行诊断性关节镜探查。
- 如果确认存在半月板撕裂、游离体和软骨损伤，进行相应处理。

第 2 步

- 下肢驱血，使用下肢止血带。
- 在髌骨外侧做纵行切开，小心切开皮肤。
- 确认外侧支持带以后，顺皮肤切口切开外侧支持带的表层，小心不要穿透深层（图 28.12）。
  - 确认表层和深层支持带纤维之间的层次，分离，在此层面向外和向后剥离（图 28.13）。
  - 将支持带深层纵行切开，向外至起始点，表面切开（图 28.14）。
  - 将表层支持带的外侧瓣和深层支持带的内侧瓣进行对合缝合，这样可以有效延长外侧支持带，并在髌骨内侧移位时提供控制力（图 28.15）。

第 3 步

- 完成延长后，松止血带、使用电凝止血。
- 关闭切口，皮肤切口可以皮内缝合。使用冷敷装置和加压包扎。
- 术后护理和康复与手术操作一相同。

争议

- 如果担心术后出血较多，可以在外上入路置入膝关节内引流。

第 3 步提示

- 关节积血是外侧支持带松解术后最常见的主要并发症，其次为感染。

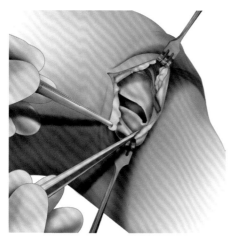

图 28.14

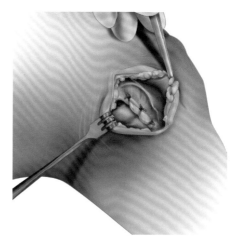

图 28.15

循证文献

Calpur OU, Ozcan M, Gurbuz H, Turan FN: Full arthroscopic lateral retinacular release with hook knife and quadriceps pressure-pull test: long-term follow-up, Knee Surg Sports Traumatol Arthrosc 13:222–230, 2005.

作者报道了 169 例关节镜侧方支持带松解治疗侧髌股关节高压综合征和髌骨力线不良。患者分为两组：年龄 40 岁及以下组，年龄 41 岁及以上组。两组在 Lysholm 和国际膝关节文献委员会（International Knee Documentation Committee, IKDC）评分均有统计学上显著的增加，相应的影像学的髌股匹配角度有所改善。髌骨软骨病变的存在比股骨软骨病变更严重。他们报道了 3 例松解部位纤维化病例，这些病例通过局部皮质类固醇注射治愈，未报道有关节纤维化发生。

Lattermann C, Toth J, Bach Jr BR: The role of lateral retinacular release in the treatment of patellar instability, Sports Med Arthrosc 15:57–60, 2007.

作者回顾了关于外侧支持带松解作用的文献，并报道了作为孤立手术治疗髌骨外侧不稳定无长期益处。它可以作为治疗髌骨不稳定的辅助手术。作者讨论了该手术的并发症和"陷阱"。

Pagenstert G, Wolf N, Bachmann M, Gravius S, Barg A, Hintermann B, Wirtz DC, Valderrabano V, Leumann AG: Open lateral patellar retinacular lengthening versus open retinacular release in lateral patellar hypercompression syndrome: a prospective double-blinded comparative study on complications and outcome, Arthroscopy 28:788–797, 2012.

这是一项前瞻性双盲研究，对 28 名接受开放手术外侧支持带松解或延长治疗膝前疼痛，紧绷和髌骨活动度降低。2 年时的结果显示，2 例在松解术后复发，1 例在延长术后复发，尽管这种差异没有达到统计学意义。松解后有 5 例发生髌骨内侧不稳定，延长后无病例发生。松解组股四头肌萎缩明显增多，松解组平均 Kujala 评分较低（77.2 vs 88.4）。（Ⅱ级证据）

Sanchis-Alfonso V, Merchant AC: Iatrogenic medial patellar instability: an avoidable injury, Arthroscopy 31:1628–1632, 2015.

作者回顾了外侧支持带过度松解造成的医源性髌骨内侧不稳定病例，并且描述了体格检查和影像学检查结果。

Song GY, Hong L, Zhang H, Zhang J, Li Y, Feng H: Iatrogenic medial patellar instability following lateral retinacular release of the knee joint, Knee Surg Sports Traumatol Arthrosc 24(9):2825–2830, 2016.

作者对文献进行了系统综述，总结了外侧支持带松解后医源性髌骨内侧不稳定发生的诊断方法和影响因素。包含 300 个膝关节，8 项研究。该研究显示，髌骨内侧不稳定发展的促成因素是外侧支持带和股外侧肌的同时松解，以及松解时外侧支持带并不紧张。（Ⅳ级证据）

（Miho J. Tanaka，Andrew J. Cosgarea 著 杨 昕 译）

髌腱病

适应证要点

- 症状应该位于并局限于髌腱。
- 压痛点应同MRI显示的病灶处相符合。

争议

- 典型的髌腱止点疾病患者在髌骨下极有明显压痛点。

治疗选择

- 初始治疗应包括改变日常活动、口服镇痛药和着重于股四头肌伸展和偏心训练的综合康复计划。
- 可采用例如超声波和电离子透入疗法等物理疗法，但由于该病病因并非炎症所致，因此往往效果不佳。
- 部分学者也推荐经皮细针钻孔术和富集血小板治疗，并取得不同程度的疗效。
- 禁止髌腱局部注射皮质类固醇激素。

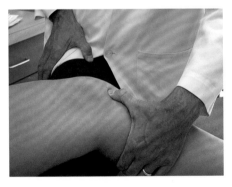

图 29.1

第1步要点

- 如果术者采用关节镜下病灶清除术，那么前内侧和前外侧通道的位置较通常位置偏后1~2 cm，以便于看清髌腱变性病灶（见下文"关节镜下清理术"）。
- 使用手术刀脊钝面可轻松、安全地分离开肌腱。

适应证

- 适用于有症状的髌腱止点和中段变性，但拒绝行保守治疗的患者。

术前检查／影像学

- 体格检查时需注意放松伸膝装置，因为髌腱深部的病变可能被髌腱的伸直紧张所掩盖，从而造成假阴性体征，这一点尤为重要（图29.1）。
- 累及髌腱胫骨止点或者中段的髌腱炎较为少见。
- 股四头肌紧张常见于髌腱炎患者。可通过测量患者俯卧时足跟至臀部的距离来诊断。
- 标准的影像学检查应包括前后位片、侧位片、"日出像"和"髁间窝像"，有助于评估钙化区域。
- MRI有助于确诊并且便于术者术前规划手术入路。图29.2中，矢状位（A）、冠状位（B）和轴位（C）MRI显示典型病灶位于髌骨下极。
- 其他检查方法，比如超声检查，已经成功应用于某些诊疗中心。

手术解剖

- 髌腱附着于髌骨下极的前下半部分，并且紧贴后方的髌下脂肪垫
- 当膝关节屈曲时，髌腱后侧深部的纤维通常暴露在异常的应力下，这种机制被认为是髌腱炎重要的致病因素。

体位

- 患者取仰卧位。
- 手术时，患侧肢体可垂于手术台下。假如行关节镜手术时，可使用垂直或者环状的袖套维持患肢体位。
- 或者，在膝关节下方放置一大的无菌支撑物，维持膝关节伸膝装置张力。
- 大腿根部可放置止血带，术中使用止血带有利于显露手术视野。

入路／显露

- 如果考虑伴随关节内病变时可采用诊断性关节镜检查。

手术操作一：开放式清理术

第1步

- 标记髌骨和髌腱体表界线（图29.3）。
- 采用正中纵行小切口直至压痛最明显处，结合术前MRI（图29.4）中显示病灶位置，其通常位于髌骨下极。
- 显露髌腱表面的腱旁组织（图29.5）。
- 沿纵行皮肤切口切开腱旁组织，显露腱旁组织和下方的髌腱（图29.6B）。

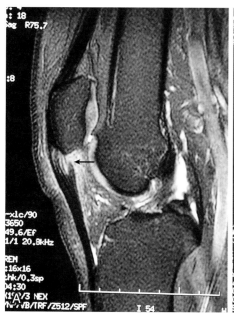
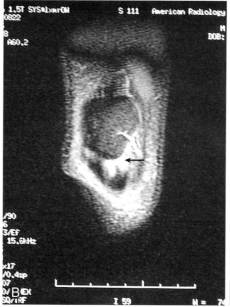
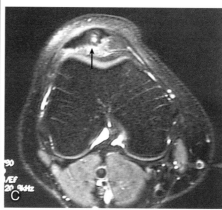

图 29.2

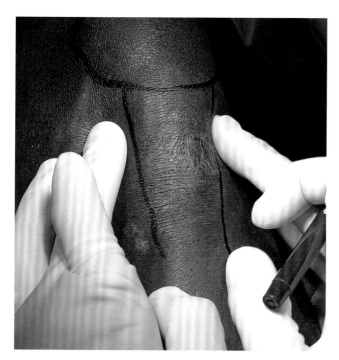

图 29.3

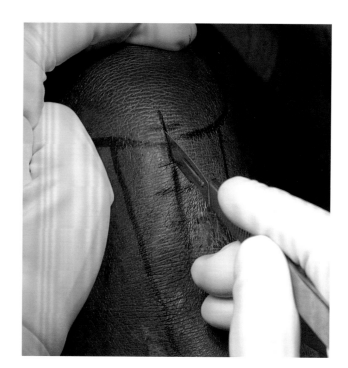

图 29.4

第 2 步

- 起始于髌骨下极，沿髌腱纵行纤维束方向锐性切开髌腱组织，显露深层组织（图 29.7）。

- 为充分显露病灶必要时可延长纵行切开长度。

- 肌腱变性组织质地较韧并且有特征性的"鱼肉样"外观，通常与髌骨下极近端和后方的脂肪垫前侧连续（图 29.8）。

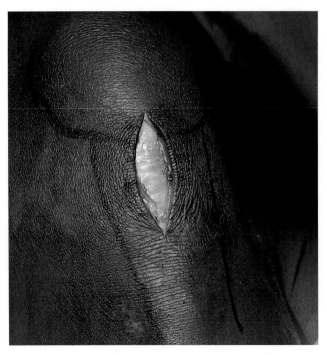

图 29.5

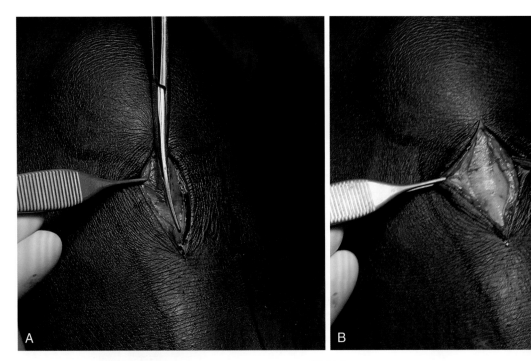

图 29.6

器械 / 内植物

- 因肌腱变性组织常常位于髌腱深部，可使用耙型拉钩显露病灶腱性组织。

第 2 步要点

- 只应切除外观异常的髌腱组织，以最大限度地减少术后髌骨肌腱断裂的风险。
- 髌腱后方脂肪垫血运丰富，可使用电刀止血，减少术后血肿的风险。

第 3 步

- 锐性切开肌腱变性组织（图 29.9）。
- 切除的肌腱变性组织送病理活检（图 29.10）。
- 咬骨钳修整髌骨下极，直至髌骨表面新鲜渗血（图 29.11A、B）。这一步操作应充分去除可能延伸到髌腱中的钙化组织，利于创面修复。

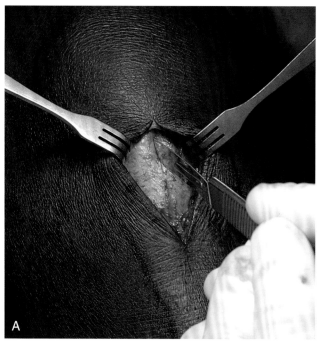

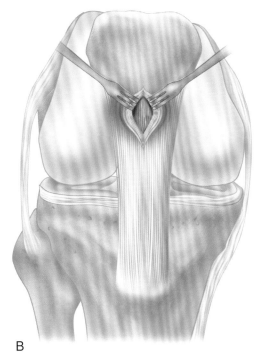

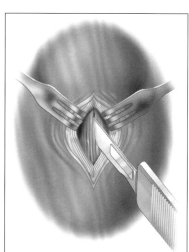

图 29.7

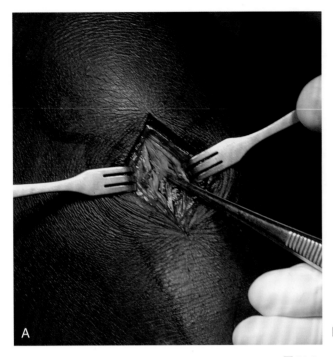

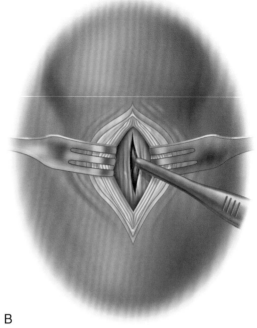

图 29.8

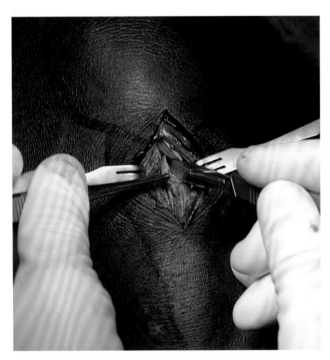

图 29.9

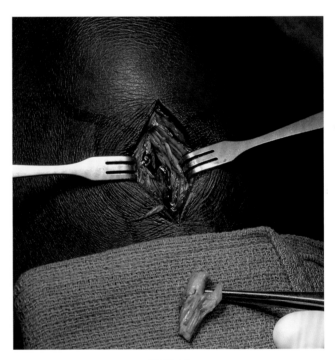

图 29.10

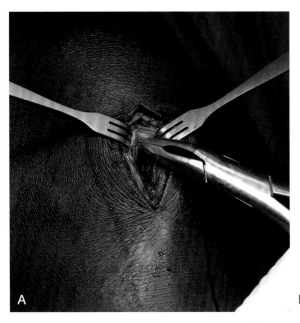
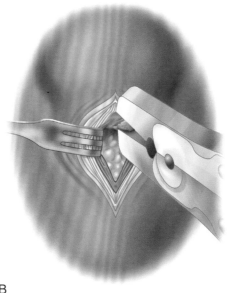

图 29.11

第 4 步

- 使用 0 号可吸收缝线内翻缝合修复髌腱组织（图 29.12A ~ C），使线结埋在髌腱深层组织中（图 29.12D、E）。
- 腱旁组织使用单股 3-0 可吸收缝线连续缝合，有利于腱性组织愈合并重新形成滑层（图 29.13）。
- 皮肤使用 3-0 可吸收皮下缝线连续缝合，同时局部注射 0.25% 布比卡因控制术后疼痛（图 29.14）。

手术操作二：关节镜下清理术

- 对于病灶相对较小且可在髌腱关节面侧显露者，关节镜下清理术是除开放性清理术外的另一种可行的手术方式。
- 将前侧的手术通道置于相对偏后的位置有助于显露脂肪垫同时安全地清除病灶。或者，采用标准手术通道，同时根据需要辅以辅助手术通道。
- 关节镜下清理时，使用腰穿刺针穿过皮肤和受累部分髌腱进入关节有助于关节镜下病灶定位（图 29.15）。
- 探查剩余组织，确认所有病变组织均已清除（图 29.16）。

术后处理和预期疗效

- 术后康复应由髌腱组织受累范围决定。
- 大多数小到中等大小的病变（宽<10 mm）的患者，术后即可开始无限制性的功能练习和伸直抬腿活动，如可耐受疼痛可进行完全负重的功能锻炼。术后 2 ~ 3 个月可允许膝关节阻抗性伸直和跑步锻炼。
- 近端或者中段更大范围损伤的患者则需要更加渐进式的康复方法，类似于髌腱修复后康复方案（见第 26 章）。

第 4 步提示

- 如果切除超过 10 mm 宽的髌腱，需要考虑在髌骨下极处使用 1 个或者多个缝合锚钉加固修复髌腱组织。
- 假如髌腱中段病灶需要更大范围清除时，需要考虑使用连续锁边缝合或使用腘绳肌腱加固。

第 4 步要点

- 充气使用止血带便于在手术操作中更好显露术野，尤其是在处理髌下脂肪垫时。
- 在任何时候，术者无法清楚地鉴别髌腱变性边界时，需放弃关节镜下手术方式，进而选取前方切口的开放性手术方式。

第 4 步提示

- 关节镜下髌腱变性组织比开放切口下更难鉴别，术者必须小心清除仅仅病变的髌腱组织。

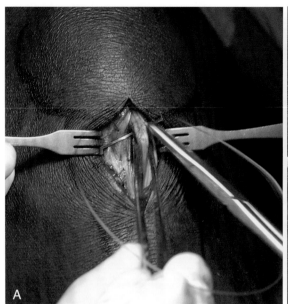

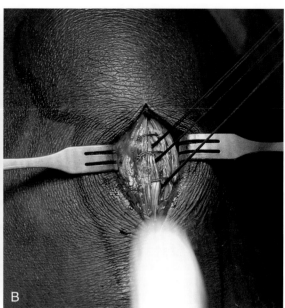

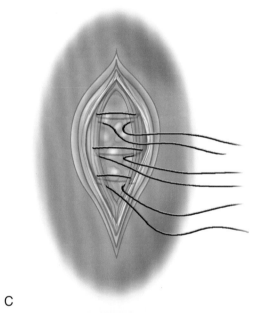

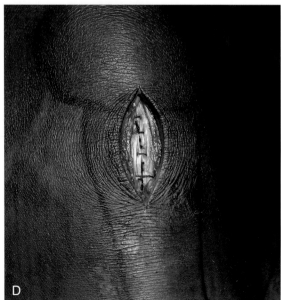

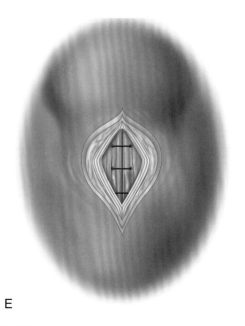

图 29.12（续）

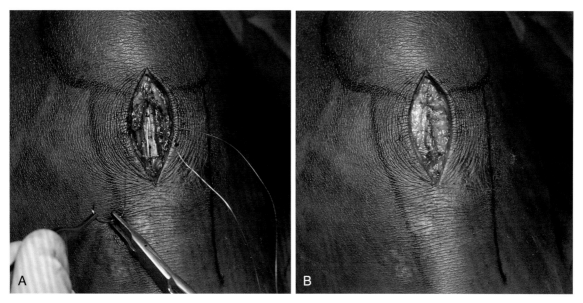

图 29.13

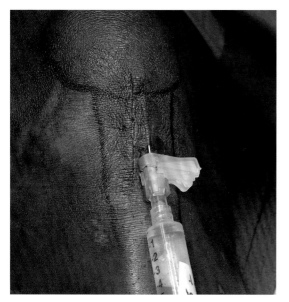

图 29.14

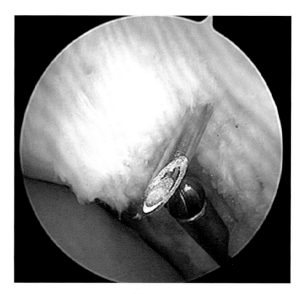

图 29.15

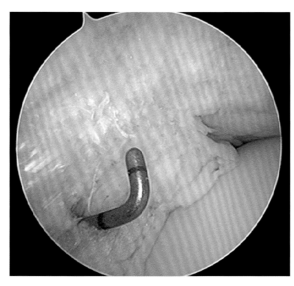

图 29.16

循证文献

Bahr R, Fossan B, Loken S, Engebretsen L: Surgical treatment compared with eccentric training for patellar tendinopathy (jumper's knee): a randomized, controlled trial, J Bone Joint Surg Am 88:1689–1698, 2006.

该项随机对照研究比较了 20 例离心训练患者和 20 例开放性手术患者的结果。在 12 个月后两组患者的维多利亚运动评分（VISA）均有提高，而两组间无整体差异。在离心训练组中，5 例患者膝关节在 3~6 个月离心治疗无明显疗效后进行了手术治疗。作者推荐在开放性手术治疗前进行 3 个月的离心训练。（Ⅰ级证据）

Gill 4th TJ, Carroll KM, Hariri S: Open patellar tendon debridement for treatment of recalcitrant patellar tendinopathy: indications, technique, and clinical outcomes after a 2-year minimum follow-up, Sports Health 5:276–280, 2013.

该研究作者报告了联合关节镜和开放性手术治疗难治性髌腱病变的结果。37 例连续病例无术后并发症并且随访时间为 3.8±1.6 年，视力模拟疼痛评分（VAS）分数降低 6 分并且恢复到伤前的 Tegner 评分。82% 的患者完全或比较满意，79% 的患者愿意再次接受手术治疗。

Pascarella A, Alam M, Pascarella F, Latte C, Di Salvatore MG, Maffulli N: Arthroscopic management of chronic patellar tendinopathy, Am J Sports Med 39:1975–1983, 2011.

该研究作者报告了 64 名患者，其中 27 名职业运动员，他们接受了关节镜下治疗髌腱病患同时行髌前脂肪垫清除术、髌骨下极切除。在 1 年和 3 年的随访中显著改善了 IKDC、Lysholm 和 VISA-P 评分，这种改善在可随访患者中可持续 5 年和 10 年。术后无并发症，失败率为 9.6%。19/27 职业运动员恢复伤前同一运动水平。

Penn DD, Milne AD, Stanish WD: Detecting and managing jumper's knee, J Musculoskeletal Med, 554–5642006. August.

该综述描述了"跳高者膝关节病"的临床和影像学检查，也描述了解剖、病理生理学和手术与非手术治疗选择。

Popp JE, Yu JS, Kaeding CC: Recalcitrant patellar tendonitis: magnetic resonance imaging, histologic evaluation, and surgical treatment, Am J Sports Med 25:218–222, 1997.

该研究为针对在 9 所大学里，Blazina 分期 Ⅲ 期的"跳高者膝关节病"运动员的回顾性研究，所以运动员患者均经至少 3 个月非手术治疗效果不佳后采取开放性手术切除术。术前 MRI 显示局部肌腱增厚，并且组织学检查提示"血管纤维性肌腱变性"。作者报道经过至少 1 年以上随访后，7 例效果较好，3 例较好，1 例效果差。作者推荐符合特殊条件的患者行手术治疗。

（Miho J. Tanaka，Andrew J. Cosgarea 著　尚宏喜　郑传禧 译）

第 30 章

急性髌骨脱位：内侧髌股韧带修复术

适应证

- 绝大多数首次髌骨脱位患者可非手术治疗，髌骨再次脱位的概率约在 1/3 左右。
- 多次髌骨脱位患者症状未见好转，需要手术治疗。
- 进行髌骨脱位手术干预的主要指征是需要同时进行其他手术（如明显的游离体存在、半月板撕裂）。次要指征是髌骨无法体外复位，或复位后极度不稳定。
- 如有必要，可通过识别内侧髌股韧带（MPFL）撕裂部位并进行修复来稳定新近脱位的髌骨。
- 髌骨外侧不稳定的主要软组织限制是 MPFL，在髌骨脱位时该韧带撕裂。

术前检查／影像学

- 临床检查从评估膝关节活动度和韧带稳定性开始。由于患者损伤后膝关节较敏感，检查有一定难度，检查的关键在于排除交叉韧带、侧副韧带和伸膝装置的伴随损伤。
  - 触诊 MPFL 通常可以确认韧带撕裂部位。
  - 如果髌骨不稳定，对膝关节横向施加的力会导致患者髌骨恐惧试验（ + ），患者出现关节不稳症状。
  - 通过髌骨倾斜试验判断外侧支持带紧张度，若外侧支持带过度紧张，必要时需同时进行外侧支持带松解和 MPFL 修复。
  - 嘱患者由屈曲位主动伸展膝关节，检查者可确认患者伸膝装置是否完整并评估髌骨动态轨迹。
- 标准 X 线平片包括双侧站立前后位（AP）视图，30° 侧视图，以及 30° ~ 45° 的轴向视图，尽管它们在急性髌骨脱位情况下可能难以获得。在图 30.1 中，AP 视图显示髌骨脱位。
  - 通常可在股骨髁侧隐窝和前凹处可观察到骨性游离体。
  - 图 30.2 中的轴位 X 线片显示髌骨脱位后，侧隐窝内可见游离体。髌骨内侧面箭头处可见缺损。
  - 图 30.3 中的侧位 X 线片显示髌骨脱位后股骨髁前凹处存在游离体。
- CT 扫描有助于检查髌骨脱位。图 30.4 中的 CT 扫描显示髌骨的侧向脱位。近来动态 CT 扫描的引入也可用于表征髌骨脱位。
- MRI 是识别骨挫伤、MPFL 撕裂位置、软骨损伤以及伴随半月板或韧带病变的最佳成像方法。
  - 图 30.5 中的 T2 加权 MRI 显示了典型的骨挫伤模式，箭头处可见股骨外侧髁和髌骨内侧面显著水肿高信号；
  - 图 30.6 中，轴向 MRI 白色箭头处显示内侧股骨附着的 MPFL 撕裂。

- 在轴向视图上在髌骨内侧边缘看到的钙化通常代表 MPFL 止点的撕裂骨片，而不是游离体。
- 脱位后通常可见小的游离体，一般无症状。临床上可以跟踪这些患者以确定是否是游离体带来的症状。

争议

- 一些作者提倡对首次脱位后复发风险高的患者进行 MPFL 修复。
- 当髌骨脱位时，MPFL 可能在髌骨止点、股骨止点或中间实质部断裂。

治疗选择

- 大多数第一次脱位的患者可以通过佩戴支具进行非手术治疗，然后进行股四头肌强化的康复计划。

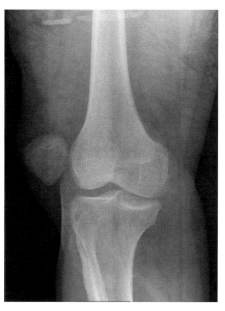

图 30.1

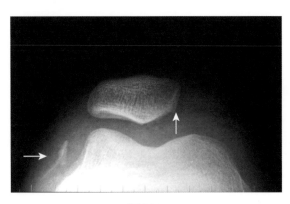

图 30.2

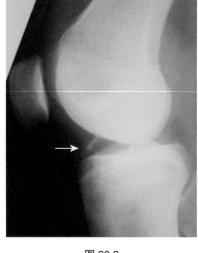

图 30.3

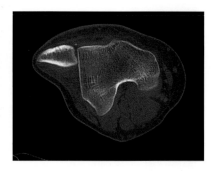

图 30.4

手术解剖

- MPFL 是一种宽的带状韧带，长度在 37 ~ 70 mm，位于股内斜肌的远端和深处（图 30.7）。
  - MPFL 的髌骨附着部位于髌骨内侧缘近端 2/3 处，与部分股四头肌远端结合。
  - MPFL 的股骨附着部位置不固定，大致在内收肌结节至内侧上髁间区域。
- 内侧副韧带浅层在股骨内上髁的附着处与 MPFL 股骨附着部十分接近，且有时相连续。这可能导致体格检查时出现误诊。
- 当髌骨脱位时，髌骨内侧关节面撞击股骨远端外侧滑车脊，常造成软骨或骨软骨损伤，MRI 上表现经典的骨挫伤影像。

体位

- 嘱患者仰卧于手术台上，在诱导全身麻醉或局部麻醉后，再次进行膝关节检查。
- 伸展患侧膝关节，确认静息位时髌骨的位置。对髌骨施加一个侧向平移力，计算髌骨的移动度，并与对侧正常膝关节比较。
- 患者麻醉时，易于进行髌骨倾斜试验，准确度更高。
- 可移动的立柱可用于辅助诊断性关节镜检查，并且可在开放手术开始之前将其移除。

入路 / 显露

- 膝关节辅助入路用于关节镜检查。
- 处理游离体、软骨损伤和其他关节腔内病变。
- 关节镜仔细检查髌骨内侧缘区域，该区域是 MPFL 断裂最常见的部位之一。
- 完成关节镜评估后，在可疑 MPFL 断裂部位做手术切口。

设备

- 术中膝关节下方放置可活动的无菌圆枕有利于内侧的显露。

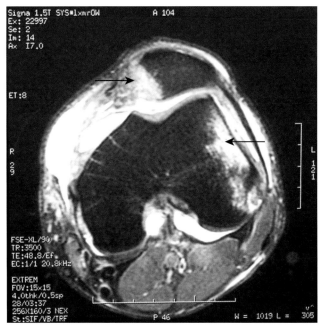

图 30.5

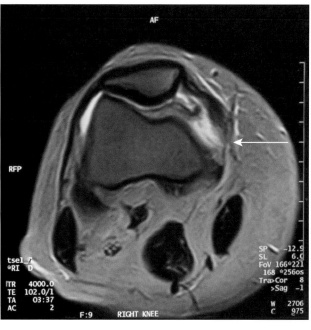

图 30.6

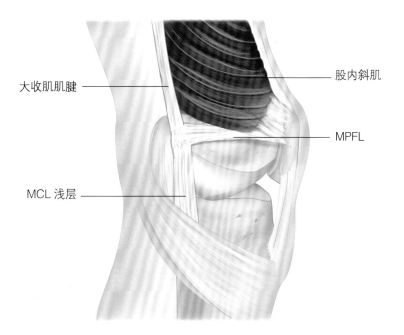

大收肌肌腱

股内斜肌

MPFL

MCL 浅层

图 30.7

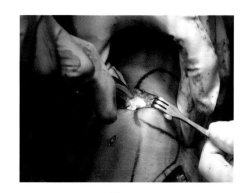

图 30.8

手术操作一：修复髌骨端断

第 1 步

- 沿着髌骨内侧边缘切开一个切口（图 30.8）。钝性分离，暴露髌骨内侧缘近端半部和 MPFL 组织的残余部分。
- 使用咬骨钳清除髌骨内侧缘上残余的韧带组织，并形成一个浅凹槽。

第 1 步要点

- 急性脱位后，通常可以通过确定最大压痛位置来识别 MPFL 撕裂部位。这应该通过关节镜和 MRI 发现来确认。

第 1 步提示

- 虽然通常可以确定髌骨止点或股骨止点的急性断裂，但中间实质部的确切部位更难以定位。

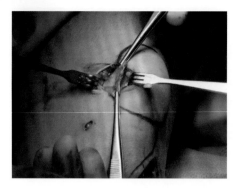

图 30.9

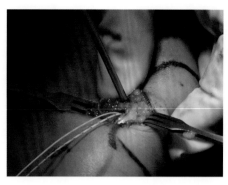

图 30.10

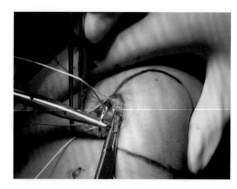

图 30.11

第 2 步提示

- 韧带过紧会导致修复失败或过度绷带髌骨，导致疼痛和软骨退行性变。

第 2 步

- 识别并暴露 MPFL 游离端，两把 Kocher 钳分别置于 MPFL 游离端上下缘，进行手动牵引（图 30.9）。
- 触诊确认残余 MPFL 是否完好无损。MPFL 过紧也会导致修复失败，引起髌软骨退变。

第 3 步

- 将两个缝合锚钉间隔 1 cm 放入髌骨边缘凹槽中（图 30.10）。
- 使用 Krackow 缝合，将 2-0 不可吸收缝线穿过断裂 MPFL 的游离缘（图 30.11）
- 或者，从骨槽和髌骨内侧缘及相邻软组织中钻出骨隧道。
- 然后将缝线系在髌骨边缘凹槽的锚钉部位；或者，将缝线穿过骨隧道并系在髌骨的内侧边缘上。

手术操作二：修复韧带实质部撕裂

第 1 步

- 钝性解剖暴露 MPFL，MPFL 位于股内侧肌的远端边缘深处。
- 如果损伤时间较长，通常无法确认 MPFL 损伤的确切位置。

第 2 步提示

- 可能很难确定重叠多少来进行韧带的短缩，特别是在慢性病例中。

第 2 步

- 确定韧带上下界后，由损伤部位切断 MPFL（图 30.12）。
- 通过牵引和触诊确认 MPFL 髌骨和股骨附着部完整。
- 2-0 不可吸收缝线穿过 MPFL 断端，以背心式重叠两侧断端并修复（图 30.13）。

第 3 步提示

- 隐神经在内侧暴露时容易受伤。

第 1 步提示

- 内侧上髁的 MPFL 破裂可能仅涉及最深的纤维并发生不完全愈合。在 MPFL 完全横断和外翻之前，结构异常可能不明显。

第 3 步

- 初步缝合后，可适度活动患侧膝关节，并对患侧髌骨施加侧向力检测韧带强度。然后进行最后的结扎缝合。

手术操作三：修复股骨端断裂

第 1 步

- 在收肌结节和股骨内上髁前方行纵向切口。
- 钝性分离暴露股骨内上髁和收肌结节这两个骨性突起。

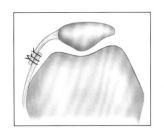

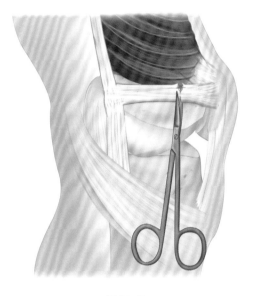

图 30.12

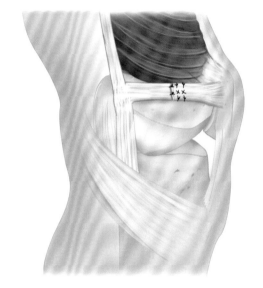

图 30.13

第 2 步

- 暴露 MPFL 股骨附着部断端。
- 2-0 不可吸收缝线穿行 MPFL 游离缘（图 30.14）。
- 牵引缝线使韧带游离缘张力加强。

第 3 步

- 使用 2 个或 3 个缝合锚钉将 MPFL 断端重新附着至清理过的股骨内上髁表面（图 30.15）；或者可以将 MPFL 断端修复至股骨髁上韧带残端或内侧副韧带的最上缘。

术后处理和预期疗效

- 将患者置于锁定完全伸展位的铰链支架中。
- 若患者有术后出血风险，可选择性放置引流管。
- 在康复室，患者接受股四头肌肌力和直腿抬高指导，并允许患者在负重状态下走动。
- 患肢支架锁定伸展位 1 周，然后鼓励患者在能够忍受的范围里开始膝关节活动。
- 患者每周接受 3 次正式的物理治疗，治疗强调扩大膝关节活动范围和强化股四头肌。
- 持续负重行走，股四头肌力量允许情况下，可解除支架以便行走（通常 6 周后）。
- 鼓励患者在手术后 4 周达到 120° 膝关节活动，并且应在术后 8 周内达到全

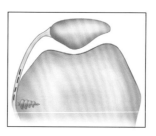

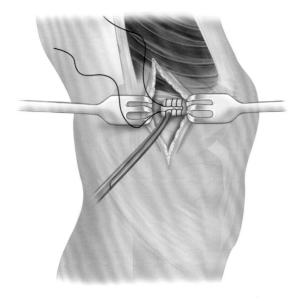

图 30.14

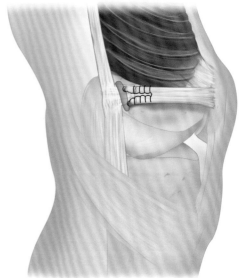

图 30.15

膝关节活动范围。

- 患者在 12 周后可进行慢跑和运动专项训练，大多数人能够在 4~5 个月内恢复运动。
- 最常见的术后并发症是运动能力丧失，可能的原因是术后康复不佳或术中操作错误。

循证文献

Arendt EA, Moeller A, Agel J: Clinical outcomes of medial patellofemoral ligament repair in recurrent (chronic) lateral patella dislocations, Knee Surg Sports Traumatol Arthrosc 19:1909–1914, 2011.

作者追踪 55 膝，经 MPFL 修复手术治疗复发性髌骨脱位的患者。所有膝关节手术都由同一医生完成。随访显示，46% 的患者在术后 2 年再次脱位。（Ⅳ级证据）

Atkin DM, Fithian DC, Marangi KS, Stone ML, Dobson BE, Mendelsohn C: Characteristics of patients with primary acute lateral patellar dislocation and their recovery within the first 6 months of injury, Am J Sports Med 28:472–479, 2000.

在这项研究中，作者前瞻性地评估了 74 例第一次髌骨脱位患者，为期 3 年。脱位后 72 例患者随访 6 个月，以评估非手术治疗的早期结果。当时 72 名患者中的 43 名（58%）在剧烈活动中受限。作者评估了髌骨脱位的危险因素，发现男性和女性患者均匀分布，没有证据表明股四头肌角度异常或力线异常是高危因素。

Buchner M, Baudendistel B, Sabo D, Schmitt H: Acute traumatic primary patellar dislocation: long-term results comparing conservative and surgical treatment, Clin J Sports Med 15:62–66, 2005.

对 126 例髌骨原发脱位的患者进行了回顾性研究，以比较手术和非手术治疗的结果。治疗后 8.1 年，85% 的患者 Lysholm 评分良好或优秀，71% 的患者主观结果良好。再脱位率 26%。创伤前的高活动水平在治疗后无法完全恢复。手术组和非手术治疗组在再脱位或再手术率、活动水平、功能或主观结果方面无显著差异。作者得出结论，当没有其他手术适应证存在时，保守治疗是首选治疗方法。

Camanho GL, Viegas Ade C, Bitar AC, Demange MK, Hernandez AJ: Conservative versus surgical treatment for repair of the medial patellofemoral ligament in acute dislocations of the patella, Arthroscopy 25:620–625, 2009.

作者随机分配了 16 名患者进行保守治疗，17 名患者在初次急性髌骨脱位后进行了手术 MPFL 修复。保守组与修复组相比，复发性脱位事件的风险更高。但是，差异无统计学意义。值得注意的是，手术组的平均 Kujala 评分为 92 分，保守组仅为 69 分。（Ⅱ级证据）

Camp CL, Krych AJ, Dahm DL, Levy BA, Stuart MJ: Medial patellofemoral ligament repair for recurrent patellar dislocation, Am J Sports Med 38:2248–2254, 2010.

这是对 27 例（29 膝）接受 MPFL 修复治疗复发性脱位患者的回顾性研究。至少随访 2 年，28% 的患者复发性脱位。失败的唯一重要风险因素是内侧股骨髁上的非解剖性 MPFL 修复。（Ⅳ级证据）

Christiansen SE, Jakobsen BW, Lund B, Lind M: Isolated repair of the medial patellofemoral ligament in primary dislocation of the patella: a prospective randomized study, Arthroscopy 24:881–887, 2008.

在髌骨初次脱位后，77 名患者被随机分配到对照临床研究中，进行保守治疗或 MPFL 修复。共有 42 名患者接受了 MPFL 修复，35 名患者接受了保守治疗。两组之间的脱位风险或 Kujala 膝关节评分无统计学差异。（Ⅰ级证据）

Fithian DC, Paxton EW, Stone ML, Silva P, Davis DK, Elias DA, White LM: Epidemiology and natural history of acute patellar dislocation, Am J Sports Med 32:1114–1121, 2004.

作者前瞻性随访 289 例急性髌骨脱位的患者 2～5 年，发现 10～17 岁的女性患者发生再次脱位的风险最高。17% 的首次脱位患者会发生再次脱位，而在后续出现复发脱位的患者中，再发脱位高达 49%。

Froelke BM, Elias JJ, Cosgarea AJ: Surgical options for treating injuries to the medial patellofemoral ligament, J Knee Surg 19:296–306, 2006.

在这篇文章中，作者讨论了 MPFL 的解剖学和生物力学。他们还回顾了关于髌骨不稳和 MPFL 损伤的修复和重建技术的文献。

Nikku R, Nietosvaara Y, Aalto K, Kallio PE: Operative treatment of primary patellar dislocation does not improve medium-term outcome: a 7-year follow-up report and risk analysis of 127 randomized patients, Acta Orthop 76:699–704, 2005.

作者报告了闭合或开放手术治疗原发性髌骨脱位的 127 例患者的 7 年随访。客观和主观结果相似。复发性不稳定有两个危险因素：初始对侧不稳定和患者年轻。作者得出结论，对初次脱位患者，他们不推荐使用力线矫正手术。

Nomura E, Inoue M, Kurimura M: Chondral and osteochondral injuries associated with acute patellar dislocation, Arthroscopy 19:717–721, 2003.

在这个病例系列中，作者对连续的 39 个初次髌骨脱位患者进行了关节镜检查。他们发现 37 例（95%）有髌股关节的关节软骨损伤。在 37 例中的 21 例中，是由骨软骨或软骨骨折引起的软骨缺损。最常见的位置是髌骨的内侧面和外侧股骨髁。

Sallay PI, Poggi J, Speer KP, Garrett WE: Acute dislocation of the patella: a correlative pathoanatomic study, Am J Sports Med 24:52–60, 1996.

这是一项对 23 例首次出现髌骨脱位的患者的回顾性研究。MRI 显示 23 例患者中有 20 例 MPFL 股骨止点侧撕裂，18 例在股内斜肌上也存在撕裂，18 例股骨外侧缘挫伤，16 例患者接受关节镜检查，探查膝关节内侧。15 例发现 MPFL 撕裂并进行了手术修复。在随访 2 年时对 12 名患者进行了评估，没有患者进一步发生脱位事件。12 人中只有 7 人（58%）获得了良好或优秀的 Lysholm 分数；9 名患者（75%）恢复体育活动，7 名（58%）没有限制。

Tomkins M, Kuenze CM, Diduch DR, Miller MD, Milewski MD, Hart JP: Clinical and functional outcomes following primary repair versus reconstruction of the medial patellofemoral ligament for recurrent patellar instability, J Sports Med (Hindawi Publ Corp), 2014. Article ID 702358.

作者评估了接受修复和重建手术治疗复发性 MPFL 不稳定的患者的结果。14 个膝关节进行了修复，9 个膝关节进行了重建。对患者进行至少 2 年的评估，两组之间未发现显著差异。在随访期间，所有膝关节保持稳定。作者指出，这一结果与先前进行的研究不同，并将这种差异归因于与本研究患者队列中高位髌骨和滑车发育不良等危险因素较少相关。

（Miho J. Tanaka，John Pollack，Andrew J. Cosgarea 著　史冬泉 译）

髌骨骨折

适应证

- 伸肌装置产生的力量是很大的，因此对于活动量比较大的患者，所有有移位的髌骨骨折都应采用切开复位内固定。
- 边缘纵向骨折和症状性二分髌骨骨折如果需要手术，最好采用骨块切除。
- 微小的髌骨下极骨折可采用骨折内固定术或骨折碎片切除加髌腱重建。

术前检查 / 影像学

- 髌骨骨折的患者通常关节腔积血较多，典型的体征是无法直腿抬高。
- 如果骨折端移位，通常可触及明显的缺损。
- X 线平片：
  - 前后位（AP）和侧位片。在图 31.1 中，前后位片（图 31.1A）和侧位片（图 31.1B）显示髌骨骨折伴有移位。
  - 髌骨轴位片（即 Merchant 位或日出位片）。
- 单纯的髌骨骨折不需要 MRI 检查，但 MRI 可以帮助判断其他潜在的损伤。
- 锝 - 骨扫描和 MRI 可用于诊断髌骨应力性骨折和症状性二分髌骨骨折。
- CT 扫描可用于判断微小骨折和移位的程度。

手术解剖

- 髌骨是一块大的籽骨（图 31.2）。
  - 近端为股四头肌腱附着点。
  - 远端为髌腱附着点。

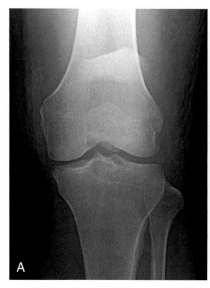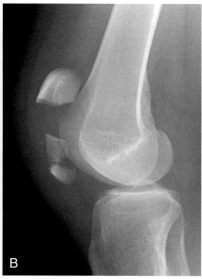

图 31.1

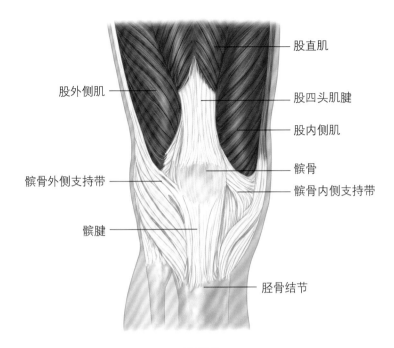

股直肌

股外侧肌

股四头肌腱

股内侧肌

髌骨

髌骨外侧支持带

髌骨内侧支持带

髌腱

胫骨结节

图 31.2

- 髌骨为浅表结构，可通过简单正中切口暴露。
- 内侧和外侧支持带是伸肌装置的边缘延伸（图 31.2），髌骨骨折伴有移位时被撕裂。

体位

- 标准手术台，患者取仰卧位。
- 止血带需要置于大腿上段。
  - 充气的止血带不应干扰髌骨骨折的移动和固定。
  - 膝关节下方可以放置一个无菌枕或三角架，以便于暴露。

入路 / 显露

- 髌骨上方的正中切口应足够长，以便可以观察股四头肌、髌腱以及内侧和外侧支持带。

手术操作一：髌骨横行骨折修复

第 1 步

- 通过骨膜的活动谨慎判断所有的骨折碎片，暴露骨折断端及解剖复位。
- 一旦实现解剖复位，两个主要骨折片用大的把持钩或复位钳固定（图 31.3）。
- 通过支持带裂口直接触诊关节面，以确认没有明显的错位。
- X 线透视可用于确认复位是否充分（图 31.4）。

第 2 步

- 平行的 2 根克氏针，垂直于横向的骨折线进针。图 31.5 术中透视的前后位片（图 31.5A）和侧位片（图 31.5B）显示垂直于骨折线平行放置的克氏针。
  - 使用直径 2.7 mm 空心钻在克氏针引导下打隧道。
  - 采用 4.0 mm 的钻头处理两个骨折块中较小的一块，以获得骨折块间的加压。

设备

- 术中透视有助于评估骨折复位情况以及内固定的位置。

要点

- 最好向深部切至筋膜和骨膜，保证皮下皮瓣的厚度，最大限度减少对软组织的损伤并减少皮肤愈合问题。

第 2 步要点

- 螺钉最好从最小的骨块向最大的骨块拧入。
- 螺钉应比测量的长度短 2 mm，避免影响螺钉尖端的钢丝"8"字扭结或摩擦。
- 对较小的骨块进行钻孔可以减少骨片碎裂的机会，并有助于螺钉帽的埋入。
- 在大量碎片存在的情况下，可在骨折复位以后，拧入螺钉和张力带放置前采用钢丝环形捆扎。

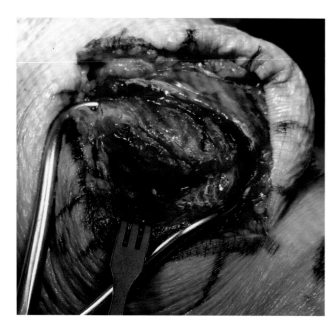

图 31.3

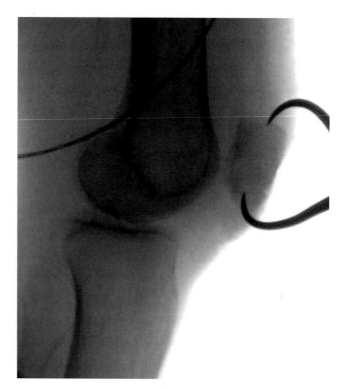

图 31.4

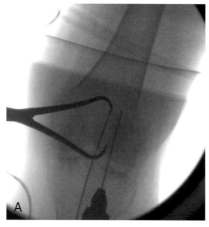

图 31.5

- 测量孔的长度，穿过每根克氏针拧入带有部分螺纹的 4.0 mm 螺钉，长度比测量值短 2 mm（图 31.6）。
- 取出克氏针，采用 18 号钢丝穿过空心螺钉并"8"字打结，增强内固定的张力（图 31.7）。
- 术中透视确认前后位（图 31.8A）和侧位片（图 31.8B）内固定的位置。
- 或者，可以使用传统的平行的克氏针和张力带固定技术固定骨折。

第 3 步

- 冲洗伤口。
- 活动膝关节以确认髋骨骨折修复部位没有活动。
- 内侧和外侧支持带采用 0 号可吸收缝合线"8"字缝合修复。
- 用 2-0 号可吸收缝线缝合皮下组织。
- 皮肤采用尼龙缝线间断缝合或订皮机缝合。

第 2 步提示

- 传统的平行的克氏针（K-wire）和张力带固定可以提供足够的稳定性，但克氏针可能会引起症状，干扰术后康复，并且在骨折愈合后需要取出。

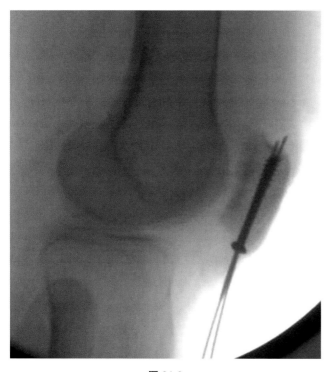

图 31.6

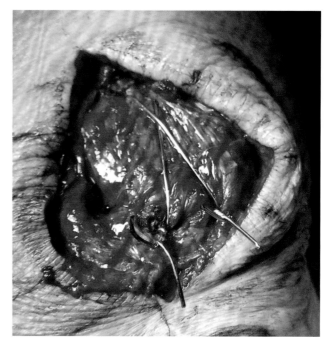

图 31.7

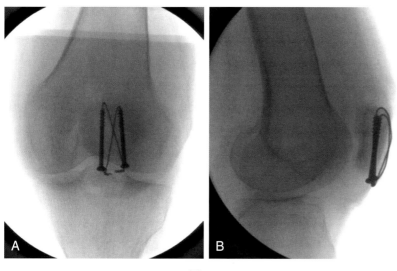

图 31.8

第4步

- 无菌敷料覆盖，并使用冷冻装置设备。
- 然后将下肢置于膝关节固定器或铰接的术后膝关节活动支架中，并锁定在伸直位。

手术操作二：髌骨下极骨折修复

第1步

- X线片显示骨折的位置和大小，帮助医生确定骨折块是否可以修复或者是否需要切除。图 31.9 X线侧位片显示髌骨下极横向骨折。在这种情况下，

第3步要点

- 担心术后出血问题可放置引流管。

内固定

- 如果近端或远端骨折块太小而不能用螺钉固定时，则可以切除小的骨块，直接将股四头肌或髌腱固定到较大的骨块上。

第4步要点

- 应切除舍弃小的骨折块。

第1步要点

- 隧道应该从髌骨近端而不是从髌骨的前皮质穿出，防止产生向上的应力，造成近端的骨折。

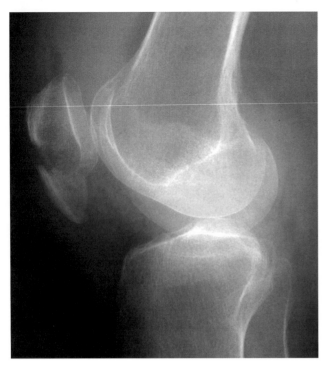

图 31.9

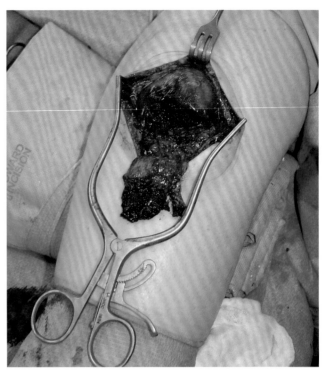

图 31.10

骨折块大小不足以采用传统的内固定技术进行修复。

- 髌骨下极骨折线位于正中切口的中间。
- 暴露骨折部位，确定远端骨折块的大小和质量。如图 31.10 所示，小的骨折块保留、附着在髌腱上。

第 2 步

- 如果骨折块足够大，则采用如前所述的克氏针或螺钉进行内固定。
- 如果骨折块太小不足以采用内固定，则使用缝合线实现固定。
- 两条独立的 2 号不可吸收缝线采用 Krackow 锁边技术对髌腱进行编织（图 31.11）。
- 3 根 2.4 mm Beath 针依次从髌骨远端到近端纵向钻孔（图 31.12）。

第 3 步

- 内侧和外侧的髌骨隧道分别穿过 1 根缝线，中央隧道穿过 2 根缝线（图 31.13）。
- 缝合线在髌骨的上极打结（图 31.13），并将线结埋在股四头肌肌腱下。
- 术后 X 线片显示骨折解剖复位（图 31.14）。

手术操作三：髌骨骨软骨骨折修复

第 1 步

- 髌骨脱位时可发生髌骨（和股骨外侧髁）骨软骨骨折。
- X 线片通常显示髌骨松弛。
- MRI 可用于评估软骨损伤的范围和大小，以便为修复做准备。
- CT 扫描对量化骨移位的程度或骨缺损的大小尤为重要。

内固定

- 如果没有带孔的克氏针，则可以使用 2.5 mm 钻头，缝合线与 Hewson 缝合线一起穿过隧道。

争议

- 在某些情况下，可能需要切除整个下极的骨折块，这会导致髌骨短缩并改变髌股关节的生物力学。

第 3 步要点

- 将线结埋在股四头肌肌腱下可减小术后疼痛的风险。

第 3 步提示

- 骨折部位未能获得解剖复位将导致间隙形成并可能引起骨折延迟愈合或不愈合。

争议

- 使用传统的金属螺钉内固定技术通常需要进行二次手术内固定取出。
- 在某些情况下，使用生物可吸收固定技术与术后滑膜炎的发生有关。

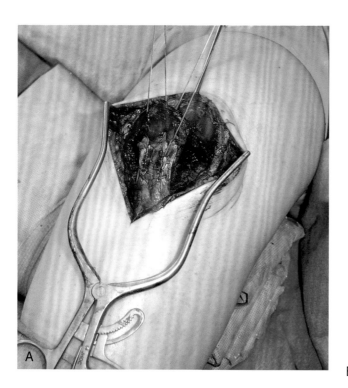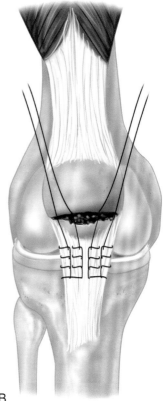

图 31.11

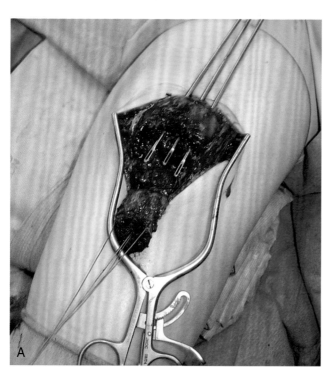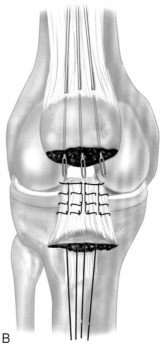

图 31.12

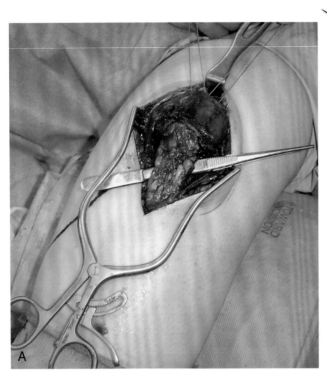

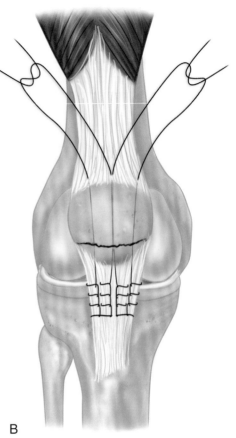

图 31.13

<table>
<tr><td>

第 2 步要点

- 必须将碎片修复到缺损的部位，尽量减少或消除关节面的缺失。
- 通过关节面的直接触诊确认是否达到解剖复位。

第 2 步提示

- 应避免骨软骨碎片不必要的手术损伤和操作，以保证软骨表面的完整性。

第 4 步提示

- 切口闭合过程中内侧软组织过度紧缩可能导致髌股关节过度限制及髌骨轨迹异常。

第 4 步要点

- 根据所使用的内固定种类，可选择术后 3 个月或更长时间取出内固定。

</td><td>

第 2 步

- 诊断性关节镜检查确定骨软骨骨折的位置和大小。
- 采用内侧髌旁关节切开术，和通常用于修复髌股内侧韧带（MPFL）的切口相同。从膝关节取出骨软骨碎片（图 31.15）。

第 3 步

- 对骨软骨碎片和缺损的骨表面的纤维组织进行清除，以促进愈合（图 31.16）。
- 骨软骨碎片或松弛的部分复位到骨折的部位，注意尽量恢复软骨表面周围组织的一致。
- 一旦获得满意的修复，使用螺钉固定碎片。在置入螺钉之前，可以使用 2 根克氏针对碎片进行固定（图 31.17）。无头或生物可吸收螺钉可以在该过程中用作内固定的替代形式。
- 术中透视用于确认螺钉位置。螺钉不应穿透髌骨的前皮质。

第 4 步

- 骨软骨骨折修复后，根据临床情况修复或重建 MPFL。
- 充分止血后，逐层缝合伤口。
- 使用可吸收线皮下连续缝合皮肤伤口。

</td></tr>
</table>

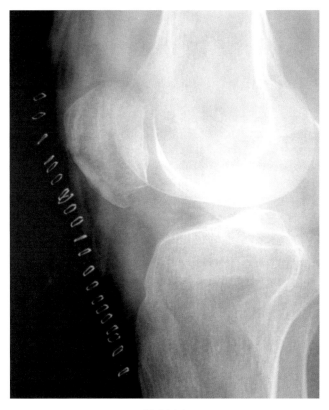

图 31.14

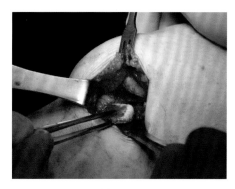

图 31.15

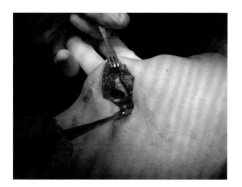

图 31.16

术后处理和预期疗效

- 患者可在可承受的情况下负重，需将患肢用固定器或支具固定在伸直位。
- 患者在支具固定时立即开始股四头肌训练与直腿抬高训练。
- 术后 7 ~ 10 天拆线，并复查 X 线片（图 31.18）。
- 患者可在术后第一次复查时开始康复锻炼。
  - 将支具锁定在伸值位以便于行走。
  - 在内固定取出之前，应避免膝关节负重屈曲。
- 动态复查 X 线片观察骨折愈合情况。
- X 线片显示开始愈合，就可以开始进行力量训练。

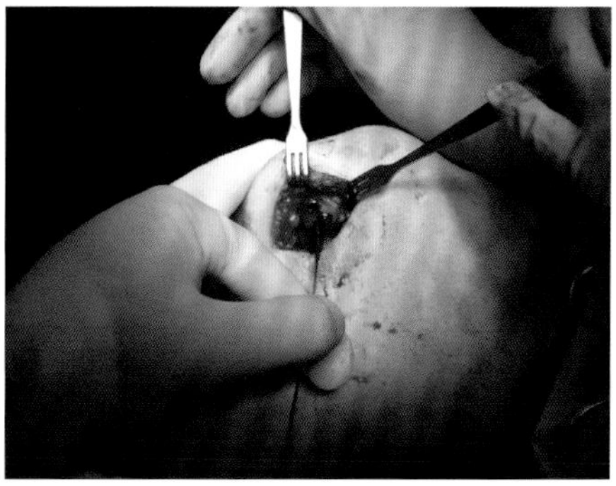

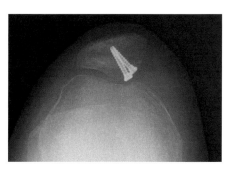

图 31.17

循证文献

Berg EE: Open reduction internal fixation of displaced transverse patella fractures with figure-eight wiring through parallel cannulated compression screws, J Orthop Trauma 11:573–576, 1997.

作者详细介绍了该项技术，并报告了 10 名患者的一系列结果。所有患者均完全愈合，无并发症发生。有趣的是，该报道的患者平均年龄为 63 岁（范围：20 ~ 86 岁）。

Bottoni CR, Taylor DC, Arciero RA: Knee. Section E: Patellofemoral joint. Part 4: Patellar fractures in the adult. In DeLee JC, Drez Jr D, Miller MD, editors: DeLee & Drez's Orthopaedic Sports Medicine: Principles and Practice, ed 2, Philadelphia, 2003, WB Saunders, pp 1760–1767.

作者展示了一个通俗的关于成人髌骨骨折的论述，并对诊断进行了讨论。

Lee SK, Hwang YS, Coy WS: Horizontal versus vertical orientation of the loop or tension band wiring of transverse patella fractures, Orthopedics 37: e265–e271, 2014.

这是一项对 72 例髌骨骨折的回顾性研究，其中 16 例采用 1 根钢丝纵向 "8" 字环扎固定（组 1），24 例采用 2 根钢丝环扎固定（组 2），32 例采用 2 根钢丝 "8" 字环扎固定

图 31.18

并在邻近的两个角进行打结（组 3）。术后 3 个月，第 3 组 HSS 评分和 Lysholm 评分更高；然而，术后 6 个月和 1 年时，所有组的评分相似，所有组的的活动范围均达到可接受得程度。水平捆扎组并发症发生率较低（12.5%）。

Orava S, Karpakka J, Hulkko A, Vaananen K, Takala T, Kallinen M, Alen M: Diagnosis and treatment of stress fractures located at the mid-tibial shaft in athletes, Int J Sports Med 12:419–422, 1991.

应力性骨折早期在常规X线片上可能不会得到显示。骨扫描可以发现早期的应力性骨折。应力性骨折可以发展为完全性的髌骨骨折。

Reilly DT, Martens M: Experimental analysis of the quadriceps muscle force and patello-femoral joint reaction force for various activities, Acta Orthop Scand 43:126–137, 1972.

作者对伸肌装置产生力的大小进行实验分析，其取决于股四头肌力和膝关节的屈曲角度。爬楼梯时髌股关节承受 3.3 倍的体重负荷。

Seeley MA, Knesek M, Vanderhave KL: Osteochondral injury after acute patellar dislocation in children and adolescents, J Pediatr Orthop 33:511–518, 2013.

作者对 46 名年龄 11～18 岁的患者进行研究，通过 MRI 检查对这些患者首次髌骨脱位后进行评估。患者平均年龄为 14.6 岁。髌骨骨软骨骨折的发生率为 76%，股骨外侧髁骨软骨骨折发生率为 24%，二者均发生骨软骨骨折的发生率为 6.5%。随后，68% 的患者在受伤后接受了手术治疗。股骨骨软骨损伤的 IKDC 评分低于髌骨（72.3 vs 91.1），负重位评分甚至更低。

（John H. Wilckens，Miho J. Tanaka，Andrew J. Cosgarea 著

冯尔宥 译）

第 32 章

内侧髌股韧带重建术

适应证

- 内侧髌股韧带（medial patello-femoralLigament，MPFL）是髌骨外侧不稳定的最重要的软组织限制结构。
- 髌骨脱位时，MPFL 断裂可以位于股骨止点、髌骨止点或者韧带的实质部。
- 髌骨初次外侧脱位后大约有 1/3 的概率发生再次不稳定。
- 复发不稳定和 MPFL 失效时，需要重建 MPFL。

术前检查 / 影像学

- 临床检查包括标准的静态力线、步态、关节活动度、交叉韧带和侧副韧带稳定性。
    - Q 角评估髌股力线。
    - 髌骨倾斜试验评估支持带张力。
    - 髌骨滑动试验评估 MPFL 张力。
    - 做恐惧试验时，被动地髌骨外移诱发患者的恐惧感，从而复制不稳定的症状，提示髌骨不稳。
    - 由屈曲位主动伸膝观察髌骨动态轨迹，严重轨迹不良的患者会有 J 征阳性，表现为髌骨外侧的滑移。通常发生于伸膝末期，此时股骨外髁滑车嵴不能限制髌骨外移。
- 标准的放射学检查包括站立前后位、隧道位、屈膝 30° 侧位、屈膝 30° 或者 45° 轴位像。
- CT 检查观察滑车形态（外侧滑车嵴突出）通过 TT-TG 值（tibial tuberosity to trochlear groove）量化判定胫骨结节外移程度。
- MRI 检查利于辨认骨髓水肿、软骨损伤，以及同时伴发的半月板、韧带损伤。

手术解剖

- MPFL 附着在髌骨内侧缘近端 2/3 处和股中间肌腱，与股内侧肌和股内侧肌斜部相邻。
- MPFL 的股骨附着是变化的，但通常在内收肌结节以远，在股骨内上髁前方。

体位

- 患者仰卧于手术台上，全身或局部麻醉诱导以后，再次进行膝关节检查评估。
    - 髌骨倾斜试验（图 32.1）：髌骨倾斜试验评估是否存在外侧支持带紧张，需要外侧支持带松解（见第 28 章）。
    - 髌骨滑移试验（图 32.2）：采用膝滑移试验测试髌骨被动不稳定性。伸直膝关节，放松髌骨，施加向外的力，滑动范围通过髌骨 4 分法计量，并且与健康的对侧关节对比。
- 安放一个可移动的垂直挡板，方便关节镜检查，可以在开放手术之前移除。

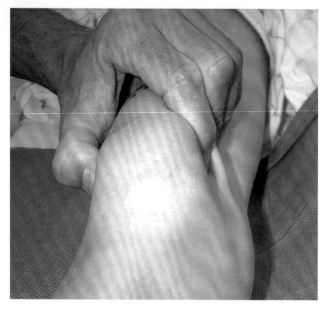

图 32.1

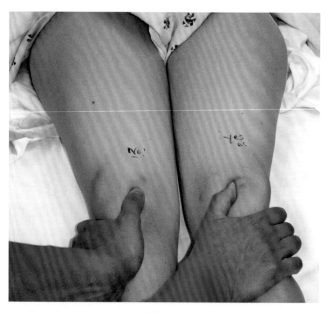

图 32.2

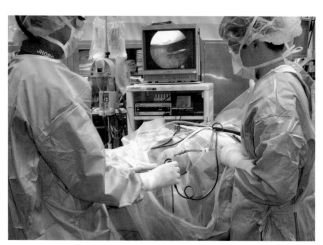

图 32.3

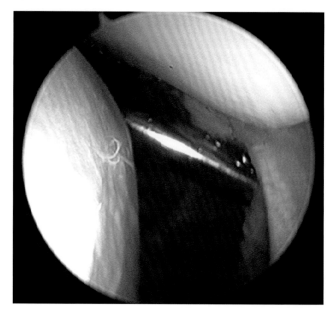

图 32.4

入路 / 显露

- 标准的前内侧和前外侧入路完成关节镜诊断，寻找是否有游离体及探查半月板损伤（图 32.3 ）。

- 评估软骨损伤的位置和程度，在某些情况下需要软骨的清理或者微骨折术，同时确定是否行单纯或者结合胫骨结节截骨术。

- 关节镜下观察髌骨轨迹，图 32.4 前外侧入路观察髌骨半脱位，髌骨位于外侧沟上方。

- 如果术前考虑髌骨外侧支持带紧张，那么需要关节镜下使用电凝行外侧支持带松解术。或者在完成关节镜检查后，进行开放的外侧支持带松解或延长。

- 最近发生 MPFL 髌骨侧撕脱的患者，可见邻近髌骨内侧缘的软组织炎症反应或出血。

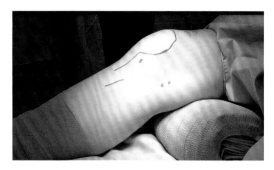

图 32.5

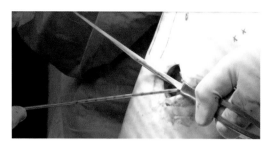

图 32.6

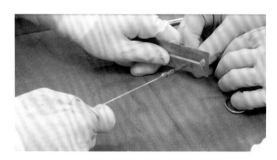

图 32.7

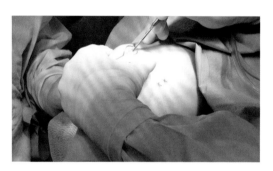

图 32.8

手术操作

第 1 步

- 用记号笔标记重要的体表标志，包括髌骨、胫骨结节、内收肌结节、股骨内上髁（图 32.5）。

第 2 步

- 对于复发性髌骨不稳，我们通常更喜欢选择自体半腱肌或股薄肌腱重建MPFL。
- 皮肤切口在鹅足腱止点上方，暴露缝匠肌筋膜。
- 辨别缝匠肌筋膜，从其上边缘自内侧副韧带浅层前方切开，外翻缝匠肌筋膜，方便股薄肌或半腱肌肌腱解剖，然后使用取腱器取腱（图 32.6）。
- 将缝匠肌筋膜缝合回胫骨近端的解剖止点。
- 剥离腘绳肌肌腱表面的肌肉，测量长度和直径。移植物通常长度为 15～20 cm，能够满足移植物要求。
- 移植物的髌骨端编织缝合一个线环，留下两股游离线。或者用 2 号不可吸收缝线，采取克拉科夫（Krakow）锁边缝合技术编织，移植物直径一般可达到 4.5 mm 或 5mm（图 32.7）。

第 3 步

- 在髌骨赤道部近端，沿髌骨内侧切开一个 2 cm 的切口，
- 清除软组织，暴露髌骨内侧边缘的 MPFL 止点（图 32.8）。
- 通过手指触摸髌骨近端和远端，确认髌隧道起点在髌骨近侧 1/2 之内。
- 用 2.5 mm 钻头从内侧到外侧方向横向钻髌骨隧道（图 32.9）。

第 1 步要点

- 对于新鲜脱位的患者，通常可以判断出 MPFL 损伤部位在髌骨内侧缘、股骨内上髁或者腱实质部。

争议

- 一些医生建议对初次髌骨脱位的患者进行 MPFL 修复，我们通常非手术治疗初次的脱位，在伴随关节内病变（大的游离体、半月板撕裂）需要手术治疗时，会修复急性的 MPFL 撕裂。
- 一些医生使用 MPFL 修复技术治疗复发性不稳定，通过切割、缩短MPFL，髌骨或股骨止点重建或通过肌腱实质部重叠方法紧张 MPFL。

第 1 步提示

- 韧带过紧会引起修复失败或将过度约束髌骨，导致疼痛和软骨退行性改变。

第 2 步要点

- 虽然股薄肌腱比半腱肌腱短而且小，仍然较自体 MPFL 强度大，长度足够满足构建 MPFL 移植物要求。

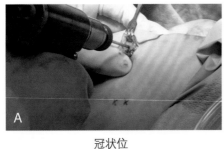

冠状位

内侧 外侧

轴位

B

图 32.9

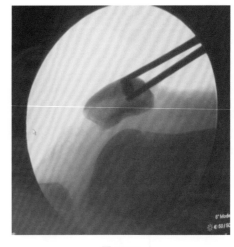

图 32.10

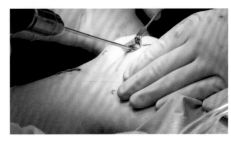

图 32.11

第 3 步提示

- 钻骨隧道时，很重要一点是既不要破坏前方的骨皮质，也不要破坏后方的关节软骨。
- 髌骨钻多个隧道或者隧道直径过大，会增加术后骨折的风险。
- 缝线结节会引起局部术后刺激症状或者疼痛。

第 3 步要点

- 通过透视可以明确钻头的理想位置。

第 4 步提示

- MPFL 股骨附着部位于内上髁附近，离内收肌结节大约 1 cm 以远。定位股骨隧道时，向近端小于 5 mm 的移位，也会导致移植物张力和内侧髌股关节面的压力增加。

- 侧位透视确定钻头的合适位置（图 32.10）。
- 然后用 2.4 mm 带孔克氏针替换钻头，用比移植物直径大 0.5 mm 的空心钻头扩大隧道，深度为 15 mm（图 32.11）。

第 4 步

- 经髌骨隧道穿一根带孔克氏针，移植物单支缝线穿过小孔，然后经髌骨外侧拉出皮肤（图 32.12A）。
- 通过相同的盲端隧道钻入第二个带孔克氏针，保持方向与第一根克氏针有一定的偏离，将第二支缝线穿过外侧髌骨和皮肤（图 32.12B）。
- 然后通过拉紧皮肤外侧成对的缝线，将移植物拉入并贴附在髌骨隧道中（图 32.13A）。
- 髌骨外侧开一个小切口，取出两支缝合线，直接系在外侧髌骨骨桥上（图 32.13B）。

第 5 步

- 在股骨内上髁与收肌结节之间做一个 3~4 cm 的纵向切口，暴露 MPFL 股骨附着位点。
- 在股骨内上髁近端放置 2.5 mm 钻头（图 32.14）。
- 通过透视可以确定股骨钻头的最佳定位（图 32.15）。

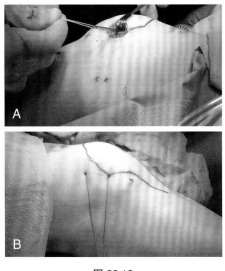

图 32.12

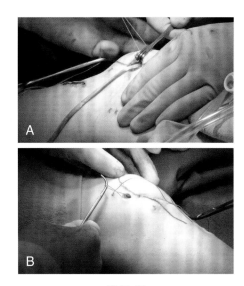

图 32.13

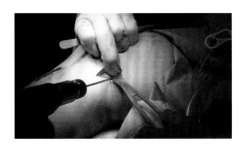

图 32.14

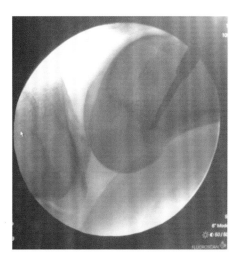

图 32.15

- 移植物通过一个位于关节囊表面的软组织隧道深入到内侧支持带和 MPFL 残余部分（图 32.16A）。
- 移植物缠绕钻头，评估膝关节活动过程中移植物是否等长（图 32.16B）。
- 然后用 2.4 mm 的 Beath 针替换钻头，制备股骨隧道。轨迹略向前方和近端偏斜，尽量减小腓总神经损伤的危险。
- 通过 Beath 针，用 6 mm 空心钻头扩大隧道，深度 25 mm，为移植物建立盲端隧道（图 32.17A）。
- 移植物股骨端使用 2 号不可吸收缝线 Krackow 锁边缝合技术。用 5 号不可吸收缝线穿过 2 号缝环，创建一个牵引线，稍后用于牵拉移植物进入股骨隧道（图 32.17B）。
- 5 号缝线末端穿过 Beath 针的小孔，当 Beath 针拉过膝关节外侧时，移植物进入股骨隧道。

第 6 步

- 随着膝关节活动，通过感觉游离皮肤外侧的缝线张力，可以确定移植物张

第 5 步要点

- 对于骨骼未成熟的患者，移植物可以环绕并缝合到内侧副韧带浅层近端，替代股骨隧道固定。

第 5 步提示

- 移植物张力不要过大。移植物即使有 3 mm 过紧，也会增加移植物应力和内侧髌股关节的应力。

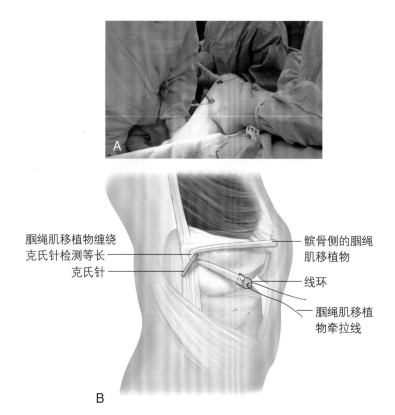

胭绳肌移植物缠绕
克氏针检测等长
克氏针

髌骨侧的胭绳
肌移植物

线环

胭绳肌移植
物牵拉线

B

图 32.16

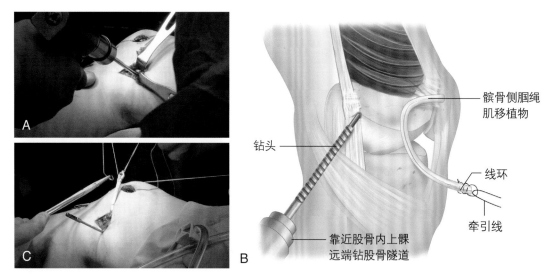

髌骨侧胭绳
肌移植物

钻头

线环

牵引线

靠近股骨内上髁
远端钻股骨隧道

B

图 32.17

力，移植物也可以直视，或者通过内侧切口触诊。

- 伸直膝关节，向外侧推髌骨，尝试复制健侧相同数量的横向外移。
- 移植物股骨端使用 7.0 mm 生物可吸收空心界面螺钉固定（图 32.18），将移植物缝合于邻近软组织加强固定。
- 关闭切口前，确认膝关节有良好的活动度，髌骨不受过度约束，移植物对于过度的外移起到类似马缰绳一样的约束作用，保证髌骨不再脱位。

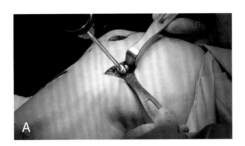

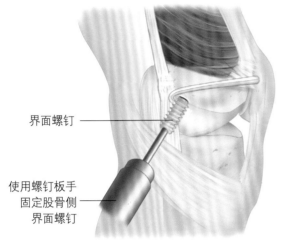

界面螺钉

使用螺钉板手
固定股骨侧
界面螺钉

图 32.18

第 7 步

- 皮下缝合关闭切口，美观。
- 冷敷、加压包扎控制疼痛和肿胀。
- 术后完全伸展位支具固定。
- 术后放射片，证实内植物和隧道的位置，图 32.19 日出位、前后位和侧位片显示 MPFL 重建后隧道的位置。

术后处理和预期疗效

- 在恢复室里，患者接受股四头肌和直腿抬高练习，并允许触地负重行走。
- 支具完全伸直固定 1 周，然后鼓励患者膝关节全范围的活动，并在能忍受的情况下逐步进步。
- 患者每周接受 2 ~ 3 次正式的物理治疗，强调加强膝关节活动度和股四头肌力量。
- 允许范围内逐渐加强负重，股四头肌力量恢复良好时停止支具保护，通常需要 6 周时间。
- 鼓励患者术后 4 周屈膝达到 120°，术后 8 周能够恢复全范围膝关节活动。
- 患者在 12 周内进行慢跑和特定运动训练，大多数情况下能在 4 ~ 5 个月重返运动。
- 有报告 MPFL 修复或重建后有 80% ~ 96% 的满意率，但这些研究存在一定的局限：患者数量少，回顾性研究，缺乏对照组。

并发症

- 最常见的术后并发症是运动能力下降。运动缺陷可能是继发于术后不适当康复锻炼或术中技术错误，导致关节过度约束。
- 股骨隧道制备时隐神经有损伤的危险。
- 其他可能的并发症包括继发于移植物失效导致复发不稳定，内植物诱发的疼痛、髌骨骨折。

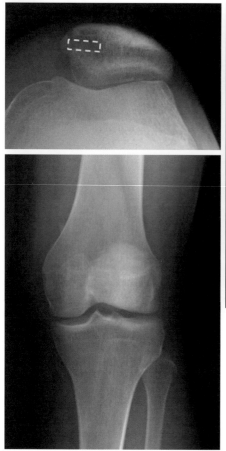
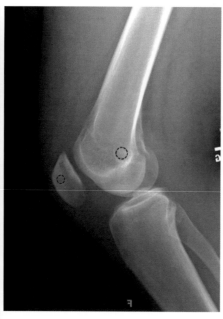

图 32.19

循证文献

Ahmad CS, Brown GD, Stein BS: The docking technique for medial patellofemoral ligament reconstruction: surgical technique and clinical outcome, Am J Sports Med 37(10):2021–2027, 2009.

作者描述了一种利用软组织移植进行 MPFL 重建的技术，该技术利用对接技术将髌骨和界面螺钉固定在股骨上。使用 5 mm 隧道和发散的 2.5 mm 孔将移植物对接在髌骨侧，以连接缝合线，缝合线系在髌骨外侧的骨桥上。作者报告 31 个月没有复发病例，国际膝关节文献委员会 (IKDC)、Kujala、Lysholm 和 Tegner 评分得到改善。

Buckens CD, Saris DB: Reconstruction of the medial patellofemoral ligament for treatment of patellofemoral instability: a systematic review, Am J Sports Med 38(1):181–188, 2010.

作者进行了系统评价，其中包括 14 项研究。这些研究通常报告了良好的结果，但研究受限于随访期短、病例少和操作程序的异质性。

Conlan T, Garth Jr. WP, Lemons JE: Evaluation of the medial soft-tissue restraints of the extensor mechanism of the knee, J Bone Joint Surg Am 75:682–693, 1993.

作者进行了一项生物力学研究，以确定内侧软组织结构对完全伸直状态下的 25 膝的病理性髌骨外侧脱位阻挡力的相对贡献。他们发现最大的贡献来自 MPFL (53%)，其次是内侧髌骨半月板韧带 (MPML)(22%)、内侧支持带 (11%) 和内侧髌骨胫骨韧带 (MPTL) (5%)。

Deie M, Ochi M, Sumen Y, Yasumoto M, Kobayashi K, Kimura H: Reconstruction of the medial patellofemoral ligament for the treatment of habitual or recurrent dislocation of the patella in children, J Bone Joint Surg Br 85:887–890, 2003.

在这项研究中，作者报告了一种可以安全地用于儿童的重建技术。半腱肌近端松解，远端附着，穿过近端内侧副韧带中的小缺损，并缝合到髌骨的内侧边缘。作者报告说，至少随访 4 年时，6 个膝关节的平均 Kujala 评分为 96.3，但由于样本量小，有意义的结论是有限的。

Elias JJ, Cosgarea AJ: Technical errors during medial patellofemoral ligament reconstruction could overload medial patellofemoral cartilage: a computational analysis, Am J Sports Med 34:1478–1485, 2006.

作者使用计算机模拟技术来模拟 MPFL 移植物附着在股骨上的错位。他们发现，移植物长度和位置的小误差可能会显著增加内侧髌股关节软骨的压力，并得出结论，手术操作中的技术错误可能导致髌股关节软骨退化和关节炎。

Enderlein D, Nielsen T, Christiansen SE, Fauno P, Lind M: Clinical outcome after reconstruction of the medial patellofemoral ligament in patients with recurrent patella instability, Knee Surg Sports Traumatol Arthrosc 22(10):2458–2464, 2014.

这是用自体股薄肌腱进行 MPFL 重建 240 膝的大规模研究，使用髌骨内侧钻孔和股骨侧的界面螺钉进行固定。翻修率为 2.8%。30% 的患者在股骨内侧髁上有疼痛。Kujala 得分在 1 年时从 62.5 提高到 80.4。较差的主观结果与女性性别、BMI>30 kg/m² 、年龄 >30 岁以及 3～4 级软骨损伤有关。

Smirk C, Morris H: The anatomy and reconstruction of the medial patellofemoral ligament, Knee 10:221–227, 2003.

当尸体膝关节从 0° 弯曲到 120° 时，作者测量了尼龙线的长度位移。最有利的附着部位是髌骨内侧缘的上部和中部位置，以及在股骨上内收肌结节远端和前部 1 cm 的位置。内收肌结节处的股骨附着产生最不利的结果，导致膝关节屈曲期间模拟移植物长度增加超过 5 mm。

Schöttle PB, Schmeling A, Rosenstiel N, Weiler A: Radiographic landmarks for femoral tunnel placement in medial patellofemoral ligament reconstruction, Am J Sports Med 35(5):801–804, 2007.

这是对 8 个新鲜冷冻尸体膝的实验室研究，其中 MPFL 的股骨止点被暴露并标记，并且其位置在侧位 X 线片上描述。作者描述了一个可重复的点，位于后皮质延长线的 1 mm 前方，内侧股骨髁上的后部远端 2.5 mm，以及 Blumensaat 线的近端。

Servien E, Fritsch B, Lustig S, Demey G, Debarge R, Lapra C, Neyret P: In vivo positioning analysis of medial patellofemoral ligament reconstruction, Am J Sports Med 39(1):134–139, 2011.

作者分析了 29 次 MPFL 重建的股骨隧道定位，最小随访时间为 24 个月。使用平片和 MRI 在术后 1 年时分析隧道位置。在 X 线片上，发现 20 个股骨隧道（69%）处于良好位置。在 MRI 上，19 个（65%）位于正确的位置。发现 5 个（17.5%）过于近端，5 个过于前方和（或）近端。他们得出结论，股骨移植物的定位可能很困难，建议在手术时通过放射照相确认股骨隧道放置。

Steensen RN, Dopirak RM, McDonald III WG: The anatomy and isometry of the medial patellofemoral ligament: implications for reconstruction, Am J Sports Med 32:1509–1513, 2004.

作者检查了 11 个尸体膝关节不同屈曲角度时髌骨和股骨 MPFL 止点部位各点之间的距离。随着屈曲角度的增加，MPFL 变得更加松弛。当测量两个止点部位的中心部分时，距离分别在 90° 和 120° 处减小 5.4 mm 和 7.2 mm。将股骨止点向近端移动并且向远端移动髌骨止点导致较少的缩短。作者指出，股骨附着点等长影响最大，并认为在重建 MPFL 期间使用这些数据有助于优化手术效果。

（Miho J. Tanaka，Andrew J. Cosgarea 著　秦彦国　李颖智 译）

第 33 章

胫骨结节截骨术：前内侧移位和远端移位

适应证

- 髌股关节的稳定性由动力性和静力性软组织结构来维持，也受到骨性结构的限制。
  - 静力性软组织限制结构由内侧复合体，包括内侧髌股韧带、股内侧肌肌腱股骨支、内侧支持带以及外侧类似的软组织结构组成。
  - 动力性软组织限制结构是股四头肌，它从内上和外上两个方向在髌骨近端汇聚。
- 主要的稳定因素是关节表面的几何形状，特别是股骨滑车内外侧髁，当膝关节屈曲时引导髌骨在中央活动。
- 这些局部因素受整个下肢力线的影响，下肢力线不良可导致额外的成角和旋转力，从而影响髌骨稳定性。
- 股四头肌角（Q 角）是膝关节伸直位时，髌腱张力轴线与股四头肌合力轴线之间所形成的夹角。Q 角越大，髌骨外侧移位的倾向越大，髌骨就越不稳定。
- 胫骨结节内侧移位可以减小 Q 角，从而缓解髌骨向外侧脱位的趋势。
- 髌股关节受到的最大应力是后向的，由髌腱张力和股四头肌合力所形成。
- 抬高胫骨结节改变了髌腱作用力在矢状面的方向，也降低了髌股关节在不同屈膝角度的接触应力。
- 胫骨结节前内侧移位利用这两个力学原理来降低髌骨外侧不稳的倾向，减轻髌股关节相互之间的应力，也相对地减轻髌骨下极和外侧关节面的压力。

术前检查 / 影像学

- 临床检查首先要对静态力线、步态、膝关节活动度、交叉韧带和侧副韧带稳定性进行标准评估（详见第 1 章）。
  - 测量 Q 角来评估髌股关节对线。
  - 髌骨倾斜试验用来评估支持带的紧张度（见第 29 章）。
  - 髌骨外推试验评估内侧髌股韧带（MPFL）的张力（见第 29 章）。
  - 如果被动外移髌骨，患者出现恐惧和髌骨不稳的症状，则髌骨恐惧试验阳性，表明患者髌骨不稳定。
  - 通过测量并对比髋关节旋转来评估股骨前倾角。
  - 膝关节从屈曲位开始伸直的过程中，可以看到髌骨的动态运动轨迹。对于髌股对线不良严重的患者，在膝关节接近伸直位时，髌骨出现外移，这种异常运动轨迹为 J 征阳性。
- 标准的 X 线片包括站立位前后位片、屈曲 30° 侧位片以及屈曲 30° ~ 45° 的轴位片。

适应证争议

- 远端矫正手术对于复发性髌骨不稳和骨性对线不良的患者非常有效。而对于减轻髌股关节炎或痛性髌股对线不良患者的疼痛症状，疗效不确切。

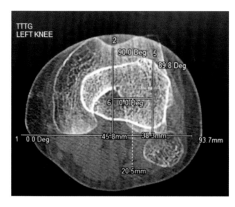

图 33.1

- CT 扫描对测量髌骨半脱位和髌骨倾斜非常重要。CT 扫描还可以用来观察股骨滑车形态（滑车外侧髁更加突出）并量化髌股关节对线不良（胫骨结节 - 股骨滑车沟间距，TT-TG）（图 33.1）
- 动态 CT 扫描可以帮助判断髌股轨迹不良的类型。
- MRI 是鉴定骨挫伤、软骨损伤、半月板及韧带损伤的最好方法。

手术解剖

- 髌韧带附着于胫骨近端的胫骨结节。
- 胫前动脉和腓深神经位于上胫腓联合附近，有医源性损伤的危险。
- 腘动脉和腘静脉位于胫骨近端皮质后方，存在被过长的双皮质螺钉贯穿的风险。
- 畸变的胫前动脉走行于腘肌前，与胫骨后皮质毗邻。存在于约 1% 的患者中，手术中有损伤的风险。

体位

- 患者仰卧于手术台上。
- 可移动的立柱有助于诊断性关节镜检查，可以在开放性手术前移除。

入路 / 显露

- 首先使用关节镜诊断性探查，使用标准入路评估游离体和半月板损伤。在关节镜直视下检查髌骨运动轨迹。
- 评估软骨损伤的位置和严重程度，在某些情况下可能需要进行软骨修整或微骨折术。
- 根据软骨损伤的位置和严重程度，决定做胫骨结节内侧移位截骨术或前内侧移位截骨术。
- 有髌股关节炎而没有髌股不稳定的患者，可考虑只做胫骨结节前移术。

手术操作一：胫骨结节前内移位术

第 1 步

- 辨识骨性标志，包括髌骨、髌腱和胫骨结节。
- 用弹力绷带驱血，止血带充气，使手术视野清晰。
- 前方切口从外侧入口下方皮肤切开，沿胫骨前嵴外侧，至胫骨结节远端 6 cm 处（图 33.2）。使用钝性和锐性分离暴露胫骨结节。
- 显露胫骨前嵴及髌腱内外侧缘（图 33.3）。

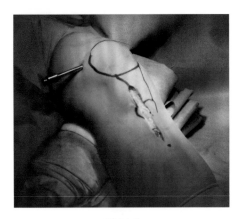

图 33.2

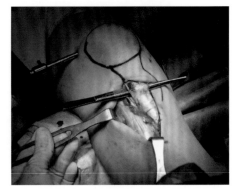

图 33.3

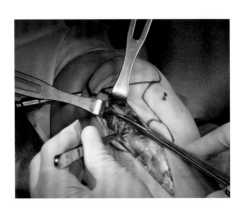

图 33.4

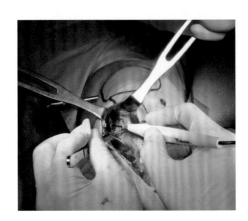

图 33.5

第 2 步争议

- 只有存在明显的外侧支持带紧张时，才适合进行外侧支持带松解（见第 29 章）。
- 一些医生采用外侧支持带延长术来降低髌骨内侧不稳的风险。

第 2 步要点

- 使用手术刀和骨膜剥离器可使前方肌群保持完整，在手术结束时方便修复。

第 3 步要点

- 胫骨结节前移的程度由钻头从前内侧通过后外侧的角度决定。
- 如果只需要单独的内移或前移，那么钻头以 0° 的角度通过，即平行于地面。
- 小心放置牵引拉钩可以防止软组织穿透伤和血管神经损伤。

第 3 步提示

- 钻头不应以大于 60° 的角度钻入，因为这样会破坏胫骨后外侧皮质，术后易发生胫骨骨折。

第 2 步

- 必要时可使用弯剪朝向髌骨外侧方向，对外侧支持带进行锐性松解（图 33.4）。外侧松解始于下外侧关节镜入路，向近端延伸至髌骨上外侧。术中应保持关节囊完整。
- 为了降低术后血肿形成的风险，可以使用电刀仔细对外侧支持带切开后的内外侧缘进行电凝止血（图 33.5）。

第 3 步

- 将胫前间室的肌群从胫骨前外侧嵴和干骺端锐性剥开，向远端延伸至距胫骨结节 6 cm 处（图 33.6）
- 用手术刀在拟截骨区域的内侧缘划出边界，沿着胫骨内侧嵴剥离起骨膜，从髌腱的内侧缘开始延伸到拟截骨区域的远端（图 33.7）
- 锐性剥离抬起切口内侧的骨膜，形成手术结束前用来充填植骨的空间。

第 4 步

- 在髌腱的胫骨结节附着处的近端开始，垂直于胫骨的长轴，以所需的截骨角度，用一系列 2.5 mm 钻头从前内侧钻出到后外侧（图 33.8）。
- 截骨面在远端转向前跨过胫骨前嵴。
- 系列钻头平行放置，间隔约 1 cm（图 33.9）

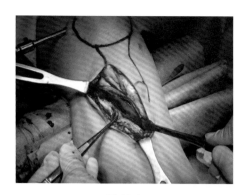

图 33.6

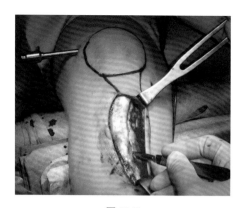

图 33.7

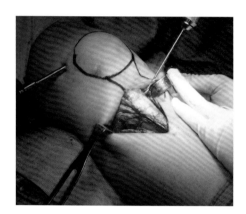

图 33.8

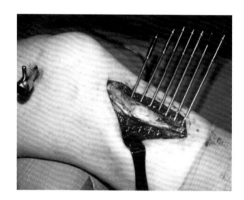

图 33.9

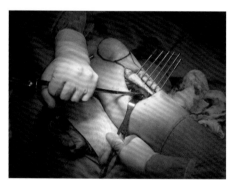

图 33.10

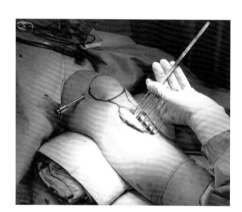

图 33.11

第 5 步

- 使用 1/4 英寸的弯骨刀凿开钻头之间的胫骨外侧骨皮质（图 33.10）。
- 使用 1/4 英寸的直骨刀凿开钻头之间的胫骨内侧骨皮质（图 33.11）。
- 然后每隔一个钻头移除一个钻头，并在内侧使用 1/2 英寸直骨刀劈开截骨线（图 33.12）。
- 使用 1/4 英寸的直骨刀从前内侧到后外侧，平行于最近端的钻头横行完成截骨术的横截面部分。横截面恰好在髌腱附着处近端（图 33.13）。
- 然后使用 1 英寸的直骨刀从内侧完成最后的截骨（图 33.14）。
- 从外侧手动柔和施加力量，使截骨块向前、向内侧移位（图 33.15）。缓慢且有力地施力可以使截骨面远端骨发生形变，留下完整的骨膜合页。

第 5 步器械和内植物

- 该技术的实施需要 8 个 2.5 mm 钻头。

第 5 步争议

- 市售的钻孔导向器可以与摆锯一起使用，可作为钻头和骨刀的替代物。

第 5 步要点

- 在横断面截骨时，可以使用直角牵开器从下方来保护髌腱。
- 当内旋或外旋胫骨时，需要用 X 线透视检查，以确认合适的钻头位置和螺钉长度。

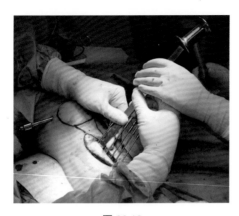

图 33.12

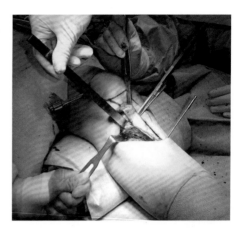

图 33.13

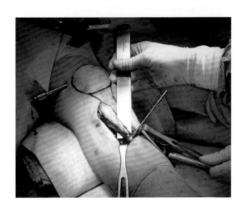

图 33.14

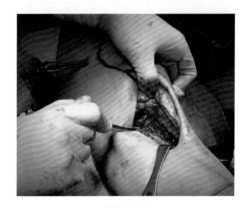

图 33.15

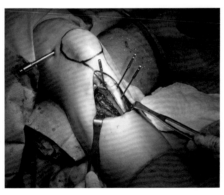

图 33.16

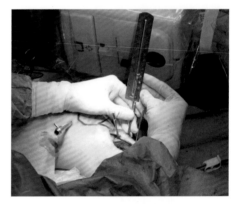

图 33.17

- 如果只需要前移，则将骨块上端向前轻轻撬起，并将移植物骨块放置在近端部分。

第 6 步

- 一旦平移距离足够之后，用 2.5 mm 的钻头从前到后穿过截骨块，透过后方骨皮质。同样方法再钻入 2 个 2.5 mm 钻头（图 33.16）
- 初步固定好骨块之后，全范围活动膝关节，确保髌骨运动轨迹得到改善。
- 用适当长度的 3.5 mm 皮质骨螺钉穿双皮质固定截骨块（图 33.17），注意之前应使用 3.5 mm 钻头将截骨块这一侧皮质扩得稍大，以便将螺钉头埋入前皮质（图 33.18）。

第 6 步提示

- 在使用 2.5mm 钻头钻孔时，要注意刚刚好穿透后皮质就停止，不能穿过软组织，因为后方的神经血管结构有损伤的风险。在图 33.19 中，使用 X 线透视检查确认螺钉是否在合适位置。

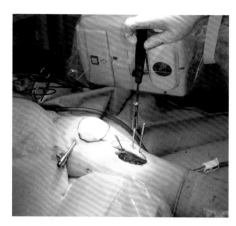

图 33.18

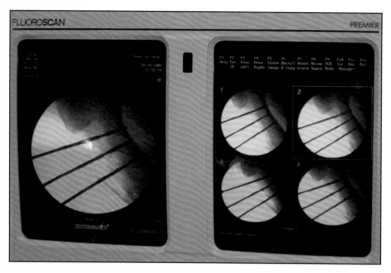

图 33.19

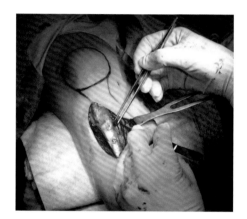

图 33.20

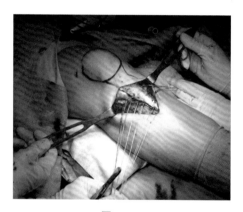

图 33.21

第 7 步

- 在冲洗切口后，使用刮匙从截骨部位外侧缘获取松质骨。
- 将骨移植物埋在截骨块内缘下方悬出的空间内（图 33.20）。
- 用 2-0 可吸收缝线将内侧骨膜缝合到截骨块的内侧缘。
- 然后使用 0 号可吸收缝线将胫前间室肌肉缝合到截骨块的外侧缘（图 33.21）。
- 将 3/16 英寸的引流管放于切口深处，并从外上关节镜入路引出。

第 6 步争议

- 一些作者建议使用 2 个 4.5 mm 松质骨螺钉固定，避免向后方穿透损伤神经血管的风险。
- 如果仅用截骨术不足以满意地改善髌骨稳定性，此时可以选择进行近端软组织修复或 MPFL 重建手术。

第 7 步提示

- 挂拐不足 6 周的患者胫骨近端骨折的风险较高。大多数作者建议，在胫骨结节前内移位术后避免完全负重，直到截骨面开始愈合。

术后处理和预期疗效

- 只要疼痛得到控制，术后数小时患者即可佩戴可全范围活动的膝关节铰链支具从麻醉恢复室出来。
- 患者需要扶拐杖走路，且术后至少 6 周内不能完全负重。
- 在理疗师的指导下，鼓励患者进行膝关节全范围活动和股四头肌力量练习。
- 大多数患者在术后 3~4 个月就可以开始跑步，在手术后 6 个月就可以重返运动。

手术操作二：胫骨结节远端移位术

适应证

- 胫骨结节远端移位截骨术用于治疗伴有高位髌骨的髌骨不稳定，以恢复正常的髌骨高度。
  - 胫骨结节远端移位截骨术可以与胫骨结节内移或前内侧移位术同步实施。
  - 值得注意的是，胫骨结节远端移位不适用于无高位髌骨的患者，这会造成低位髌骨症状。

术前检查 / 影像学

- 可用多种不同的放射学测量方法在侧位 X 线片上评估髌骨高度：
  - Insall–Salvati 指数是髌腱长度和髌骨长度的比值，比值大于 1.2 为异常。
  - Caton–Deschamps 指数是髌骨关节面的最低点到胫骨平台轮廓的前上缘的距离除以髌骨关节面的长度。因为没有利用髌骨长度作为参考，Caton–Deschamps 指数可以用来评估胫骨结节远端移位术后的髌骨高度。其正常值小于 1.3（图 33.22）。
    - 摄片时膝关节应该放在屈曲 30° 位，以允许髌腱有合适的张力。

第 1~5 步：请参考手术操作一"胫骨结节前内侧移位术"中的第 1~5 步

第 6 步

- 在远端，使用摆锯进行横断面切割（图 33.23）。然后使用 1 英寸的直骨刀从内侧缘完成截骨，并轻轻撬开胫骨其余部分的截骨块。
- 用摆锯将截骨块的远端 1 cm 移除。向远端移位的距离基于术前测量结果，以矫正髌骨高度到一个正常范围（图 33.25）。
- 在截骨的斜坡上，将截骨块向远端和前内侧移位（图 33.26）。

第 7 步

- 一旦获得适量的移位，使用 2.5 mm 钻头从截骨块的近端从前方穿过胫骨后皮质。另外再放置 2 个 2.5 mm 钻头（图 33.27）。
- 一旦获得初步固定，全范围活动膝关节，确保髌骨运动轨迹得到改善。
- 然后用 3.5 mm 钻头将截骨块的皮质稍扩大，再用合适长度的 3.5 mm 皮质螺钉进行双皮质固定，并将螺钉头埋入前皮质（图 33.28）。

第 8 步

- 在冲洗切口后，使用刮匙从截骨部位的近端和外侧缘获取松质骨。

第 6 步要点

- 在横断面截骨时，可以使用直角牵开器的长端从下方来保护髌腱。
- 当内旋或外旋胫骨时，需要用 X 线透视检查，以确认合适的钻头位置和螺钉长度。
- 注意避免在远端截骨位置出现间隙，可能导致延迟愈合或不愈合。

第 7 步提示

- 在使用 2.5 mm 钻头钻孔时，要注意刚刚好穿透后皮质，不能穿过软组织，因为后方的神经血管结构有损伤的风险。在图 33.29 中，X 线透视检查确认螺钉刚好穿过胫骨后皮质。

第 7 步争议

- 一些作者建议使用两个 4.5 mm 松质骨螺钉固定，减少向后方穿透损伤神经血管的风险。
- 如果单独的截骨术不足以改善髌骨稳定性，此时可以选择进行近端软组织修复或 MPFL 重建手术。

第 8 步提示

- 拄拐不足 6 周的患者胫骨近端骨折的风险较高。大多数作者建议推迟完全负重，直到截骨面开始愈合。

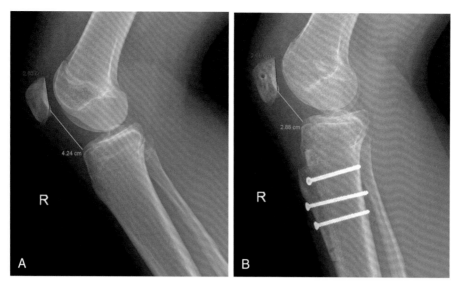

图 33.22

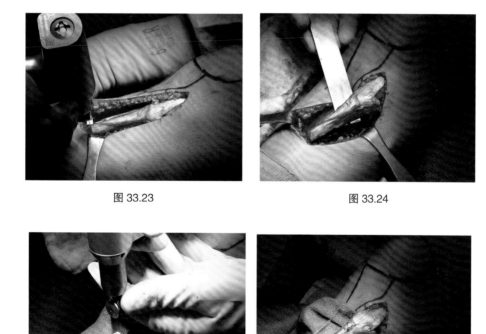

图 33.23　　　　　　　　　　　　　　　图 33.24

图 33.25

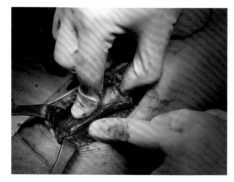 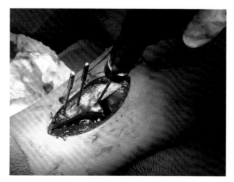 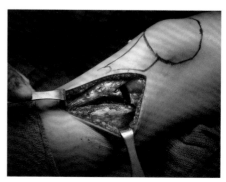

图 33.26　　　　　　　　　　　　图 33.27　　　　　　　　　　　　图 33.28

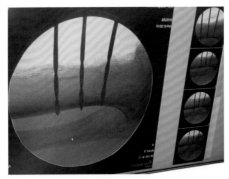

图 33.29

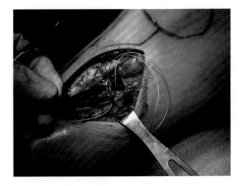

图 33.31

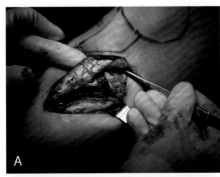

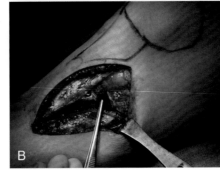

图 33.30

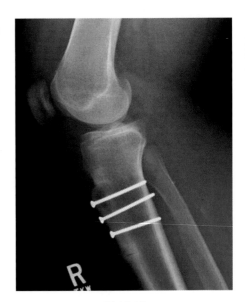

图 33.32

- 将横断的截骨块远端包埋在近端缺损处。根据需要，将额外的骨移植物埋在截骨块内缘下方的空间内（图 33.30 ）。
- 用可吸收的 2-0 号缝线将内侧骨膜缝合到截骨块的内侧缘。
- 然后使用 0 号可吸收缝线将前方肌肉缝合到截骨块的外侧缘（图 33.21 ）。
- 可将 3/16 英寸的引流管放置在切口深处，并从外上入路引出。

术后处理和预期疗效

- 只要疼痛得到控制，术后数小时患者即可佩戴可全范围活动的膝关节支具从麻醉恢复室出来。
- 患者需要扶拐杖走路，且术后至少 6 周内不能完全负重。
- 在理疗师的指导下，鼓励患者进行膝关节全范围活动和股四头肌力量练习。大多数患者在术后 3~4 个月就可以开始跑步，在手术后 6 个月就可以重返运动。行远端移位术的患者，因远端皮质骨破裂中断，可能需要更长的时间才能完全愈合。

术后提示

- 胫骨结节截骨术是一种复杂的手术方法，具有显著的并发症风险。与保留远端皮质合页的截骨术相比，将胫骨结节完全分离的截骨术有更高的并发症风险。
- 可能的并发症包括但不限于骨折、骨不连、螺钉诱发疼痛、皮肤坏死和筋膜室综合征等。
- 胫骨结节远端移位的并发症主要是延迟愈合。在这种情况下，即使在术后 8 个月截骨面仍未完全愈合（图 33.32 ）。

循证文献

Bellemans J, Cauwenberghs F, Witvrouw E, Brys P, Victor J: Anteromedial tibial tubercle transfer in patients with chronic anterior knee pain and a subluxation-type patellar malalignment, Am J Sports Med 25:375–381, 1997.

作者报告了 29 例 Fulkerson 截骨术的结果，对髌骨半脱位患者进行了平均 32 个月的前瞻性随访。他们注意到 Lysholm 和 Kujala 评分都有所改善，所有患者的适合角也有所改善。

Cosgarea AJ, Schatzke MD, Seth AK, Litsky AS: Biomechanical analysis of flat and oblique tibial tubercle osteotomy for recurrent patellar instability, Am J Sports Med 27:507–512, 1999.

作者在 Elmslie-Trillat 和 Fulkerson 截骨术后检查了胫骨骨折的生物力学。在材料测试系统 (MTS) 机器上，13 组成对的膝关节受到压力测试直至失效。Fulkerson 截骨术后在较低负荷下失败，通常导致胫骨后方骨折，而 Elmslie-Trillat 截骨术后通常会使胫骨结节骨折。这些实验室数据证明了 Elmslie-Trillat 截骨术的潜在优势以及对术后负重的保护需求，特别是在 Fulkerson 截骨术后。

Fulkerson JP: Anteromedialization of the tibial tuberosity for patellofemoral malalignment, Clin Orthop177:176–181, 1983.

作者描述了胫骨结节前内侧移位技术，以重新调整伸膝机制，降低髌股关节接触压力。

Fulkerson JP, Becker GJ, Meaney JA, Miranda M, Folcik MA: Anteromedial tibial tubercle transfer without bone graft, Am J Sports Med 18:490–496, 1990.

对 30 例接受前内侧胫骨结节转移的患者进行了至少 2 年的随访，作者报告了 93% 良好和优秀的主观结果和 89% 良好和优秀的客观结果。

Garth WP, DiChristina DG, Holt G: Delayed proximal repair and distal realignment after patellar dislocation, Clin Orthop 377:132–144, 2000.

作者研究了 20 名经手术治疗慢性膝关节不稳定的患者。10 名患者在髌骨内侧边缘处破坏了 MPFL，而在另外 10 名患者中，MPFL 在插入内收肌结节时被撕裂。修复 MPFL 撕裂，松解外侧支持带，并进行 Elmslie-Trillat 截骨术以将股四头肌角度矫正至 10°。适合角从 22° 提高到 0°。在至少 2 年的随访中，20 例患者中有 18 例有良好或优异的结果。

Magnussen R, De Simone V, Lustig S, Neyret P, Flanigan D: Treatment of patella alta in patients with episodic patellar dislocation: a systematic review, Knee Surg Sports Traumatol Arthrosc 22:2545–2550, 2013.

本文综述了 5 项报告胫骨结节远端移位治疗髌骨脱位的研究。据报道该手术可矫正髌骨高度并防止复发性脱位。髌骨的恐惧试验仍存在 15% ～33% 的阳性率。对于术前和术后的比较，患者报告结果并没有一致的报道。

Payne J, Rimke N, Schmitt LC, Flanigan DC, Magnussen RA: The incidence of complications of tibial tubercle osteotomy: a systematic review, Arthroscopy 31:1819–1825, 2015.

作者对胫骨结节截骨术后的并发症进行了系统评价。共有 19 项研究包括 787 例结节截骨术，包括内侧移位、前内侧移位和远端移位。并发症发生率为 4.6%，并且当胫骨结节骨折时更高 (10.7%)。在 36.7% 的截骨术中进行内固定物移除。

Pidoriano AJ, Weinstein RN, Buuck DA, Fulkerson JP: Correlation of patellar articular lesions with results from anteromedial tibial tubercle transfer, Am J Sports Med 25:533–537, 1997.

在对 36 例接受胫骨结节前内侧移位的患者的回顾性研究中，作者将结果与髌骨关节病变的位置相关联进行研究。10 例远端损伤患者和 13 例外侧损伤患者有 87% 良好和优良的主观结果。10 例内侧损伤（55% 良好和优秀）和 5 例弥漫性或近端损伤（20% 良好和优秀）患者的结果较差。

Shelbourne KD, Porter DA, Rozzi W: Use of a modified Elmslie-Trillat procedure to improve patellofemoral congruence angle, Am J Sports Med 22:318–323, 1994.

这是一项回顾性研究，采用改良 Elmslie-Trillat 截骨术治疗复发性不稳定或髌股关节疼痛的 45 膝。虽然无术后脱位，但 9 膝发生半脱位 (20%)。膝关节术后半脱位的风险最大在于不完全校正适合角。

Stetson WB, Friedman MJ, Fulkerson JP, Cheng M, Buuck D: Fracture of the proximal tibia with immediate weight bearing after a Fulkerson osteotomy, Am J Sports Med 25:570–574, 1997.

本文报道了在 234 例 Fulkerson 截骨术后的患者中，有 6 例在术后即刻进行完全负重的情况下发生骨折。作者建议在术后期间延迟负重，直到截骨开始愈合。

（ Louis Okafor, Andrew J. Cosgarea 著
郭　林　马　超　刘力铭　雷　凯 译）

第 34 章

股骨滑车加深成形术

适应证提示

- 应用此术式可能无法很好地治疗轻度滑车发育不良。
- 侧位 X 线片能够识别滑车上骨赘，然后可以通过 MRI 或 CT 进行量化。髌骨 merchant 位或"日出"位片经常会遗漏骨赘。本术式的适应证不在于髌骨"日出"位显示"平坦"，而在于滑车近端边缘的骨赘。
- Dejour A 型和 C 型发育不良可能不需要这种手术，因为没有骨赘需要去除或加深。
- 术前患有髌股关节炎患者的术后结果可能会受到影响。关节软骨的缺乏使得骨骼更脆并且在尝试加深过程中易于开裂。

适应证

- 严重的滑车发育不良，导致髌骨不稳定。
- Dejour B 型和 D 型滑车发育不良（如有滑车上骨赘的患者；图 34.1）。

术前检查 / 影像学

- 每位患者都需要膝关节前后位、侧位和髌骨"日出"位平片，以及更先进的影像学检查手段，以确定骨骼解剖结构并识别任何软组织和软骨病变。MRI 已取代 CT 成像，因为它能够提供两者（骨和软组织）的信息。
- 侧位 X 线片显示交叉征（表示滑车变平的位置）和滑车上骨赘，与 Dejour B 型或 D 型滑车发育不良相符。必须确认该射线片上存在哪些其他特征，尤其是滑车上骨赘，因为必须在术中进行矫正（图 34.2）。
- CT 成像的三维重建清楚地显示了在手术操作中需要处理的滑车上骨赘（图 34.3）。

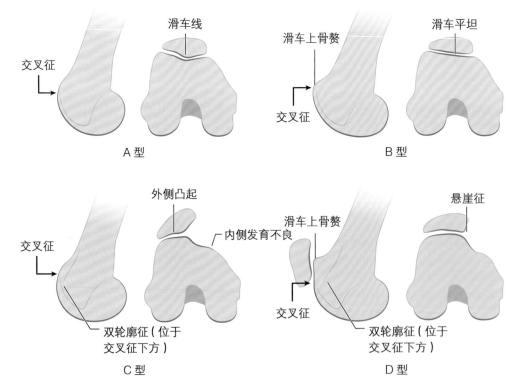

图 34.1 滑车发育不良。A 型，侧位有交叉征。滑车比正常浅，但仍然是对称的和凹的。B 型，有交叉征和滑车上骨赘，滑车在髌骨轴位上是平坦的。C 型，股骨滑车发育不良，侧面有交叉征和双轮廓征，但没有骨赘，并且在轴向视图中，外侧是呈凸面的，而内侧发育不良。D 型，有交叉征、滑车上骨赘和双轮廓征。在轴向视图中，髌骨内外侧高度明显不对称，也称为悬崖征。(Reproduced with permission from Dejour D, Saggin PRF: Sulcus-Deepening Trochleoplasty, in Scott WN, ed: Insall & Scott Surgery of the Knee, ed 5, Philadelphia, 2012, Elsevier, pp688–695.)

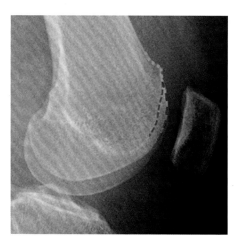

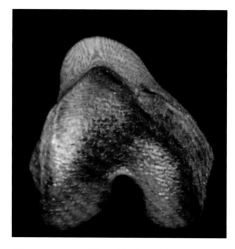

图34.2 侧位X线片显示滑车上骨赘（绿色虚线）和红色虚线（外侧髁）与蓝色虚线（滑车槽）相交的交叉标志。在该交叉点处，滑车沟是平坦的，因为它在外侧髁处具有相同的高度。一直向绿线方向，凹槽逐渐表现为突出并且位于股骨干皮质上方，即骨赘

图34.3 CT成像三维重建清楚地显示了滑车上骨赘

治疗选择

- 对于这些患者，滑车加深成形术是预防复发性髌骨脱位的最可靠选择。其他微创手术并不能治疗潜在的骨性病变。

- 所有患者还需要内侧髌股韧带（MPFL）重建，因为韧带会因多次脱位而减弱或撕裂。不进行重建是复发脱位的风险因素。

手术解剖

- 滑车沟是股骨前皮质的远端延伸，在膝关节活动范围内为髌骨提供骨性约束。

- 髌骨最有可能在膝关节屈曲的前20°～30°内脱位，因为髌骨在此角度之前并不进入滑车沟。

- 从髌骨轴位来看，外侧滑车面通常比内侧滑车面更靠前。

- 在带有骨赘的滑车发育不良中，滑车的上份在股骨皮质向前抬高，并且是凸的而不是凹的。在放射学上，这被称为滑车上骨赘。该骨赘横向"撞击"髌骨，从而开始发生髌骨轨迹不良和脱位。

体格检查

- J征（膝关节接近伸直位时髌骨向外侧脱位）提示髌骨脱位原因为滑车上方骨赘或髌骨高位，或二者都有。髌股关节力线异常，表现为 TT-TG 增大或Q角增大，会进一步加大髌骨脱位趋势；但髌骨高位或滑车上方骨赘存在即可导致J征，这是非常重要的体格检查发现。并不是所有的滑车发育异常的患者都会出现J征阳性，比如当髌骨轨迹恒定地位于滑车上方骨赘内侧或外侧时。

体位

- 常规手术台（不必须是可透射线的手术台）。

- 仰卧位，如果需要，在同侧髋部下方放一软垫，使用可透射线的三角板则不需放置软垫。

- 非无菌止血带位于大腿上方。

- 髌骨或股骨软骨病灶不是绝对的禁忌证，尽管有些医生在这种情况下会犹豫不决。

- 高位髌骨合并髌骨发育不良需应用髌骨结节截骨治疗，通过将髌骨向下拉入滑车轨迹，有效地减少滑车上的影响。

- 患者位置需要尽量靠下（远端），以允许术中透视设备在 MPFL 重建时进行侧位透视。

- 止血带位置太低可能会阻碍近端切口的延伸。

- 常规手术床
- 非无菌止血带设定为 300 mmHg

- 一些医生不使用透视进行 MPFL 重建，这会导致更大的结果变异性和对股骨隧道定位的猜测（这是 MPFL 重建的最关键部分）。

入路 / 显露要点

- 如果必须解决任何软骨病变，较长的切口将允许髌骨外翻。
- 这些患者将来可能会因反复的髌骨脱位而发生髌股关节骨性关节炎；因此，重要的是使用不会使关节置换变复杂的切口。

入路 / 显露提示

- 显露是关键，使医生可以准确评估骨性矫正。小切口会增加困难。

入路 / 显露器械

- 10 号手术刀
- 两把皮肤拉钩
- 电刀

入路 / 显露争议

- Bereiter 的改良技术描述了一种外侧髌旁关节切开术，可同时实现外侧松解。

第 1 步要点

- TT-TG 只能通过本术式矫正约 4 mm。因此，如果 TT-TG 大于 24 mm，则应进行胫骨结节前置内置截骨术。

第 1 步器械

- 无菌记号笔

第 2 步要点

- 依赖于滑车的大小和要移除的骨量，磨钻头可能不够长，无法到达凹槽的中心。将磨钻头置于模块化钥匙接头上可以提供额外的长度以到达该区域，尽管这将使钻头的速度降低使得骨移除更加困难。此外，刮匙可用于进入该区域。
- 目标是去除中心最深的骨组织，两侧逐渐变细，以获得新的滑车沟。然而，最重要的是完全去除滑车上骨赘，以便新的滑车在近端与股骨前皮质齐平。
- 骨凿可用于取出楔形骨块，这些骨块保存于手术台上，如有需要可植于内外侧远端空隙处，可以改善新滑车的轮廓使其过渡到原皮质骨。
- 保留磨钻磨挫过程中产生的骨浆，通过填充任何空隙来增强愈合。

第 2 步提示

- 注意将软骨下骨完整保留。应留下约 3 mm 的骨组织。可以使用骨膜起子来夯实压平骨切除术中任何不规则表面。

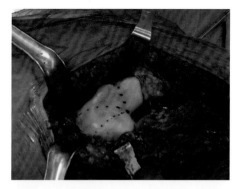

图 34.4　使用无菌标记笔来绘制关节切口

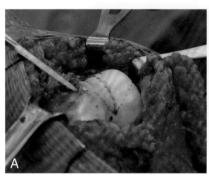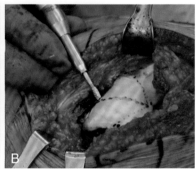

图 34.5　(A) 使用 1/2 英寸的骨凿在软骨下骨下进行初始切骨以允许置入磨钻头；(B) 高速磨钻头去除多余的松质骨，使骨软骨壳与前股骨皮质齐平

入路 / 显露

- 膝正中切口 10～15 cm，位于髌骨偏内侧。
- 髌骨内侧关节切开。

手术操作

第 1 步

- 使用无菌标记笔绘制出关节软骨和软骨下骨的切口（图 34.4）。
- 通过改造滑车沟，可将滑车沟外移，从而减少 TT-TG 距离，并且在某些情况下可以消除对胫骨结节前置内置截骨术的需要。

第 2 步

- 应将骨膜从软骨边缘剥离，以便可以很好地观察股骨髁骨性部分。
- 使用 1/2 英寸直骨凿在软骨下骨下创建初始的 V 形切口，起自关节软骨边缘，围绕滑车边缘，这一地带将在后续进行加深。这步操作可良好显露骨赘（图 34.5A）。
- 一旦为磨钻尖端创建了足够的空间，插入磨钻并去除多余的松质骨（图 34.5B）。

第 3 步

- 一旦去除了足够的松质骨，新的滑车沟就可以开始成形了。
- 使用 20 号手术刀片和骨夯，在关节软骨中沿着先前在第 1 步中绘制的线穿过软骨下骨壳进行锐性剥离（图 34.6）。从中央开始切骨，然后从软骨最边缘开始横向切割。不要连接切骨隧道，而是留下约 5 mm 的完整骨软骨壳，

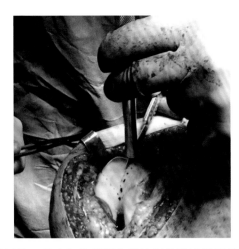

图 34.6 使用 20 号刀片，骨夯和槌沿着先前绘制的线进行骨软骨切割。内侧通常具有足够的延展性，可以在不需要切割的情况下弯曲。注意所重建滑车沟较原滑车沟略微位于外侧，以帮助纠正 TT-TG

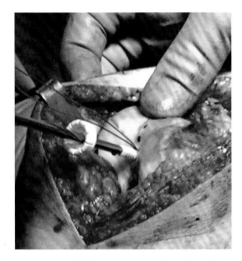

图 34.7 将 4.75 mm 可吸收缝合锚钉置于新滑车沟的顶点。将两根可吸收的 2 号 vicryl 缝合线穿过无结锚钉，同等长度的线尾覆盖在骨软骨片上以固定

以避免出现不稳定和脱落的骨组织小叶。大多数情况下不需要内侧切口。

- 将关节面轻轻推向后方，形成新滑车沟的中央凹陷。
- 在固定截骨块之前，检查新凹槽的轮廓以查看是否需要进行任何额外的骨切除。

第 4 步

- 现在必须固定新的滑车沟以保持其新轮廓。
- 建议应用无结 4.75 mm 可吸收缝合锚钉置于滑车槽的远端顶点，恰好在后交叉韧带足印区前方，并且超出截骨线远端约 5 mm。任何可以装载新的可吸收缝线的可吸收锚钉都可以起作用（图 34.7）。
- 在插入锚钉之前，将 2 号可吸收 vicryl 缝合线装入锚中。然后将它们覆盖在软骨顶部，一对缝合线向外上侧延伸，一对缝合线向内上侧延伸。在断裂的情况下使用两对缝合线。
- 这些缝合线依次通过两个无结缝合锚钉固定，其近端位于外上侧和内上侧，位于关节面近端。将它们置入部分磨挫的皮质骨表面也是可以接受的（图 34.8）。

- 1/2 英寸直骨刀
- 高速磨钻，3 mm 圆形磨钻头（长磨钻头也有帮助）
- 小刮匙
- 骨膜起子

- 虽然较厚的骨软骨壳有助于防止下方的热坏死或软骨下穿透，但新的滑车沟切割和折痕塑形也更加困难。
- 尽管尝试创建一个向下直接连至髁间窝的深槽很有诱惑力，但是磨钻头并不能符合骨软骨壳的弯曲形状而有远端穿孔或形成过厚的近端部分的风险。最好将注意力集中在凹槽顶部的滑车上骨赘并完全去除，以便从股骨皮质到凹槽顶部的过渡是齐平的。髌骨轨迹的问题来自于突出的骨赘。

- 关节软骨的上份与股骨前皮质齐平，意味着滑车上骨赘已被移除。
- 通常，只需使用 20 号刀片切割滑车沟的中央和外侧面。内侧小叶几乎总是足够柔软以弯曲至所需位置。

- 必须切除滑车上骨赘，因为这是导致髌骨不稳定的主要畸形。它可能向近端延伸，这需要在其表面上进行额外的磨挫。
- 关节炎患者的滑车将具有使用 20 号刀片难以切割的坚硬的骨质，并且在任何一个平面都有可能因应用骨凿而裂开。因此，该术式不应用于关节炎的治疗。

- 20 号手术刀片
- 骨夯实器
- 小槌

- 卸下双重缝合锚钉并用 2 条 2 号 vicryl 缝合线替换原有缝合线，因为它们会随着时间的推移而吸收。
- 滑车底部的骨骼非常致密，完全不像肩部骨骼（锚钉在肩部手术中更为常用）。通常应用比锚钉大一号的锥子创建钉孔，在这个位置固定力依然很好。
- 根据骨质量，近端锚通常可以放置相匹配大小的锥子和塞子进行开槽，因为骨的密度较小。

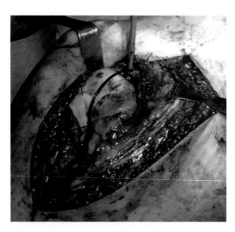

图 34.8 在滑车关节软骨的近侧，一个无结锚钉置于内上侧，一个置于外上侧，从而固定先前滑车顶端锚钉引出的两条线尾

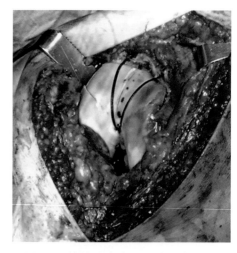

图 34.9 两对向上延伸的缝合线用于将滑车侧翼挤压至通过去除松质骨而产生的空隙中

第 4 步提示
- 未能使用大一号的锥子和塞子会导致锚钉折断或仅部分进入孔洞。

第 4 步器械
- 3 个可吸收的 4.75 mm 缝合锚或类似物
- 2 条 2 号 vicryl 缝合线

第 4 步争议
- 许多不同的固定方法已被使用和推荐。
- 曾经尝试过应用大头钉和埋头挤压螺钉，但这些通常需要拆除。缝线可吸收，缝合锚钉由生物复合材料制成并可保留在原位。Vicryl 线也曾被应用。
- 经二次关节镜证实，vicryl 线对关节软骨无不良影响（图 34.10）。

第 5 步要点
- 将 MPFL 在膝关节屈曲 30°～45° 时拉紧。避免过度张紧——固定期间应仅施加约 1/2 磅的张力。
- 使用透视检查来选择符合 Schottle 点的移植物所需的股骨位置。
- 制作 MPFL 隧道时，在股骨上相对向后钻，以避免损坏先前放置的锚钉。
- 通过全范围关节活动检查 MPFL 移植物表现和长度 - 张力关系。
- 关节囊要缝紧，不漏关节液。

第 5 步提示
- 在前面进行 MPFL 重建时的股骨隧道的钻孔可能与锚钉隧道相交，仔细注意透视图像可避免这种会聚。

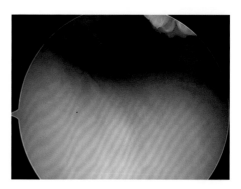

图 34.10 在术后 3 个月，关节镜观察显示良好形成的滑车槽，其中 vicryl 缝合线材料完全吸收

- 在插入两个近端锚时，将缝合线张紧，张力足以将滑车两翼压入通过去除松质骨而形成的空隙（图 34.9）。

第 5 步
- 此时执行任何伴随手术。
- 如果外侧软组织结构太紧而无法保证适当的髌骨轨迹，则可能需要进行侧方软组织松解，或 Z 形延长。这应该是最后一步，只能在 MPFL 重建并且髌骨平衡之后。
- 必须在滑车成形术后完成 MPFL 重建，因为必须在形成新滑车后，才能适当评估移植物张力和髌骨位置。
- 内侧髌旁关节切开术采用 1 号可吸收缝合线封闭。
- 标准皮肤闭合。

术后处理和预期疗效
- 在术后前 2 周内佩戴膝关节支具并限制屈曲角度 0°～70°，从第 2 周到第 4 周进展到 90°，然后进展到全屈曲角度。患者睡眠时和活动范围练习时，可以移除支具，并鼓励患者尽早进展至完全屈曲。

- 如果患者应用外周神经阻滞用于镇痛（强烈推荐），则需要将支架锁定在伸展位置以帮助患者进行移动，直到四肢功能在大约 24 小时内恢复。
- 承受 50% 的负重，持续 6 周，以利骨骼愈合。股四头肌完全愈合时进入全负重。
- 术后拄拐 6 周。
- 术后 4~6 个月恢复运动。
- 有其他伴随手术时（如 MPFL 重建和胫骨结节截骨术），术后方案保持不变。
- 再脱位率为 0%~2%。
- 多项研究显示，短期和中期随访的主观结果评分有显著改善。
- 髌股关节炎仍然是未来的一个问题，因为手术前髌股关节已经经常出现严重损伤。

循证文献

Amis AA, Oguz C, Bull AM, Senavongse W, Dejour D: The effect of trochleoplasty on patellar stability and kinematics: a biomechanical study in vitro, J Bone Joint Surg Br 90:864–869, 2008.

使用 6 具新鲜冷冻尸体通过抬高前中央滑车然后进行滑车成形以重建正常的滑车解剖结构来证明滑车发育不良的病理效果。发育不良的滑车表现出明显更严重的髌骨轨迹不良和髌骨不稳定。此外，与正常膝关节相比，滑车成形术重建了接近正常的生物力学。

Banke IJ, Kohn LM, Meidinger G, Otto A, Hensler D, Beitzel K, Imhoff AB, Schöttle PB: Combined trochleoplasty and MPFL reconstruction for treatment of chronic patellofemoral instability: a prospective minimum 2-year follow-up study, Knee Surg Sports Traumatol Arthrosc 22:2591–2598, 2014.

在一项前瞻性病例系列中，17 例患者接受了联合滑车成形术和 MPFL 重建，这项短期随访研究展现了令人振奋的结果。除一名患者外，所有患者均对其结果感到满意，无术后再脱位或恐惧。此外，疼痛，Tegner、Kujala 和 IKDC 评分也有所改善。

McNamara I, Bua N, Smith TO, Ali K, Donell ST: Deepening trochleoplasty with a thick osteochondral flap for patellar instability: clinical and functional outcomes at a mean 6-year follow-up, Am J Sports Med 43:2706–2713, 2015.

这个 107 膝（90 名患者）的前瞻性病例系列显示了主观结果评分和患者满意度的改善。也观察到参加体育活动的患者数量增加。然而，8 名患者需要随后的 MPFL 重建来治疗持续的不稳定症状和异常的髌骨内外侧滑动。

Ntagiopoulos PG, Byn P, Dejour D: Midterm results of comprehensive surgical reconstruction including sulcus-deepening trochleoplasty in recurrent patellar dislocations with high-grade trochlear dysplasia, Am J Sports Med 41:998–1004, 2013.

本研究是 27 例（31 膝）患者的回顾性病例系列，他们接受了滑车成形术治疗，并根据需要进行了 MPFL 重建、股内侧肌腱成形术、胫骨结节远置、胫骨结节内置和侧方支持带松解。随访 7 年，平均滑车沟角度、TT-TG 和髌骨倾斜角均有显著改善，IKDC 和 Kujala 评分也有明显改善。在最后的随访中没有关于髌股关节炎的影像学证据。虽然没有发生复发性脱位，但是仍有 19.3% 的患者存在髌骨脱位恐惧。

Schottle PB, Fucentese SF, Pfirrmann C, Bereiter H, Romero J: Trochleaplasty for patellar instability due to trochlear dysplasia: A minimum 2-year clinical and radiological follow-up of 19 knees, Acta Orthop 76:693–698, 2005.

平均随访 3 年，19 例膝关节中有 16 例表现为改善，无复发性脱位。放射学滑车发育不良得到了充分的纠正，但有 5 名患者有持续的内侧髌旁疼痛，4 名患者存在髌骨脱位恐惧。

Song GY, Hong L, Zhang H, Zhang J, Li X, Li Y, Feng H: Trochleoplasty versus nontrochleoplasty procedures in treating patellar instability caused by severe trochlear dysplasia, Arthroscopy 30:523–532, 2014.

在对应用或未应用滑车成形术的严重滑车发育不良的患者进行系统评价时，来自 17 项研究的 459 膝被鉴定为 Dejour B 型或 D 型。没有研究直接比较这两组，但所有患者均表现出主观结果评分的显著改善。接受滑车成形术的患者更不容易出现再脱位或发展为髌股关节炎；然而，这些患者也更可能具有较差的关节活动度。（Ⅳ级证据）

Testa EA, Camathias C, Amsler F, Henle P, Friederich NF, Hirschmann MT: Surgical treatment

- 伴随手术所需器械
- 皮肤缝合器械

第 5 步争议

- 不要在侧方软组织松解时过于激进。尤其是胫骨结节内置截骨也作为额外的手术时，这在外侧面增加了张力，或者对于诸如先天性慢性脱位的马鞍形髌骨也不要过分松解外侧软组织。

术后处理要点

- 早期开始活动范围运动对于尽量减少关节纤维化的风险至关重要。一旦外周神经阻滞消失，必须解锁护膝。
- 必须告知患者术后初期恢复较慢，并且他们必须积极参与物理治疗以避免僵硬。
- 在术后第 1 周开始物理治疗。建议患者尽早并积极地活动膝关节以避免僵硬。

术后提示

- 患者支具必须锁定以便移动，直到区域阻滞麻醉消失。目前注意到的唯一伤口问题发生在患者在手术后的晚上没有佩戴支具，摔倒并且使伤口开裂。
- 应尽快启动物理治疗。在最初几天活动膝关节是至关重要的。
- 不愿弯曲膝关节的患者会变得非常僵硬，因为沿着新切割的滑车的外缘将形成致密的瘢痕组织。
- 如果患者术后 3 个月屈曲位固定，通常需要关节镜下松解粘连，因为瘢痕在软骨边缘非常密集。

术后器械

- 可固定角度的膝关节支具

术后争议

- 在不同医生中，术后方案存在显著差异。
- 术后方案的变化包括使用支具，限制膝关节屈曲不超过 90° 持续 6 周，使用连续被动活动（CPM）和延长限制负重期。如果连续被动活动可用，可以避免僵硬，这是此手术后最常见的问题。
- 没有证据显示某一术后方案优于任何其他方案。

of patellofemoral instability using trochleoplasty or MPFL reconstruction: a systematic review, Knee Surg Sports Traumatol Arthrosc 2015. [Epub ahead of print].

该系统评价比较了 40 项研究的（25 项）MPFL 重建与（15 项）滑车成形术的结果。两组患者 Kujala 和 Lysholm 评分都有所改善。在再脱位和半脱位率方面没有显著差异，但更多的接受滑车成形术患者存在髌骨脱位恐惧（20% vs 8%）。（Ⅲ级证据）

（ M. Tyrrell Burrus, S. Evan Carstensen, David R. Diduch 著

侯云飞 译 ）

成人膝关节重建术

第 35 章

单髁膝关节置换术

适应证

- 有内侧或外侧间室独立症状的骨性关节炎患者。
- 股骨内髁有不利于软骨修复的骨坏死。
- 经非手术治疗和非置换类手术失败的情况，包括：
  - 非甾体类抗炎药物
  - 物理治疗
  - 膝关节减负护具
  - 注射糖皮质激素
  - 注射透明质酸
  - 关节镜手术 / 软骨成形术
  - 其他软骨修复或移植治疗
- 接近理想体重。
- 愿意接受安装假体后的活动限制。

禁忌证

- 炎症性关节炎患者
- 髌股关节症状
- 膝关节有感染史
- 另一间室也有关节炎改变
- 关节外对线畸形
- 前交叉韧带（ACL）缺陷
- 屈曲挛缩大于 10°
- 关节活动度小于 90°
- 膝关节内翻大于 10° 或外翻大于 15°

术前检查 / 影像学

- 需对有单间室骨性关节炎症状的患者进行彻底的查体，以评估另一间室症状轻重和韧带稳定性。
- 应对患者进行髋关节检查来排除髋关节病变。
- X 线检查
  - 为精确地选用假体以及确认是否为单间室骨性关节炎，需对患者进行以下 X 线检查：负重时的正位片（AP），屈曲 45° 负重时后前位片、侧位片，髌骨轴位片，下肢机械轴片。
  - 要确保没有明显的胫骨关节半脱位。这一情况难以在术中矫正，并能破坏股骨配件在胫骨托盘上的运动轨迹，引起继发于聚乙烯边缘负荷的早期失败。
  - 前后位片是用来设计胫骨截骨大小和高度的（图 35.1）。
    - 胫骨截骨应尽可能少（2 ~ 4 mm），恰好能容纳最薄的胫骨托盘。
    - 摆放模板以获得与胫骨长轴成 90° 的胫骨截骨。

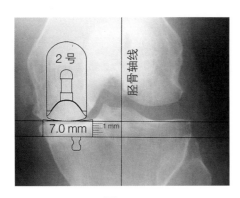

图 35.1

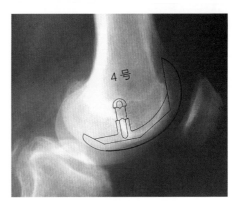

图 35.2

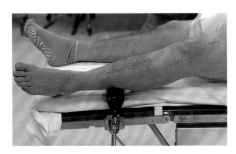

图 35.3

- 侧位片用来评估股骨假体大小及胫骨斜率（图 35.2）。
  - 将模板放在股骨远端，将龙骨平行于股骨长轴。
  - 模板应该比股骨骨性边缘大 2 mm 左右，以弥补失去的软骨。
  - 用侧位片测量胫骨斜率。重塑胫骨斜面可防止屈曲过紧。

体位

- 患者仰卧在标准手术台上。
- 如需进行术中透视可添加透射延长。对于内侧单间室膝关节置换，术后力线应是中立或轻度内翻。术中透视可帮助获得这一结果。
- 在同侧臀部下放置一个凝胶包，使腿部内旋。
- 只有一个助手的情况下，可使用一些商业化脚架。它们使外科医生能在不同屈曲角度放置和锁定膝关节。或者在手术台上放置脚踏，把脚放在脚踏时膝关节可屈曲成 90°（图 35.3）。
- 止血带尽量靠近大腿上段。
- 对患者进行常规术前准备和消毒铺巾，随后进行术侧下肢驱血和止血带充气。

入路 / 显露

- 屈膝 90°，沿髌骨内侧 1/3 做切口体表标记。
- 切口由皮肤深至筋膜，撑开两侧皮瓣。
- 接下来进行关节切开术，沿肌纤维走行切开股内侧肌斜头。另一种方法是进行内侧髌旁关节切开术。
- 进行中部骨膜下松解，并延伸至后部，以充分显露术野。
- 切除少量脂肪垫组织，观察外侧髁和髌股关节，以确认关节炎仅存在于内侧间室。可用 Z 形撑开器显露外侧间室。此外，检查 ACL 完整性是非常重要的。如果发现外侧间室或髌股间室存在 3 ~ 4 级关节炎改变，则建议改行全膝关节置换术。
- 使用咬骨钳或弯曲骨刀，切除股骨内侧髁、胫骨平台和内侧切口上方的骨赘。

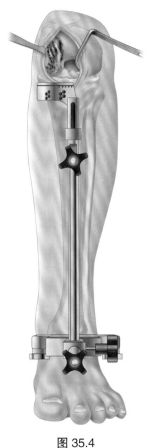

图 35.4

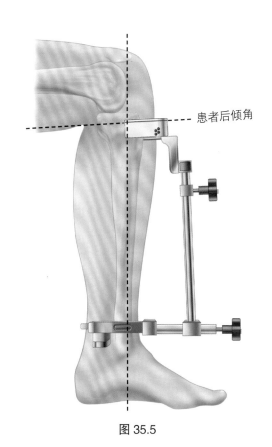

患者后倾角

图 35.5

手术操作

- 目前有多家膝关节单髁假体制造商。大多数都有相似的设计，植入步骤也相近。以下步骤适用于 DePuy 膝关节单髁系统（DePuy, Inc., Warsaw, IN, USA）。我们鼓励读者阅读制造商的外科手术指南以获得更多信息。

第 1 步：胫骨切割

- 屈膝 90°，将 Z 形撑开器分别放置在内、外侧股骨髁。
- 以模板作为指导，使用摆锯在内侧股骨髁的外侧边缘下的胫骨平台上进行垂直切割。注意切割不能过深或偏斜。确定切口仅在 ACL 胫骨止点的内缘。这一步骤也可在横向胫骨切割之后进行。
- 胫骨截骨定位器首先附着在踝部以上。
- 定位器应旋转至垂直杆位于胫骨嵴之上并与第二跖骨保持一致。
- 将胫骨截骨板抬高至关节线水平（图 35.4）
- 松开踝关节一侧的定位器，根据模板调整内翻/外翻角度和后倾角。目的是使切口垂直于胫骨的机械轴。垂直杆远端每平移 5 mm 将增加约 1° 的胫骨后倾角（图 35.5）。
- 固定杆上的垂直槽孔，松开上端的夹具以升高或降低截骨板。在切割槽放置胫骨触针，测量胫骨截骨的深度（图 35.6）。
- 拧紧上端旋钮，将另一枚钉打入截骨板下方孔道（图 35.7）。
- 使用矢状锯进行水平胫骨切割，与先前的垂直切口汇合（图 35.8）。使用小直骨刀连接两个切口，用宽骨刀撬动并去除被切除的骨块。对切除的骨块进行测量。如果截骨量不足，则选择靠上的孔道重新安装截骨板，使之

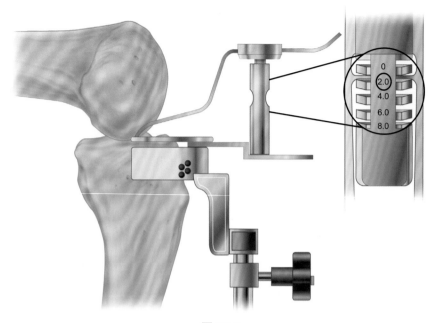

图 35.6

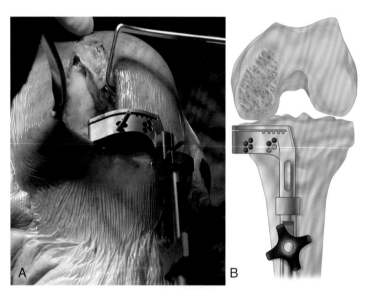

图 35.7

整体下移，然后重新截骨。

- 由于胫骨软骨磨损，通常至少切割 2 ~ 4 mm 就足够了。胫骨截骨的目的是为全聚乙烯轴承提供 7 mm 的空间，如需金属支撑轴承，则为 10 mm。
- 插入胫骨模块，对屈曲间隙进行评估（图 35.9）。
  - 若屈曲间隙较紧，则应重新截骨，增加胫骨斜度。
  - 若屈曲间隙较松，增加胫骨试模厚度。
- 伸展膝关节并评估伸膝间隙。
  - 如果伸展间隙较松，可在股骨远端切割块上添加 2 mm 股骨缺损垫片，以补偿股骨远端软骨的丢失。
- 髓外定位杆置于股骨远端切割块上，股骨远端切割块插入股骨远端下方的间隙中（图 35.10）。

第 1 步要点

- 手术钳可以用来移除前方截掉的骨块，尖刀可以用来切割内侧半月板的后角。
- 进行胫骨截骨时，恢复患者正常的胫骨后倾角很重要。
- 切勿在胫骨近端打入太多的固定钉，避免胫骨平台出现骨折。
- 屈伸间隙检查时，理想情况是屈伸位时均有 2 ~ 3 mm 间隙。

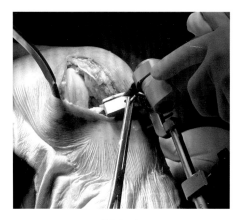

图 35.8

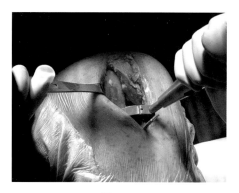

图 35.9

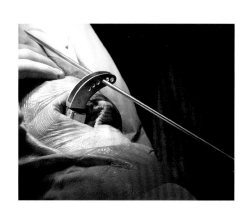

图 35.10

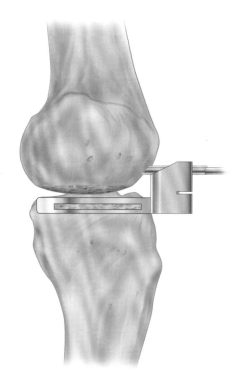

图 35.11

- 屈膝时导杆应通过足部中心。
- 伸膝时，侧面看导杆应与股骨平行，以避免股骨假体过屈或过伸。通过屈膝或伸膝达到上述效果。

第 2 步：股骨远端截骨

- 用 2 枚钉将股骨远端截骨板固定在股骨上（图 35.11）。
- 如果先前的胫骨截骨使伸直间隙较松，将 2 mm 股骨垫片放置在截骨板上，使股骨截骨向远侧移动。
- 矢状面上进行股骨远端截骨。
- 清理截掉的骨块，接着切除内侧半月板的后角。

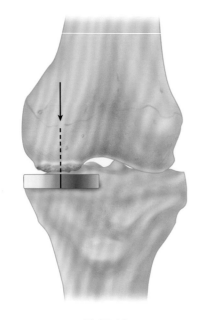

图 35.12

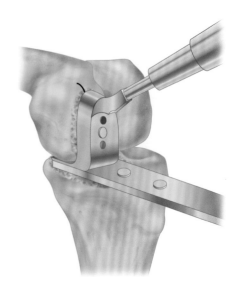

图 35.13

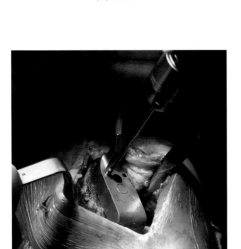

图 35.14

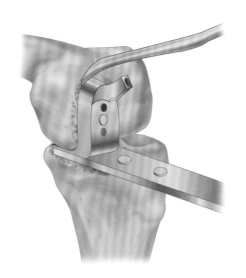

图 35.15

第 3 步：股骨大小测量

- 膝关节屈曲至 90°。

- 将胫骨垫片置于屈曲间隙内。

- 沿着胫骨垫片的中心线，使用标记笔或电刀在股骨远端和胫骨近端上做标记，以确定股骨髁的中心点（图 35.12）。

- 保证股骨正确旋转位置，将术前预估的模板放置于股骨远端。移动导向器，使其不悬于上方阻挡髌骨，否则选取更小的导向器。植入中心固定钉稳定内／外侧，首选在已标记的股骨远端中心点位置打入固定钉（图 35.13）。

- 旋转导向器，直至与胫骨垫片在膝关节屈曲不同角度均能达到良好的贴合。导向器每个方向最大旋转 10°。

- 使用 1/8 英尺的钻头，置入上方两个孔内，辅助旋转（图 35.14）。

- 使用弯曲的圆凿来移除股骨前方一小块，以标记股骨假体植入的大致范围（图 35.15）。

- 移除导向器。

第 3 步要点

- 为了稳定三合一截骨板，可在截骨操作时由助手用一只手来固定。

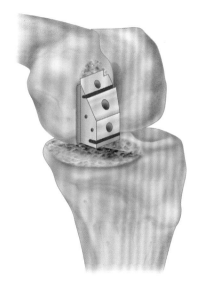

图 35.16

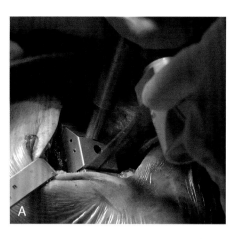

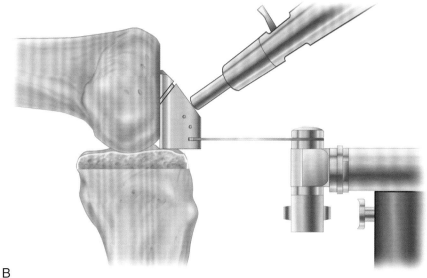

图 35.17

第 4 步：股骨截骨

- 将一合适大小的三合一股骨截骨导向器置于股骨远端，通过敲打将其与骨面齐平贴合（图 35.16）。
- 首先截去后方股骨（图 35.17）。然后截去前方股骨，移除一小块在上一步被凿过的股骨。
- 最后截去后方股骨。并清除所有被截出的股骨碎骨片。

第 5 步：试模复位

- 将一股骨试模置于股骨内侧髁中央，并将其向内或向外移动以寻找一个能够与胫骨试模假体成关节的最佳位置（图 35.18）。
- 评估关节稳定性及旋转对线
  - 若试模在关节屈曲位及伸展位时均很紧张，则应截除更多胫骨。
  - 若试模仅在关节屈曲位时紧张，则应更换小一号的股骨假体。
  - 若试模仅在关节伸展位时紧张，则应追加截除 2mm 的远端股骨。
  - 若试模在关节屈曲位及伸展位时均很松弛，则应更换更厚的胫骨假体。

第 6 步：股骨的最后准备

- 维持膝关节 90° 屈曲位以显露股骨远端。

第 5 步要点

- 为避免股骨钻孔过前以及股骨假体弯曲，切勿反角撬动股骨钻孔导向器。
- 为避免医源性股骨骨折，在发现龙骨难以置入时，应使用刮匙或钻孔器加深凹槽。

第 6 步要点

- 为避免胫骨后端骨折，若在切割龙骨凹槽时遭遇阻力，应使用钻孔器。

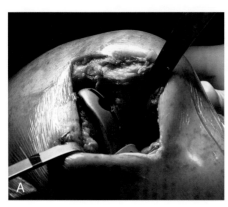

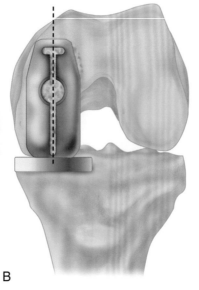

图 35.18

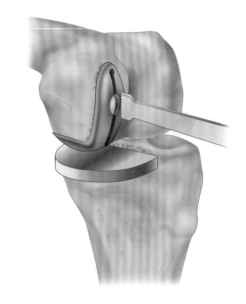

图 35.19

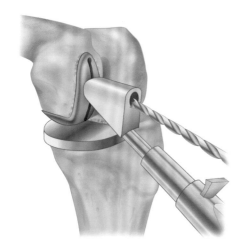

图 35.20

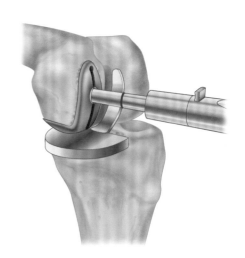

图 35.21

第 7 步要点

- 以下情况抗生素可以添加到骨水泥中：
  - 免疫抑制
  - 有感染史
  - 有膝关节手术史
  - 糖尿病
- 放置胫骨假体时，一定要先将后缘与骨平齐以便向前挤压多余的骨水泥。
- 如果使用金属支撑的假体，最好将胫骨金属托盘和股骨假体黏合，然后在两者之间放置试验聚乙烯组件，直到骨水泥硬化。此操作允许医生在植入聚乙烯插入物之前去除所有多余的骨水泥。
- 笔者倾向于使用金属支撑的胫骨假体。最近的数据表明金属背衬设计具有更好的主观和客观效果。
- 可通过在不同的屈曲度内翻膝关节以将骨水泥填充到骨中。

- 用骨锯沿着试模中央的凹槽在股骨远端表面划出竖直的浅痕（图 35.19）。
- 股骨钻孔导向器对准试模中央凹槽的圆孔，并钻孔（图 35.20）。
- 对齐试模，将龙骨冲压器敲入（图 35.21）。
- 移除股骨与胫骨的试模假体。

第 7 步：胫骨的最后准备

- 维持膝关节过屈位以显露胫骨。
- 将胫骨截骨导向器平置于胫骨平台，与之前在胫骨中央的标记点对齐（图 35.22）。
- 用针固定导向器。
- 用适当成角的骨刀通过导向器的凹槽切出龙骨凹槽（图 35.23）。用刮匙清除被切出的碎骨片。
- 确保在与截骨导向器对齐的情况下插入胫骨龙骨试模。

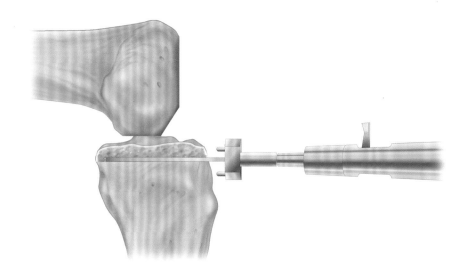

图 35.22

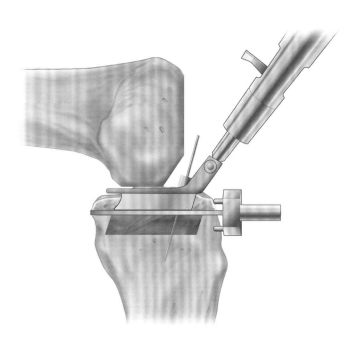

图 35.23

第 8 步：假体的最终植入

- 移除所有试模假体，并用生理盐水充分灌洗关节以清除骨内的血液。 充分
  干燥截骨平面。
- 打开人工关节包装，将即将被植入的人工关节置于无菌巾上。
- 调备 2 袋骨水泥。
- 在胫骨外周放置海绵以清除溢出的骨水泥。
- 在胫骨假体底面涂抹适量的骨水泥，并向龙骨凹槽内加入少量骨水泥。
- 将胫骨聚乙烯部件插入其凹槽中，使用冲击器将其推入。
- 取出海绵，用弯曲的刮匙除去多余骨水泥。
- 使用骨水泥涂抹股骨假体骨面，并在股骨表面涂抹一层薄的骨水泥。
- 将股骨假体轻拍到位并除去多余的骨水泥。

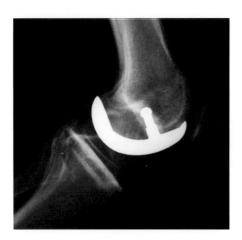

图 35.24

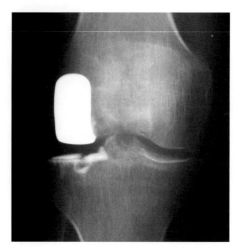

图 35.25

第 9 步：关闭关节腔

- 进行最终的运动和稳定性检查。清除所有多余的骨水泥。
- 止血带放气，对其他所有出血点烧灼止血。生理盐水冲洗膝关节。
- 如果需要可放置引流。
- 在关闭关节腔之前，在关节囊注射丁哌卡因。
- 关节囊用 1 号薇乔线缝合。
- 逐层缝合皮肤。
- 在恢复室进行 AP 位和侧位 X 线检查（图 35.24）。
- 外侧 UKA 采取类似的步骤（图 35.25）。

术后处理及预期疗效

- 患者因疼痛管理需在院内过夜观察。
- 在恢复室中使用连续被动运动（CPM）机帮助恢复，并随着忍受范围的增加而增加活动角度。
- 允许患者进行可耐受的负重。
- 理想情况下应在家中使用 CPM 机。
- 用依诺肝素或华法林抗凝治疗 4 周。
- 在 2 周内拆除缝线时开始正式的物理治疗。
- 预计 3 个月内完全恢复活动。

循证文献

Becker R, John M, Newmann WH: Clinical outcomes in the revision of unicondylar arthoplasties to bicondylar arthoplasties: a matched-pair study, Arch Orthop Trauma Surg 124:702–707, 2004.
　　本研究评估了先前单髁膝关节置换术 (UKA) 翻修成全膝关节置换术 (TKA) 的结果。28 名患者 (A 组) 由之前的 UKA 翻修成 TKA，28 名患者 (B 组) 行初次 TKA。两组均根据年龄、性别、体重和身高进行匹配。平均随访时间约为 55 个月。在使用膝关节协会评分（KSS）的随访中，A 组得分为 71.8，B 组得分为 80.4。使用 WOMAC 评分，A 组得分为 56.1，B 组得分为 64.1。B 组患者的术后主观评分和运动范围均较好。作者得出结论，从 UKA 到 TKA 的翻修有较差的客观和主观功能结果。但是，他们对翻修结果仍感到满意。

Eickmann TH, Collier MB, Sukezaki F, McAuley JP, Engh GA: Survival of medial unicondylar arthroplasties placed by one surgeon 1984–1998, Clin Orthop Relat Res 452:143–149, 2006.

作者研究了在 1994 年至 1998 年期间行内侧 UKA 的 411 个病例。大多数假体是固定平台，骨水泥固定。患者平均年龄为 67 岁。年轻患者和聚乙烯较薄的患者失败率和翻修率较高。体重和性别不影响翻修。当聚乙烯成分厚于 7 mm，以及储存时间小于 1 年，9 年的假体在位率更好。

Endres S, Steinheiser E, Wilke A: Minimally Invasive Stryker-Osteonics unicondylar knee prosthesis with metal-backed tibia component: a 5-year follow-up, Z Orthop Ihre Grenzgeb143:573–580, 2005.

在术后 1 年、3 年和 5 年评估了 91 个金属假体 UKA。术后 1 年时，使用 Insall 和 Scott 临床评估系统，患者的膝关节评分从 57.6 提高到 94.8。在研究期间有 3 个病例需要翻修。

Hyldahl HC, Regner L, Carlsson L, Karrholm J, Weidenhielm L: Does metal backing improve fixation of tibial component in unicondylar knee arthroplasty? A randomized radiostereometric analysis, J Arthroplasty 16:174–179, 2001.

一项前瞻性随机研究用于比较 UKA 中有或没有金属背衬的胫骨固定的手术效果。将 45 名患者随机分为两组，一组接受全聚乙烯胫骨组件，另一组接受金属的胫骨组件。作者使用放射测量分析来测量术后 2 年内胫骨组件的微动。两组之间没有显著差异，因此作者建议使用全聚乙烯组件，因为它具有较低的成本、优异的生物力学强度和不需组装等特点。

Koskinen E, Paavolainen P, Eskelinen A, Pulkkinen P, Remes V: Unicondylar knee replacement for primary osteoarthritis: a prospective follow-up study of 1,819 patients from the Finnish Arthroplasty Register, Acta Orthop 78:128–135, 2007.

在 1985 年至 2003 年期间，使用 Kaplan-Meier 分析对 1819 名进入芬兰关节成形术登记处的患者进行了假体存活研究。总体而言，73% 的 UKAs 有 10 年的假体在位率。患者的平均年龄为 65 岁。年轻患者的失败率增加了 1.5 倍。

Li MG, Yao F, Joss B, Ioppolo J, Nivbrant B, Wood D: Mobile vs. fixed bearing unicondylar knee arthroplasty: a randomized study on short term clinical outcomes and knee kinematics, Knee 13:355–370, 2006.

48 名患者 (56 膝) 随机接受固定平台或活动平台 UKA。2 年的随访包括临床检查和 X 线片。虽然两组骨关节炎的进展相似，但活动平台组在 X 线片上的透亮线发生率较低。临床评估或膝关节评分没有差异。

（ Ammar Anbari，Craig J. Della Valle，Brian J. Cole 著　赵　亮 译）

髌股关节置换术

- 在没有影像学改变的情况下，PFA 不应用于治疗膝前痛。
- 对于高级影像学结果异常，但没有显著的 X 线改变的 PF 关节炎患者，PFA 的结果无法预测。
- 早期的胫股关节炎和炎症性关节病是禁忌证，必须仔细筛查。
- 长期脱位的髌骨畸形过重，PFA 假体植入难以获得稳定性，可能需要联合或分期进行胫骨结节截骨术。
- 对于外翻超过 8°、内翻超过 5° 或者 BMI 显著增加的患者，一般应避免进行 PFA。

- 与单间室胫股关节炎选择全膝关节置换术还是单髁置换术（UKA）的争议类似，孤立性 PF 关节炎选择 TKA 还是 PFA 治疗仍存重大争议。
- 多项研究表明，TKA 对于孤立性 PF 关节炎的治疗非常成功，并且可以消除其他间室关节炎进展的风险。
- 回顾性研究显示，对于孤立性 PF 关节炎，尽管 PFA 的 UCLA 评分较高，住院时间较短，失血较少，但是 TKA 和 PFA 的 KSS 评分相近。
- 没有研究比较 PFA 与 TKA 的理论优势，包括更为接近自然状态的膝关节，进行高强度低冲击力运动的能力，以及必须翻修为 TKA 时更为顺畅、骨量缺损最小。

- 患者首先应接受全面的非手术治疗，重点是股四头肌、核心肌群和髋关节外展肌的强化训练。关节腔注射可使症状暂时缓解。
- 在考虑关节置换术之前，对于轻微退行性改变，局灶性软骨缺损，高活动水平或年轻患者，应考虑各种保关节手术 [胫骨结节截骨术（tibial tubercle osteotomy, TTO）、内侧髌股韧带重建术及滑车成形术]。
- 如上所述，PFA 和 TKA 均可有效治疗孤立性终末期 PF 关节炎。

适应证

- 髌股关节置换术（patellofemoral arthroplasty, PFA）仅适用于膝关节置换术是合理选择（综合考虑年龄、功能水平和预期寿命）的髌股关节（PF）单间室终末期关节炎的患者。
- 显著的 PF 间室影像学退行性改变预示着更为可靠的术后效果。
- 继发于滑车发育不良的退变患者是最理想的 PFA 手术对象，且胫股关节病变进展的可能性较低。
- 各种情况的滑车发育不良可以通过植入假体而改善髌骨轨迹。

术前检查 / 影像学

- 有明显的膝前痛病史，这种疼痛在上下楼梯、斜坡或坐下时加重，而在平地行走时部分或完全缓解。
- 膝关节和髋关节的全面体检至关重要，因为未被发现的髋关节炎可表现为膝前痛。
- 排查胫股关节炎，完成半月板及交叉韧带病变的相关检查。此两者都不是 PFA 的绝对禁忌证，但如存在应降低 TKA 的门槛。
- 应将髌骨松弛度、恐惧试验、髌骨倾斜角、髌骨研磨、Q 角和 J 征是否存在与对侧进行比较。
- 应获取站立位踝髋膝关节全长片、膝关节站立前后位片（AP）、屈曲后前位片、侧位片及髌骨轴位像（图 36.1）。
- 如 DeJour 所述，应拍摄高质量的侧位像以检查滑车发育不良，包括交叉征、滑车上骨赘及双轮廓征（图 36.2）。
- 常规的高级影像学检查并无必要，除非存在严重畸形或轻微的关节炎改变，并且考虑进行胫骨结节截骨术或滑车成形术。

手术解剖

- 各位膝关节外科医生均熟悉的膝前解剖知识。
- 在任意病例均应考虑的解剖因素包括胫骨结节 - 股骨滑车间距离（TT-TG 距离）、Q 角（图 36.3）、J 征和髌骨倾斜角（图 36.4），以保证股骨内植物的精确对位。

体位

- PFA 患者体位与 TKA 相同，适用于 TKA 的标准体位注意事项同样适用于 PFA。

入路 / 显露

- PFA 的显露与 TKA 类似，通常采用最常用的标准髌旁内侧入路（图 36.5）。
- 为了使髌骨外翻以进行表面置换，切口和关节囊切开的长度不会明显短于 TKA。

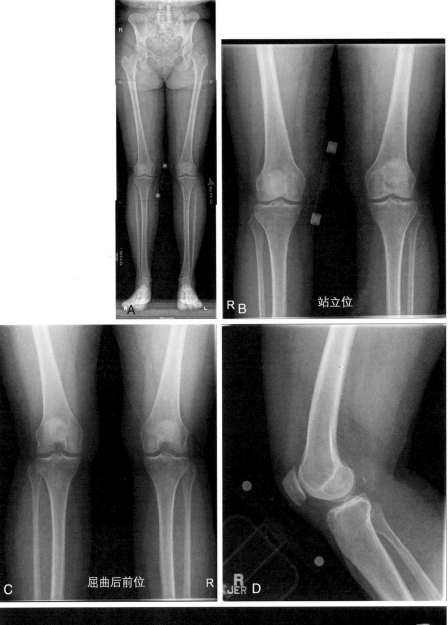

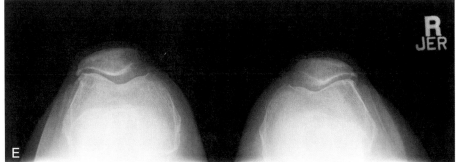

图 36.1

- 根据外科医生的偏好，可以选择股内侧肌下或经股内侧肌入路。

手术操作

第 1 步：导板放置 / 前方截骨

- 标准显露后，将一枚小的单独的导针放置在髓腔内，位置及方向与 TKA 的开髓锉类似（图 36.6A）。

体位要点

- 如果有帮助，可于同侧髋部下方放置体位垫抵消下肢外旋。
- 可根据外科医生的偏好使用止血带。

入路 / 显露要点

- 在显露过程中应注意保护内侧股骨髁、半月板及膝横韧带。
- 可以通过去除一部分前方脂肪垫以改善髌骨活动，注意保留膝横韧带前方的部分。

入路 / 显露提示

- 体外研究表明，软骨可于短短 10 分钟内干燥并引起软骨细胞死亡，频繁使用盐水冲洗比在标准 TKA 手术中更为重要。

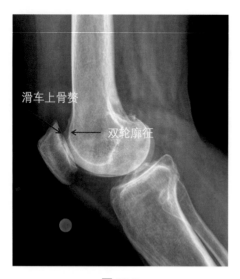

图 36.2

滑车上骨赘
双轮廓征

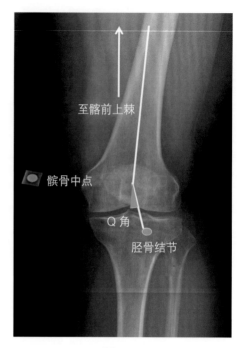

图 36.4

至髂前上棘
髌骨中点
Q 角
胫骨结节

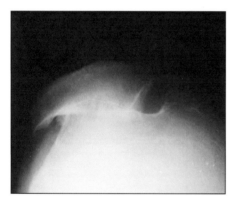

图 36.3

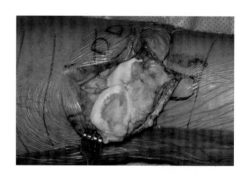

图 36.5

第 1 步要点

- 初始的髓内针影响前方切骨的矢状位对线，因此必须谨慎放置以匹配股骨力线。
- 切骨的内 / 外旋须以通髁轴以及胫骨平台作为参考，因为原始的滑车往往由于过度增生的骨赘或者发育不良而具有迷惑性。
- 与通髁轴比较，股骨组件与之完全一致或轻微外旋是最理想的。

第 1 步提示

- 应在无切迹的前提下前方尽可能多地切骨。
- 虽然遵循经典教程避免股骨内旋至关重要，但过度的外旋会降低外侧滑车嵴而使外侧半脱位更容易发生。

- 将切骨导板置于该导针上，并通过 C 形导向器进行调整和验证以完成前方截骨，该截骨面与滑车近端的股骨前缘平齐（图 36.6B ）。
- 初始导板同时设定股骨组件的内 / 外旋，此步骤对技术要求很高，并对整体轨迹和功能至关重要。
- 在精确定位后，将导向器交叉固定，并用标准锯片完成股骨前方切骨（图 36.6C、D ）。

第 2 步：股骨准备

- 每种植入系统采用不同的技术，利用研磨、锉削或者锯切来处理前方切骨远端的骨质，以使内植物在过渡至保留的软骨时与之保持平齐或略微凹陷（图 36.7A ~ D ）。
- 股骨假体应尽可能置于外侧，有利于发育异常的髌骨轨迹（图 36.8A、B ）。
- 冠状面的对位（内植物的内 / 外翻）在此步骤确定，假体滑车的对位应寻求使髌骨在屈曲早期向近端且伸直时向远端顺畅滑动的位置。

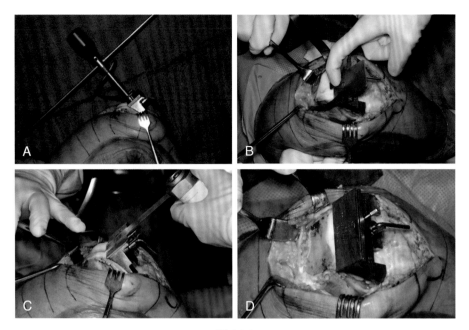

图 36.6

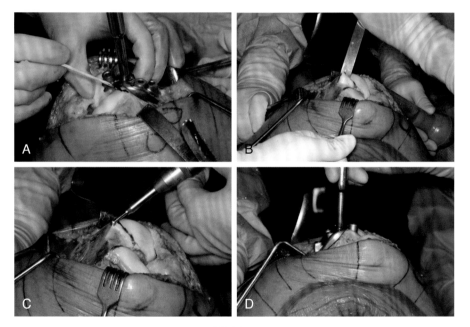

图 36.7

第3步：髌骨准备与试模测试

- 髌骨的处理方式与TKA类似（图36.11），髌骨组件以标准方法置于内侧（图36.12）。
- 通过试模假体在活动范围内运动，并伴有胫骨的内外旋转，来评估髌骨运动的顺畅性及髌骨轨迹（图36.13）。

第4步：骨水泥固定与最终测试

- 在使用骨水泥前，采用脉冲冲洗所有骨面，如止血带未充气应予充气。

第1步器械/内植物

- 大多数外科医生更喜欢第二代内植物，这种内植物是"贴附"式设计，股骨前方切骨与TKA类似，完全切除原生的近端滑车。早期内植物采用"嵌入"技术融于原生滑车，在发育不良的患者失败的风险很高。

第2步要点

- 在更严重的发育不良中，内植物可能明显位于外侧，但对避免胫骨结节截骨术进行髌骨半脱位的矫正更为适合。
- 假体试模在其远端过渡至原生软骨时应保持平齐或轻微凹陷，间隙小于2 mm。

第2步提示

- 内植物不应偏出股骨髁外侧缘，否则可能导致软组织撞击（图36.9）。
- 内植物放置时不应过于靠近远端，这会引起前交叉韧带切迹处撞击，而且当髌骨从假体移动到切迹时造成弹跳。为了达到这个目的，有时需要更多的远端截骨（图36.10）。

第3步要点

- 如果最终需要转变为TKA，最好使用与TKA系统兼容的髌骨组件。
- 置换后的髌骨的总厚度增加1~2 mm通常可以很好地耐受，但进一步的过度填充可能会导致疼痛（图36.14）。
- 在测试时，可以使用巾钳拉近内侧软组织。

第3步争议

- 除了髌骨持续严重倾斜且最终测试仍不能旋至中立位的相对罕见病例，外侧支持带松解通常不受青睐。

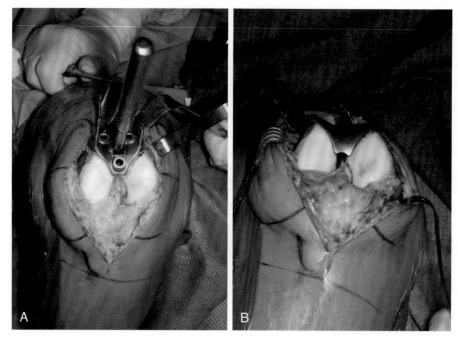

图 36.8

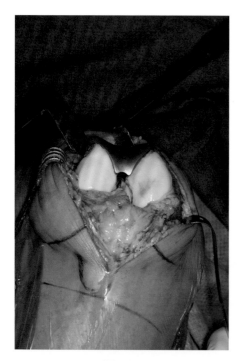

图 36.9

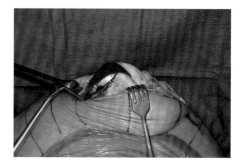

图 36.10

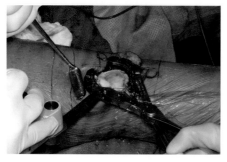

图 36.11

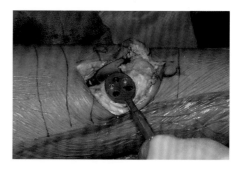

图 36.12

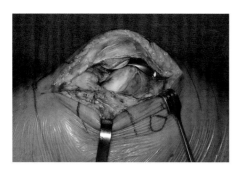

图 36.13

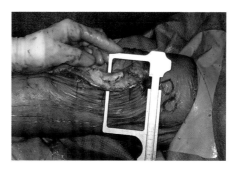

图 36.14

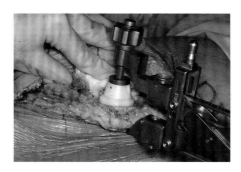

图 36.15

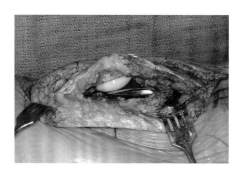

图 36.16

- 股骨及髌骨组件顺序水泥固定，内植物进行末次测试，最终评估外侧支持带延长或者髌上脂肪或滑膜切除的必要性（图 36.15、36.16）。
- 在开放关节标准闭合前进行膝关节冲洗。
- 术后常规行前后位（AP）及侧位 X 线检查（图 36.17）。

术后处理及预期疗效

- 术后管理方案与 TKA 或 UKA 使用的方案类似。
- 早期和缓的被动活动及主动的活动度训练非常重要。
- 鉴于许多患者因疼痛出现术前行走无力，早期股四头肌及髋关节力量训练至关重要。
- 有趣的是，大多数 PFA 患者比 TKA 恢复得更快。
- 假体组件松动的翻修非常罕见。
- 胫股关节病变进展是翻修为 TKA 的最常见原因，在 7 ~ 15 年的随访中翻修率为 12% ~ 22%。
- 对于原发性滑车发育不良患者，因胫股关节症状进展导致的翻修发生率极低。

术后处理争议

- PFA 术后的负重方案各式各样，有些方案允许即刻负重，而其他方案倾向于部分负重以保护膝关节，并使用助行器 4 周以减轻未置换其他间室的剧烈炎症反应。
- 一些医生主张回避高冲击和高重复性运动，限制远期最高活动水平。而另一些医生则认为由于该术式的低松动率及其骨量保留特性，与 TKA 相比可以减少干预，并且患者可以自我调整。

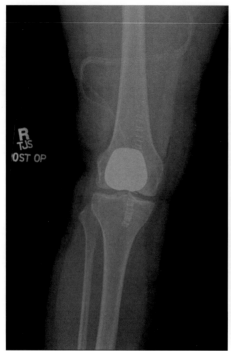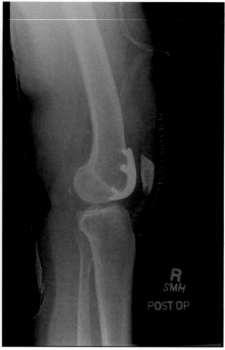

图 36.17

循证文献

Ackroyd CE, Chir B: Development and early results of a new patellofemoral arthroplasty, Clin Orthop Relat Res 436:7–13, 2005.

Ackroyd CE, Newman JH, Evans R, Eldridge JD, Joslin CC: The Avon patellofemoral arthroplasty: five-year survivorship and functional results, J Bone Joint Surg Br 89:310–315, 2007.

Dahm DL, Al-Rayashi W, Dajani K, Shah JP, Levy BA, Stuart MJ: Patellofemoral arthroplasty versus total knee arthroplasty in patients with isolated patellofemoral osteoarthritis, Am J Orthop 39:487–491, 2010.

Dahm DL, Kalisvaart MM, Stuart MJ, Slettedahl SW: Patellofemoral arthroplasty: outcomes and factors associated with early progression of tibiofemoral arthritis, Knee Surg Sports Traumatol Arthrosc 22:2554–2559, 2014.

Hendrix MR, Ackroyd CE, Lonner JH: Revision patellofemoral arthroplasty: three- to seven-year follow-up, J Arthroplasty 23:977–983, 2008.

Hutt J, Dodd M, Bourke H, Bell J: Outcomes of total knee replacement after patellofemoral arthroplasty, J Knee Surg 26:219–223, 2013.

Lonner JH: Patellofemoral arthroplasty: pros, cons, and design considerations, Clin Orthop 428:158–165, 2004.

Lustig S, Magnussen RA, Dahm DL, Parker D: Patellofemoral arthroplasty, where are we today?Knee Surg Sports Traumatol Arthrosc 20:1216–1226, 2012.

Thienpont E, Lonner JH: Coronal alignment of patellofemoral arthroplasty, Knee 21(Suppl 1): S51–S57, 2014.

Walker T, Perkinson B, Mihalko WM: Patellofemoral arthroplasty: the other unicompartmental knee replacement, Instr Course Lect 62:363–371, 2013.

（ Matthew M. Crowe，Diane L. Dahm，Michael J. Taunton 著
柯 岩 译）

第 37 章

全膝关节置换术手术入路

适应证

- 患者选择
  - 初次全膝关节置换术患者的谨慎选择，将有助于达到最佳的临床疗效。
  - 患者如果体型较大或者股骨形态较大较宽，可能需要较长的皮肤切口和较大的手术暴露。
  - 对患肢畸形和活动度的仔细评估，能够指导正确的入路和内植物的选择。
    - 微创关节置换术要求患肢的活动度应该至少可以屈曲 90°，屈曲挛缩小于 10°，内翻畸形小于 15°，外翻畸形小于 20°。
  - 应当评估患者的既往史
    - 微创手术入路的选择禁忌包括：类风湿关节炎病史、过度肥胖、心血管旁路搭桥手术史和未能严格控制的糖尿病。
  - 应当注意患肢之前的手术入路和皮肤切口。
    - 之前的入路和软组织手术可能会破坏皮肤的血供（图 37.1）。
  - 低位髌骨或者之前有关节切开手术史将使术中移动髌骨更加困难（图 37.2）。
  - 术前的影像学侧位片会有帮助。

影像学

- 术前的影像包括：下肢全长片、站立位前后位片、屈曲位后前位片、侧位片及髌骨轴位片（图 37.3）。

禁忌证或反适应证

- 处于感染状态的患者
- 患者软组织条件较差
- 低位髌骨
- 患者有免疫缺陷

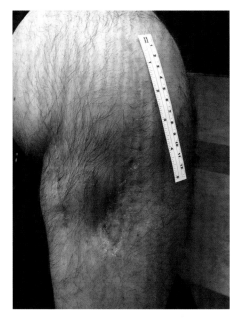

图 37.1

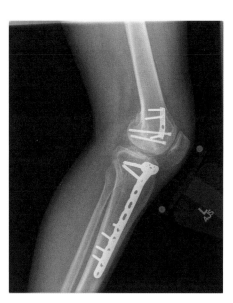

图 37.2

手术解剖

- 通过皮肤触诊来辨别和标记骨骼和软组织结构，可以安全、有效地确定全膝关节置换术切口。
- 图 37.4 展示了膝关节的解剖结构：前侧（图 37.4A）、内侧（图 37.4B）、外侧（图 37.4C）、后侧（图 37.4D）。
- 确定皮肤切口前，应当辨别和标记以下结构：
  - 髌骨
  - 髌韧带
  - 胫骨结节
  - 内外侧关节间隙
  - 股骨内外侧髁
  - 内外侧踝

体位

- 患者在手术台上取仰卧位。
- 所有骨骼突出部位加软垫保护。
- 对侧肢体放在平板上，注意避免在腓骨小头处损伤腓总神经。

体位要点

- 大腿固定装置置于大转子处或稍低位置处，以此避免腿部外展，减少对辅助器具的依赖。
- 有人主张垫高同侧髋部协助摆放体位。
- 如果应用股管收肌管阻滞，需要与麻醉医师沟通，避免导管妨碍术后置管引流。
- 如果大腿切口需要延长，比如术中需取内固定，则需准备无菌止血带。

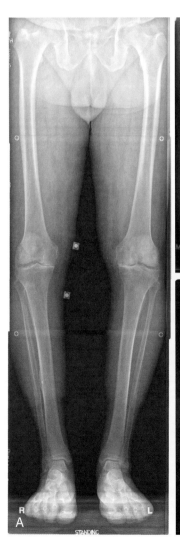
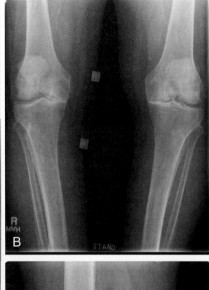
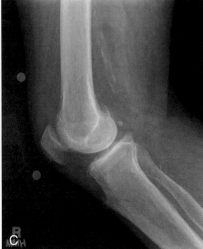
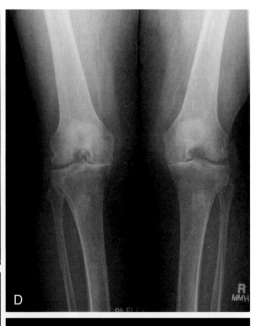
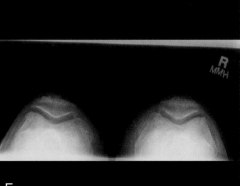

图 37.3

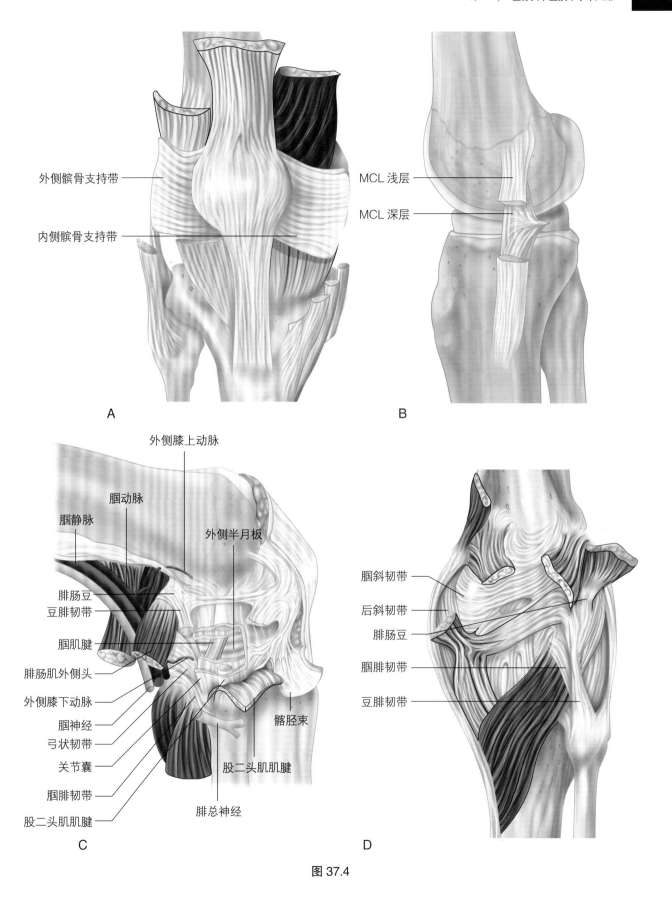

A

外侧髌骨支持带

内侧髌骨支持带

B

MCL 浅层

MCL 深层

C

外侧膝上动脉

腘动脉

腘静脉

外侧半月板

腓肠豆

豆腓韧带

腘肌腱

腓肠肌外侧头

外侧膝下动脉

腘神经

弓状韧带

关节囊

腘腓韧带

股二头肌肌腱

髂胫束

股二头肌肌腱

腓总神经

D

腘斜韧带

后斜韧带

腓肠豆

腘腓韧带

豆腓韧带

图 37.4

- 患肢在大腿根部安放止血带。
- 一个沙袋安放在手术台以支撑膝关节屈曲 90°。为了术中最大活动度，沙袋不能捆绑固定在手术台上。

体位提示

- 止血带与贴膜的位置太靠近大腿远端，将阻碍延长切口的可能。

体位设备

- 沙袋
- 止血带
- 大腿固定装置
- 垫高物
- 可控制膝关节屈曲装置

显露要点

- 术中屈曲位切开可以快速暴露韧带及下方的解剖结构。
- 皮下分离用于区分股四头肌健、髌骨、髌韧带。随后的内侧入路可以暴露远端股内斜肌和内侧副韧带。

显露提示

- 对于全膝关节置换术，选择侧方入路也是合理的。
- 特别是对于肥胖或肌肉发达的男性，切口应该足够长，便于暴露。切口的长短也取决于手术入路。
- 切口太短可能会导致组织损伤、切口并发症，同时因为缺乏直观暴露而造成内植物位置不佳。
- 无论是显露还是随后各个阶段，对皮肤和皮下组织都需要小心处理，以减少伤口并发症。

- 电刀的电极片安放在非手术肢体上。
- 患肢应该在准备完善后用无菌洞巾穿过（图 37.5）。

入路／显露

皮肤切口

- 止血带可以使患肢充分排血
  - 止血带通常设置压力 250 mmHg
  - 体型较大的患者可能需要压力为 300 mmHg，避免单纯静脉阻流效应。
- 切口的皮肤标记包括髌骨的边缘和胫骨结节。
- 膝关节常规切口从髌骨上极以上 2 cm 开始。切口一直延续到接近胫骨结节中点靠内侧。
- 皮肤切口 10～14 cm，并可使膝关节屈曲 90°。
- 切口可以被拉长 2～5 cm，即"动态窗口"扩大显露范围。

手术操作一

标准内侧髌旁入路

- 皮下组织的分离可以采用在股四头肌腱、股内斜肌、髌骨与内侧支持带的上方制造皮瓣的方法，通过皮瓣的移动来增加术中的暴露（图 37.7）。
- 切口开始于大约股内斜肌偏外 3 mm，大约在髌骨上方 3 cm 处。
- 关节置换切口在髌骨内侧弯曲走行，注意留下髌骨内侧的附着的部分软组织以利于重建内侧支持带和内侧髌股韧带（图 37.8）。
- 切口止于胫骨结节中部。
- 如果需要更大的暴露，可以向上切开股四头肌。
- 髌下脂肪垫可以切除以利于外侧结构的显露。
- 髌骨翻向外侧以暴露股骨侧（图 37.9）。

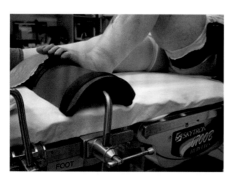

图 37.5

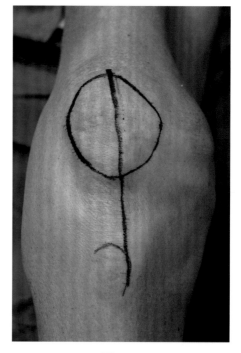

图 37.6

手术操作二

股内侧肌下入路

- 皮下组织的分离可以采用在股内斜肌远端、髌骨、髌腱与内侧支持带的前方创造皮瓣的方法，通过皮瓣的移动来增加术中的暴露（图 37.10）。
- 股内斜肌的肌纤维走行约与膝关节正中垂线呈 50° 角。
- 股内斜肌止于髌骨中部（图 37.11）。

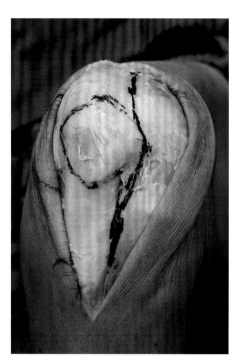

图 37.7

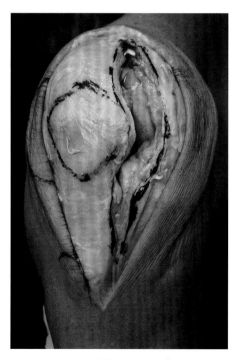

图 37.8

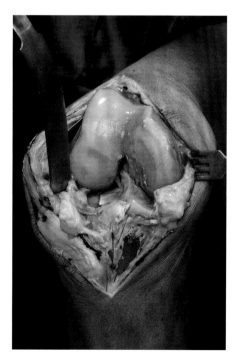

图 37.9

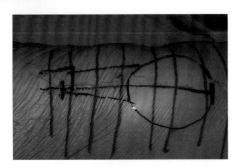

图 37.10

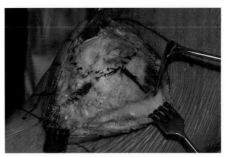

图 37.11

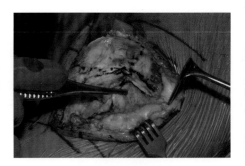

图 37.12

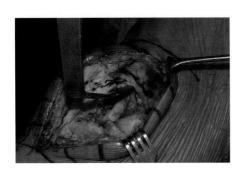

图 37.13

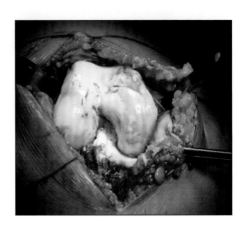

图 37.14

股肌入路要点

- 使用"活动窗"技术可以减小切口和关节切开的长度。
- 女性患者由于假体型号较小及较为松弛的组织，所以相对容易置换假体。
- 在股内斜肌边缘使用 Hohmann 拉钩更便于暴露股骨远端。
- 医生引导固定患腿的位置可以使术中患肢体位更准确，因而不需要体位固定器。
- 为了更为直观地测定假体大小和定位器，应该保持 30°~60° 的屈曲。

股肌入路提示

- 如果髌股内侧韧带与股内斜肌腱没有分开，那么外侧显露会很困难，所以需要充分松解。
- 注意保护软组织，避免伤口并发症。
- 低位髌骨在术前进行影像学检查时可以发现。

- 切口始于股内斜肌下缘，途经髌骨中极，然后沿髌腱内侧缘向下（图 37.12）。
- Hohmann 拉钩可以放入股内侧斜肌的边缘直入外侧沟，向外牵开以充分暴露股骨远端（图 37.13）。
- 切口结束于胫骨结节中点。
- 股骨远端得到充分暴露（图 37.14）。

手术操作三

股中间入路

- 皮肤切口开始于髌骨中内 1/3 以上 1 cm 处，切口结束于大约胫骨结节中点内侧（图 37.15）。
- 内侧和外侧的皮下剥离可以为深方股四头肌建、股内侧斜肌、髌骨和髌韧带及内侧韧带提供空间。这种切除剥离有助于这些结构的显露和移动。
- 关节切口开始于髌骨上极。
- 关节切口在髌骨内侧弯曲走行，注意留下髌骨上的小块软组织以利于重建内侧韧带和内侧髌股韧带（图 37.16）。
- 关节切口结束于胫骨结节中点位置。
- 股内斜肌在髌骨上极处撕裂成条。这种撕裂延续至股内斜肌内约 1 cm 处。

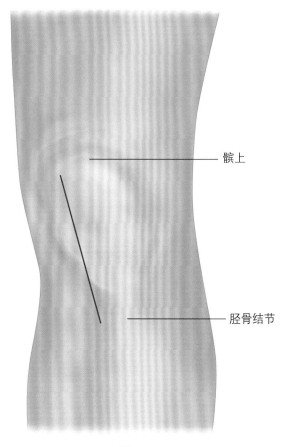

图 37.15

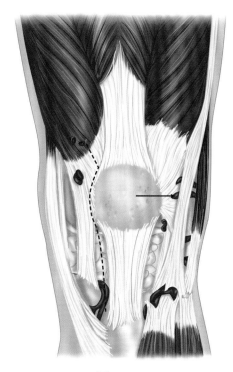

图 37.16

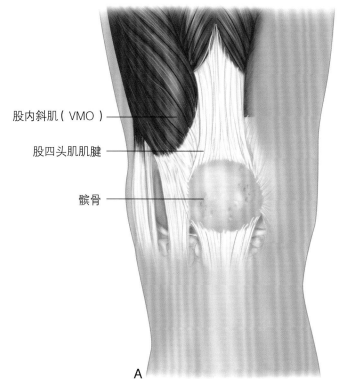

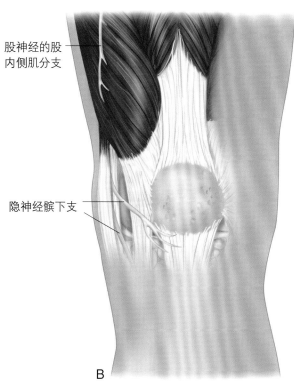

图 37.17

股内侧肌入路提示

- 使用"活动窗"技术可以减小切口长度。
- 如果髌骨较大,为了有助于外侧暴露可以进行髌骨的处理。
- 过多的胫骨外旋会减少胫骨平台的显露。

术后处理要点

- 通过内收肌管使用小剂量麻药治疗,局部关节周围注射,进行术后多模式疼痛控制方案。
- 股四头肌腱薄弱的患者早期活动可辅助膝关节支具。

术后处理提示

- 伤口并发症应该及早发现,并被当作感染处理,除非有其他明确诊断。
- 应该避免患者摔伤,可以进行患者宣教,对于可能有神志变化的患者,可以应用膝关节辅助支具和床边警示器材。

- 然后,用手指钝性分离 2~4 cm。股内斜肌可以安全地与髌骨分开 4.5 cm,没有损伤隐神经末梢分支的风险。
- 如需额外的显露,可以钝性分离股内斜肌至内收肌筋膜与大收肌水平,从而避免神经血管损伤。
- 切除髌下脂肪垫,以利于更好地移动髌骨。
- 股骨前方皮质可以切除滑膜充分暴露。
- 胫骨前内侧的骨膜下分离,以松解半月板与胫骨连接组织。
- 髌骨的早期处理有利于显露外侧结构。

术后处理和预期疗效

- 张力长筒袜和足泵,术后在麻醉恢复室就可以开始应用。
- 阿司匹林 325 mg,一天 2 次,为期 6 周以预防静脉血栓形成。
- 理疗和康复锻炼在手术当天就开始,并进行活动度锻炼和关节负重。
- 术后第 2 天移除内收肌管疼痛阻滞管。
- 术后第 2 天出院回家。

循证文献

Basarir K, Erdemli B, Tuccar E, Esmer AF: Safe zone for the descending genicular artery in the midvastus approach to the knee, Clin Orthop Relat Res 451:96–100, 2006.

Bathis H, Perlick L, Blum C, Luring C, Perlick C, Grifka J: Midvastus approach in total knee arthroplasty: a randomized, double-blinded study on early rehabilitation, Knee Surg Sports Traumatol Arthrosc 13:545–550, 2005.

Dalury DF, Snow RG, Adams MJ: Electromyographic evaluation of the midvastus approach, J Arthroplasty 23:136–140, 2008.

Haas SB, Cook S, Beksac B: Minimally invasive total knee replacement through a mini midvastus approach: a comparative study, Clin Orthop 68–73, 2004.

Liebensteiner MC, Thaler M, Giesinger JM, Fishler S, Coraca-Huber DC, Krismer M, Mayr E: Minimidvastus total knee arthroplasty does not result in superior gait pattern, Knee Surg Sports Traumatol Arthrosc 23:1699–1705, 2015.

Pagnano MW, Meneghini RM: Minimally invasive total knee arthroplasty with an optimized subvastus approach, J Arthroplasty 21:22–26, 2006.

Roysam GS, Oakley MJ: Subvastus approach for total knee arthroplasty: a prospective, randomized, and observer-blinded trial, J Arthroplasty 16:454–457, 2001.

Schroer WC, Diesfeld PJ, Reedy ME, LeMarr AR: Mini-subvastus approach for total knee arthroplasty, J Arthroplasty 23:19–25, 2008.

Tenholder M, Clarke HD, Scuderi GR: Minimal-incision total knee arthroplasty: the early clinical experience, Clin Orthop Relat Res 440:67–76, 2005.

Walter F, Haynes MB, Markel DC: A randomized prospective study evaluating the effect of patellar eversion on the early functional outcomes in primary total knee arthroplasty, J Arthroplasty 22:509–514, 2007.

（Michael J. Taunton，O. Brant Nickolaus 著　朱　晨译）

第 38 章

全膝关节置换假体定位方法

适应证

- 避免假体外旋不当是全膝关节置换（TKA）术获得成功和良好效果的一个重要因素。
- 即使很小的外旋不当也会导致不好的效果。
- 过度的股骨或胫骨假体外旋不当会造成髌股关节并发症、不稳和磨损增加。
- 假体位置不良在 TKA 早期失败翻修的病例中比较常见。

术前检查 / 影像学

- 术前查体和摄片对于评估有可能增加假体定位和韧带平衡难度的关节骨性和软组织异常情况很重要。
- 膝关节内翻和外翻都可能合并有原发或继发的骨性或软组织异常，如果没有认识到这一点，可能会导致假体安装位置错误。
- 站立位下肢全长片用于评估冠状面力线，可以让医生进行截骨规划以获得中立的机械轴线。
  - 对于典型的外翻膝，需要减少外侧股骨髁远端截骨量以获得中立的机械轴线（图 38.1A）。
  - 对于典型的内翻膝，需要减少胫骨平台内侧截骨量以获得中立的机械轴线（图 38.1B）。
- 屈膝 45° 负重位后前位片（Rosenberg 位）可以辅助发现外翻膝的外侧股骨后髁发育不良（图 38.2）。
- 侧位片可以有助于发现低位髌骨，其会使手术暴露和假体旋转的评估更加困难（图 38.3）。

体位

- 患者在标准手术床上仰卧位。
- 医生可以根据自己的习惯辅助使用腿架或足部固定架。

入路 / 显露

- 推荐使用标准的可以看到骨性标志的显露方式，尤其是对于明显畸形的病例。
- 虽然有技术要求，但髌旁外侧入路有报道用于外翻畸形的病例。
- 通常膝关节必须能屈曲超过 90°，胫骨向前半脱位，同时髌骨置于外侧，以便于将假体放置于合适的位置。
- 对股骨侧来说，可见的重要标志包括髌骨滑车沟，股骨后髁，内、外上髁（图 38.4）。
  - 脂肪垫、骨赘和突起的平台前方骨质可能需要切除以很好地显露股骨。
  - 松解伸膝装置、清理内外侧沟的粘连、内侧充分松解对于僵直和屈曲受

- 确定股骨和胫骨假体旋转力线的方法有多种，通常是多种方法联合使用。
- 测量截骨法和间隙平衡法都可以获得屈伸间隙对等的结果。
- 术前计划能够发现可能增加假体定位难度的个体解剖差异。
- 假体旋转不良与髌股关节轨迹不良、不稳和磨损增加有关。

- 在大粗隆下放置过大的垫块会使下肢屈伸过程中出现内旋，从而导致对旋转的误判。

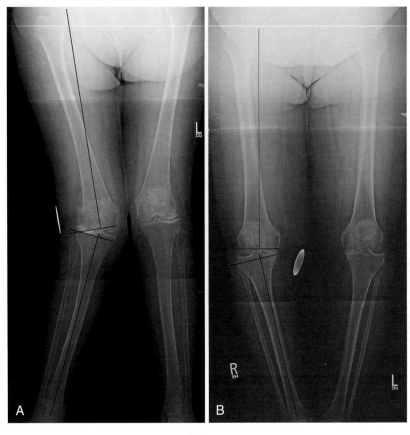

图 38.1

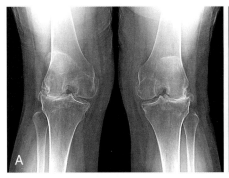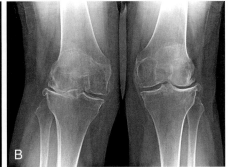

图 38.2

限的膝关节显露是很有帮助的。

- 对胫骨侧来说，可见的重要标志包括胫骨结节和胫骨后方皮质（图 38.5）。
  - 在胫骨皮质上应用后方拉钩使胫骨向前方脱位可以很好地评估胫骨假体定位。
- 髌骨翻转有助于观察和插入截骨模块，虽然这在大多数病例中并不必要。

手术操作一：测量截骨法的股骨假体旋转

- 测量截骨法的核心理念是参照骨性标志设置股骨假体旋转，获得一个平衡的屈曲间隙。
- 截骨后再松解韧带。
- 多种标志可用于确定股骨假体旋转，通常是多种联合使用。

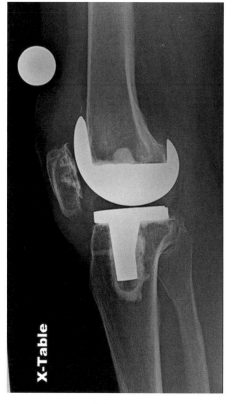

图 38.3

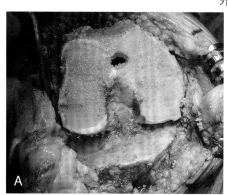

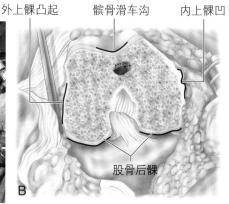

外上髁凸起　　髌骨滑车沟　　内上髁凹

股骨后髁

图 38.4

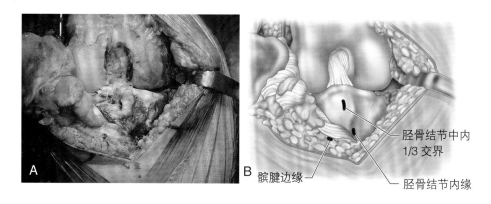

胫骨结节中内
1/3 交界

髌腱边缘　　　胫骨结节内缘

图 38.5

- 完成显露和股骨远端截骨后，可以评估解剖标志（图 38.6）。
  - 后髁轴（posterior condylar axis, PCA）——股骨后髁连线。
  - 前后（anteroposterior, AP）轴或 Whiteside 线——通过滑车沟中线和髁间窝后方中点的连线。
  - 通髁轴（transepicondylar axis, TEA）——外上髁突起和内上髁隆起（临床 TEA）或内上髁沟（外科 TEA）的连线。
- 在准备股骨截骨前，用笔标记出解剖轴线对于观察患者解剖和截骨模块定位非常有帮助；有一些商业工具可以帮助标记 AP 和 TEA 轴线（图 38.7）。
- 解剖标志确定后，在股骨远端放置测量大小型号和旋转的抱髁器，通常参考股骨后髁来确定旋转位置（图 38.8）。
- 对于解剖正常的患者来说，股骨假体相对于 PCA 外旋 3° 可以获得矩形的

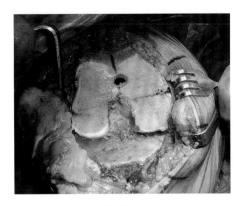

图 38.6

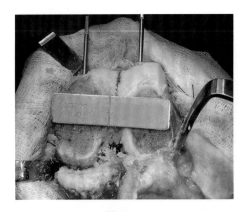

图 38.7

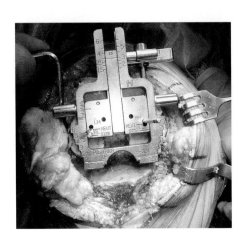

图 38.8

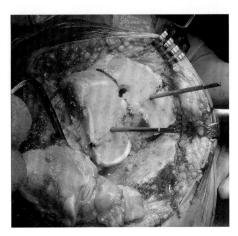

图 38.9

屈曲间隙，股骨截骨线平行于截骨后的胫骨平台（假如胫骨是垂直于中立位轴线截骨的话）。

- 有多种不同的抱髁器可以让外科医生基于后髁轴调整不同的外旋度数。
- 通过抱髁器打入钉子后，拿下抱髁器，医生可以确认旋转角度是否与 AP 和 TEA 轴匹配（图 38.9）。
- 在髁发育不良或骨溶解的病例中，PCA 会造成误导，这时应该采用其他方法确定旋转位置。
  - 在外翻膝中，股骨外侧后髁发育不良，参考 PCA 会导致股骨假体过度内旋；参考 PCA 的标准抱髁器可以通过外旋使之偏离外侧股骨后髁来进行矫正，从而与 AP 和 TEA 轴匹配（图 38.10）。
  - 在内翻膝中，前交叉韧带慢性失能会导致内侧股骨髁后方的磨损，参照 PCA 会导致股骨假体过度外旋；相反，在术前胫骨内翻的病例中可能伴有外侧股骨髁相对发育不良（或内侧股骨髁增大），在参照 PCA 的时候会导致股骨假体内旋。
- 大多数患者的 AP 轴相对于 PCA 是 3°～4° 外旋的，而且不受后髁骨溶解或发育不良影响。
- TEA 一般与 AP 轴垂直，可以被定为股骨假体的原始中立旋转轴线。
  - 数项研究报道了 TEA 难以精确定位，因为内、外上髁难以准确定位。

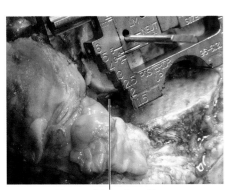

抱髁器外侧足与股骨后
髁留有间隙以增加外旋

图 38.10

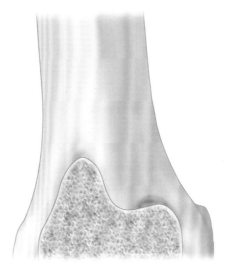

图 38.11

- 股骨前髁截骨面的"大钢琴征"可以被用作股骨外旋角度是否合适的再次确认标志。
  - 如果股骨假体旋转角度合适，那股骨前皮质外侧的截骨面高度大约是内侧的 2 倍（图 38.11）。

手术操作二：间隙平衡法的股骨假体旋转

- 间隙平衡的核心理念是应用韧带张力来确定股骨假体旋转，以获得一个平衡的屈曲间隙。
- 需要在截骨之前进行韧带松解。
- 之前描述的解剖标志可用于股骨假体旋转的辅助确认。
- 有两种基本的间隙平衡方法：
  - 在屈曲间隙优先的方法中，行胫骨截骨后，在平衡伸直间隙前先平衡屈曲间隙。
  - 在伸直间隙优先的方法中，行股骨远端和胫骨截骨后，在评估屈曲间隙前先行软组织松解以平衡伸直间隙。
- 不管是哪种方法，都需要先去除骨赘，因为骨赘会影响相邻韧带的张力。
- 屈曲位拉紧韧带并确定股骨假体旋转的方法有几种：
  - 撑开器可以用来撑开屈曲位的关节间隙。目标是让内、外侧韧带达到相同的张力。通常外侧间室的间隙更大，这样能让股骨假体相对于后髁外旋。TEA 和 AP 轴作为旋转的辅助确认标志（图 38.12）。
  - 放置并调整合适大小型号的"四合一"截骨模块，直到使它在内、外侧韧带保持张力的情况下与平台截骨面平行（图 38.13）。
  - 使用与伸直间隙相同厚度的间隙块确定屈曲间隙和后髁截骨是否合适。可以将截骨模块分别向前或向后调整以增加或减少屈曲间隙（图 38.14）。
  - 采用张力计装置也可以达到相同的目标。这些装置可能在更小的显露下就能应用间隙平衡法，可以使韧带的张力更加量化，必要的情况下可以让旋转的调整更容易（图 38.15）。

手术操作一要点

- 虽然参考后髁的旋转和型号测量抱髁器简单，而且通常是精确的，但是应该参照 AP 轴和 TEA 来辅助确认股骨假体的旋转力线。
- 虽然 TEA 通常被当做股骨旋转力线的重要参照，但是手术医生评估骨性标志的方式会存在变异，没有一种单一技术是在每个病例中都绝对准确或完全可重复的。

手术操作一提示

- 所有的测量截骨技术都基于正常患者解剖，当存在解剖变异时就会造成失误。
- 在外翻力线或外侧后髁发育不良或骨溶解的患者中单纯使用 PCA 做参照会导致股骨假体过度内旋。

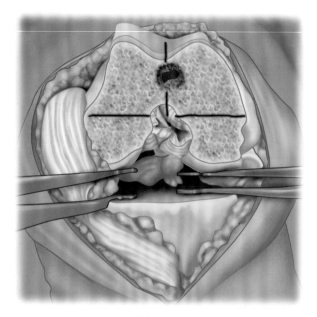

图 38.12

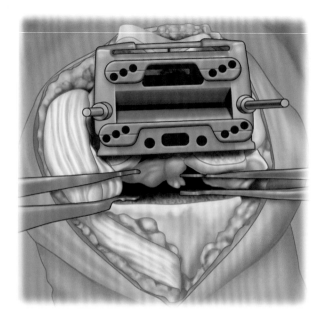

图 38.13

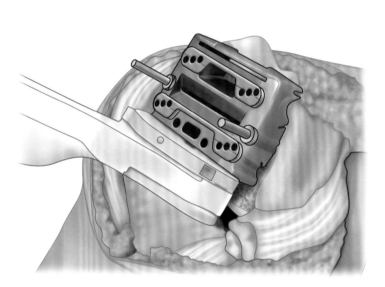

图 38.14

- 采用间隙平衡技术的时候股骨假体旋转是基于平台的截骨情况。平台截骨偏内翻或外翻会导致后续的股骨假体旋转错误。
  - 胫骨内翻截骨会造成股骨假体内旋增加。
  - 胫骨外翻截骨会造成股骨假体外旋增加。

手术操作三：胫骨假体旋转

- 确定胫骨平台假体旋转力线的方法有多种，如何确定假体的合适旋转力线尚没有统一意见。
  - 有几个骨性标志被认为是胫骨假体最好的参考标记，包括胫骨结节、胫骨结节内侧缘、胫骨后皮质。
- 需要将胫骨平台充分显露以确定骨性标志，尤其是当用到胫骨后外侧角作为参照时。
- 虽然有争议，但许多手术医生还是将胫骨结节中内 1/3 交界作为胫骨假体旋转最精确可靠的解剖标志。

手术操作二要点
- 解剖标志应该被用于假体旋转的辅助确认手段，也可以用于确认胫骨近端截骨没有发生失误。

手术操作二提示
- 采用这个技术时，胫骨截骨的失误会导致股骨假体的异常旋转。
- 如果屈曲间隙稳定结构（比如内侧副韧带浅层或外侧副韧带 - 腘肌腱复合体）功能不全，那采用间隙平衡技术就会造成 TEA 与胫骨近端截骨面的分离，从而导致旋转异常。

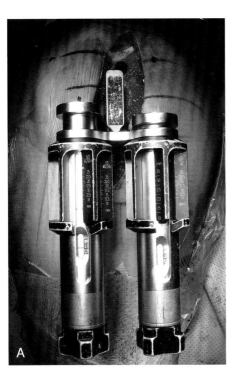

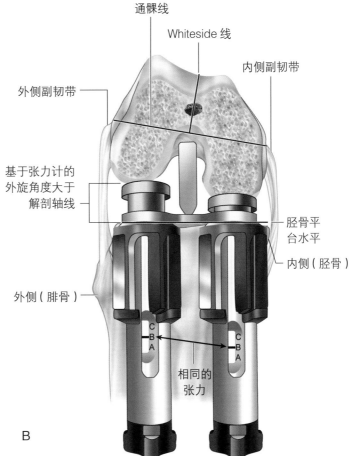

通髁线

Whiteside 线

内侧副韧带

外侧副韧带

基于张力计的
外旋角度大于
解剖轴线

胫骨平
台水平

内侧（胫骨）

外侧（腓骨）

相同的
张力

图 38.15

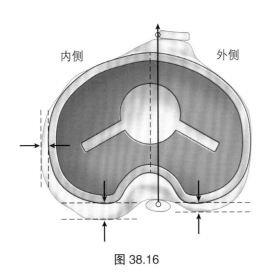

内侧　　外侧

图 38.16

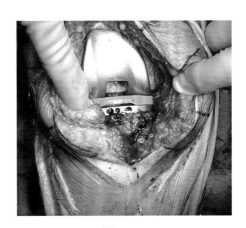

图 38.17

- 胫骨结节内侧缘相对于胫骨结节中线大约内旋 20°。
- 当使用对称型胫骨平台假体时，如果旋转合适的话，应该露出胫骨后内侧
  骨质（图 38.16）。
- 假体试模动态活动技术也被用作确定胫骨假体位置的方法。在这个技术中，
  胫骨假体的旋转取决于股骨假体旋转和软组织张力。
  - 放置假体试模后，被动屈伸活动膝关节数次，伸直膝关节，在胫骨上标
    记胫骨假体试模的旋转位置（图 38.17）。

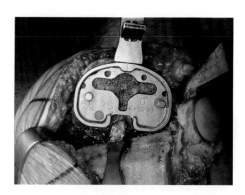

图 38.18

- 取下胫骨假体试模，屈曲膝关节，评估试模相对于胫骨结节的位置。通常试模中心放置于胫骨结节中内三分之一交界处。注意后内侧骨质的显露。一旦旋转位置确定后，就可以准备进行胫骨试模的最后成型了（图38.18）。
- 动态评估能防止股骨和胫骨假体之间的旋转位置不匹配，这种不匹配会导致股骨假体 - 聚乙烯接触面之间的应力增加。
- 旋转平台的胫骨假体理论上对于假体旋转不良更加耐受。
- 当旋转正确的时候，不对称型胫骨平台假体与对称型假体相比可能会改善胫骨的覆盖，虽然其临床效果尚不明确。

术后处理和预期疗效

- 有许多种帮助确定假体合适位置的技术，每一种都有优点和缺点。
- 认识不同技术的潜在缺陷，熟悉不同的方法，有助于把假体定位不良的概率降到最小。
- 术后髌骨轨迹不良的患者应当评估是否存在假体旋转不良。

循证文献

Berger RA, Rubash HE, Seel MJ, Thompson WH, Crossett LS: Determining the rotational alignment of the femoral component in total knee arthroplasty using the epicondylar axis, Clin Orthop Relat Res 286:40–47, 1993.

这项尸体调查确定了外科髁间轴，并建议使用这种技术准确估计股骨假体的旋转。

Dennis DA, Komistek RD, Kim RH, Sharma A: Gap balancing versus measured resection technique for total knee arthroplasty, Clin Orthop Relat Res 468(1):102–107, 2010.

这项研究通过评估股骨髁 lift-off（发射，即屈曲位股骨后髁与平台不平行，像飞行器发射的轨迹）现象的发生率和程度，来比较测量截骨法和间隙平衡法，哪一种对膝关节置换术后冠状位稳定性更好。在膝关节深屈时通过荧光分析发现间隙平衡法更有利于获得冠状位稳定。

Huddleston JI, Scott RD, Wimberley DW: Determination of neutral tibial rotational alignment in rotating platform TKA, Clin Orthop Relat Res 440:101–106, 2005.

该研究检查了 109 个旋转平台胫骨假体的旋转定位。发现胫骨假体旋转定位相对胫骨结节的内侧呈外旋 5°±5°。然而，5%的胫骨侧假体与胫骨结节的内侧边缘有超过 10° 的偏差。

Insall JN, Scuderi GR, Komistek RD, Math K, Dennis DA, Anderson DT: Correlation between condylar lift-off and femoral component alignment, Clin Orthop Relat Res 403:143–152, 2002.

本研究使用透视检查了 25 名膝关节置换患者，以确定负重下膝关节弯曲时股骨髁抬离的程度。发现平行于髁间轴的股骨假体的放置似乎减少了这些患者中股骨髁抬离的发生率。

Katz MA, Beck TD, Silber JS, Seldes RM, Lotke PA: Determining femoral rotational alignment in total knee arthroplasty: reliability of techniques, J Arthroplasty 16(3):301–305, 2001.

该尸体研究检查了通髁轴、AP 轴和平衡屈曲间隙张力线的可靠性。他们的研究结果表明平衡屈曲间隙张力线更加可靠，因为它具有独立于模糊或扭曲的骨骼标志的性质。

Lawrie CM, Noble PC, Ismaily SK, Stal D, Incavo SJ: The flexion-extension axis of the knee and its relationship to the rotational orientation of the tibial plateau, J Arthroplasty 26 (6 Suppl): 53–58, 2011.

安装在关节模拟器中的尸体膝关节用于检查解剖标志相关的最佳胫骨假体旋转位置。检查了 5 种不同的解剖学轴。没有一个标志能保证胫骨组件的正确对线，并且大多数预测参数是高度可变的。最准确的指标是胫骨结节中内 1/3 交界和切除的胫骨表面的内侧 - 外侧轴。

Olcott CW, Scott RD: A comparison of 4 intraoperative methods to determine femoral component rotation during total knee arthroplasty, J Arthroplasty 15(1): 22–26, 2000.

在 100 个连续的后交叉韧带保留全膝关节置换术的研究中研究产生矩形屈曲间隙所需的股骨假体旋转。髁间轴最一致地重建了平衡的屈曲空间，而与后髁线 3° 外旋最不一致，特别是在外翻膝中。

Whiteside LA, Arima J: The anteroposterior axis for femoral rotational alignment in valgus total knee arthroplasty, Clin Orthop Relat Res 321:168–172, 1995.

该研究描述了使用股骨远端的 AP 轴以在外翻膝中建立股骨部件的旋转对准的技术。与 PCA 相比，使用该方法可以看到改善的结果。

（James A. Browne 著　李儒军 译）

第 39 章

交叉韧带保留型与后稳定型全膝关节置换术

适应证

- 保守治疗（理疗、非甾体抗炎类药物、改变活动方式、减重、卸载支具、关节腔注射等）无效的晚期关节炎。
- 侧副韧带完全断裂或无法平衡侧副韧带是后交叉韧带保留型（cruciate-retaining, CR）假体和后稳定型（posterior-stabilized, PS）假体的手术禁忌证，因为这两种假体在设计时都没有过多地关注冠状面上的稳定性。在这两种情况下，应该采用限制程度更高的假体。
- 只要可以实现冠状面上的稳定，PS 假体普遍适用于各种 TKA 手术。
- CR 假体通常有以下禁忌证：
  - 后交叉韧带（PCL）完全断裂或缺如。
  - 炎症性关节炎。
  - 既往髌骨切除史。
  - 明显的屈曲挛缩（>30°）。
  - 严重的内翻/外翻畸形（>25°）。
  - 膝关节活动度<90°。
- 然而，值得注意的是，尽管存在以上禁忌，近期有越来越多的文献报道应用 CR 假体治疗感染性关节炎及膝关节严重畸形的患者，取得了良好的效果。这就使人们开始怀疑以上这些传统的禁忌证是绝对禁忌证还是相对禁忌证。

术前检查 / 影像学

- 所有考虑采用 PS 或 CR 假体的患者都应该详细地询问病史并进行全面的体格检查。
- 特指出：在 PS 和 CR 假体之间做选择时，医生应该详细询问并检查患者是否存在影响 PCL 完整性的创伤、感染性关节炎的症状，以及是否有髌骨切除病史，因为以上情况更适合采用 PS 假体。
- 体格检查应该包括患者膝关节活动度，是否存在屈曲挛缩、内/外翻畸形，以及膝关节不稳。后抽屉试验检查 PCL 功能及完整性。
- 对于每一个存在膝关节疼痛的患者，检查同侧髋关节是必不可少的环节，因为髋部疼痛可以表现为膝关节的疼痛。
- 术前应常规拍摄侧位、日出位、负重立位及屈曲后前位 X 线片。
- 膝关节屈曲 70° 同时向后推拉胫骨的应力位 X 线片可以显示异常的后移，该检查对于 PCL 完全断裂或撕裂的诊断具有很高的敏感性，但是术前检查中并不常规采用。
- 依据个人喜好决定是否拍摄站立位下肢全长片。
- 在术后的片子中通过凸轮以及髁间截骨槽可以轻易地辨认出 PS 假体。
- 然而，一些膝关节假体设计采用超高形合度来替代 PCL 的作用，这样的膝关节假体和 CR 假体的影像相似（没有髁间截骨槽），所以 X 线片上没有髁间截骨槽并不一定意味着是 CR 假体。

手术解剖

- PCL 属于关节内、滑膜外韧带，由两束组成：前外侧束（屈曲时呈紧张状态，伸直时松弛）以及后内侧束（伸直时呈紧张状态，屈曲时松弛）。通过以上两束，PCL 在膝关节屈伸时限制胫骨后移。
- 除此之外，当膝关节屈曲时 PCL 保证了股骨的后滚，并且是内外翻应力的次级稳定结构。
- PCL 起自髁间窝股骨内侧髁的前外侧，在关节线以远广泛止于胫骨髁间隆起后方。
- PCL 具有丰富的机械感受器。一些作者认为这是 CR 假体的优点之一，因其可以保留这些机械感受器，有助于术后恢复本体感觉，而这可以让膝关节感觉更"自然"，但是患者满意度调查及运动学研究尚未证实这种说法。
- 在后交叉韧带保留型假体设计中，保留的 PCL 为限制后向不稳的主要结构，同时还起着启动股骨后滚的作用（图 39.1A）。
- 在后交叉韧带替代型假体设计中，PCL 被切除，或以立柱及凸轮，或以超高形合度设计来代替 PCL 的作用。聚乙烯衬垫和股骨假体之间的接触起到了限制胫骨后移及保证股骨后滚的作用（图 39.1B 和图 39.2）。

两种设计各自的优点

- 下列为两种设计各自支持者所报道的优点，但其中很多尚存争议且没有相关文献的支持。
  - CR 假体的优点
    - 保留骨量——CR 假体不需要髁间截骨，这为以后的翻修保留了骨量，也降低了术中股骨骨折的风险。
    - PCL 中含有很多机械感受器，因此许多医生认为 CR 假体术后有更好的本体感觉，但是研究结果不尽相同。
    - 可以更好地重建关节线（详见手术操作第 1 步）。
  - PS 假体的优点
    - 禁忌证较 CR 假体少，更为"通用"（详见适应证）。
    - 易于平衡内、外翻应力。
    - 易于处理屈曲挛缩。
    - 可以更好地暴露膝关节后部，有利于去除骨赘或剥离关节囊。
    - 更为肯定的股骨后滚。
    - 膝关节屈曲及运动幅度略好于 CR 假体。
    - 虽然许多支持者宣称 CR 假体更接近于正常的膝关节运动学，但是生物力学实验显示，在整个运动中力的分布更为平均，且过屈时接触应力更小。
- 还应当注意一下与假体设计相关的并发症
  - CR 假体
    - 迟发型 PCL 断裂或松弛而引发膝关节后部不稳的风险。
      - 这在炎症性关节炎中尤为需要注意，但是一些病例系列研究报道该并发症的发生概率很小。
      - 限制了术中应用延长柄及垫块的可能，如果必须使用，则应改为 PS 假体。
  - PS 假体

争议

- 自从两种假体被设计出来，它们的拥护者们就为了它们的相对优缺点争议不休。
- 何种设计更具优势依然是极具争议的话题。
- 到目前为止，并没有人证明过一种设计优于另一种（详见预期疗效部分）。

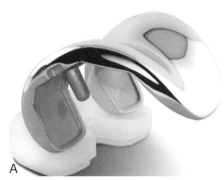

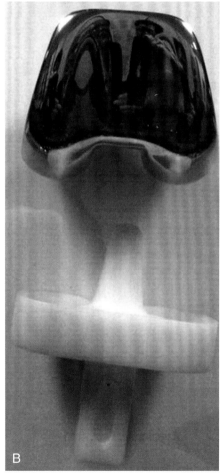

图 39.1　图示 CR 假体 (A) 和 PS 假体 (B)。注意 PS 假体股骨假体中间的凹槽以及聚乙烯衬垫上的立柱（[A] From Hanssen A, Norman S: Operative techniques: Total knee arthroplasty, Philadelphia, 2009, Elsevier; [B] From http://www.zimmer.com.au/en-AU/hcp/knee/product/nexgen-cr-flex-fixedbearing-knee.jspx.)

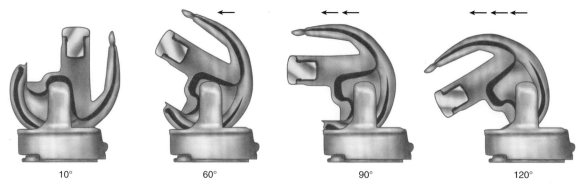

10°　　　60°　　　90°　　　120°

图 39.2　展示了 PS 假体膝关节的股骨后滚。随着膝关节过曲，聚乙烯衬垫上的立柱接触股骨髁假体上的凸轮，迫使股骨在胫骨上的接触点后移 (From Scuderi G, Tria A: Knee arthroplasty handbook—Techniques in total knee and revision arthroplasty, New York, 2006, Springer.)

- 由于髁间截骨而减少了骨量，使得翻修的难度增加。
- 由于髁间截骨增加了干骺端上的应力，故术中股骨髁骨折的风险增加（尽管文献报道的术中骨折率相似）。
- 髌骨弹响——该现象为 PS 假体特有，表现为膝关节由屈曲至伸直时股四头肌腱下方、髌骨近端的瘢痕组织嵌插于假体髁间窝处。
- 后脱位——如果屈曲间隙过松，立柱会脱离凸轮并脱位至其后方，这种情况通常被称为"跳柱"（图 39.3）
- 立柱和凸轮之间的机械相互作用可能引起撞击或噪音，这对患者来说可能是一件麻烦的事情。

入路 / 显露

- CR 和 PS 假体均可通过标准膝关节入路完成手术。
- 最常用的是膝关节正中切口，髌旁内侧入路。但根据手术医生的水平及偏好，亦可以采用经股肌入路、股肌下入路以及外侧髌旁入路。

手术操作

CR 及 PS 假体的许多操作步骤都是一样的，但是需要理解一些两种设计之间的技术差异，才能获得良好的术后效果。

- 本节旨在突出 CR 和 PS 假体不同的手术步骤。

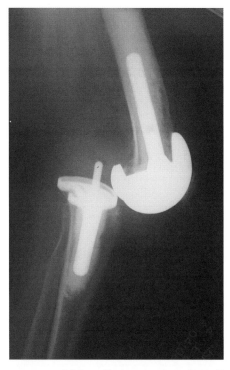

图 39.3　侧位 X 线片显示膝关节后脱位。由于屈曲间隙过松，胫骨立柱移向股骨后方 (From Parratte S, Pagnano M: Instability after total knee arthroplasty. J Bone Joint Surg Am 90[1]:184–194, 2008.)

第 1 步：股骨远端截骨

- 已经证实切除 PCL 对于屈曲及伸直间隙的影响是不同的。相较于 CR 假体，PS 假体的股骨远端通常需要多截骨 2 mm 以防止屈曲间隙过紧。
- 股骨远端过度截骨会导致伸直间隙过松，如果未能及时纠正会导致膝关节过伸。虽然不愿意见到，但是 PS 假体立柱及凸轮之间的接触，会加速立柱的磨损。
- 股骨假体的屈曲也会导致立柱和凸轮之间的撞击，因为在伸膝时髁间截骨槽的顶部更接近于立柱。
- 在 CR 假体中，完整的 PCL 会保持屈曲间隙适中，股骨远端截骨过多会导致伸直间隙过松，此种情况下如果不切除 PCL 会难以平衡屈曲及伸直间隙。

第 2 步：股骨截骨

- 当采用前参考系（假体型号会影响屈曲间隙）选择股骨假体时，测量大小位于假体两个型号之间时，CR 与 PS 假体最终选择确定假体型号的方法不同。

- 在 CR 假体中，完整的 PCL 会使屈曲间隙略紧，应该选择"减小"一号的股骨假体，以略微张开屈曲间隙。
- 相反，在 PS 假体中，因为切除 PCL 对屈曲间隙影响更大，所以应该选择"增大"一号的股骨假体以减小屈曲间隙。
- 需要注意：CR 假体使用四合一截骨板时不要伤到 PCL 的纤维。在内侧截骨时最容易发生这种情况。
- 标准的 PS 假体会进行髁间截骨以容纳凸轮及立柱，而在 CR 假体则无需这一步骤（图 39.4）。
- 需要注意：PS 假体髁间截骨量要够，否则会导致接触应力增加，进而导致股骨内、外侧髁骨折。

第 3 步：胫骨截骨

- CR 及 PS 假体的胫骨后倾角不同。
  - PS 假体依靠凸轮及立柱控制股骨后滚，减小或去除后倾角有助于减小屈曲间隙（该间隙因为切除了 PCL 而增大）。很多医生选择直接水平截骨。
  - CR 假体胫骨截骨时会有一点后倾（通常为 5°~7°），这样会使 PCL 在屈曲时有一定的张力，有助于膝关节屈曲时股骨的后滚。然而后倾角过大（大于 10°）会使 PCL 胫骨止点不稳从而导致膝关节不稳。
- CR 假体在进行胫骨截骨时应格外小心，因为如果截骨太靠后方，会损伤到 PCL。许多术者在进行这一步时选择在胫骨后方放置撑开器或骨刀以保护 PCL（图 39.5）。

第 4 步：软组织平衡

屈曲或伸直

- 采用 CR 假体，屈曲时 PCL 过紧会增加显露膝关节后方以去除骨赘或松解关节囊时的难度。
- 此外，在处理屈曲挛缩时 PCL 可能会有挛缩，这会导致畸形并且增加软组织平衡的难度或者无法进行软组织平衡。因此，膝关节屈曲挛缩大于 30° 的患者更适合 PS 假体。
- 应用 CR 假体时，可以于胫骨骨岛的上表面松解 PCL。或者，可以通过拉花技术部分延长 PCL（图 39.6）。
- 上述操作应小心谨慎，因为横断 PCL 会导致后方不稳，此时就必须转为 PS 假体了。

第 5 步：冠状面平衡

- PCL 是冠状面平衡的次要稳定结构，因此也成为导致内、外翻畸形的因素之一。
- 因为 PCL 为一更靠近内侧的解剖结构，所以在内翻畸形时通常较紧。但是严重的外翻畸形也会出现 PCL 较紧的情况。
- 当采用 CR 假体时，松解内侧或外侧结构并不会取得像交叉韧带替代型假体那么明显的效果。
- 这使得 CR 假体冠状面的平衡更难。因此，对于存在中、重度冠状面畸形的患者，很多医生更偏好采用 PS 假体。

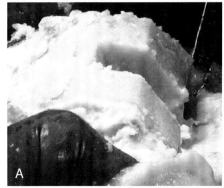

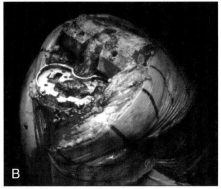

图 39.4　（[A] From Wiesel S: Operative techniques in orthopaedic surgery, vol 1, Philadelphia, 2011, Lippincott Williams and Wilkins; [B] From Hanssen A, Norman S: Operative techniques: Total knee arthroplasty, Philadelphia, 2009, Elsevier.)

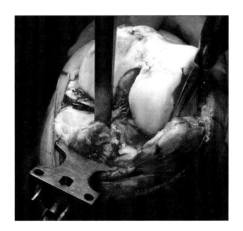

图 39.5　在胫骨截骨时，通常于胫骨后缘与 PCL 之间放置骨刀以保护 PCL (From Hanssen A, Norman S: Operative techniques: Total knee arthroplasty, Philadelphia, 2009, Elsevier.)

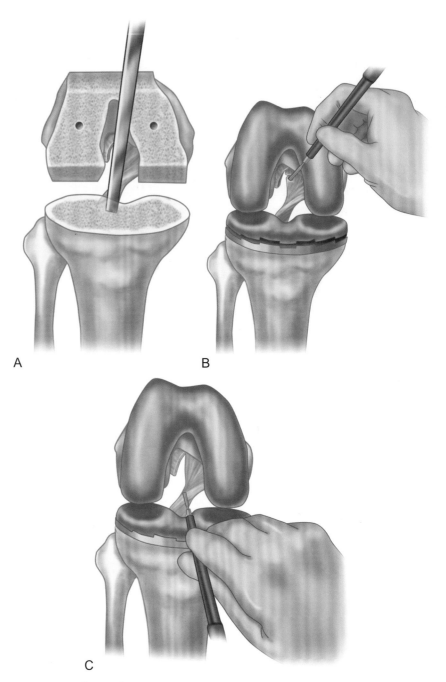

图 39.6　不同的 PCL 松解方法。（A）自胫骨骨岛上表面松解 PCL；（B）松解 PCL 的股骨止点；（C）通过拉花技术部分松解 PCL (From Hanssen A, Norman S: Operative Techniques: Total knee arthroplasty, Philadelphia, 2009, Elsevier.)

- 当采用 CR 假体时，如果松解或延长较紧的结构不能有效地维持冠状面平衡，就需要延长 PCL 了。
- 如果此时还是无法平衡软组织，那么切除 PCL 转为使用 PS 假体是合理的选择。
- 反过来说，既然 PCL 是冠状面上的次要稳定结构，那么它可以为软组织平衡提供更多的"容错率"。没有 PCL 的次级稳定作用，采用 PS 假体时容易过度松解内侧或外侧韧带。
- 我们应该清楚地认识到，CR 或者 PS 假体都不能弥补侧副韧带的损伤。如果无法于冠状面上平衡软组织，则需采用髁限制型假体或铰链式假体。

术后处理

- 采用 PS 或者 CR 假体的患者术后护理并无差异。
- 除并发症外，两种假体术后即可负重及恢复正常运动幅度。
- 术后 X 线随访两者均无差别。

预期疗效

- 现代的 PS 及 CR 假体在位率极佳，长期随访在位率也超过 90%。
- 中、高质量的随机试验直接对比两种假体，并未发现哪种假体的设计更好。
- 从 2013 年开始的 Cochrane 系统评价发现，与 CR 假体相比，PS 假体仅有两项具有统计学意义的优势：屈曲活动多 2.4° 以及 KSS 评分高 2.3 分。
- 该系统评价并没有发现两者在预后、并发症、翻修及失败率上有任何统计学差异。
- 许多近期的 meta 分析也得出了相似的结果。
- 虽然许多医生强烈拥护某一种设计，但是在普通初次 TKA 中，两种设计都有着优良的结果。具体的选择归于医生对不同技术的偏好和熟练度。

循证文献

Bercic M, Joshi A, Parvizi J: Posterior Cruciate-retaining versus posterior-stabilized total knee arthroplasty: A meta-analysis, J Arthroplasty 28:439–444, 2013.

Comfort T, Baste V, Froufe MA, Namba R, Bordini B, Robertsson O, Cafri G, Paxton E, Sedrakyan A, Graves S: International comparative evaluation of fixed-bearing non-posterior-stabilized and posterior-stabilized total knee replacements, J Bone Joint Surg Am 96(Suppl 1) (E):65–72, 2014.

D'Anchise R, Andreata M, Balbino C, Manta N: Posterior cruciate ligament-retaining and posterior-stabilized total knee arthroplasty: differences in surgical technique, Joints 1:5–9, 2013.

Li N, Tan Y, Deng Y, Chen L: Posterior cruciate-retaining versus posterior stabilized total knee arthroplasty: a meta-analysis of randomized controlled trials, Knee Surg Sports Traumatol Arthrosc 22:556–564, 2014.

Pagnano M, Cushner F, Scott N: Role of the posterior cruciate ligament in total knee arthroplasty, J Am Acad Orthop Surg 6:176–187, 1998.

Peters C, Mulkey P, Erickson J, Anderson M, Pelt C: Comparison of total knee arthroplasty with highly congruent anterior-stabilized bearings versus a cruciate-retaining design, Clin Orthop Relat Res 472:175–180, 2014.

Sculderi G, Clark H: Cemented posterior stabilized total knee arthroplasty, J Arthroplasty 19(Sup 1): 17–21, 2004.

Sierra R, Berry D: Surgical technique differences between posterior-substituting and cruciate-retaining total knee arthroplasty, J Arthroplasty 23(7) s1:20–23, 2008.

Verra WC, Boom LG, Jacobs WC, Schoones JW, Wymenga AB, Nelissen RG: Similar outcome after retention or sacrifice of the posterior cruciate ligament in total knee arthroplasty, Acta Orthop 86:195–201, 2015.

Verra WC, van den Boom LGH, Jacobs W, Clement DJ, Wymenga AAB, Nelissen RGHH: Retention versus sacrifice of the posterior cruciate ligament in total knee arthroplasty for treating osteoarthritis, Cochrane Database of Systematic Reviews(10):CD004803, 2013. http://dx.doi.org/10.1002/14651858.CD004803.pub3.

Voos J, Mauro C, Wente T, Warren R, Wickiewicz T: Posterior cruciate ligament: anatomy, biomechanics, and outcomes, Am J Sports Med 40:222, 2012.

Wodowski A, Swigler C, Lui H, Nord K, Toy P, Mihalko W: Proprioception and knee arthroplasty–a literature review, Orthop Clin N Am 47:301–309, 2016.

（Peter A.Knoll，James A. Browne 著　田少奇 译）

第40章

全膝关节置换术的固定方法

适应证

- 全膝关节置换术（TKA）在年轻患者中越来越多地使用，这要求治疗效果持久。
- 无菌性松动是全膝关节置换术长期失败的主要原因（31.2%），排在不稳定（18.7%）、感染（16.2%）、聚乙烯磨损（10.0%）、关节纤维化（6.9%）和力线不良（6.6%）之前。
- 没有关于非骨水泥固定术与骨水泥固定术的具体适应证，尽管骨质量不佳或无菌性坏死的老年患者应更倾向于考虑进行骨水泥固定。
- 骨水泥膝关节置换术显示出良好的临床效果和生存率，尽管有些人认为对宿主骨的生物固定可能会延长寿命并降低未来翻修手术的可能性。
- 因此生物固定型全膝关节置换术在理论上最适合接受该手术的年轻患者，因为担心骨水泥外壳会随着时间的推移而退化。
- 过去生物固定全膝关节置换术失败的原因包括多孔涂层剥脱、螺钉松动骨质溶解、聚乙烯磨损、锁定机制不良、股骨组件疲劳失效、假体设计不良以及金属支撑/髌骨组件失效。
- 生物材料方面的最新进展，包括羟基磷灰石涂层、多孔钽、多孔钛和高交联聚乙烯，已经显示出优异的中期结果，并可能允许良好的骨整合（尽管缺乏长期结果数据）。
- 骨水泥胫骨组件比非骨水泥组件松动少。

适应证要点

- 大量长期研究表明，骨水泥 TKA 的无菌松动率低，长期效果好。
- 医生应熟悉所选用的骨水泥产品的特性。
- 随着新技术和新材料的出现，非骨水泥设计越来越受欢迎。

适应证提示

- 无论采用何种固定方法，精确的截骨和细致的软组织平衡对于成功的 TKA 至关重要。
- 骨水泥固定界面对剪切力和应力的抵抗力差。

治疗选择

- 在全膝关节置换术中选择合适的固定方法时，医生必须考虑患者的年龄和活动水平、医疗合并症、药物、BMI 以及在手术中假体的限制性。
- 年龄较大和久坐不动骨质量差的患者应选择进行骨水泥固定。
- 还应考虑医生的培训背景和对不同固定选择的熟悉程度。

术前检查 / 影像学

- 需要完整的病史和彻底的下肢检查，以制订适当的全膝关节置换计划。
- 在决定全膝关节置换术的固定方法（骨水泥、压配、混合固定）和是否使用延长杆时，病史和体格检查应侧重于几个相关问题：
  - 患者年龄？
  - 患者的活动水平？
  - 患者是否会对假体和骨 - 假体界面提出额外的要求？
  - 患者患有哪些医学合并症（特别是影响骨代谢和感染率的）？
  - 患者服用哪些药物（类固醇、免疫调节剂和抗精神病药物对骨转换和非水泥固定型假体的骨长入有显著影响）？
  - 患者的 BMI 是多少（BMI>35 kg/m^2 的患者无菌性松动的发生率增加，可以通过在胫骨部件上添加一根柄来进一步固定）？

手术解剖

- 本章内容的相关解剖已经在其他章节描述过，对于所有膝关节置换手术都是一样的。

体位

- 使用不同的固定技术不会改变患者的体位，这应该根据医生的喜好来进行。

手术操作一：骨水泥固定的 TKA

- 在标准显露和截骨后，假体被黏合到位。
- 止血带的使用可以减少出血，并有利于骨水泥渗入干燥的截骨面内。
- 在真空中搅拌骨水泥可以防止空气进入聚甲基丙烯酸甲酯水泥，与手工搅拌相比，可以保持骨水泥的机械强度。但没有研究表明，与手工搅拌相比，真空搅拌可以降低松动率。
- 多孔松质骨表面为骨水泥渗入形成微交锁提供最佳的条件，使得内植物固定。
- 细致的固定技术有助于确保牢固、持久的固定，包括用骨水泥枪将骨水泥加压到干净、干燥的截骨面。使用止血带、脉冲冲洗、干燥纱布和加压空气枪或上述方法的组合可以创造一个清洁、干燥、无血的环境，这是骨水泥黏合的理想环境。
- 骨水泥枪将骨水泥加压到胫骨中可以使骨水泥更大程度地渗透到骨间隙中，并可以提高机械强度。
- 胫骨松质骨下方 3～5 mm 的骨水泥渗入可以提高假体 - 骨水泥 - 骨结构的静态强度，并有助于确保长期机械固定。
- 当骨水泥聚合时，保持膝关节伸直，可以使得骨水泥进一步渗入到胫骨和股骨截骨面的松质骨中。
- 移除所有多余的骨水泥将防止聚乙烯部件的第三体磨损。

手术操作二：非骨水泥 TKA 标准显露

- 止血带是可选的，对于非骨水泥 TKA 来说可能不那么重要。
- 在截骨过程中，应通过持续冲洗来冷却锯片，以防止骨骼热坏死。
- 锋利的锯片和具有精确公差的锯片导向器，可提高切割精度并减少对骨骼的损伤。
- 切割的准确性至关重要，在继续操作之前，应确认胫骨表面平坦。
- 硬化骨可能需要用锯片打磨或钻孔。
- 一些人主张将骨浆或骨膏涂在宿主骨上，这可能有助于实现精确的压配。
- 这种生物骨"黏合剂"可以从胫骨截骨片的下表面获得，并应用于胫骨、股骨和髌骨的每个表面。
- 钉、脊或螺钉通常被结合在非骨水泥的胫骨部件中，以提供初始固定，这允许最终骨长入到假体的骨诱导表面里（图 40.3）。
- 植入技术因不同假体系统而异，许多系统植入时有 0.75～1 mm 的压配。
- 非骨水泥全膝关节置换术可以通过消除等待骨水泥固化的时间来提高手术室效率。

手术操作三：混合固定 TKA

- 该技术涉及非骨水泥股骨部件与骨水泥胫骨部件配对，并具有前面提到的

- 骨水泥 TKA 采用聚甲基丙烯酸甲酯作为浆液，在金属（钴铬合金或钛）和宿主骨之间形成物理结合。
- 骨水泥有多种配方可供选择，包括中、高黏度和包含抗生素的骨水泥。
- 对热稳定的抗生素可以添加到骨水泥中（比如庆大霉素每 40 g 包装中含有 4.5 g 抗生素），但高剂量的抗生素会对骨水泥的抗压强度产生负面影响。
- 在水泥的机械性能受到影响之前，对于可以添加多少抗生素没有共识。（大多数作者同意，按重量计，添加 5 %～10 % 的抗生素不会对水泥强度和耐久性产生不利影响。）
- 非水泥型假体的成本通常高于水泥假体，非水泥固定技术减少了手术时间和手术室使用时间。

手术操作一要点

- 在插入聚乙烯衬垫之前，在股骨假体和胫骨假体之间放置一个钝的 homan 拉钩，以观察整个胫骨表面，确保没有骨水泥黏附到胫骨托或股骨后缘上。
- 在使用骨水泥固定之前，可以使用高速锉或磨钻在胫骨表面制造许多小的沟槽，以促进骨水泥与骨面的相互嵌合。如果在进行所有截骨后仍存在硬化骨，这一点特别有用（图 40.1）。
- 在 BMI> 35 kg/m² 的患者中胫骨假体松动率会增加，我们建议在这一患者群体中使用小的延长杆来加强胫骨固定（图 40.2）。

手术操作二要点

- 非骨水泥型 TKA 的大多数失败发生于胫骨侧，对技术的关注至关重要。
- 非骨水泥 TKA 对不完美切骨（尤其是胫骨表面）的容忍度较低。因此，当植入胫骨假体时，它应与骨表面完全齐平。

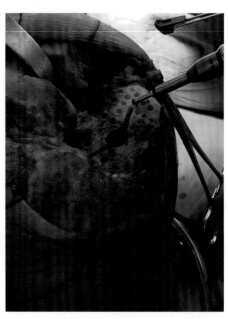

图 40.1　使用高速磨钻在胫骨近端制造粗糙沟槽能够促进骨水泥与骨面的相互嵌合

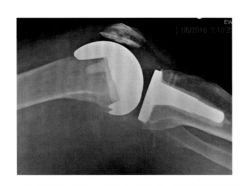

图 40.2　一位肥胖患者接受骨水泥固定全膝关节置换术后的侧位 X 线片。使用了胫骨延长杆来提供额外的固定以防胫骨假体无菌性松动的发生

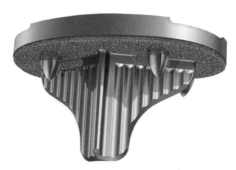

图 40.3　现代生物固定胫骨假体。注意 4 个十字形立柱和多孔金属面设计，用以获得宿主骨的骨长入 (Source: Stryker Orthopaedics, Mahwah, NJ)

相应优点和缺点。
- 长期研究比较骨水泥 TKA 与混合 TKA 的结果显示存活率、临床结果和感染率无差异。

手术操作四：限制性假体的固定

- 在复杂初次或翻修的全膝关节置换术中使用内翻 - 外翻限制性或铰链膝假体时，应使用压配或骨水泥固定的延长杆增强固定。
- 在这种情况下，骨干压配的延长杆和骨干或干骺端骨水泥固定的延长杆相比，两者显示出接近的结果和存活率。

> **手术操作四要点**
> - 应避免使用不与骨干紧密结合的非骨水泥延长杆（所谓的"悬挂"杆）。
> - 不应该使用骨水泥固定非骨水泥延长杆，因为会使之后的取出非常困难。

循证文献

Abdel MP, Bonadurer 3rd GF, Jennings MT, Hanssen AD: Increased aseptic tibial failures in patient with a BMI greater than 35 and well-aligned total knee arthroplasties, J Arthroplasty 30(12):2181–2184, 2015 Dec.

Bauer TW, Schils J: The pathology of total joint arthroplasty I: mechanisms of implant fixation, Skeletal Radio 28:423–432, 1999.

Bourne RB, Chesworth BM, Davis AM, Mahomed NN, Charron KD: Patient satisfaction after total knee arthroplasty: who is satisfied and who is not? Clin Orthop Relat Res 468(1):57–63, 2010.

Cherian JA, Banerjee S, Kapadia BH, Jaurequi JJ, Harwin SF, Mont MA: Cementless total knee arthroplasty: a review, J Knee Surg 27(3):193–197, 2014 Jun.

Freeman MA, Samuleson KM, Bertin KC: Freeman-Samuelson total arthroplasty of the knee, Clin Orthop 192:46–58, 1985.

Gandhi R, Tsvetkov D, Davey JR, Mahomed NN: Survival and clinical function of cemented and uncemented prostheses in total knee replacement: a meta-analysis, J Bone Joint Surg Br 91(7):889–895, 2009.

Gicquel P, Kempf JF, Gastaud F, Sclemmer B, Bonnomet F: Comparative study of fixation mode in total knee arthroplasty with preservation of the posterior cruciate ligament, Rev Chir Orthop Reparatrice Appar Mot 86:240–249, 2000.

Julin J, Jamsen E, Puolakka T, Konttinen YT, Moilanen T: Younger age increases the risk of early prosthesis failure following primary total knee replacement for osteoarthritis. A follow up study of 32,019 total knee replacements in the Finnish Arthroplasty Register, Acto Orthop 81(4):413–419, 2010.

Kamath AF, Lee GC, Sheth NP, Nelson CL, Garino JP, Israelite CL: Prospective results of uncemented tantalum monoblock tibia in total knee arthroplasty. Minimum 5-year follow-up in patients younger than 55 years, J Arthroplasty 26(8):1390–1395, 2011.

Lewis G: Properties of acrylic bone cement: state of the art review, J Biomed Mater Res B Appl Biomater 38:155–182, 1999.

Lombardi Jr AV, Berasi CC, Berend KR: Evolution of tibial fixation in total knee arthroplasty, J Arthroplasty 22 (4 Suppl 1):25–29, 2007.

Lombardi Jr AV, Berend KR, Adams JB: Why knee replacements fail in 2013: patient, surgeon, or implant? Bone Joint J 96–B (11 Suppl A):101–104, 2014.

Mann KA, Ayers DC, Werner FW: Tensile strength of the cement-bone interface depends on the amount of bone interdigitated with PMMA cement, J Biomech 30:339–346, 1997.

Naudie DD, Ammeen DJ, Engh GA, Rorabeck CH: Wear and osteolysis around total knee arthroplasty, J Am Acad Orthop Surg 15:53–64, 2007.

O'Rourke MR, Callaghan JJ, Goetz DD, Sullivan PM, Johnston RC: Osteolysis associated with a cemented modular posterior-cruciate substituting total knee design: five- to eight-year follow-up, J Bone Joint Surg [Am] 84–A:1362–1371, 2002.

Paz E, Sanz-Ruiz P, Abenojar J, Vaquero-Martin J, Forriol F: Evaluation of elution and mechanical properties of high-dose antibiotic-loaded bone cement: comparative "in vitro" study of the influence of vancmycin and cefazolin, J Arthroplasty 30(8):1423–1429, 2015.

Sibanda N, Copley LP, Lewsey JD, et al.: Revision rates after primary hip and knee replacement in England between 2003 and 2006, PLoS Med 5(9):e179, 2008.

Scuderi GR, Insall JN: Total knee arthroplasty: current clinical perspectives, Clin Orthop 276:26–32, 1992.

Whaley AL, Trousdale RT, Rand JA, Hanssen AD: Cemented long-stem revision total knee arthroplasty, J Arthroplasty 18(5):592–599, 2003.

Wood GC, Naudie DD, MacDonal SD, McCalden RW, Bourne RB: Results of press-fit stems in revision knee arthroplasties, Clin Orthop Relat Res 467(3):810–817, 2009.

（ J. Ryan Macdonell，James A. Browne 著　柴　伟 译）

第 41 章

全膝关节置换术在膝内翻畸形中的应用

适应证

- 骨性关节炎疾患，尤其是膝骨关节炎，已成为美国最常见的致残病因。
- 该类患者的大量增加，导致用于治疗该疾患的全膝关节置换（TKA）手术数量随之大幅增长。
- TKA 适用于中重度骨关节炎经非手术治疗无效的患者。
- 某些特殊病例可能使手术变得非常复杂。这就需要医生具备处理问题相应的知识和技术，以改善 TKA 的功能，并延长人工假体的在体生存率。
- 内翻畸形是膝骨关节炎最常见的固定成角畸形。
- 内翻膝通常由内侧胫骨平台骨缺损、伴内侧软组织的挛缩导致。内侧股骨的骨缺损很少见，但可能会伴有外侧软组织的松弛，也可能会伴有屈曲挛缩畸形。
- 在应力位 X 线片中，若较正常机械轴线内翻≥20°，通常定义为重度内翻畸形。
- 在行内翻膝的 TKA 时，术中应有条理地逐步操作。

术前检查 / 影像学

- 术前应进行严谨的查体。
  - 步态
  - 明确内翻角度
  - 通过外翻应力试验的内侧间隙张开角度，来评估内侧软组织的挛缩程度，抑或是固定畸形。
  - 关节活动度
  - 肌力
  - 韧带稳定性
  - 神经血管情况
- 术前对患膝行标准应力位的正侧位像、髌骨轴位像检查（图 41.1）。
  - 评估骨关节炎的程度，明确膝关节力线，评估骨缺损情况。通过以上检查可进行术前粗略评估。
- 若要行精准的术前计划，则需要行双下肢全长应力位 X 线检查，需包括完整的髋、膝、踝关节（图 41.2）。
  - 下肢机械轴线，应由股骨头中心起画一直线，通过膝关节中心，再由此作直线延伸至踝关节中心。
- 侧方应力位 X 线片可帮助明确韧带情况，及在不松解软组织的情况下可被动矫正的内翻角度。
- TKA 术前的模板测量对于术前计划很有帮助（图 41.3）。
  - 可预估胫骨近端截骨情况。
  - 决定胫骨截骨后内侧是否需要使用垫块。

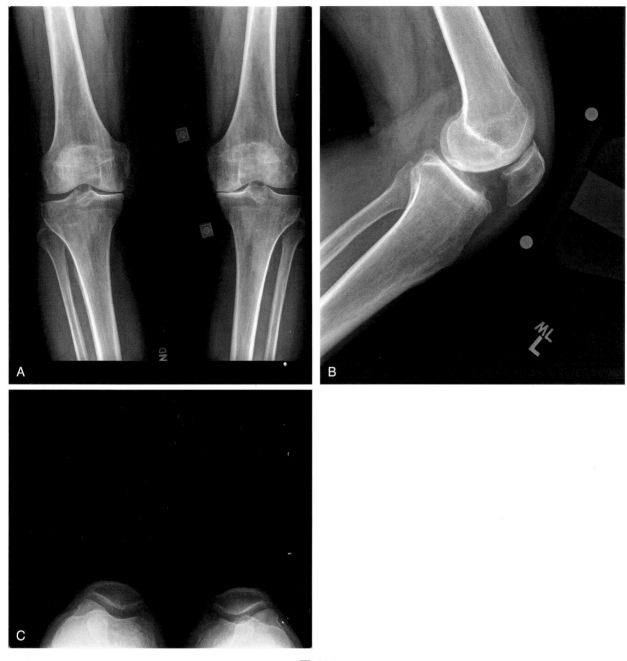

图 41.1

- 预估股骨远端截骨情况。
- 预估假体尺寸。

手术解剖：内翻膝的解剖

- 内翻膝的内侧软组织结构通常是挛缩的。
- 膝内侧的软组织支撑 / 稳定结构分为静态稳定系统和动态稳定系统（图 41.4 ）。
- 静态稳定：
  - 内侧副韧带浅层
  - 内侧副韧带深层
  - 腘斜韧带
  - 关节囊

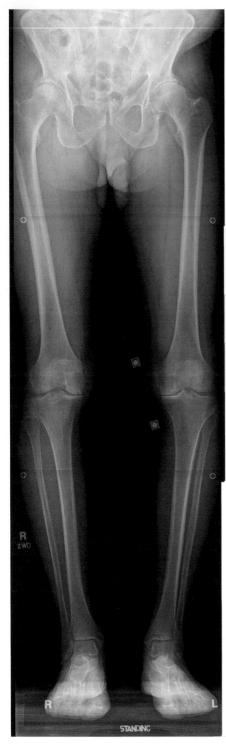

图 41.2

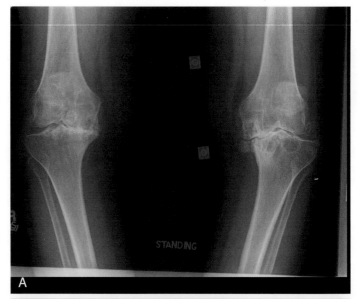

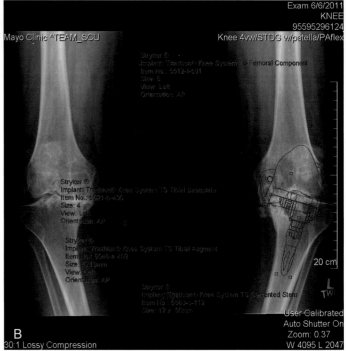

图 41.3

- 动态稳定：
  - 半膜肌
  - 鹅足
  - 股四头肌
- 骨赘：
  - 内侧胫骨平台
  - 内侧股骨髁

体位

- 患者常规仰卧位，使用通用手术床。
- 所有非手术肢体均使用托垫保护。
- 止血带应尽量靠近大腿近端，为手术显露留足空间。

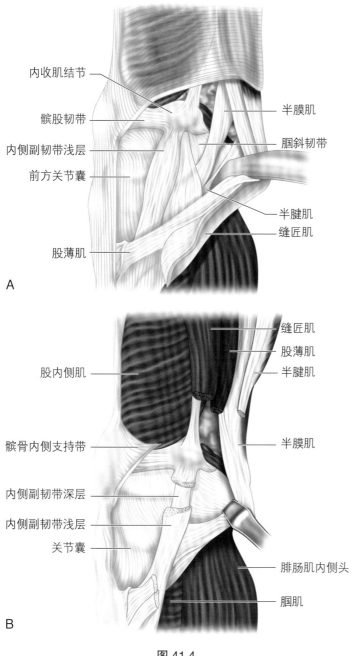

内收肌结节

髌股韧带

内侧副韧带浅层

前方关节囊

股薄肌

半膜肌

腘斜韧带

半腱肌

缝匠肌

A

缝匠肌

股薄肌

半腱肌

股内侧肌

髌骨内侧支持带

半膜肌

内侧副韧带深层

内侧副韧带浅层

关节囊

腓肠肌内侧头

腘肌

B

图 41.4

- 在铺单前，要先进行膝关节的手法检查，以明确麻醉下膝关节稳定性以及内翻的被动矫正程度。
- 安装稳定足部的设备以辅助术中体位的摆放（图 41.5）。
  - 安装外侧髋部体位垫，将小沙袋用胶带粘贴在手术床上，用于在屈膝 90° 时，将足部安放于沙袋上。髋部体位垫用于防止髋关节外旋。
  - 市面上也有很多可以和手术床结合的腿部支架可供选择，可以更加稳固地固定肢体。

手术操作

第 1 步：切口显露及初步内侧松解

- 取前正中切口，确保切口足够长，有充裕的内、外侧皮瓣来方便显露。
- 更换手术刀片或使用电刀，沿髌骨内侧缘切开关节。

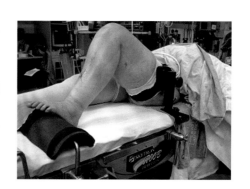

图 41.5

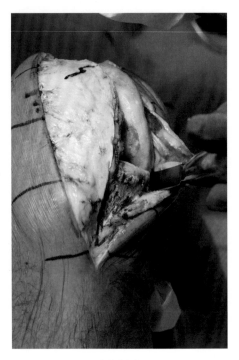

图 41.6

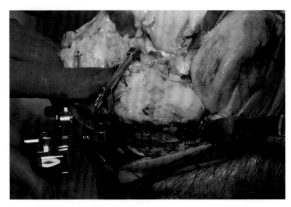

图 41.7

第 1 步要点 / 提示

- 可被动矫正的畸形，其初步松解并不需要达到固定畸形所需要的松解程度。
- 注意：若是可被动矫正的畸形，不要在一开始就做过多松解，其会导致内侧不稳。

第 2 步要点 / 提示

- 严重的内翻畸形，股骨远端截骨可能需要外加 2° 的外翻（总共 7° 外翻）以期达到最佳力线；然而，这一点尚有争议。
- 若畸形严重，胫骨截骨后，可能仍然会有胫骨平台的骨缺损。
- 残余的内侧胫骨平台骨缺损可能需要垫块填充，包括：
  - 骨水泥
  - 螺钉加固的骨水泥
  - 自体骨移植
  - 模块化胫骨金属垫块
- 内侧胫骨及股骨骨赘会导致周围软组织张力增加，所以事先清除骨赘非常重要。

- 使用拉钩拉起内侧软组织后，使用手术刀或电刀，在胫骨平台内侧缘进行骨膜下剥离（图 41.6）
- 在拉钩无法触及的内侧中后部，可以使用骨膜剥离器进行骨膜下剥离。
- 缓慢地外旋屈曲并持续地剥离可帮助暴露胫骨近端。
- 评估内翻畸形程度，决定是否需要更加广泛地剥离。

第 2 步：截骨

- 股骨远端截骨，使用髓内定位导向器，根据术前测量的力线，通常设定 5° 外翻。股骨远端截骨厚度应与相应假体厚度相同。
- 在显露胫骨近端的时候，可小心地外旋胫骨，以减轻髌腱的张力，同时半脱位胫骨。
- 在屈膝位，使用髓外定位导向器，垂直于胫骨轴线截取胫骨近端骨质。
- 胫骨近端截骨量，以未磨损侧计，通常为 8 ~ 10 mm 厚，即为内翻膝的外侧平台（图 41.7）
- 在行任何软组织松解前，应将内侧胫骨和股骨髁周围的骨赘应用咬骨钳清除掉。

第 3 步：伸直间隙

- 在胫骨近端及股骨远端截骨后，使用间隙测块或张力测试器（如撑开钳）来评估伸直间隙（图 41.8）
  - 置入间隙测块后，通过内、外翻试验来检测侧方稳定性。
  - 板式撑开钳可直接检测内、外侧张力，而不需要施加内、外翻应力。
- 若内、外翻试验时外侧开口大于内侧，则说明内侧软组织在伸直位时仍然过紧。
- 若伸直位过紧，则需松解更多的后方软组织。

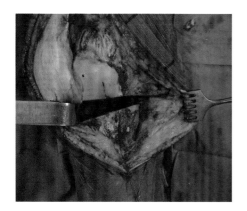

图 41.8

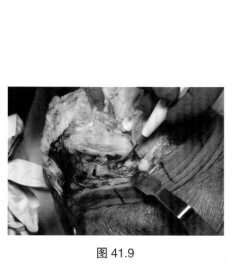

图 41.9

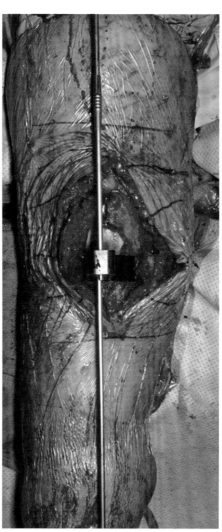

图 41.10

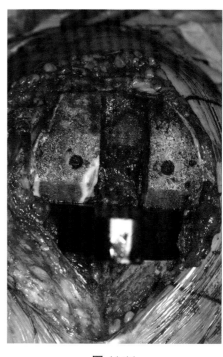

图 41.11

- 应当用电刀深入显露胫骨后内侧，松解腘斜韧带（POL），甚至需要松解半膜肌（图41.9）。
- 目标是在胫骨与股骨的截骨平面之间建立一个矩形的间隙（图41.10）。

第4步：屈曲间隙

- 伸直间隙平衡后，下一步目标是平衡屈曲间隙，也就是要将屈曲间隙做得和伸直间隙一样。
- 在屈膝位测量股骨远端尺寸，选择合适的假体。
- 使用相应尺寸的截骨导向器，进行股骨远端前、后及斜面的截骨，先后顺序根据术者的偏好技术而定（间隙平衡优先还是以测量为准）。
- 之后，使用间隙测块或撑开钳评估屈曲间隙（图41.11）。
  - 屈曲90°位置入间隙测块后，行内、外翻试验。
  - 板式撑开钳可直接检测内、外侧张力，而不需要施加内、外翻应力。
- 若内侧间隙仍然过紧，前方的软组织需要进一步松解。
- 前方的浅层内侧副韧带需要使用电刀或骨膜剥离器进一步松解（图41.12）
- 如果仍然不足，则需要继续向远端剥离松解鹅足。

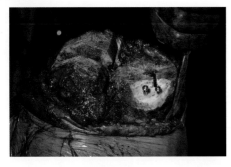

图 41.12

| 第 5 步要点 / 提示 |
- 后交叉韧带（PCL）也可能会有挛缩，无论轻度还是重度内翻，在屈曲时为著。
- 挛缩的 PCL 会导致试模测试时股骨向后滑移增加。
- 若发现 PCL 挛缩，或切断 PCL 而使用后稳定型假体，或适当松解 PCL。

- 目标是在胫骨近端与股骨后方的截骨平面之间建立一个与伸直间隙相同的矩形间隙（见上文）。

第 5 步：试模测试内、外侧间隙平衡
- 间隙平衡后，标准的 TKA 下一步操作将是安装试模：股骨，胫骨，聚乙烯衬垫。
- 随后进行全程的活动度测试。
- 在伸直和屈曲时进行外翻试验来检测内侧的松紧程度。
- 任何残留的间隙过紧都应使用上述方法进行松解。
- 目标是在伸直和屈曲进行内、外翻试验时，内、外侧开口均在 2 mm 左右以达到一个合适的松紧度。

第 6 步：屈曲挛缩
- 内翻畸形有可能伴随屈曲挛缩畸形。
- 若膝关节无法完全伸直，但间隙已经平衡，则需要松解关节后方。
- 检查股骨及胫骨后方是否有骨赘残留。
- 小心使用骨刀、锤子或角度刮匙去除所有残余骨赘。
- 也可使用 Cobb 骨膜剥离器松解股骨后方关节囊。

松解的其他方法
- 派皮成形（pie-crusting）（多点针刺技术）
  - 使用 11 号刀片，在浅层内侧副韧带关节层面的紧张部分，由内向外，做多个斜行穿孔。
  - 屈曲紧时松解前方，伸直紧时松解后方。
  - 随后装入间隙测块或试模后，施加连续的外翻应力可拉伸延长内侧副韧带。
  - 使用此方法可在伸直及屈曲位延伸内侧副韧带达 6～8 mm。
  - 也有报道使用针头来进行相同的操作，而不是刀片。
- 胫骨平移截骨技术
  - 胫骨截骨后，测量选择胫骨托假体尺寸。
  - 选择小一号假体，并将其平移至胫骨外侧缘。
  - 根据胫骨结节的内侧 1/3 来决定胫骨托的旋转角度。
  - 用记号笔标记出胫骨托的内侧缘位置。
  - 随后使用摆锯、咬骨钳或骨刀，将标记线以内的平台骨质去除。需垂直于胫骨近端截骨面操作。

术后处理和预期疗效

术后处理
- 一个平衡和稳定的 TKA 应允许患者在可以忍受的程度内负重并进行早期的关节活动训练。
- 按术者的要求进行深静脉血栓的预防。
- 患者应根据其术后恢复及社会情况住院治疗 1～3 天。
- 康复师应帮助患者达到最大屈曲角度和完全伸直，强化肌力，以及步态训练等。
- 患者应使用助行器行走，直至疼痛消失。而后改为单手杖或单拐辅助行走，

直至跛行步态消失。这一过程通常需要 3~6 周。

- 患者术后 3 个月应到院复查应力位正侧位及髌骨轴位 X 线片。此外，还应检查由髋到踝的下肢全长片，以评估 TKA 术后下肢力线的恢复情况。

预期疗效

- 对于那些保守治疗无效的严重膝骨关节炎患者，TKA 已被证明可有效缓解疼痛并恢复关节功能。
- TKA 术后冠状位对线不良是其翻修高危因素之一。术前冠状位的畸形过大是 TKA 术后残留冠状位畸形的危险因素。
- 有报告显示，即便是那些 ≥20° 的严重畸形，只要手术操作到位，患者的膝关节评分、对线以及翻修率均无明显差异。
- 在内翻膝 TKA 中按部就班地进行软组织松解非常重要。

循证文献

Baldini A, Castellani L, Traverso F, Balatri A, Balato G, Franceschini V: The difficult primary total knee arthroplasty: instructional review, Bone Joint J 97-B(10 Suppl A): 30–39, 2015.
　这是一个非常有指导意义的文献回顾，它总结了之前初次 TKA 最常见的难点 (瘢痕切口，严重冠状位畸形，膝反屈，僵硬膝，关节外畸形，截骨矫形术后，髌骨脱位)。

Dixon MC, Parsch D, Brown RR, Scott RD: The correction of severe varus deformity in total knee arthroplasty by tibial component downsizing and resection of uncapped proximal medial bone, J Arthroplasty 19:19–22, 2004.
　这是一篇技术性文献，它介绍了缩容截骨技术，其结果可和其他 TKA 结果相仿。

Karachalios T, Sarangi PP, Newman JH: Severe varus and valgus deformities treated by total knee arthroplasty, J Bone Joint Surg Br 76:938–942, 1994.
　一个前瞻性病例对照研究，样本 51 例冠状位畸形大于 20° 的膝，对照组均为畸形小于 5° 的膝。临床疗效相仿。然而，试验组有更高概率的冠状位畸形残留，其中大多数术前均为外翻畸形，且这些患者术后临床效果都欠佳。

Meftah M, Blum YC, Raja D, Ranawat AS, Ranawat CS: Correcting fixed varus deformity with flexion contracture during total knee arthroplasty: the "inside-out" technique, J Bone Joint Surg 94, e66: 2012.
　这是一篇技术性文章，其使用派皮成形 (多点针刺技术) 在伸直位松解紧张的内侧副韧带组织。他们认为这一技术安全，有效，且在伴有屈曲挛缩的内翻膝 TKA 术中可重复使用。

Ritter MA, Faris GW, Faris PM, Davis KE: Total knee arthroplasty in patients with angular varus or valgus deformities of ≥20°, J Arthroplasty 19:862–866, 2004.
　这是一篇回顾性研究，评估了大于 20° 的严重畸形，群组比例 5:1，在膝关节评分、力线及翻修率对比均无明显差异。

Teeny SM, Krackow KA, Hungerford DS, Jones M: Primary total knee arthroplasty in patients with severe varus deformity: a comparative study, Clin Orthop Relat Res 273:19–31, 1991.
　这是一篇对比性研究，它对比了大于 20° 的严重畸形和无冠状位畸形的膝关节。其还介绍了内翻膝的一些内侧软组织松解技术。他们报道内翻膝的功能评分很接近但仍低于对照组，且测量股骨和胫骨机械轴发现内翻组有内翻畸形残留。

Whiteside LA, Kazuhiko S, Mihalko WM: Functional medial ligament balancing in total knee arthroplasty, Clin Orthop Relat Res 380:45–57, 2000.
　这是一篇很棒的尸体研究，他们评估了松解内侧副韧带前束和后束在伸直和屈曲时对膝关节稳定性的影响。结果显示，前束松解可导致屈曲松弛，而松解后束可导致伸直松弛。他们还展示了这些手术操作技术及原则。

（O. Brant Nikolaus，Michael J. Taunton 著　刘乐泉 译）

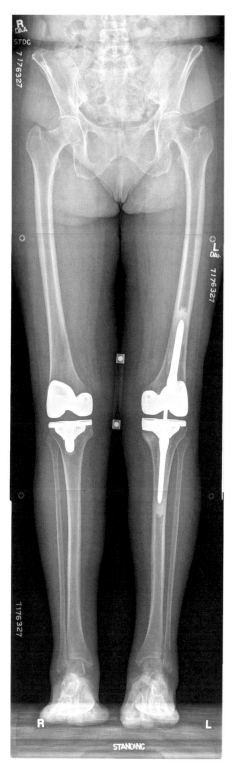

图 41.13

第42章

全膝关节置换术在膝外翻畸形中的应用

适应证提示

- 全膝关节置换术治疗非终末期关节炎的膝外翻畸形可能疗效较差。
- 避免过度松解外侧挛缩组织。

适应证争议

- 外侧软组织的松解顺序。
- 对于 II 型关节畸形内侧副韧带的重建方法。
- 非限制型和限制型全膝关节置换术。

治疗选择

- 带内翻力矩的支具
- 关节镜下清理术
- 胫骨近端内翻截骨术
- 股骨远端内翻截骨术
- 股骨 - 胫骨联合内翻截骨术
- 单髁膝关节置换术（外侧间室）
- 全膝关节置换术

体位要点

- 保持同侧髋关节放松。
- 手术床放置沙袋使得膝关节屈曲 90°。

第 1 步要点

- 最小限度的内侧松解。
- 沿胫骨关节线袖套样松解外侧关节囊。

第 1 步提示

- 避免外侧髌旁入路固有的内侧显露和关节囊缝合困难。
- 过度内侧松解。

第 1 步争议

- 内侧与外侧髌旁入路的选择。

适应证

- 终末期退行性关节疾病（三间室）
- 日常活动受限
- 成角畸形增加

查体 / 影像学

- 评估放松状态下肢力线（图 42.1）
- 应力检查评估内侧副韧带强度（图 42.2）
- 前后位 / 侧位和髌骨轴位 X 线片（图 42.3 示前后位 X 线片）

手术解剖

- 股骨髁远端及后方的畸形（图 42.4）
- 外侧袖套样挛缩组织包括髂胫束、外侧副韧带（LCL）、腘肌腱和后外侧关节囊（图 42.5）

入路 / 显露

- 内侧髌旁入路
- 外侧髌旁入路

手术操作

第 1 步：内侧髌旁关节切开

- 见图 42.6。

第 2 步：股骨侧准备

- 进行最小限度的远端外侧切除术（1~2 mm）。将股骨远端切至相对于髓腔外翻 3°~5°，而不是标准的 6°，以防止外翻畸形矫正不足（图 42.7）。

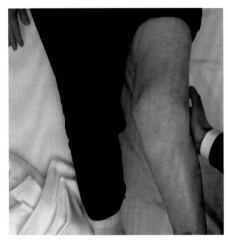

图 42.1

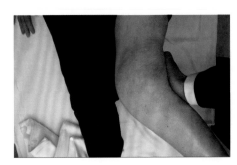

图 42.2

- 使用经髁间轴进行股骨假体的旋转对线，以防止股骨假体内旋和髌骨轨迹不良（图 42.8）。

第 3 步：胫骨侧准备

- 标准的胫骨侧准备包括髓内或髓外导向器。截骨应垂直于胫骨的机械轴（图 42.9）。

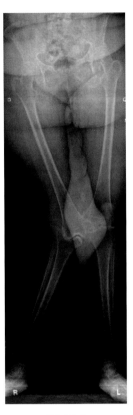

图 42.3

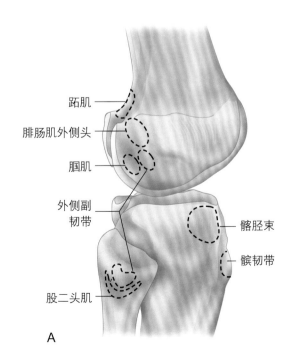

A

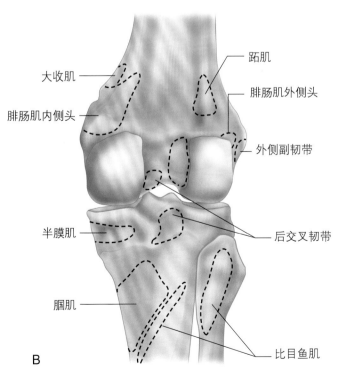

B

图 42.4

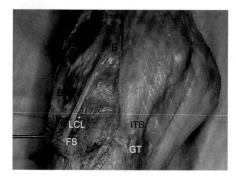

图 42.5　B，股二头肌；E，股骨外上髁；FS，腓骨茎突；GT, Gerdy 结节；ITB，髂胫束

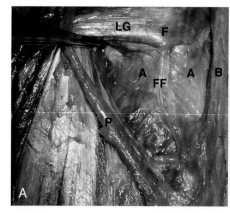
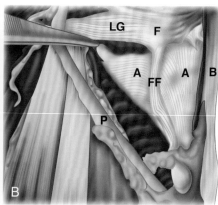

图 42.6　A，弓状韧带；B，股二头肌；F，豌豆骨；FF，豆腓韧带；Lg，腓肠肌外侧头；P，腓总神经

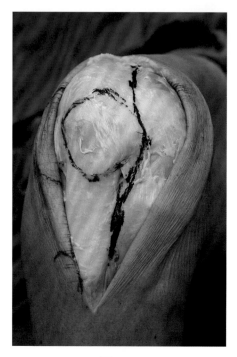

图 42.7

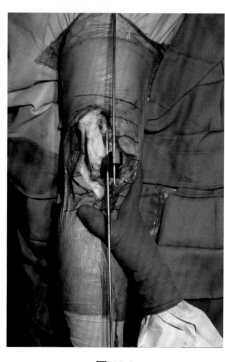

图 42.8

第 4 步要点

- 松解软组织时选择性使用 pie-crusting 技术
- 避免松解腘肌，因为可能会造成屈曲过程中膝关节动态不稳。

第 4 步提示

- 松解不足导致持续外翻畸形；过度松解导致膝关节不稳。
- 传统的外侧副韧带股骨外上髁松解可能导致膝关节屈曲不稳。

第 4 步器械 / 植入物

- 椎板撑开器
- 15 号刀片

第 4 步：软组织平衡

- 目标是将外侧的软组织袖套延长至在屈曲和伸直时都与内侧软组织袖套等长。
- 选择性松解紧张的外侧结构，包括胫骨水平的髂胫束、后外侧关节囊和外侧副韧带（避免松解腘肌）（图 42.10）。
- 在松解时，使用椎板撑开器在膝关节完全伸直位拉紧外侧软组织（图 42.11）。
- 在松解后外侧结构时有损伤腓总神经的风险，其受到腓肠肌外侧头的保护（图 42.12）。

第 5 步：最终假体组件的放置与测试

- 膝关节应在完全伸直、屈曲 30°、屈曲 60° 和屈曲 90° 时都能保持平衡（图 42.13 和图 42.14）。膝关节在置入试模后外侧和内侧都有相同的软组织张力时，才可置入最终假体组件。

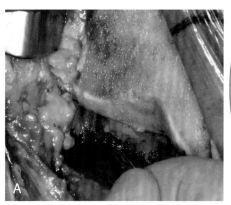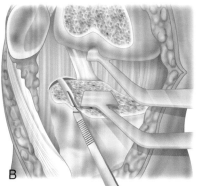

图 42.9

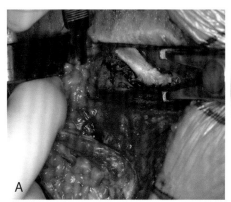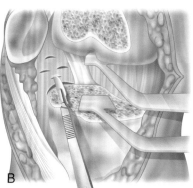

图 42.10

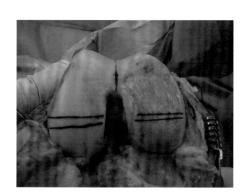

图 42.11

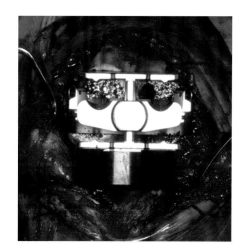

图 42.12

- 限制型假体在初次置换时很少使用；但对于更严重的 II 型畸形，它的使用可能就是必要的。

术后处理和预期疗效

- 如果果术中进行了广泛的软组织松解或内侧副韧带的重建，术后可能会需要较长的恢复时间。
- 膝关节在屈曲和伸直时可保持预期的稳定且外翻畸形被矫正而不复发的情况下，患者可被允许负重。

第 4 步争议

- 松解顺序：外侧副韧带优先法 *vs.* 选择性松解法
- 松解水平（肌腱间 *vs.* 起点）

术后处理要点

- 如果出现腓总神经损伤的症状，立即屈曲膝关节以减轻腓总神经的张力，并根据需要松开敷料。

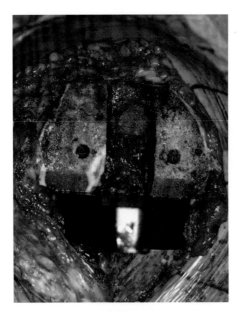

图 42.13

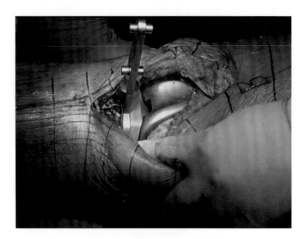

图 42.14

循证文献

Clarke HD, Fuchs R, Scuderi GR, Scott WN, Insall JN: Clinical results in valgus total knee arthroplasty with the "pie crust" technique of lateral soft tissue releases, J Arthroplasty 20(8):1010–1014, 2005.

Clarke HD, Schwartz JB, Math KR, Scuderi GR: Anatomic risk of peroneal nerve injury with the "pie crust" technique for valgus release in total knee arthroplasty, J Arthroplasty 19(1):40–44, 2004.

Favorito PJ, Mihalko WM, Krackow KA: Total knee arthroplasty in the valgus knee, J Am Acad Orthop Surg10(1):16–24, 2002.

Healy WL, Iorio R, Lemos DW: Medial reconstruction during total knee arthroplasty for severe valgus deformity, Clin Orthop Relat Res 356:161–169, 1998.

Lombardi AV, Dodds KL, Berend KR, Mallory TH, Adams JB: An algorithmic approach to total knee arthroplasty in the valgus knee, J Bone Joint Surg Am 2:62–71, 2004.

Rossi R, Rosso F, Cottino U, Dettoni F, Bonasia DE, Bruzzone M: Total knee arthroplasty in the valgus knee, Int Orthop 38(2):273–283, 2014.

Whiteside LA: Selective ligament release in total knee arthroplasty of the knee in valgus, Clin Orthop Relat Res 367:130–140, 2004.

Whiteside LA: Soft tissue balancing: the knee, J Arthroplasty 17(4 Suppl 1):23–27, 2002.

（Andrew J. Bryan，Michael J. Taunton 著　孙　立 译）